Soziologie der Konventionen

Reihe herausgegeben von

Rainer Diaz-Bone, Soziologisches Seminar, Universität Luzern, Luzern, Schweiz

Lisa Knoll, Allgemeine Soziologie, Universität Paderborn, Paderborn, Deutschland

Konventionen sind Koordinationslogiken, die in Situationen von kompetenten Akteuren pragmatisch ins Werk gesetzt werden. Die in Frankreich entstandene, transdisziplinäre Wissenschaftsbewegung der Konventionentheorie („Economie des conventions") hat sich seit einigen Jahren in den deutschsprachigen Sozialwissenschaften etabliert. War es anfangs die Rezeption durch die Wirtschaftssoziologie und die Sozioökonomik, die die Konventionentheorie prominent gemacht hat, so hat sich schnell gezeigt, dass der Ansatz ein deutlich breiteres Anwendungsspektrum hat wie Arbeit und Organisation, Erziehung und Bildung, Recht, Gesundheit und andere sozialwissenschaftliche Forschungsbereiche. Die Konventionentheorie liefert sowohl grundlegende Beiträge zur sozialwissenschaftlichen Theoriebildung sowie zur Methodologie im Spannungsfeld zwischen Pragmatismus und Strukturalismus also auch empirische Anwendungen und Forschungsbefunde in verschiedenen institutionellen Bereichen, so dass man von diesem Ansatz auch als von einem komplexem pragmatischen Institutionalismus sprechen kann.

Um diese weite Perspektive auf die Konventionentheorie zum Ausdruck zu bringen hat sich in der deutschsprachigen konventionentheoretischen Forschung die Bezeichnung „Soziologie der Konventionen" etabliert – dabei wird „Soziologie" weit verstanden und nicht nur auf die Fachwissenschaft beschränkt. Die Transdisziplinarität dieses Ansatzes ermöglicht nicht nur die Vermittlung mit anderen institutionentheoretischen Ansätzen, sondern auch die gegenstandsbezogene Integration sozialwissenschaftlicher Forschung, die bislang in „Bindestrichdisziplinen" getrennt bleibt.

Die SPRINGER VS-Buchreihe „Soziologie der Konventionen" präsentiert aktuelle deutschsprachige Beiträge zu diesem transdisziplinären Feld. Es werden sowohl Monographien als auch thematisch fokussierte Herausgeberschaften publiziert.

Herausgegeben von:
Rainer Diaz-Bone, Universität Luzern
Lisa Knoll, Universität Paderborn

Wissenschaftlicher Beirat:
• Esther Berner (Universität der Bundeswehr Hamburg)
• Jürgen Beyer (Universität Hamburg)
• Julia Brandl (Universität Innsbruck)
• Eve Chiapello (EHESS Paris)
• Reinhold Hedtke (Universität Bielefeld)
• Christian Imdorf (Universität Hannover)
• Guillemette de Larquier (Universität Lille)
• Regula Julia Leemann (Pädagogische Hochschule Basel)

Weitere Bände in der Reihe https://link.springer.com/bookseries/15571

Valeska Cappel · Karolin Eva Kappler
(Hrsg.)

Gesundheit –
Konventionen –
Digitalisierung

Eine politische Ökonomie der
(digitalen) Transformationsprozesse
von und um Gesundheit

 Springer VS

Hrsg.
Valeska Cappel
Universität Luzern
Luzern, Schweiz

Karolin Eva Kappler
FernUniversität in Hagen
Hagen, Deutschland

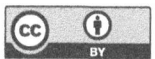

Schweizerischer Nationalfonds zur Förderung der Wissenschaftlichen Forschung
Die Publikation wird finanziell unterstützt durch den Schweizerischen Nationalfonds
zur Förderung der wissenschaftlichen Forschung.

ISSN 2629-2416   ISSN 2629-2424 (electronic)
Soziologie der Konventionen
ISBN 978-3-658-34305-7   ISBN 978-3-658-34306-4 (eBook)
https://doi.org/10.1007/978-3-658-34306-4

Die Deutsche Nationalbibliothek verzeichnet diese Publikation in der Deutschen National-
bibliografie; detaillierte bibliografische Daten sind im Internet über http://dnb.d-nb.de abrufbar

Planung/Lektorat: Katrin Emmerich
Springer VS ist ein Imprint der eingetragenen Gesellschaft Springer Fachmedien Wiesbaden GmbH
und ist ein Teil von Springer Nature.
Die Anschrift der Gesellschaft ist: Abraham-Lincoln-Str. 46, 65189 Wiesbaden, Germany

Vorwort

Seit einigen Jahren zeichnet sich im deutschsprachigen Raum eine immer größere Verbreitung der Arbeit mit dem Ansatz der „Economie des conventions" (EC) ab. Schon seit 2013 findet ein- bis zweimal im Jahr der Workshop „Sociology of Conventions" in Deutschland, Österreich oder der Schweiz statt. Spätestens seit diesen gemeinsamen Treffen wird deutlich, dass es mittlerweile mehrere Forschergenerationen gibt, die sich mit dem Ansatz der EC befassen und zu den unterschiedlichsten Themen damit arbeiten. Die Workshops zeichnen sich dadurch aus, dass sie nicht nur WissenschaftlerInnen unterschiedlicher Qualifizierungsstufen und Disziplinen zusammenbringen, sondern auch das Gespräch zwischen Forschenden aus dem deutschsprachigen Raum und Frankreich fördern, da regelmäßig WissenschaftlerInnen aus Frankreich, die maßgeblich zur Entstehung und Weiterentwicklung der EC beigetragen haben, für Gastvorträge eingeladen werden. Diese professionelle und gleichzeitig zwanglose Atmosphäre bildet den perfekten Nährboden für einen fruchtbaren wissenschaftlichen Austausch und die Entstehung von Kooperationen.

Dank dieser Workshops haben wir beide uns aufgrund unserer thematisch ähnlichen Interessen schnell gefunden: Digitalisierung und Gesundheit. Dies bildet die Grundlage für eine Forschungskooperation im vom Schweizer Nationalfonds geförderten Projekt „Digitale Gesundheitsklassifikationen in Apps – Praktiken und Probleme ihrer Entwicklung und situativen Anwendung", sowie erste gemeinsame Publikationen und Vorträge. Ein Vortrag – gemeinsam mit Sarah Lenz – im Frühjahr 2019 in Innsbruck, der unsere Forschungsansätze zu eHealth und digitaler Gesundheit vor dem Hintergrund anderer Forschungsarbeiten aus Frankreich reflektierte, bildete den Startschuss für diesen Sammelband. Die Diskussionen während des Workshops und unsere gemeinsame Auseinandersetzung

mit den Themen Gesundheit und Digitalisierung aus einer konventionentheoretischen Perspektive zeigte uns, dass wir es mit der Entstehung eines neuen
Forschungsfeldes zu tun haben: Außer uns hatten sich bereits einige andere
ForscherInnen im deutschsprachigen Raum mit ersten Forschungsfragen rund
um die Themen Gesundheit und Digitalisierung aus einer pragmatischen Sicht
beschäftigt.

Dieser Sammelband ist deshalb aus der Idee entstanden, dieses neue Forschungsfeld sichtbar zu machen, zentrale Forschungslinien aufzuzeigen, Wis-
senschaftlerInnnen in einen fruchtbaren Austausch zu bringen und damit eine
Diskussion zu eröffnen. Um WissenschaftlerInnen aus den unterschiedlichen Feldern der Digitalisierung, der Gesundheitssoziologie und der EC anzusprechen,
haben wir den Call for Papers sehr offen gestaltet und breit gestreut. Aus diesem
Aufruf sind schließlich äußerst spannende und vielfältige Beiträge hervorgegangen, die anhand ihrer Gemeinsamkeiten und Unterschiede den Forschungsstand
und -bedarf in diesem neuen Feld aufzeigen.

Leider konnten und können wir den Sammelband – aufgrund der Corona-
Pandemie – nicht wie geplant beim Workshop in Wien im April und beim
Kongress der Deutschen Gesellschaft für Soziologie in Berlin im September
persönlich diskutieren, reflektieren und vorstellen. Dies hat somit zu einer noch
stärkeren Digitalisierung der Kommunikation zwischen den AutorInnen, HerausgeberInnen des Sammelbandes und den HerausgeberInnen der Sammelbandreihe
geführt. Für uns als HerausgeberInnen bot sich mit dieser überraschenden Situation aber auch die einmalige Gelegenheit, Gesellschaft in einem Reallabor
untersuchen zu können. Die Corona-Krise schlägt sich in ihren Auswirkungen
besonders stark im Feld der Gesundheit und Digitalisierung nieder. So haben wir
dies zum Anlass genommen in einem ursprünglich nicht vorgesehenen Abschlusskapitel, allen AutorInnen nochmals die Gelegenheit zu geben, ihre Beiträge
vor diesen neusten Entwicklungen zu reflektieren und damit aufzuzeigen, was
eine Soziologie (der Konventionen) zum Umgang und zur Reflektion solcher
Wandlungsprozesse beitragen kann.

Ohne die hilfreichen Anregungen, Korrekturen und Gespräche mit Rainer
Diaz-Bone, das konstruktive Feedback von Lisa Knoll, den bereichernden Aus-
tausch mit den Autorinnen und Autoren des Sammelbandes und der tatkräftigen
Unterstützung unserer wissenschaftlichen Hilfskräfte Simone Barkam und Miriam
Kutt hätte dieser Sammelband nicht entstehen können. Daher gilt ihnen allen
unser ganz großer Dank. Ebenso sind wir dem Verlag für die professionelle
Betreuung und dem Schweizer Nationalfonds für die Förderung zu Dank ver-
pflichtet. Darüber hinaus danken wir von Herzen unseren Familien und Partnern,

die uns in vielfältiger Weise unterstützt haben, sei es fachlich, emotional oder auch ganz praktisch.

Karolin Eva Kappler
Valeska Cappel

Inhaltsverzeichnis

HerausgeberInnen- und AutorInnenverzeichnis

Über die Herausgeberinnen

Valeska Cappel ist seit 2019 wissenschaftliche Mitarbeiterin im vom Schweizer Nationalfonds (SNF) geförderten Forschungsprojekt „Digitale Gesundheitsklassifikationen in Apps – Praktiken und Probleme ihrer Entwicklung und situativen Anwendung" an der Universität Luzern. Von 2017 bis 2018 war sie Stipendiatin an der Graduate School of Humanities and Social Sciences at the University of Lucerne (GSL). Ihre Forschungsschwerpunkte liegen in den Bereichen Digitalisierung, Gesundheits- und Ernährungssoziologie, Konventionensoziologie und Methoden der qualitativen Sozialforschung. Sie promoviert zum Thema „Investitionen in Wissenskategorien und deren situative Anwendung".

Karolin Eva Kappler ist wissenschaftliche Mitarbeiterin am Lehrstuhl für Betriebswirtschaftslehre, insb. Betriebliche Anwendungssysteme an der FernUniversität in Hagen. Davor forschte sie am Technologischen Forschungszentrum in Katalonien (EURECAT) und als wissenschaftliche Mitarbeiterin im DFG-Projekt „Taxonomien des Selbst. Zur Genese und Verbreitung kalkulativer Praktiken der Selbstinspektion" am Lehrgebiet Soziologische Gegenwartsdiagnosen an der FernUniversität in Hagen. Ihre Forschungsschwerpunkte umfassen Digitalisierung und digitale Kulturen im Bereich der Soziologie der Bewertung, der Medien-, Körper- und Techniksoziologie.

AutorInnenverzeichnis

Johannes Achatz ist seit Oktober 2017 Wissenschaftlicher Mitarbeiter an der Hochschule Furtwangen und arbeitet derzeit im Forschungsprojekt VALID – Ethische Aspekte digitaler Selbstvermessung im Gesundheitswesen zwischen Empowerment und neuen Barrieren. Er hat mit einer Arbeit zu ethischen Fragen Synthetischer Biologie an der FSU Jena promoviert. Zu seinen Forschungsinteressen zählen ethische Fragen der Digitalisierung, Wissenschafts- und Technikphilosophie sowie die Philosophie des Pragmatismus und ihr Einfluss auf die Konventionentheorie.

Tina Bartelmeß ist wissenschaftliche Mitarbeiterin an der Professur für Kommunikation und Beratung in den Agrar-, Ernährungs- und Umweltwissenschaften der Justus-Liebig-Universität Gießen. 2019 wurde sie an der Justus-Liebig-Universität Gießen promoviert. Ihre Forschungsschwerpunkte liegen auf unternehmerischer Ernährungskommunikation und organisationalem Ernährungshandeln im Kontext von Nachhaltigkeit. Weitere Schwerpunkte liegen im Bereich Ernährungskommunikation auf Social Media-Plattformen und deren Verflechtung mit dem individuellen, alimentären Alltagshandeln.

Rainer Diaz-Bone Professor für Soziologie mit dem Schwerpunkt qualitative und quantitative Methoden an der Universität Luzern (Schweiz). Seine Forschungsbereiche sind sozialwissenschaftliche Methoden und Methodologien und Epistemologie (insbesondere von Neostrukturalismus und Neopragmatismus), soziologische Theorie (mit Schwerpunkt französische Soziologie), Soziologie und Ökonomie der Konventionen, multivariate Statistik (insbesondere für kategoriale Daten).

Julia Dratva ist seit November 2016 Leiterin der Forschungsstelle am Institut für Gesundheitswissenschaften (IGW) an der Zürcher Hochschule für Angewandte Wissenschaften (ZHAW). Julia Dratva hat 2016 zum Thema «Life course approach to cardiovascular health» habilitiert und beschäftigt sich wissenschaftlich weiterhin mit frühen Gesundheitsdeterminanten im Kindes- und Jugendalter, als auch mit Gesundheitsmonitoring und Gesundheitskompetenz. Als Public Health Fachärztin und Präsidentin der Schweizerischen Gesellschaft für Prävention und Public Health Gesundheitswesen (SGPG) legt sie Wert auf die Public Health Implikationen ihrer Forschung und Lehre.

Michael Gemperle ist Senior Researcher an der Zürcher Hochschule für Angewandte Wissenschaften und Lehrbeauftragter für Soziologie an der Universität St. Gallen. Davor arbeitete er an den Universitäten Basel und St. Gallen sowie der London School of Economics und der École des Hautes Études en Sciences Sociales in Paris. Seine Forschungsschwerpunkte liegen im Bereich der Arbeits- und Bildungssoziologie sowie der Soziologie der Intellektuellen. Aktuell beschäftigt er sich mit Fragen zur Arbeitsorientierung und Arbeitssozialisation von Gesundheitsfachpersonen und zur Verwendung digitaler Medien im Gesundheitssektor.

Jasmin Godemann ist Professorin für Kommunikation und Beratung in den Agrar-, Ernährungs- und Umweltwissenschaften der Justus-Liebig-Universität Gießen. In der Forschung beschäftigt sie sich mit der Frage, wie Individuen und Organisationen mit der Herausforderung einer zukunftsfähigen Entwicklung umgehen und wie bspw. Nachhaltigkeit konstruiert und kommuniziert wird. Dabei ist die Gestaltung von ernährungsbezogenen Kommunikationspraktiken und -prozessen und deren Rolle für individuelle, gesellschaftliche sowie organisationale Handlungskompetenz von Interesse.

Anna Gonon ist wissenschaftliche Mitarbeiterin an der Hochschule für Soziale Arbeit der Fachhochschule Nordwestschweiz. Ihre Forschungsschwerpunkte liegen in den Bereichen Arbeitsmarktsoziologie, Sozialpolitik und Beschäftigung. Seit 2016 promoviert sie bei Prof. Dr. Franz Schultheis am Seminar für Soziologie der Universität St. Gallen mit einer Arbeit zur Aushandlung und Rechtfertigung psychisch bedingter Einschränkungen der Arbeitsfähigkeit in Unternehmen.

Daniela Händler-Schuster ist Professorin für den Bereich Community Health Nursing im Institut für Pflege an der Zürcher Hochschule für Angewandte Wissenschaften (ZHAW). Sie verfügt über eine langjährige Erfahrung als Pflegefachperson sowohl in der spitalexternen als auch in der heimbezogenen Pflegepraxis. Schwerpunkte ihrer Arbeit liegen unter anderem in der Weiterentwicklung der professionellen Pflege. Zu ihren aktuellen Forschungsinteressen gehört unter anderem die Interkulturelle Kompetenzentwicklung, sowie das Leben mit Beeinträchtigungen im höheren Lebensalter.

Raffael Hiden ist wissenschaftlicher Mitarbeiter am Interuniversitären Schwerpunkt „Wissenschaft und Kunst" der Universität Salzburg und der Universität Mozarteum und Kollegiat am dort angesiedelten Doktoratskolleg „Die Künste und ihre öffentliche Wirkung: Dynamiken des Wandels". In diesem Rahmen erarbeitet er sein Dissertationsvorhaben mit dem Titel: „Werden von Lebensformen. Zum Gefüge einer ästhetischen Praxeologie". Zu seinen Forschungsinteressen zählen: Soziologische Theorie, Soziologiegeschichte, Kunst- und Kultursoziologie, Literatursoziologie und Ästhetik.

Sibylle Juvalta forscht an der Forschungsstelle Gesundheitswissenschaften (FGW) der Zürcher Hochschule für angewandte Wissenschaften (ZHAW) im Forschungsschwerpunkt Kinder- und Jugendgesundheit. Ihre Forschungsinteressen umfassen neben Kinder- und Jugendgesundheit die Digitalisierung und Gesundheit (insbesondere eHealth Literacy), psychische Gesundheit, die Inanspruchnahme von Gesundheitsleistungen sowie Gesundheitsverhalten.

Verena Klamroth-Marganska ist als Professorin für Ergotherapie an der ZHAW tätig und wirkt beim Cybathlon als medizinische Koordinatorin. Als Humanmedizinerin forscht sie seit über zwölf Jahren interdisziplinär und interprofessionell zum Einsatz von Robotik und neuen Technologien in der Rehabilitation. Ihr wissenschaftliches Interesse gilt Therapie- und Assistenzsystemen und dem Einsatz künstlicher Intelligenz zur personalisierten Therapie in der Neurologie und Orthopädie.

Sarah Lenz ist seit 2019 wissenschaftliche Mitarbeiterin (PostDoc) der DFG Kollegforschungsgruppe „Zukünfte der Nachhaltigkeit. Modernisierung, Transformation, Kontrolle" an der Universität Hamburg. Nach ihrer Promotion an der Goethe Universität Frankfurt zum Thema „Ethische Geldinstitute. Normative Orientierungen und Kritik im Bankenwesen" war sie Mitarbeiterin an der Goethe Universität Frankfurt und an der Universität Basel. Ihre Forschungsschwerpunkte liegen in den Bereichen Finanz- und Wirtschaftssoziologie, Soziologie der Nachhaltigkeit, Digitalisierung, Soziale Ungleichheit, Qualitative Methoden der Sozialforschung. Aktuell beschäftigt sie sich mit dem Verhältnis von Digitalisierung und Nachhaltigkeit.

Ursula Meidert arbeitet seit 2012 bei der ZHAW Zürcher Hochschule für Angewandte Wissenschaften am Departement Gesundheit in Forschung und Lehre. Davor war sie sechs Jahre als wissenschaftliche Mitarbeiterin am Institut für Epidemiologie, Biostatistik und Prävention der Universität Zürich tätig. In der Forschung ist sie spezialisiert auf Themen rund um Gesundheit und Implikationen, Anwendung und Entwicklung neuer Technologien.

Eryk Noji ist Koordinator der interdisziplinären Forschungsgruppe „Figurationen von Unsicherheit" und wissenschaftlicher Mitarbeiter im Lehrgebiet Soziologische Gegenwartsdiagnosen an der FernUniversität in Hagen. Er promoviert über Selbstvermessung als Modus kybernetischer Selbstthematisierung. Zuvor hat er im Projekt „Taxonomien des Selbst. Genese und Verbreitung kalkulativer Praktiken der Selbstinspektion" geforscht.

Ramón Reichert ist leitender European Project Researcher („Adressing Violent Radicalisation: A Multi-actor Response through Education") und Research Assistant Professor an der Kunstuniversität Linz sowie Studienleiter und Koordinator der postgradualen Masterstudiengänge „Data Studies" und „Cross Media" an der Donau-Uni Krems. Er lehrt Medien- und Kulturwissenschaft mit dem Schwerpunkt Digitale Medienkultur an der School of Humanities and Social Sciences der Universität St. Gallen, am Seminar für Filmwissenschaft an der Freien Universität Berlin und an der Academy of Art and Design am Institute of Experimental Design and Media Cultures in Basel. Er forscht in den Wissensfeldern Theorie und Geschichte digitaler Medien, Wissens- und Mediengeschichte digitaler Kulturen, Epistemologie des Digitalen, Medientheorien und Bildkulturen.

Karin Scaria-Braunstein ist derzeit Universitätsassistentin am Institut für Soziologie an der Universität Graz. Ihre Forschungsschwerpunkte liegen in der Empirischen Sozialforschung, der Politischen Soziologie, der Jugendforschung und der Kunstsoziologie. Im Rahmen ihres Dissertationsprojekts „Kollektives Gestalten – Eine Untersuchung von Gestaltungsprozessen mit politischen Agenden im Off-Theater" begleitet sie seit 2018 politisch-feministische Theaterprojekte. Für ihre Masterarbeit „‚L'affaire Charlie Hebdo' – Der Streit um die Vergabe eines Meinungsfreiheitspreises" wurde Karin Scaria-Braunstein 2017 mit dem Preis der Österreichischen Gesellschaft für Soziologie für herausragende soziologische Masterarbeiten ausgezeichnet.

Mandy Scheermesser ist seit 2008 wissenschaftliche Mitarbeiterin am Departement Gesundheit der ZHAW Zürcher Hochschule für Angewandte Wissenschaften. Sie war wissenschaftliche Mitarbeiterin am Berliner IZT – Institut für Zukunftsstudien und Technologiebewertung. In ihrer Forschung beschäftigt sie sich insbesondere mit den Wechselwirkungen von Technik, Gesellschaft und Gesundheit (Quantified Self, Robotik, eHealth).

Stefan Selke lehrt Soziologie und gesellschaftlichen Wandel an der Hochschule Furtwangen und ist dort Forschungsprofessor für „Transformative und öffentliche Wissenschaft". Im Auftrag von Bundes- und Landesministerien leitet Selke gegenwärtig drei Forschungsprojekte zum digitalen Wandel der Gesellschaft, in denen auch die Perspektive der Konventionstheorie Anwendung findet. Seine Forschungsinteressen sind zudem soziale Utopien und die Soziologie der Weltraumexploration. Als disziplinärer Grenzgänger und öffentlicher Soziologe ist Selke als Redner, Buchautor und Blogger auch außerhalb der Wissenschaft präsent.

Peter Streckeisen ist Dozent am Departement Soziale Arbeit der Zürcher Hochschule für Angewandte Wissenschaften (ZHAW) sowie Privatdozent für Soziologie an der Universität Basel. Zu seinen Schwerpunkten in Forschung und Lehre zählt die Untersuchung von Ökonomisierungsprozessen im Bildungs-, Gesundheits- und Sozialwesen. Sein forschender Zugang zum Thema zeichnet sich durch die Befruchtung unterschiedlicher Forschungsmethoden und Theoriebezüge aus, verstanden im Sinne des durch Pierre Bourdieu propagierten „reflektierten Eklektizismus".

Uwe Vormbusch ist Professor für Soziologische Gegenwartsdiagnosen an der FernUniversität in Hagen. Zu seinen Forschungsschwerpunkten gehören die Wirtschafts- und Finanzsoziologie, die Soziologie der Bewertung, das Verhältnis von Digitalisierung und Gesellschaft sowie die Critical Accounting Studies. Er war Leiter des DFG-Projekts „Taxonomien des Selbst. Zur Genese und Verbreitung kalkulativer Praktiken der Selbstinspektion". An der FernUniversität in Hagen leitet er die interdisziplinäre Forschungsgruppe „Figurationen von Unsicherheit".

Einleitung – Gesundheit(en) am Scheideweg: Konstruktionen, Praktiken, Materialitäten und Transformationen aus Sicht der Ökonomie der Konventionen

Valeska Cappel und Karolin Eva Kappler

Zusammenfassung

Nach welcher Logik können Gesundheitspraktiken und -strukturen situativ legitimiert und kritisiert werden und wie wirken sich digitale Technologien dabei aus? Die Einleitung beschreibt derzeitige Entwicklungsprozesse und Konflikte im Feld der digitalen Gesundheit und führt in die zentralen Begrifflichkeiten des Sammelbandes ein: die Ökonomie der Konventionen (EC), Gesundheit und Digitalisierung. Die Ökonomie der Konventionen zieht sich als pragmatische Perspektive durch den gesamten Band und liefert passende theoretische Konzepte und methodische Werkzeuge für die Analyse von Gesundheits- und Digitalisierungsprozessen. Die Beiträge des Bandes werden anhand dreier thematischer Teile „Gesundheit(en): Konstruktionen und Praktiken", „Sozio-technische Materialitäten im Gesundheitshandeln" sowie „Dynamiken im Gesundheitsfeld: Transformationen, Spannungen und Kritiken" vorgestellt. Schließlich werden die drei Schwerpunkte „Zielkonflikte", „Regime des Engagements" sowie „Digitalisierung und EC" hervorgehoben, die sich in vielen Beiträgen wiederfinden und damit für den Sammelband als besonders prägnant erweisen.

V. Cappel (✉)
Universität Luzern, Luzern, Schweiz
E-Mail: valeska.cappel@unilu.ch

K. E. Kappler
FernUniversität in Hagen, Hagen, Deutschland
E-Mail: karolin.kappler@fernuni-hagen.de

V. Cappel et al. (Hrsg.), *Gesundheit – Konventionen – Digitalisierung*,
Soziologie der Konventionen, https://doi.org/10.1007/978-3-658-34306-4_1

Der digitale Wandel hat zunehmend Einfluss auf fast alle gesellschaftlichen Bereiche und führt damit zu einem neuen Leben in einer Datengesellschaft (Houben und Prietl 2018). Auch die Digitalisierung von Gesundheit ist in diesem Zusammenhang in den letzten Jahrzehnten gesellschaftlich zentral geworden (Haring 2019). Dabei sind es insbesondere neue Technologien, denen das Potenzial zugeschrieben werden kann, Organisationsprozesse rund um Gesundheit und das Denken über Gesundheit zu verändern. Telemedizin, eHealth, Digital Health, Smart Health, Big Data und Robotik sind nur einige Schlagwörter und Konzepte, unter denen diese Entwicklung beobachtet und diskutiert wird. Die gesellschaftliche Erörterungspraxis dieser Wandlungsprozesse vollzieht sich in erster Linie vor dem Hintergrund ökonomischer Erwägungen, wobei der Zielkonflikt zwischen einer hochwertigen Versorgung jedes Einzelnen und einer bezahlbaren Versorgung in der Regel im Fokus steht (Lux 2017; Lux und Breil 2017).

Die Digitalisierung der Gesundheit wird dann gerne als Lösungsstrategie für diesen Zielkonflikt angeführt, weil es mit neuen Informations- und Kommunikationstechnologien gelingen soll, die Qualität der Gesundheitsversorgung zu erhöhen und gleichzeitig die Kosten dafür zu senken. Künstliche Intelligenz und Big Data werden vor diesem Hintergrund als Schlüsseltechnologien der Zukunft angepriesen und sollen dazu beitragen, Krankheiten früher zu erkennen, Risiken besser einzuschätzen sowie Diagnose- und Behandlungsverläufe zu optimieren. Zudem wird ihnen auch großes Potenzial zugeschrieben, eine personalisierte, prädiktive und präventive Medizin voranzutreiben, weil sie Menschen über Gesundheits-Apps und Wearables ermöglichen, individuelle Gesundheitsdaten im Alltag zu erheben. Künstliche Intelligenz und Robotik sollen zudem auch dazu beitragen, den Fachkräftemangel im Gesundheitssystem zu korrigieren, indem ÄrztInnen durch solche Assistenzsysteme in ihren Tätigkeiten entlastet werden. Mit einer ähnlichen Intention wird auch Telemedizin eingeführt, um mit modernen Kommunikationslösungen eine gute Gesundheitsversorgung über räumliche Distanzen hinweg zu gewährleisten. Erste Formen der Institutionalisierung dieser Entwicklungen lassen sich einerseits beobachten, wenn Regierungen Gesetze zur Beschleunigung der Digitalisierung im Gesundheitssystem verabschieden[1],

---

[1] Vgl. dazu bspw. das „E-Health-Gesetz" und das „Digitale Versorgung Gesetze (DVG)". (https://www.bundesgesundheitsministerium.de/service/begriffe-von-a-z/e/e-health-gesetz. html; https://www.bundesgesundheitsministerium.de/digitale-versorgung-gesetz.html) oder die elektronischen Patientenakten in der Schweiz, in Österreich und in Deutschland. (https:// www.bundesgesundheitsministerium.de/service/begriffe-von-a-z/e/elektronische-patienten akte.html; https://www.patientendossier.ch/de/bevoelkerung/kurz-erklaert; https://www. elga.gv.at/).

andererseits auch wenn zunehmend privatwirtschaftliche Technologieunternehmen Gesundheitsanwendungen für den privaten Alltagsgebrauch entwickeln und Gesundheitsdaten in ganz neuen Gesellschaftsfeldern mobilisieren (vgl. van Dijck und Poell 2016; Bauer 2018; Sharon 2016).

An dieser Argumentation lässt sich ablesen, dass im Zusammenhang mit neuen Technologien und ihren Auswirkungen zuvorderst die Vor- und Nachteile in einem spezifischen Bereich oder für die ganze Gesellschaft diskutiert werden. Wir möchten in diesem Band einen Schritt weitergehen und fragen, was die eigentlichen Bewertungskriterien sind, anhand derer die genannten Vorteile und Nachteile abgewogen, legitimiert und kritisiert werden. Ein pragmatischer Blick auf die beschriebenen Digitalisierungsprozesse offenbart bereits, dass diese mitnichten widerstandslos ablaufen. Die Diskussionen um Datenschutz, Privatsphäre, persönliche Patientenbetreuung, unterschiedliche Gesundheitsverständnisse oder Handlungsbedarfe, um Professionen, Risikoeinschätzung oder Mensch-Maschine-Interaktionen verdeutlichen die Vielfalt an Bewertungskriterien, die darüber entscheiden, was als Vor- und was als Nachteil verhandelt wird. Auch wenn die neoliberale Politik der letzten Jahrzehnte über viele gesellschaftliche Bereiche hinweg eine Orientierung an Marktlogiken und ökonomischen Optimierungsprozessen befördert hat, soll dies nicht dazu verleiten, Digitalisierungsprozesse rund um Gesundheit explizit vor diesem Hintergrund zu analysieren. Vielmehr stellen wir die Frage, welche Gütekriterien an Relevanz gewinnen können, wie und warum sie sich legitimieren und kritisieren lassen und ob die Digitalisierung von Gesundheit schließlich auch zur Verschiebung oder Festsetzung bestimmter Bewertungskriterien führen kann. Kurz gefasst fragt der Band, nach welcher Logik Praktiken und Ordnungsprozesse um Gesundheit situativ legitimiert und kritisiert werden können und wie sich neue Technologien auf dieses Gefüge auswirken.

Die hier ins Zentrum gestellte Ökonomie der Konventionen (Économie des conventions, EC) zieht sich dabei als pragmatische Perspektive durch den gesamten Band, weil sie sowohl theoretische Konzepte als auch methodische Werkzeuge für die Analyse von Gesundheits- und Digitalisierungsprozessen zur Verfügung stellt. Deshalb wollen wir in dieser Einleitung die zentralen Konzepte „Gesundheit", „Konvention" und „Digitalisierung" vorstellen, bevor wir die in drei Teile gegliederten Beiträge kurz vorstellen. Abschließend werden wir die Schnittmengen, Reibungsflächen und Schwerpunkte reflektieren, die sich aus den Beiträgen ergeben.

1.1 Einführung in die zentralen Begriffe

1.1.1 Die Ökonomie der Konventionen

Das Forschungsprogramm der Ökonomie der Konventionen (kurz EC)[2] entstand im Zuge des „pragmatic turn" als ein Teil der sogenannten „neuen französischen Sozialwissenschaften" und zeichnet sich vor allem durch die Absetzbewegung zu Pierre Bourdieus strukturalistischem Forschungsprogramm aus (Boltanski und Thévenot 1983, 2007; Boltanski 2003).[3] Wer heute, fast vierzig Jahre später, mit der EC arbeitet, sieht sich mit der Besonderheit und der Herausforderung konfrontiert, dass dieses Forschungsprogramm keine einheitliche Theoriestruktur besitzt. Vielmehr handelt es sich bei der EC um eine transdisziplinäre Wissenschaftsbewegung mit unterschiedlichen theoretischen Konzepten. Was allerdings die unüberschaubare Anzahl an Publikationen von mittlerweile drei EC-Generationen vereint, ist der gemeinsame Denk- und Forschungsstil, der „eine pragmatische *Grundlagentheorie*" zum Ausgangspunkt nimmt (Diaz-Bone 2018, S. 2, Herv. i. Org.). Es ist auch dieser gemeinsame Denk- und Forschungsstil, der alle Beiträge in diesem Band trotz unterschiedlicher methodischer Herangehensweisen und thematischer Schwerpunktsetzungen im Feld der Gesundheit und Digitalisierung konsistent verbindet. Das pragmatische Denken innerhalb der EC machte diese auch sehr fruchtbar für die Ausformulierung von Kritik an den neoklassischen Wirtschaftswissenschaften (Eymard-Duvernay 1989; Eymard-Duvernay und Thévenot 1983a, b; Thévenot 1984).[4] In der EC bildete sich so ein besonders starker theoretischer Strang heraus, der sich auf die Analyse von ökonomischen Koordinationssituationen und Situationen der Klassifikation konzentrierte. Heute kommt die Ökonomie der Konventionen aber auch in einem breiteren Rahmen als „Soziologie der Konventionen" in weiteren Feldern wie der Kultur, der Bildung oder auch, wie in diesem Sammelband, im Feld der Digitalisierung und Gesundheit (vgl. auch Sharon 2016) zur Anwendung. Mit den Analysen rund um Bildung und Gesundheit stehen dann neben ökonomischen Situationen auch verstärkt solche der Wohlfahrt oder des Alltags im Fokus. Um schließlich zwischen den methodologischen Positionen des Strukturalismus und des Pragmatismus zu vermitteln,

---

[2] Die Abkürzung bezieht sich auf die französische Bezeichnung „Economie des conventions".

[3] Für eine weitere Ausarbeitung der damaligen und heutigen Rolle von Pierre Bourdieu und des Strukturalismus in der EC siehe Diaz-Bone (2011, S. 17; 2018, S. 13 f., 47 ff.).

[4] Für eine ausführliche Ausarbeitung zu der Rolle und den Arbeiten der EC im Feld der Arbeit und der Arbeitsmärkte siehe Diaz-Bone 2018, S. 89 ff.

wurde in der EC das zentrale Konzept der Konventionen eingeführt. Dieses leitet in der Regel die Analysen der ForscherInnen, die mit der EC arbeiten, über alle Forschungsfelder und Disziplinen hinweg an.

Konventionen werden in der EC als Koordinationslogiken verstanden, die situativ und pragmatisch in den Praktiken von kompetenten Akteuren wirken. Genau diesen Perspektivwechsel, weg von einer Akteurszentrierung hin zu einem Fokus auf die durch unterschiedliche konventionelle „Sedimente" durchsetzte Situation, möchte dieser Band im Hinblick auf die Felder Gesundheit und Digitalisierung leisten. In vorangegangenen Bänden der Reihe „Soziologie der Konventionen"[5] wurde – neben einer ausführlichen Einführung in die EC (Diaz-Bone 2018) – der Beitrag der EC in unterschiedlichen Feldern, so beispielsweise der Bildungsforschung (Imdorf et al. 2019), Qualitätspolitiken (Salais et al. 2019) oder Beschäftigungsverhältnisse (Nadai et al. 2018), einer deutschsprachigen Leserschaft vorgestellt. Denn die aus Frankreich kommende, transdisziplinäre EC wird in den deutschsprachigen Sozialwissenschaften in den letzten Jahren wohl immer bekannter, aber viele Forschungen sind – auch aufgrund mancher Sprach-barrieren – noch nicht allgemein bekannt. Somit hat dieser vorliegende Band zum Ziel die anfängliche Rezeption der EC durch die Wirtschaftssoziologie und die Sozioökonomie auf das Feld der Gesundheit(ssoziologie) auszuweiten. Hierzu beziehen sich beispielsweise die Beiträge von Rainer Diaz-Bone, Valeska Cappel, Peter Streckeisen sowie von Eryk Noji, Karolin Kappler und Uwe Vormbusch auf Forschungen zu wohlfahrtsstaatlichen Arrangements, Gesundheitspolitiken sowie Definitionen von Gesundheit und rezipieren die dazu existierende Forschung in Frankreich.

Dabei zeigt der Band auf, dass die EC sowohl zur sozialwissenschaftlichen Theoriebildung als auch als Methodologie zur Untersuchung von Koordinationssi-tuationen im Gesundheitsfeld dient. In diesem Sinne enthält der vorliegende Band empirische Beiträge sowohl qualitativer als auch quantitativer Natur wie auch theoretische Weiterentwicklungen einzelner Aspekte der EC und der Gesundheits-soziologie. Alle Beiträge nehmen somit auf unterschiedliche Art und Weise eine konventionentheoretische Perspektive ein, indem sie beispielsweise diese stärker theoretisch reflektieren, ihrer empirischen Analyse zugrunde legen oder bisherige Leerstellen und offene Punkte in der EC empirisch untersuchen und zu füllen versuchen.

So zeigt sich der Bruch der EC mit der neoklassischen Wirtschaftstheorie sowie der Bourdieuschen Soziologie unter anderem in der Konzeptualisierung

---

[5] Siehe dazu unter: https://link.springer.com/bookseries/15571.

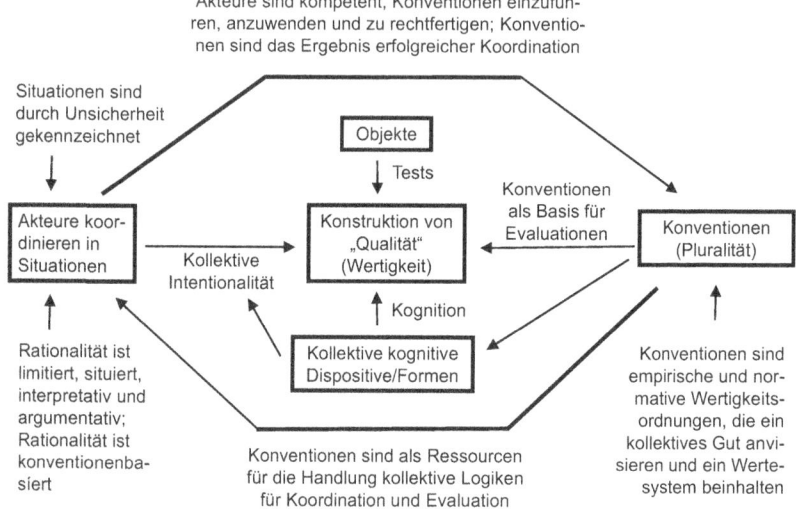

Abb. 1.1 Konzepte der EC. (Quelle: Diaz-Bone 2018, S. 373)

der Akteure, die nicht (mehr) als isolierte und vor allem rationale Individuen verstanden werden. Vielmehr situiert sie diese in von Unsicherheit gekennzeichneten Situationen, in der über Akteure hinaus dann auch Objekte, Konventionen sowie Dispositive und Formen an Relevanz für die Analyse gewinnen (wie Abb. 1.1 zeigt).

Akteure gehen somit in sozialen Umgebungen und mit spezifischen Kompetenzen mit einer existierenden Pluralität möglicher Rationalitäten um. Die Konventionen sind deshalb für die EC so wichtig. Konventionen sind hier jedoch nicht, wie dem allgemeinen Verständnis nach, einfache Normen oder (rechtliche) Regeln, sondern Konventionen werden in der EC als „geteilte überindividuelle Logiken" verstanden, „wie Akteure ihre Handlungen koordinieren und Handlungen, andere Individuen und Objekte in Situationen evaluieren können, die ihrerseits durch Unsicherheit gekennzeichnet sind" (Diaz-Bone 2018, S. 371; vgl. ebenso Eymard-Duvernay 1989; Salais 1989, 2007; Storper und Salais 1997).

In diesem Sinne erscheint die Anwendung der EC im Gesundheitsfeld mehr als sinnvoll, denn Situationen in denen Gesundheit(en) eine Rolle spielen, können auf vielfältige Art und Weise durch Unsicherheiten geprägt sein – seien es stärker individualisierte Fragen zu Krankheit und Gesundheit oder Wohlbefinden, die zwischen ÄrztInnen, PatientInnen und weiteren institutionellen Akteuren ausgehandelt werden, oder wohlfahrtsstaatlich geprägte Problemstellungen. Konventionen dienen hierbei der kollektiven Koordination soziokultureller Gesundheitsressourcen, die Kollektive in der Koordination auf die Konstruktion von Gesundheit und die Koordinierungsprobleme institutioneller Gesundheitsfragen ausrichten (Diaz-Bone 2018, S. 371). Konventionen im Feld der Gesundheit sind daher mögliche Arten und Weisen, wie PatientInnen, ÄrztInnen, EntwicklerInnen von Gesundheits-Apps, SelbstvermesserInnen, aber auch Gesundheitsinstitutionen wie Krankenhäuser, Krankenkassen bis hin zu den entsprechenden GesetzgeberInnen sich bei der Definition und Verhandlung sowie der Herstellung von Gesundheit koordinieren können. Konventionen und Objekte können alleine aber auch in Verbindung miteinander situativ als Dispositiv der Evaluation fungieren. Sie sind dann die Grundlage für die Konstruktion einer spezifischen Qualitätsvorstellung von Gesundheitsleistungen oder auch der Art der Bewertung von Gesundheitspraktiken (Eymard-Duvernay 2012). Eine zentrale Annahme der EC ist dabei eine „radikale Pluralität existierende[r] Konventionen, d. h. dass faktisch in den meisten Situationen eine plurale Konstellation von Konventionen virtuell für die Koordination zur Verfügung steht" (Diaz-Bone 2018, S. 371). So können je nach Konvention oder Kombination von Konventionen auch unterschiedliche Wert- und Qualitätsvorstellungen mobilisiert werden. Die EC geht nun davon aus, dass Akteure auch ganz bewusst dazu in der Lage sind, angemessen mit dieser Pluralität oder den Kombinationen von Konventionen umzugehen. Sie können Konventionen sowohl situativ beurteilen, also auch zwischen ihnen wechseln, um damit beispielsweise Kompromisse zwischen bestimmten Konventionen herzustellen (Diaz-Bone 2018, S. 371).

Wichtig ist dabei jedoch herauszustellen, dass Konventionen in ihrer Pluralität sowohl rechtfertigungsmöglich sind, aber nicht immer einem kollektiven Rechtfertigungszwang unterliegen müssen. Für den Fall der nicht rechtfertigungsnotwendigen (oder -möglichen) Praktiken führte Laurent Thévenot (2011a, b, 2014) das Konzept der „Regime des Engagements" ein. Dieses Konzept kann vor allem dann herangezogen werden, wenn es um Koordinationssituationen und Praktiken geht, die weder auf ein bestimmtes Allgemeinwohl ausgerichtet sind, noch problemlos generalisiert werden können. Thévenot führt daher in seiner Regimetheorie neben dem Regime der Rechtfertigung drei weitere Regime des Engagements ein, die sich auch auf andere Formen des Handelns beziehen (Thévenot 2011a, b, 2014). Er unterscheidet zwischen dem Regime der Rechtfertigung, dem Regime des planenden Handelns und dem Regime des Vertrauten. Im Anschluss an diese Konzeption führt Nicolas Auray (2011) das Regime der

Exploration ein. Möchte man sich im Rahmen der EC stärker mit der Perspektive und der Rolle der Akteure auseinandersetzen, ist es insbesondere das Konzept der Regime des Engagements, das einen Beitrag zu einer Handlungstheorie in der EC leisten kann. Auch wenn sich die EC mit ihrem Situationalismus explizit von einer eindimensionalen Handlungstheorie absetzt, lässt sich die Regimetheorie nach Thévenot trotzdem als eine integrative und damit anwendbare Handlungstheorie in der EC verstehen und anwenden.[6]

Gerade im deutschsprachigen Raum wurde das junge Konzept der Regime des Engagements bisher empirisch kaum umgesetzt. Im Zusammenhang mit der Analyse von Gesundheit erweist sich die Anwendung dieses Konzeptes als besonders fruchtbar, wie bereits einige Beiträge in diesem Band aufzeigen. Eryk Noji, Karolin Kappler und Uwe Vormbusch, Karin Scaria-Braunstein und Raffael Hiden, Johannes Achatz und Stefan Selke sowie Valeksa Cappel setzen sich unter anderem auch mit den Regimen auseinander und leisten somit einen zentralen Beitrag zu der konzeptionell-theoretischen Weiterentwicklung der EC. Gerade das Thema Gesundheit kann private und intime Situationen betreffen, genauso wie öffentliche und damit kollektive und generalisierbare Situationen im institutionellen Bereich. Mit dem Konzept der Regime ist es dann auch möglich den Wechsel zwischen solchen Regimen und der Involviertheit von Akteuren in die jeweiligen Regime zu analysieren.

1.1.2 Gesundheit aus Sicht der EC

Die heutigen Gesundheitswissenschaften bilden längst keine einheitliche Disziplin, sondern zeichnen sich vielmehr durch unterschiedliche Schwerpunktsetzungen aus. Die zentralen Bereiche lassen sich in die Gesundheitsökonomie, die Gesundheitskommunikation, Public Health und die Gesundheitssoziologie untergliedern (Hehlmann et al. 2018). In der Gesundheitssoziologie werden weiterhin

---

[6] Integrativ ist diese Handlungstheorie in dem Sinne, dass die verschiedenen Handlungsregime so gelesen werden können, dass sie mit verschiedenen sozialwissenschaftlichen Handlungstheorien korrespondieren. Je nach theoretischem und methodologischem Ausgangspunkt werden unterschiedliche kognitive Handlungsformate angenommen. So werden bei dem Regime der Rechtfertigung kollektive Handlungslogiken angenommen, ähnlich wie sie Emile Durkheim eingeführt hat. Handlungen im Regime des Vertrauten gleichen solchen, wie sie phänomenologische Theorieansätze beschreiben und die Handlungen im Regime des planenden Handelns decken sich am ehesten mit denen der Rational Choice Theorie (Vogel 2019, S. 69).

Formen der Medizinsoziologie, der medizinischen Soziologie und der Gesundheitssoziologie unterschieden.[7] Was hierbei auffällt ist, dass sich ein Großteil der Forschung und der Lehrbücher, die sich mit soziologischen Aspekten der Gesundheit beschäftigen, dabei auf eine „Soziologie in der Medizin" beziehen. Dabei wird in der Regel ein bio-psycho-soziales Modell von Krankheit und Gesundheit vorausgesetzt, welches den Ausgangspunkt der Forschung bildet. Die Forschung zielt dann insbesondere auf Erkenntnisse ab, die aus medizinischer Sicht nützlich erscheinen (Hehlmann et al. 2018, S. 5). Nach Thomas Hehlmann, Henning Schmidt-Semisch und Friedrich Schorb lässt sich diese Art der Forschung als „Gesundheitssoziologie" bezeichnen. Daneben gibt es aber auch eine soziologische, gesundheitsbezogene Forschung, die es sich zum Ziel gemacht hat, die Kategorie der Medizin oder Gesundheit selbst zum Forschungsgegenstand zu machen. Diese bezeichnen Hehlmann et al. als „Soziologie der Gesundheit" (Hehlmann et al. 2018, S. 5). Das heißt, die Gesundheitssoziologie beschäftigt sich beispielsweise mit den Entstehungsmechanismen und Einflussfaktoren von Gesundheit und wie man gesundheitliche Interventionen idealerweise gestalten könnte, dass eine „bessere" individuelle und kollektive Gesundheit erreicht wird. Eine Soziologie der Gesundheit nimmt hingegen eine Perspektive ein, bei der sie fragt, wie Bedeutungen von Gesundheit und Krankheit kulturell, sozial und gesellschaftlich hergestellt werden. Es ist eine Perspektive, der sich auch die Arbeiten von Michel Foucault zuordnen lassen, wenn dieser beispielsweise untersucht, wie Krankenhäuser (1973) und Irrenanstalten (1961) in einer Gesellschaft als Institution entstehen konnten. Um diesen Blickwinkel zu verinnerlichen, muss man sich vor Augen halten, dass es Zeiten gab, in denen geistig behinderte Menschen als ganz normaler Teil der Gesellschaft und nicht als behandlungswürdig angesehen wurden (Foucault 1961). In dieser Art des Forschens treten dann auch eher Funktionen, Strukturen und die unterschiedlichen Akteure in den Vordergrund, die an der Mobilisierung von Gesundheit beteiligt sind. Gesundheit und Krankheit werden dann nicht als essentialistische Kategorien angesehen, sondern sind vielmehr das Ergebnis von gesellschaftlichen und diskursiven Aushandlungsprozessen (Hehlmann ct al. 2018).

Diese zweite Perspektive, also eine Soziologie der Gesundheit, lasst sich in unserem Sinne als eine pragmatische Gesundheitssoziologie lesen, weshalb wir mit diesem Band daran anschließen. Wir folgen damit auch dem Anspruch

---

[7] Diese begriffliche Unterscheidung einer Gesundheits- oder Medizinsoziologie lässt sich auf die „doppelte Geschichte" ihrer Entstehung zurückführen. So beschäftigten sich im 19. Jahrhundert sowohl sozialpolitisch orientierte MedizinerInnen mit den gesellschaftlichen Aspekten von Gesundheit, als auch gesundheitlich interessierte SoziologInnen stärker mit dem Thema der Medizin und Gesundheit (Hehlmann et al. 2018, S. 23).

von George Canguilhem (2012), der eine relationale Betrachtungsweise von Gesundheit befürwortet und damit auch die Ablehnung essentialistischer Forschungskategorien. Die Soziologie der Gesundheit richtet ihren Blick dann auch auf die medizinischen Professionen und Institutionen selbst und macht damit die Praktiken, organisationalen Strukturen und Werthaltungen zum Untersuchungsgegenstand (Hehlmann 2018, S. 33; vgl. dazu beispielsweise die Arbeiten von Gemperle et al., Gonon und Streckeisen in diesem Band). Für die AutorInnen in diesem Band ist es daher auch ein gemeinsamer Ausgangspunkt, ganz im Sinne von Gaston Bachelard (1980), die eigenen und bestehenden Forschungskategorien im Zusammenhang mit Gesundheit aufzubrechen.[8] Gerade die EC bildet dazu einen geeigneten gemeinsamen methodologischen Grundstein.

In dieser soziologischen Betrachtungsweise treten die Ursachen für Gesundheit und Krankheit erst einmal in den Hintergrund. Im Vordergrund dieses Bands steht somit die Situation, in der Gesundheit als Kategorie erst mobilisiert wird (Foucault 1973; Ewald 1993). Dadurch soll auch gerade über den Akteur hinaus aufgezeigt werden, welche Rolle dabei bestehende und neue Formen, Konventionen und Objekte spielen, insbesondere im Zusammenhang mit digitalen Transformationen (Ruckenstein und Dow Schüll 2017; Strübing et al. 2016; Wiedemann 2016; vgl. zu diesem Aspekt auch den Beitrag von Cappel in diesem Band).

Der Band setzt sich damit von einer salutogenetischen oder pathologischen Betrachtungsweise ab, die den bisherigen soziologischen Blick auf Gesundheitsverhältnisse mitunter geprägt hat (Hurrelmann et al. 2014; Kriwy und Jungbauer-Gans 2016) und bietet entsprechend ganz bewusst auch keine Analysen in Hinblick auf die Chancen und Risiken der Digitalisierung für die Gesundheit (Albrecht 2016). Vielmehr soll hier – zumindest für den deutschsprachigen Raum – ein (erweiterter) Theorieansatz für eine Soziologie der Gesundheit vorgestellt werden, der auch als Antwort auf die häufig geäußerte Kritik an der Theorielosigkeit von Public Health-Forschungsansätzen sowie der fehlenden Reflexion von Werthaltungen innerhalb der Gesundheitssoziologie, der Gesundheitsökonomie und der Gesundheitskommunikation dienen kann (Hehlmann et al. 2018, S. 55). Der an die Soziologie der Kritik angelehnte pragmatische Ansatz der EC kann jedoch nicht nur eine teilweise kritisierte, theoretische Lücke füllen, sondern stellt mit einem soliden, konzeptionellen und theoretischen Modell, das

---

[8] Vgl. dazu auch die Arbeit von Natasha Whiteman und Russell Dudley-Smith (2020), die im Anschluss an Bachelard eine „künstliche Methode" entwickeln, um im Forschungsprozess selbst essentielle Denkkategorien zu vermeiden.

die Pluralität und Komplexität von Alltags- und Gesundheitssituationen widerspiegelt, auch einen Ansatz dar, der in empirischen Studien einsetzbar ist. Die
EC kann mit ihrem Interesse an Aushandlungsprozessen in Koordinierungssituationen besonders einer verkürzten, eindimensionalen Perspektive auf Gesundheit
entgegenwirken, indem sie automatisch eine Pluralität von moralischen Interessen
annimmt und diese auch aktiv versucht zu untersuchen.

Wie schon in den vorangegangenen Abschnitten erwähnt, ist damit eine Stärke
der EC die Dezentralisierung des handelnden Subjekts. Nicht das Individuum
allein bildet dann die Analyseeinheit, sondern die Handlungen rund um Gesundheit sind immer das Ergebnis eines Prozesses (Eymard-Duvernay et al. 2011), in
dem sich ein Individuum mit seinen sozialen und materiellen Umwelten koordiniert (Diaz-Bone 2018). Lässt man sich auf diese situationsspezifische Perspektive
ein, wird Gesundheit zu einer pluralen gesellschaftlichen Institution (Collyer
2015; Batifoulier et al. 2013; Da Silva 2018), die je nach Lebensbereich –
Bildung, Arbeit, Wirtschaft (Mämecke 2016; Da Silva 2018; Batifoulier et al.
2011), Ernährung (Zillien et al. 2016), Sexualität, Sozialversicherung (Ewald
1993; Nadai et al. 2018; Meusch 2011), Wohnen, Alter, Konsum, Lebensstil,
Körper(politiken), Politik(en) – in ganz unterschiedlichen Formen zutage treten
kann und unterschiedliche Qualitäten hervorbringt, die Handlungen, Bewertungen
und Rechtfertigungen strukturieren. Auf der Subjektebene kann dies bedeuten,
dass derselbe Akteur, je nach Situation, seine Gesundheit auf sehr unterschiedliche Arten und Weisen mobilisieren kann (Dodier 2011), um in einer komplexen,
digitalisierten Welt handlungsfähig und ein Teil der Gesellschaft zu bleiben (vgl.
zu diesem Aspekt auch den Beitrag von Cappel in diesem Band).

Aufgrund der angedeuteten Pluralität von Gesundheit sowie den damit verbundenen Digitalisierungsprozessen liegt dem Band bewusst keine Vorab-Definition
von Gesundheit und ihren Resonanzbereichen zugrunde, sondern er appelliert
gerade an ein weit gefasstes und soziologisches Verständnis von Gesundheit.

1.1.3 Digitalisierung

Allgemein verstanden umfasst Digitalisierung die Umformulierung von objekt-
bezogenen Informationen in digitale Formate und schließt dabei auch die
Datafizierung mit ein (Cukier und Mayer-Schoeneberger 2013), d. h. die Verwandlung vieler Aspekte des menschlichen Lebens und der Gesellschaft in
computerisierte Daten. Sie kann somit als eine Weiterentwicklung des Informati-
onszeitalters verstanden werden, wobei aus sozialwissenschaftlicher Sicht derzeit

vor allem die Kontinuitäten sowie die Brüche, die mit der Digitalisierung einhergehen, zur Debatte stehen. Die Folgen einer solchen konsequent oder je nach Gustus radikal gedachten Digitalisierung aller Lebensbereiche reichen von Fragen der Überwachung, steigender Ungleich- und Ungerechtigkeit bis hin zu deren Folgen für die Demokratie an und für sich. Dies verdeutlicht, dass neue Technologien immer auch der Grund für oder eine Nebenfolge von einer Neuausrichtung der Grundorientierung der Gesellschaft sind. Mit den Digitalisierungsprozessen ist mittlerweile eine Dynamik verbunden, die es kaum noch ermöglicht zu unterscheiden, ob dabei die Unterstützung von Institutionen, Menschen und ihren Praktiken im Fokus steht oder die Weiterentwicklung der Technologie selbst. Ebenso wie im Feld der Gesundheit bilden auch bei gesellschaftlichen Digitalisierungsprozessen sozialpolitische Einbettungskontexte die Grundlage dafür, wie neue Technologien in einer Gesellschaft zum Einsatz kommen können. So haben große Technologieunternehmen wie Google, Facebook, Tencent oder auch Amazon, zunehmend Einfluss auf politische Entscheidungsprozesse. Sie propagieren ihre neuen Technologien häufig als Lösung für aktuelle gesellschaftliche Problemlagen oder als Anpassungsmechanismen, die dabei helfen sollen, wirtschaftliche und sozialpolitische Umbrüche zu begleiten. So beschreibt beispielsweise Naomi Klein (2020) aktuell einen sogenannten „Screen New Deal" in Anlehnung an den New Deal der 1930er Jahre. Dabei handelt es sich um einen „Deal" zwischen der Stadt New York und Google, in dem beide Seiten auf die Covid-19-Pandemie reagieren und in diesem Zuge eine gemeinsame Kommission gründen mit der Vision einer digitalen Post-Covid-Realität. Ziel dieser Realität soll es sein, dauerhaft Technologien in jeden Teil des alltäglichen Lebens zu integrieren (Klein 2020). In einer solchen Zukunftsvision sollen Vernetzung und neue digitale Technologien dann dazu beitragen, den eigenen Wohnraum nicht nur als privaten Rückzugsort zu nutzen, sondern gleichzeitig auch als Teil eines Schulkonzepts, als Sprechstundenzimmer für ärztliche Konsultationen, als Fitnessräume oder sogar auch auf staatlicher Ebene als Form von Gefängnissen, in denen eine dauerhafte ferngesteuerte Überwachung möglich wird. Im Grunde sollen die neuen digitalen Technologien ermöglichen, lokale und digitale Räume in vielfältiger Weise nutzbar zu machen (Klein 2020). Dass solche Wandlungsprozesse mit Zielkonflikten verbunden sind, ist aus der Perspektive der EC zu erwarten. Um genau solche Zielkonflikte und vorhandene Pluralitäten zu untersuchen, eignen sich dann insbesondere die Konzepte der EC.

Angesichts der vielfältigen gegenwärtigen Krisen (Wirtschaftskrise, Klimakrise, Krise des Gesundheitssystems) wird die Digitalisierung häufig als „Lösung" angesehen. Was dabei aber zu schnell aus dem Fokus gerät, ist die Frage, nach welcher Logik die Digitalisierung von Prozessen und Strukturen gestaltet wird.

Denn die Art und der Umgang mit Technologien ist immer auch das Ergebnis von moralischen Entscheidungen und spezifischen Vorstellungen einer gerechten Gesellschaft. So lassen sich die unterschiedlichen Konventionen der EC gut als analytisches Raster heranziehen, um zu verstehen, nach welchen moralischen Prinzipien die Einführung von digitalen Technologien legitimiert und kritisiert wird. Es lässt sich also untersuchen, wann Digitalisierungsbemühungen vor welchen Argumenten als sinnvoll angesehen werden und mit welcher politisch-moralischen Aufladung Technologien gestaltet werden.

Der vorliegende Band hat deshalb zum Ziel, vor dem Hintergrund dieser (digitalen) Transformationen aufzuzeigen, wie digitale Gesundheit in unterschiedlichen gesellschaftlichen Feldern mobilisiert wird, aber auch wie Digitalisierungsprozesse im Gesundheitsfeld Koordinationslogiken verändern können. Im Kontext von Gesundheit lassen sich digitale Wandlungsprozesse aktuell besonders gut beobachten, weil damit große Hoffnungen und Visionen für einen besseren und kontrollierten Umgang mit Krankheit und Gesundheit verbunden werden (Wieser 2019). Darüber hinaus ist die Digitalisierung des Gesundheitsmarktes auch mit großen finanziellen Anreizen verbunden. Diese beiden Teilaspekte verdeutlichen bereits, dass sich der digitale Wandel im Feld der Gesundheit auf vielen unterschiedlichen gesellschaftlichen Ebenen bewegt. Am häufigsten wird er mit den Schlagwörtern „digitale Gesundheit" und „eHealth" (electronic health) in Verbindung gebracht. Dies ist beispielsweise dann der Fall, wenn digitale Technologien im Alltag zur Förderung des PatientInnen-Empowerments beitragen sollen und damit gleichzeitig aber auch das solidarische Versicherungsprinzip infrage stellen können. Oder auch dann, wenn sich aufgrund neuer digitaler Technologien heutige institutionelle Arbeitsabläufe ebenso wie private Gesundheitspraktiken und Vorstellungen von Gesundheit verändern. Durch Technologien wie Telemedizin oder auch digitale PatientInnenakten werden beispielsweise Abläufe im Gesundheitssystem neu strukturiert. Zudem kann die alltägliche Quantifizierung eigener Gesundheitspraktiken durch Gesundheits-Apps die Vorstellungen von Körperbildern und gesundheitsbezogenen Praktiken wie Ernährung oder Konsum verändern. Dass sich digitale Gesundheit oder oft auch eHealth von einer Gesundheit unterscheidet, wie wir sie bisher kannten, lässt sich an der Definition der Weltgesundheitsorganisation (WHO) gut ablesen. Die WHO versteht darunter den Einsatz von Informations- und Kommunikationstechnologien für die Gesundheit. Einbezogen in diese Definition werden dann solche Aktivitäten, die elektronische Mittel verwenden, um gesundheitsbezogene Informationen, Ressourcen und Dienstleistungen bereitzustellen (WHO 2017). Auch die WHO sieht daher elektronische Gesundheitsakten, die Interoperabilität von Daten, mobile Gesundheit (mHealth) über Smartphones und andere mobile Endgeräte, Telemedizin sowie

Technologien zur Unterstützung einer integrierten Versorgung als Teil einer digitalen Gesundheit an. All die genannten Technologien sind bereits heute in Europa im Einsatz. Sie bilden insbesondere aufgrund der anfallenden personenbezogenen Datenmengen eine Grundlage für neue wirtschaftliche Märkte und wissenschaftliche Analysen, die unter den Schlagwörtern „health analytics" und im Rahmen von Big Data-Analysen verhandelt werden (WHO 2017).

Traditionell werden im Gesundheitsfeld schon immer größere Mengen personenbezogener Daten verarbeitet. Aber vor allem die steigende Verbreitung von Informationstechnologien wie beispielsweise Wearables oder Smartphone-Anwendungen (sogenannte „Apps") findet nicht nur in der engeren medizinischen und klinischen Praxis statt, sondern immer stärker auch in Alltagssituationen oder beruflichen Kontexten. Aus diesen neuen Kontexten werden dann personenbezogene Gesundheitsdaten generiert, die sich auf Gesundheitspraktiken wie Fitnesssport, das eigene Wohlergehen, die individuelle Selbstsorge und auch auf politische Steuerungsmaßnahmen beziehen. Aus den gewonnenen Daten und deren Verarbeitungsmöglichkeiten lassen sich beispielsweise neue Geschäftsmodelle wie „health impact bonds" entwickeln (Rowe und Niamh 2016).[9] Dadurch hat sich nicht nur die Quantität und Qualität dieser persönlichen Daten verändert, sondern auch deren Weiterverarbeitung, deren Verwendungszwecke, die Kombination verschiedener Daten sowie deren Darstellung und Interpretation (Sharon 2016; van Dijck und Poell 2016; Hogle 2016).

Die Herausforderungen werden dabei nicht nur in der universellen Datafizierung von Körperfunktionen, Alltagspraktiken oder auch Gefühlen gesehen, sondern vor allem auch in der Frage der Bewertung der Daten. Dabei weist sich das digitalisierte Gesundheitsfeld als extrem expansiv auf, da jegliche Daten als „gesundheitsbezogene" Daten verstanden und verwendet werden können. Denn neben den großen Datensätzen medizinischer relevanter Informationen (beispielsweise biochemische oder genetische Informationen) können auch physische, soziale und kulturelle Faktoren einbezogen werden (Ruckenstein und Schüll 2017). Dies führt zu einem noch nie dagewesenen Wissensstand über jede einzelne Person, der jedoch vermehrt nur in Datendepots großer privater Unternehmen verfügbar ist (vgl. Bächle 2019; Bächle und Wernick 2019). Fragen im Forschungsfeld zu eHealth zielen somit häufig auf den Grad der Personalisierung von Gesundheit und Gesundheitsversorgung ab, sowie deren Folgen für die

---

[9] Health impact bonds werden als Finanzierungsmöglichkeit eingesetzt, um präventive gesundheitsfördernde und -erhaltende Interventionen zu finanzieren. Dazu finanzieren private Investoren erfolgsabhängige Leistungsverträge vor und bekommen eine staatliche Rückvergütung sowie eine zusätzliche Rendite, wenn diese Maßnahmen eine messbar positive gesellschaftliche oder wirtschaftliche Wirkung erzielen.

Autonomie der PatientInnen bzw. deren Rolle im Rahmen von Überwachung und Kontrolle (Andelfinger und Hänisch 2016; Staii 2018). Hier deutet sich bereits die Pluralität moralischer Prinzipien an, die herangezogen werden können, um die Sammlung personalisierter Gesundheitsdaten zu rechtfertigen und zu legitimieren oder auch zu kritisieren. Zielkonflikte im Feld der Gesundheit bilden ein typisches Ergebnis solcher Aushandlungsprozesse moralischer Ordnungen ab.

Die EC-Perspektive zielt wie oben schon dargestellt also auf die Analyse dieser Pluralität von Logiken bei der Umsetzung von digitaler Gesundheit ab. Mit der EC-Perspektive steht die Frage im Raum, nach welchen Logiken sich Akteure koordinieren, wenn sie digitale Gesundheitspraktiken einführen oder mobilisieren möchten. Zielkonflikte und damit auch ethische Konflikte im Feld der Gesundheit bilden daher im Rahmen der EC einen guten Ausgangspunkt für die Analyse. In diesem Zusammenhang hat bereits Tamar Sharon (2016) mit ihrer Arbeit zur „Googlisierung der Gesundheitsforschung" aufzeigen können, dass die konfliktbeladene Gegenüberstellung von nur einer marktwirtschaftlichen Logik und einer wohlfahrtsstaatlichen Logik nicht ausreicht. Dabei werden die vielfältigen anderen Koordinationsmechanismen, die im Feld der Gesundheit ebenfalls eine Rolle spielen, vernachlässigt. Gerade große Technologieunternehmen, wie Facebook, Google oder Amazon verbinden beispielsweise mit ihrem Vordringen in das Gesundheitsfeld neben monetären Interessen auch politische Visionen und Experimentierfreude für einen neuen Umgang mit Gesundheit. Indem sie mit der EC diese Digitalisierungsprozesse untersucht, kann sie schließlich aufzeigen, dass eine Dichotomie zwischen öffentlichem Nutzen und privatem, unternehmerischem Gewinn alleine gerade im Feld der Gesundheit und der Digitalisierung oft zu kurz greift (Cappel und Kappler 2019, S. 31 f.). Aus Sicht der EC muss also davon ausgegangen werden, dass im Rahmen der Digitalisierung von Gesundheitspraktiken und -strukturen immer eine Pluralität von Koordinationslogiken vorhanden ist. Gelingt es Akteuren dabei nicht, sich auf ein Gemeinwohl zu einigen, ist mit (auch ethischen) Konflikten zu rechnen. Das heißt, für eine gelingende Koordination müssen sich Akteure auf ein Gemeinwohl und die damit verbundene Qualität einigen.

Wie sich beispielsweise eine spezifische Gemeinwohlorientierung im Gesundheitssystem und der Gesundheitspolitik durchsetzen und implementieren konnte, zeigen einige Arbeiten der EC zu den neoliberalen Gesundheitsreformen der letzten vier Jahrzehnte. Diese Reformen haben dazu geführt, dass sich im Gesundheitssystem zunehmend ein marktwirtschaftliches Organisationsprinzip durchsetzen und das wohlfahrtsstaatliche Organisationsprinzip eher verdrängen konnte. Argumentativ wird für diese Wandlungsprozesse ganz allgemein die Verbesserung „der" Gesundheitsqualität angeführt, konventionentheoretisch wird aber sichtbar, dass es sich hierbei um die Förderung einer ganz spezifischen Qualität von Gesundheit handelt. Die neue Legitimation einer eindimensionalen Ökonomisierung und Rationalisierung von Gesundheit fördert so eine Verschiebung von einer wohlfahrtsstaatlichen Argumentationsbasis zu einer marktwirtschaftlichen Argumentationsbasis (Da Silva 2011; Batifoulier et al. 2018). Diese Ökonomisierung und Rationalisierung des Gesundheitsfeldes zeigt sich vor allem seit den 1980er Jahren durch die Einführung einer evidenz- oder datenbasierten Medizin (Staii 2018, S. 199). Die Form der Datenerhebung zur Generierung von medizinischen Fakten wurde kontinuierlich ausgeweitet, und auf politischer Ebene haben sich dadurch nach und nach Standardisierungsbemühungen verfestigt (Da Silva 2011). Angeführt wurden solche neoliberalen Entwicklungen auf der politischen Ebene insbesondere von der problematischen Annahme, Gesundheitsinstitutionen in erster Linie als Anreizsysteme zu verstehen. Auf diese Weise wurden Akteure von der Mainstream-Wirtschaftstheorie politisch als rationale, berechnende und eigennützige Akteure konzipiert, die ein potenzielles Risiko für Gesundheitskosten darstellen und keiner Gemeinwohlorientierung folgen (Batifoulier et al. 2018). Das Risiko von Krankheiten ließ sich dabei für Krankenkassen und Ärzte nur anhand statistischer Verteilungen erkennen, und die evidenzbasierte Medizin interpretiert den Einzelfall vor dem Hintergrund kollektiver Daten (Staii 2018, S. 200). Die Standardisierungsbemühungen dieser neoliberalen Entwicklungen bilden auch eine wichtige Basis für heutige Digitalisierungsprozesse im Gesundheitsfeld. So lässt sich die mit der Digitalisierung verknüpfte, personalisierte, prädiktive und individualisierte Medizin gut in eine neoliberale Denklogik eingliedern. Eine solche Art der Medizin erlaubt es, Risiken und Verantwortung für Krankheiten verstärkt über individuelle Handlungspraktiken zu mobilisieren, anstatt über das Solidaritätsprinzip. Das heißt, mit der heutigen Datafizierung von Gesundheit scheint sich diese Entwicklung nochmals zu verstärken. Gerade die Entstehung der neuen Dateninfrastrukturen und Vernetzung von neuen (individualisierten) Daten mit alten Gesundheitsdaten befördert eine individualisierte, prädiktive und präventive Medizin. Akteure werden damit als „empowered" gedacht und als „präventiv" agierende PatientInnen für ihre Gesundheit zunehmend verantwortlich und mobilisierbar gemacht (Staii 2018, S. 199), gleichzeitig wird aber ihre Gemeinwohlorientierung nicht beachtet (Batifoulier et al. 2011, S. 153; Ruckenstein und Schüll 2017, S. 272). Bei einer individualisierten Medizin ist das Krankheitsrisiko nicht mehr Ausdruck einer statistischen Verteilung mit willkürlichem Schicksal für eine Person. Hingegen mobilisiert die prädiktive Medizin allgemeines und individualisiertes Wissen für eine personalisierte Diagnose und eine direkte Risikozuordnung. Dabei lösen sich die Datensätze nicht ab, sondern ergänzen sich mit dem Ziel, über Messungen und Wissen das Krankheitsrisiko entweder zu beseitigen oder zumindest auf eine individuelle Ebene zuzurechnen (Staii 2018, S. 200).

Darüber hinaus versucht die Wirtschaftspolitik aktiv, gut informierte PatientInnen zu fördern, um ihnen Marktmacht zu geben und das Feld der Gesundheit damit als Markt zugänglich zu machen (Batifoulier et al. 2011). Problematisch bei all diesen Entwicklungen ist die Ignoranz der besonders im Gesundheitssystem gegebenen Pluralität von politischen, ethischen, wirtschaftlichen und professionellen Werten (Batifoulier et al. 2018). Hanrieder (2016) zeigt dies exemplarisch durch die Herausarbeitung vier moralischer Konzeptionen von Gesundheit in der globalen Politik auf. Die Reformen im Gesundheitssystem, gestützt auf die immer gleichen vorgebrachten Legitimationsargumente einer Verbesserung der Versorgungsqualität und der Kostenreduktion, haben sich nicht erfüllt. Sie haben vielmehr zu der Zunahme bestimmter Qualitäten wie einer industriellen Qualität und zu einer Abnahme einer häuslichen und zivilen Qualität geführt (Batifoulier et al. 2018; Da Silva 2018). Diese nicht gesellschaftlich verhandelte Verschiebung von Gemeinwohlorientierungen im Gesundheitssystem führt zu Wettbewerbsdynamiken in Krankenhäusern, unter denen sowohl ÄrztInnen als auch PatientInnen leiden, zu Praxisgebühren, die soziale Ungleichheiten bei dem Zugang zu Gesundheit erzeugen, zu standardisierter menschenunwürdiger Pflege, zu finanzierten medizinischen Eingriffen, die nicht unbedingt dem Wohl der PatientInnen dienen und schließlich zu der Frage nach der Legitimität von Gesundheitsentscheidungen (Batifoulier et al. 2018). Mit der neu entstehenden Datenökonomie im Feld der Gesundheit verschärft sich das Problem der fehlenden offenen Aushandlungsprozesse über gemeinsame Ziele, Werte und Qualitäten rund um Gesundheit daher weiter. Zum einen durch die neuen Akteure und Infrastrukturen im Gesundheitsfeld (Staii 2018, S. 202), zum anderen, weil deren Anliegen durch die Datafizierungsprozesse und Technologien noch stärker verdeckt werden.

Mit der programmatischen Zusammenführung unterschiedlicher konventionstheoretischer Beiträge zu unterschiedlichsten Aspekten im Themenfeld (digitaler) Transformationsprozesse und Gesundheit – quer zu allen Sozialwissenschaften, Bindestrichsoziologien und sonst getrennte Diskussionen verbindend – leistet der Band somit einen ersten Beitrag zur Entwicklung einer integrativen und pragmatischen Theorie der Gesundheit. Gleichzeitig ist es ein Ziel, mit dieser programmatischen Vorgehensweise die Notwendigkeit einer themen- und bereichsspezifischen Bearbeitung digitaler Transformationsprozesse aufzuzeigen.

1.2   Aufbau des Bandes

Die Beiträge des Bandes sind in drei thematische Teile geordnet. Teil 1 mit dem Titel *Gesundheit(en): Konstruktionen und Praktiken* schlägt den Bogen von der Soziologie der Gesundheit zur EC. In diesem ersten thematischen Teil geht es somit neben einer detaillierten Darstellung der EC und dem aktuellen Forschungsstand der EC im Gesundheitsfeld um die Rolle und Entwicklung der Akteure im Bereich Gesundheit und Digitalisierung aus Sicht der EC. Teil 2 behandelt darauf folgend *Sozio-technische Materialitäten im Gesundheitshandeln*, wobei spezifisch auf die Rolle von Materialitäten, (intermediären) Objekten und vor allem Plattformen eingegangen wird. Der zweite Teil legt folglich den Schwerpunkt auf soziomaterielle Aspekte, d. h. die Konstellation, Art und Rolle der relevanten Objekte, die in den untersuchten Koordinationssituationen wirken. Teil 3 geht auf die *Dynamiken im Gesundheitsfeld: Transformationen, Spannungen und Kritiken* ein. Die Beiträge dieses dritten Teils befassen sich mit der Art und Weise, d. h. der Dynamik und der Transformation von Koordinationssituationen. Untersuchungsgegenstand sind dann zum einen die Institutionen, Konventionen oder Regeln, die dazu beitragen, dass sich Koordinationsformen oder Bewertungsmechanismen verändern, zum anderen aber auch die damit zusammenhängenden Aushandlungsprozesse selbst. Der Band schließt mit einer Reflektion zur Covid-19-Pandemie und einem Ausblick.

Teil 1: Gesundheit(en): Konstruktionen und Praktiken
Nimmt man die konventionentheoretische Perspektive ernst, ist es nicht möglich von Gesundheit im Singular zu sprechen. Schon wenn von einer akteursbezogenen Gesundheit ausgegangen wird, können verschiedene Verständnisse, Logiken, Motivationen und Motive von Gesundheit für und am Einzelnen beschrieben werden und die problematische Begrenztheit dieser Konzeption aufzeigen.

Rainer Diaz-Bones Beitrag zu *Konventionentheoretische Perspektiven auf die Ökonomie und die Soziologie der Gesundheit* zeigt diesbezüglich auf, wie die Konstruktionen und Praktiken von Gesundheit(en) aus einem situativen und pragmatischen Blick heraus untersucht werden können. Dafür gibt er eine überblicksartige Einführung in die Grundlagen der EC und spezifiziert diese im Feld der Soziologie der Gesundheit. Er eröffnet damit eine spezifische konventionentheoretische Perspektive auf Digitalisierungsprozesse im Feld der Gesundheit, im Gesundheitssystem und auf der Ebene der gesundheitsbezogenen Subjektivierung. Dazu rezipiert er insbesondere die konventionentheoretische französische Literatur, die sich schon länger mit der politischen Ökonomie des Gesundheitssystems und der Ökonomisierung von Gesundheit auseinandersetzt. Der Beitrag bietet damit insbesondere eine systematische Einführung an und zeigt das Potenzial der EC als integrierender Ansatz in der Gesundheitsforschung auf, mit dem es gelingen kann, soziologische, ökonomische, rechtliche und mediale Forschungsfragen methodologisch und konzeptionell zu integrieren.

Nach diesem einführenden Beitrag, der sowohl die Grundlagen der EC näherbringt als auch deren spezifischen Ansatz für die Gesundheitssoziologie darstellt, geht Valeska Cappel in ihrem Beitrag *Die Pluralität der digitalen Alltagsgesundheit. Das Aufkommen einer neuen Form der Gesundheitskoordination* spezifischer auf die Konstruktion und die Auswirkungen einer digitalen Gesundheit ein. Sie analysiert aktuelle Datafizierungsprozesse im Gesundheitsfeld aus einer konventionentheoretischen Perspektive. Sie richtet ihren Blick auf Gesundheitsdaten, die mit neuen Technologien, wie Smartphones, Wearables und Gesundheits-Apps aus routinierten Alltagspraktiken gewonnen werden können. Mit dem Konzept der Forminvestition (Thévenot 1984) analysiert sie, wie Alltagspraktiken als Gesundheitsdaten mobilisiert werden können und problematisiert anhand der statistischen Kette, dass sich die dabei zugrunde liegenden Messkonventionen einem Raum der Rechtfertigung oder Kritik entziehen. Um auch die Wechselwirkungen zwischen dieser kollektiven digitalen Alltagsgesundheit und der individuellen Gesundheit zu erfassen, stützt sich Cappel auf das Konzept der Regime der Engagements und erklärt systematisch, wann diese kollektive Form im Alltag der Akteure relevant werden kann. Im Ergebnis zeigt sie, dass Digitalisierungsprozesse willkürlich Alltagspraktiken als Gesundheitspraktiken mobilisieren und in einer politischen Ökonomie der Gesundheit wertvoll machen können. Gleichzeitig bleibt den betroffenen Akteuren aber nur ein kleiner Spielraum, diesen Prozess aktiv zu beeinflussen oder zu kritisieren.

In die situativen digitalen Gesundheitspraktiken und -konstruktionen sind nicht nur „kranke" oder „gesunde" Akteure involviert, sondern auch die EntwicklerInnen der entsprechenden digitalen Anwendungen und Gesundheitsfachkräfte. Diesen widmen sich die beiden letzten Beiträge in diesem Teil. Dafür untersucht Sarah Lenz in ihrem Beitrag *Digitale Gesundheit. Legitimationen und Kritik aus der Perspektive von Digital-Health-EntwicklerInnen* aus einer konventionentheoretischen Perspektive die normativen Grundlagen, die bei der Einführung von Digital-Health-Technologien zur Legitimation oder Kritik dieser herangezogen werden. Anhand qualitativer Interviews mit privatwirtschaftlichen und medizinischen EntwicklerInnen digitaler Gesundheitstechnologien kann sie aufzeigen, wie sich normative Begründungszusammenhänge im Gesundheitsfeld durch digitale Technologien verschieben, allerdings auch durch kritische Widerstände an Grenzen gebunden scheinen. Sie stellt dann insbesondere die Fragilität und Konfliktanfälligkeit der Entwicklungen digitaler Technologien im Gesundheitsfeld heraus, die sich zuvorderst auf die Dualitäten von Marktorientierung und Marktbegrenzung, Digitalisierung als radikalisierte Industrialisierung und Digitalisierung im Dienste neuer Freiräume und technischer Bevormundung zurückführen lassen.

Michael Gemperle, Mandy Scheermesser, Julia Dratva, Daniela Händler-Schuster, Sibylle Juvalta und Verena Klamroth-Marganska betrachten in ihrem Beitrag mit dem Titel *Digitale Heilsversprechen in Gesundheitsberufen* Digitalisierungsprozesse auf der Ebene von Gesundheitsberufen. Sie untersuchen dafür die Logiken, nach denen Gesundheitsfachpersonen digitale Technologien positiv bewerten. Sie führen eine quantitative Analyse mit StudentInnen unterschiedlicher Berufsgruppen im Gesundheitsfeld durch, um die Vorteile herauszuarbeiten, die StudentInnen im zukünftigen Einsatz von digitalen Medien in ihrer Berufsarbeit sehen. Aus einer konventionentheoretischen Perspektive können sie dabei herausarbeiten, dass sich die auszubildenden Gesundheitsfachpersonen auf zwei unterschiedliche Grundorientierungen stützen, die mit unterschiedlichen Rechtfertigungsordnungen einhergehen. Diese Grundorientierungen unterscheiden sich darin, dass sie sich entweder auf die Dienstleistungserbringung beziehen oder auf das PatientInnenwohl. Durch die Hinzunahme soziodemografischer Merkmale und die Differenzierung der Berufsgruppen liefern Gemperle et al. auch Ergebnisse zu der Verteilung der Rechtfertigungsordnungen. Sie können aufzeigen, dass die StudentInnen je nach Studiengangszugehörigkeit, sozialer Herkunft und ihrem Alter die Vorteile digitaler Medien mit der Dienstleistungserbringung oder dem PatientInnenwohl assoziieren. Hervorstechend ist dabei das Ergebnis, dass mehr als ein Drittel der Befragten die Vorteile mit der Vorstellung eines effizienteren Gesundheitssystems verbindet. Sie schreiben damit digitalen Technologien in Gesundheitsberufen vor allem eine industrielle Qualität zu, die sich auf die Dienstleistungserbringung bezieht und weniger auf das PatientInnenwohl.

Mit diesen vier Beiträgen im ersten Teil wird ein stärkerer Fokus auf die in den Praktiken und der Konstruktion von digitalisierten und digitalen Gesundheit(en) involvierten Akteure gelegt. Die Beiträge zeigen allerdings deutlich, dass die EC nicht von den Akteuren aus denkt und versucht, deren Logiken, Motive und Handlungen nachzuvollziehen, sondern vielmehr von den Koordinierungssituationen aus, in denen Akteure nur einen Teil darstellen. Seien es die stärker machtpolitisch orientierten (französischen) Studien der Gesundheitsökonomie, die von Diaz-Bone rezipiert werden, die Herausbildung einer digitalen Gesundheit über alltägliche Gesundheitspraktiken bei Cappel, die von Lenz herausgearbeiteten Rechtfertigungs-, Kritik- und Konfliktlinien im Digitalisierungsprozess von Gesundheit oder die unterschiedlich ausgerichteten Grundorientierungen der zukünftigen Gesundheitsfachkräfte bei Gemperle et al. Die konstruierenden und kritikanfälligen Koordinierungs- und Aushandlungsmomente tauchen in allen Beiträgen auf und weisen damit explizit auf den Pluralismus als Ausgangspunkt der spezifischen EC-Analyseperspektive hin.

Teil 2: Sozio-technische Materialitäten im Gesundheitshandeln
Als Zwillingstheorie zur ANT bezieht die EC ganz bewusst Objekte, Intermediäre und Dispositive als konstituierende Prinzipien mit ein, womit beide theoretischen Ansätze für sich beanspruchen, Objekte in neuer Weise „ernst" zu nehmen (Thévenot 1993, 1994b; Diaz-Bone 2018, S. 389). Bewertungspraktiken, die Zuschreibung von Wert und Koordinationssituationen im Allgemeinen sind ohne Objekte nicht denkbar. Dabei können Objekte mit unterschiedlichen Wirkungsweisen in einer Situation fungieren. Die EC konzeptualisiert diese unterschiedlichen Wirkungsweisen über Intermediäre sowie über das Konzept des Dispositivs. Intermediäre sind dabei als sogenannte „Vermittler" zwischen unterschiedlichen Bewertungslogiken zu verstehen und auch in der Lage, zwischen unterschiedlichen Konventionen zu übersetzen.

Aufgrund des situativen Ansatzes der EC beschränkt sich das Konzept der Intermediäre nicht nur auf Personen, sondern auch auf Objekte (Bessy 2014; Thévenot 2014) und Organisationen (Bessy 1997a, b, c; Bessy und Larquier 2010; Marchal und Rieucau 2010; Bessy und Chauvin 2011, 2013). Technologien und Dispositive können als Intermediäre fungieren (Bessy und Eymard-Duvernay 1997; Bessy 2017). Entscheidend ist dabei, dass ein Intermediär, ganz unabhängig von seiner Beschaffenheit, als etwas zu verstehen ist, das Informationen, Informationsformate oder auch Sachverhalte mit konstruiert, anstatt diese nur zu vermitteln (Diaz-Bone 2018, S. 109 ff.). Im Feld der Gesundheit und der Digitalisierung können Intermediäre also einen entscheidenden Beitrag dazu leisten, welche Konventionen im Hinblick auf Gesundheit an Relevanz gewinnen und damit zu einer spezifischen Konstruktion von Gesundheitshandlungen oder -praktiken beitragen. Da Intermediäre einen konstitutiven Teil in einer Koordinationssituation oder bei der Herstellung spezifischer Sachverhalte darstellen, können sie auch ein Dispositiv oder ein Teil eines Dispositivs sein. Der Unterschied ist, dass ein Dispositiv als ein Sachverhalt zu verstehen ist, der für unterschiedliche Zwecke eingesetzt werden kann oder dafür zur Verfügung steht. Es ist demnach als ein Instrument oder ein Werkzeug zu verstehen, mit dem etwas Bestimmtes erreicht werden soll (Diaz-Bone und Hartz 2017, S. 4 f.). Was diese Konzepte verdeutlichen wollen, ist die Instrumentierung von Gesundheitssituationen, ohne die es Gesundheitssysteme, -praktiken oder auch eine Gesundheitskommunikation, so wie wir sie kennen, nicht geben könnte. Erst durch die materielle und immaterielle Ausstattung mit Technologien, Objekten und Materialien wird Gesundheit hergestellt und in bestimmte Formen gebracht. Beispiele für solche materiellen und immateriellen Ausstattungen sind Blutwerte, die über spezifische Apparaturen gewonnen werden, feste Normwerte, die die Grenzen zwischen „krank" und „gesund" festlegen, oder auch wissenschaftliche, evidenzbasierte Verfahren, die zur Legitimation von gültigem Gesundheitswissen und Behandlungsmethoden herangezogen werden.

Dieser Teil untersucht diese komplexen materiellen und immateriellen Ausstattungen anhand ganz unterschiedlicher Objekte, Intermediäre oder auch Dispositive. Auch wenn die AutorInnen nicht immer explizit diese Begrifflichkeiten verwenden, so lassen sich doch die grundlegenden Ideen dieser Konzepte in ihren Beiträgen herauslesen. Die Beiträge beleuchten anhand von Beispielen wie Managementstrategien (Gesundheitsmanagement), digitalen Plattformen (Instagram, psychologische Onlineberatung, Medien (Bilder, Graphen, Zahlen, etc.)) und Technologien (Wearables, Smartphones, Selbstvermessungskategorien), wie diese dazu beitragen, eine bestimmte Form von Gesundheitspraktiken und Bewertungsweisen zu konstruieren. Gerade spezifische Bereiche im Feld der Gesundheit wie beispielsweise Digitalisierungsprozesse oder Big Data zeichnen sich nicht einfach nur durch eine zugehörige Konstellation von Instrumentierungen aus, sondern existieren erst durch diese genau in der Weise, wie wir sie kennen.

In ihrem Beitrag zu *Ressourcen und Reputation. Wie Unternehmen psychische Gesundheitsprobleme von Beschäftigten bewerten* beschreibt Anna Gonon Bewertungspraktiken von psychischer Gesundheit im Unternehmenskontext. Vor diesem Hintergrund befasst sich der Beitrag mit der Frage, nach welchen Logiken die (psychische) Gesundheit bzw. Krankheit der Beschäftigten über das betriebliche Gesundheitsmanagement adressiert wird und welche Personalmaßnahmen mit welcher Rechtfertigung daraus abgeleitet werden. Des Weiteren wird die Rolle softwaregestützter Ansätze beleuchtet, so beispielsweise Systeme des Absenzenmanagements oder die Auswertung von Gesundheitsdaten. Mithilfe von leitfadengestützten Interviews in zwei Versicherungsunternehmen zeigt die Autorin die Pluralität der Logiken, mit denen betriebliche Interventionen in Bezug auf psychische Gesundheitsprobleme im betrieblichen Gesundheitsmanagement begründet werden, auf und erweitert damit die normalerweise zugrunde gelegten rein ökonomischen Kosten-Nutzen-Überlegungen.

Nachdem Gonon in ihrem Beitrag insbesondere die Rolle immaterieller Instrumentierungen von Gesundheitssituationen aufzeigen konnte, beschäftigen sich die beiden folgenden Beiträge von Karin Scaria-Braunstein und Raffael Hiden sowie von Ramón Reichert, Valeska Cappel und Karolin Kappler mit spezifischen digitalen Plattformen der (Gesundheits-)Kommunikation und können aufzeigen, wie diese als Intermediäre fungieren (Diaz-Bone 2018). Zum einen, weil sie zwischen der bestehenden Pluralität von Konventionen im Gesundheitsfeld vermitteln oder übersetzen können. Zum anderen aber auch, weil sie gerade durch ihre technologischen und formalen Infrastrukturen als Dispositiv verstanden werden können und so eine ganz bestimmte Form von Gesundheit initiieren.[10] Intermediäre bringen somit eigenständige Sachverhalte hervor. Sieht man Plattformen als Intermediäre an, kann man davon ausgehen, dass diese das Feld, in dem sie agieren, organisieren, rahmen und vermitteln. Solche Plattformen zeichnen sich durch (re-)programmierbare digitale Infrastrukturen aus, die systematisch Daten sammeln, verarbeiten und verwerten. Ihre intermediäre Vermittlungskompetenz besteht dabei darin, dass sie durch die Arbeit mit den Daten personalisierte Interaktionen zwischen den unterschiedlichen NutzerInnengruppen solcher Plattformen herstellen können (Poell et al. 2019, S. 3). Aus Sicht der EC sind es in diesem Fall die technischen Objekte und materiellen Prozeduren, die verschriftlicht oder auch informell als Intermediäre fungieren und diese personalisierten Interaktionen formen (Diaz-Bone 2018, S. 93). Wie dies geschieht, wird auch in den Beiträgen von Karin Scaria-Braunstein und Rafael Hiden, sowie von Ramón Reichert, Valeska Cappel und Karolin Kappler zum Thema gemacht, wenn sie die Rolle der Plattformen als Vermittler und Reorganisatoren von Alltags- und Gesundheitspraktiken untersuchen.

Karin Scaria-Braunstein und Raffael Hiden gehen dieser Frage in ihrem Beitrag *„Die beste Version meiner selbst" – Die Unabschließbarkeit in der psychologischen Onlineberatung* nach, in dem sie die Wechselwirkungen zwischen Digitalisierung und (psychischem) Gesundheitsverhalten in einem gemeinsamen plattformisierten Wirkungsfeld untersuchen und anhand der psychologischen Onlineplattform Instahelp exemplarisch erörtern. In ihrer Analyse zeigen sie die Unabschließbarkeit psychologischer Gesundheitspraktiken in der psychologischen Onlineberatung auf, indem sie das Zusammenspiel zwischen einer Gesundheitsplattform und dem individuellen Gesundheitshandeln anhand der EC und der relevanten Konventionen und dem Regime des Engagements von psychischer Gesundheit beleuchten. Dazu analysieren sie einerseits die Rolle der materiellen

---

[10] Im Zusammenhang mit Digitalisierungsprozessen wird häufiger auch von einer Plattformisierung gesprochen, verstanden als soziale Infrastruktur und als Geschäftsmodell unter Berücksichtigung von Macht- und Governanceaspekten. Gerade die damit verknüpfte Reorganisation und Implementierung von Praktiken kann hier als Dispositiv gelesen werden (Poell et al. 2019, S. 5 f.). Plattformen nehmen dann die Rolle von Intermediären ein und sind gleichzeitig Teil eines Dispositivs.

und immateriellen Instrumentierung der Plattform, indem sie die wirkmächtigen
Konventionen innerhalb der Geschäftsbedingungen der Plattform herausarbeiten.
Darüber hinaus zeigen sie aber auch durch einen ethnographischen Selbstver-
such auf der Plattform auf, wie diese schließlich im praktischen Umgang mit
der Plattform wirken. Dabei können sie vor allem durch die konzeptionelle
Unterscheidung zwischen Konventionen und Regimen die zentrale Rolle der
untersuchten Onlineplattform im Beziehungsnetzwerk – Plattform, UserIn und
BeraterIn – aufzeigen.

Aus einer medientheoretischen Sicht gehen Ramón Reichert, Valeska Cappel und Karolin Kappler der Frage der Reorganisation kultureller Praktiken
und Vorstellungen um und durch Plattformen nach und zeigen hierfür nochmals spezifisch die Unterschiede zwischen dem akteurszentrierten, Bourdieuschen
Ansatz mit dem situativen Ansatz der EC auf.[11] Ihr Beitrag *Food Pictures.
Soziale (De-)Konstruktion von Gesundheit auf Instagram* untersucht das Verhältnis von Health Literacy und Selbstinszenierung auf Instagram, indem er
die Praktik des „Picturing Food" als Teil der digitalen Essenskultur betrachtet.
Dafür werden Ernährungshandeln und Ernährungsverhalten in online vernetzten
Kommunikationsräumen vor dem Hintergrund einer gesundheitssoziologischen
Wissensintervention reflektiert und die Frage gestellt, inwieweit die Plattform
Instagram als gesundheitspolitisches Steuerungsregulativ fungiert. Sie betrachten
dabei die Online-Plattform Instagram als technisch-mediales Dispositiv, das Konventionen ausbildet, die medial auf situative Erfahrungen einwirken und diese
prägen. Die Online-Plattform kann somit als Intermediär verstanden werden,
der die situativen Erfahrungen im Umgang mit Essen so vermittelt, dass diese
Erfahrungen grundsätzlich als medialisiert wahrgenommen werden.

Auch Eryk Noji, Karolin Kappler und Uwe Vormbusch betrachten in ihrem
Beitrag mit dem Titel *Situierte Konventionen: Transformationen, Ungenauigkeiten
und die Grenzen der Messung im Bereich der Selbstvermessung* die Wirkmäch-
tigkeit von Objekten und Dispositiven im Feld der Selbstvermessung. Dabei
spielen jedoch weniger Plattformen eine Rolle, sondern vielmehr Technologien
als Intermediäre und deren spezifische Konfigurationen von Messungen, Objekten, Widerständen und Engagements. Auf der Grundlage empirischer Forschung
analysieren die AutorInnen dafür Aspekte der Quantifizierung von Gesundheit in zwei unterschiedlichen Bereichen: Ernährung und Gefühle. Innerhalb

---

[11] Der Beitrag nimmt daher auch insbesondere eine vermittelnde Position zwischen der EC
und der Medientheorie ein. Zum einen soll die Medialität, gerade vor dem Hintergrund
von Digitalisierungsprozessen stärker als Instrumentalisierung einer Situation in den Fokus
rücken. Zum andern soll aber auch innerhalb der Medientheorie eine pragmatische Perspektive stärker eingeführt werden.

dieser Felder investieren die SelbstvermesserInnen in neue Formen und Äqui-valenzmaße, indem sie sich mit drei Haupthindernissen auseinandersetzen: der Ungenauigkeit des Messens, der schwerfälligen Materialität von Gegenständen und der alltäglichen Praxis, sowie dem unklaren Verhältnis von alltäglichem Tun und Messen. Diese Forminvestition in intermediäre Objekte im Bereich der Selbstvermessung führt zu einer Überschneidung kollektiver und individu-eller Koordinationslogiken, womit einerseits Konventionen in den Alltag der Akteure getragen werden, andererseits diese Akteure in ihren unterschiedlichen Engagements unterstützt werden. Diese spezifisch gerahmten Aushandlungs-prozesse werden von diesem Beitrag beleuchtet, wodurch die Fragmentierung und Unverfügbarkeit von Gesundheit sowohl für NutzerInnen als auch Gesund-heitsorganisationen, -fachkräfte und EntscheidungsträgerInnen dargestellt werden kann.

Alle vier Beiträge in diesem Teil verdeutlichen die elementare Funktion von Objekten, Technologien und vor allem von Intermediären im Zusammenhang mit digitaler Gesundheit. Sie zeigen anhand der Rolle von Plattformen, wie diese als Intermediäre ein bestimmtes Verständnis über die eigene psychologische Gesund-heit generieren (Scaria-Braunstein und Hiden) oder auch die Vorstellung prägen, wie gesundes Essen in einer digitalen Öffentlichkeit gestaltet und präsentiert wer-den muss (Reichert et al.). Dass auch immaterielle Ausstattungen einen zentralen Einfluss auf die Art und Weise nehmen, was als psychisches Gesundheitsproblem anerkannt und legitimiert wird und welche Ein- und Ausschlussmechanismen damit verbunden werden, zeigt der Beitrag von Gonon. Schließlich zeigen auch die Beiträge von Noji et al. und Scaria-Braunstein und Hiden auf, wie es gelingen kann, durch Objekte, Technologien und Intermediäre eine Koordinationssitua-tion rund um Gesundheit so zu verändern, dass sich private und öffentliche Gesundheitshandlungen nicht mehr problemlos und selbstverständlich trennen lassen. Materialitäten, wie Wearables und Gesundheitsplattformen werden dann zum Teil ganz schleichend zu Invasoren eines privaten Gesundheitshandelns im vermeintlich privaten Alltag.

Teil 3: Dynamiken im Gesundheitsfeld: Transformationen, Spannungen und Kritiken

Transformation ist wahrscheinlich nicht erst seit Polanyis „Great Transforma-tion" (1944) ein beliebtes Konzept, gesellschaftlichen Wandel zu beschreiben. Auch in der Gegenwartsanalyse gibt es unzählige AutorInnen und Werke (unter anderem Schneidewind 2018; Dörre et al. 2019), die versuchen mit unterschied-lichsten Adjektiven der Transformation habhaft zu werden und damit einerseits

deren Umfang beziehungsweise Umwandlungskraft zu beschreiben und andererseits die Qualität der entsprechenden Transformation aufzuzeigen. Transformation
impliziert jedoch, dass sich etwas verändert. Damit geht häufig ein (implizites)
Verständnis einher, dass sich die Gesellschaft oder ein Teilbereich von ihr im
Grunde genommen in einer Art stabilem Naturzustand befindet, für dessen Wandel es transformative Kräfte benötigt. Der Titel dieses Teils lässt sich allerdings
in einem anderen Sinne lesen.

Die EC geht nämlich genau von der gegensätzlichen Grundannahme aus.
Luc Boltanski und Laurent Thévenot (2007) setzen sich gerade von der Bourdieuschen Sichtweise dadurch ab, dass sie von einer „radikalen Unsicherheit"
sozialer Ordnungen ausgehen, die sie als Konstante des sozialen Handelns ansehen. Vagheit, Unsicherheit, Beunruhigung, aber vor allem Unordnung sind somit
für Boltanski und Thévenot die zentralen Begrifflichkeiten für die Beschreibung gesellschaftlicher Wirklichkeit. Im Sinne einer pragmatischen Soziologie
der Kritik folgt dieser Teil somit Boltanskis und Thévenots Verständnis von
Transformationsprozessen. Diese sind dann als eine dauerhafte Folge permanenter
Aushandlungsprozesse konfligierender Gerechtigkeitskriterien beziehungsweise
Rechtfertigungsordnungen zu sehen.

Peter Streckeisen beschreibt hierzu in seinem Beitrag *Zwischen Medizin und
Ökonomie. Erwerbsbiografische Studien zu Veränderungen im schweizerischen
Gesundheitswesen* Veränderungen des schweizerischen Sozialstaats und spezifisch das neue Krankenversicherungsgesetz im Rahmen der Ökonomisierung
des Gesundheitswesens aus einer erwerbsbiografischen und konventionentheoretischen Forschungsperspektive. Dabei stellt er die Industrialisierung der Medizin
sowie das PatientInnen-Empowerment als zentrale Momente in der Entwicklung
des Sozialstaats heraus und leistet somit einen Beitrag nicht nur zur Soziologie
der Profession, sondern auch zur Wirtschaftssoziologie.

Damit ergänzen seine Ergebnisse die Studien von Nicolas Da Silva, Philippe
Batifoulier und anderen zum französischen Gesundheitssystem (Da Silva und
Rauly 2016; Da Silva und Gadreau 2015; Da Silva 2017, 2018; Batifoulier et al.
2013, 2018, 2019; Batifoulier und Ginon 2019; vgl. zur genaueren Beschreibung dieser Studien auch den Beitrag von Diaz-Bone in diesem Band). Aber
auch der Beitrag von Michael Gemperle et al. in diesem Band zeigt die gleichen
Tendenzen einer Rationalisierung, Ökonomisierung und Merkantilisierung durch
die Standardisierung und Industrialisierung des Gesundheitswesens auf. Dieses
geht auch einher mit einer veränderten Rolle der PatientInnen, sei es im Rahmen
von Diskursen zum PatientInnen Empowerment, der Stärkung präventiver Praktiken oder einer stärkeren Einbeziehung von PatientInnen in Gesundheitsprozesse
(Lupton 2013; Batifoulier et al. 2011).

Tina Bartelmeß und Jasmin Godemann untersuchen in diesem Zusammenhang in ihrem Beitrag *Qualitätskonstruktionen in unternehmerischer Ernährungskommunikation: Gesundheit im Spannungsfeld zwischen Individuum und Gesellschaft* den diskursiven Bedeutungswandel des Gesundheitsbegriffs in der Ernährungskommunikation. Sie stellen die staatliche Ernährungskommunikation einer neuen digitalen, unternehmerischen Ernährungskommunikation von Lebensmittelherstellern gegenüber, um zwei unterschiedliche Koordinationslogiken herauszuarbeiten, die unterschiedliche Bedeutungen gesunder Ernährung mobilisieren. Methodisch verbinden sie ein diskursanalytisches Vorgehen mit einer konventionentheoretischen Perspektive, wobei sie relevante Konventionen als sprachlich repräsentierte Diskurslogiken in unternehmerischer Ernährungskommunikation untersuchen. Dabei stellen die Autorinnen heraus, dass bei der neuen unternehmerischen Ernährungskommunikation Gesundheit und Nachhaltigkeit verknüpft werden und dadurch eine weitere Bedeutungskonstruktion von gesunder Ernährung entsteht. So werden neben individuellen Ernährungspraktiken auch kollektive Prozesse wie Umwelt- und Sozialverträglichkeit Teil einer gesunden Ernährung. Durch die konventionentheoretische Perspektive eröffnet der Beitrag die Möglichkeit, den diskursiven Imperativ einer gesunden Ernährung aufzubrechen und vor dem Hintergrund einer intervenierenden Ernährungskommunikation situativ auszudifferenzieren.

Diese Spannung zwischen individuellen Gesundheitspraktiken und kollektiven Gesundheitslogiken, die auch schon in den Beiträgen von Cappel im ersten Teil sowie von Noji et al. im zweiten Teil teilweise behandelt wurde, ist zentrales Thema der letzten beiden Beiträge von Ursula Meidert und Mandy Scheermesser sowie von Stefan Selke und Johannes Achatz. Hierbei zeigt sich, dass die Konzepte der Forminvestition, der Pluralität der Konventionen, die Verbindung und Unterscheidung von Konventionen und Regimen des Engagements sowie die damit verbundenen Aushandlungsprozesse gerade im Feld der Selbstvermessung und der eHealth-App-Nutzung gut zur Analyse konfliktträchtiger Situationen herangezogen werden können.

In *Normierungsprozesse durch Quantified Self Technologien* gehen dafür Ursula Meidert und Mandy Scheermesser auf die Bedeutung verschiedener Gesundheitskonzepte im Rahmen der digitalen Selbstvermessung ein, wobei ihr spezifisch konventionentheoretischer Fokus auf den Konflikten und Unsicherheiten beruht, die beim Aufeinandertreffen verschiedener Konventionen in diesem Feld auftreten. Sie arbeiten in ihrem Beitrag im Bereich der Selbstvermessung Gesundheitskonzepte verschiedener Akteursgruppen heraus und machen dabei auf Konfliktlinien und Unsicherheiten sowie deren Auswirkungen aufmerksam.

Denn damit sich die digitale Selbstvermessung im Gesundheitswesen langfristig etablieren kann, müssen diese Konflikte angesprochen, ausgehandelt und
Kompromisse gefunden sowie mitunter auch neue Konventionen entwickelt werden. Die Autorinnen legen dabei besonderen Wert auf die Berücksichtigung
unterschiedlicher Akteursperspektiven, indem sie mithilfe von Fokusgruppen
und ExpertInneninterviews ÄrztInnen, gesunde und kranke SelbstvermesserInnen sowie Gesundheitsfachpersonen einbeziehen. Dabei zeigen die Autorinnen
nicht nur konflikthafte Situationen oder Spannungsfelder auf, wenn verschiedene
Konventionen und Gesundheitskonzepte unterschiedlicher Akteure aufeinandertreffen, sondern sie weisen auf mögliche Lösungsansätze zur Überwindung
dieser Konflikte hin: Verbesserte Kommunikation, Kriterienkataloge, Leitfäden
und finanzielle Anreize würden ihrer Meinung nach zu einer Annäherung der verschiedenen Gesundheitskonzepte der Gesundheitsfachpersonen und PatientInnen
beitragen, zwischen denen das Hauptkonfliktpotenzial besteht.

Stefan Selke und Johannes Achatz untersuchen hingegen in ihrem Beitrag *Der Realität auf die Sprünge helfen. Zum Kontingenzdilemma im Kontext
von popularisierten Praktiken digitaler Selbstvermessung von Gesundheitsdaten*,
wie SelbstvermesserInnen mit entstehenden Kontingenzen im Kontext digitaler
Selbstvermessung umgehen. Sie arbeiten ein Spannungsfeld heraus, in welchem
sich die Kontingenzreduktion im privaten Lebensalltag und die Reproduktion
neuer lebensweltlicher Kontingenzen gegenüberstehen. Anhand von qualitativen
Interviews zeigen sie auf, wie Akteure mit diesem Kontingenzdilemma umgehen. Die Selbstvermessungstechnologien unterstützen zwar bei dem Wunsch nach
Orientierung und Stabilität im Gesundheitshandeln, erzeugen aber durch ihre
starken Normvorgaben idealtypische Gesundheitssituationen, die insbesondere
vulnerablen Gruppen nicht gerecht werden. Aus einer konventionentheoretischen
Perspektive unterscheiden Selke und Achatz zwischen konventionenbasierter
Koordination und solcher, die sich eher im Privaten vollzieht. Sie problematisieren dann insbesondere, dass es vulnerablen Gruppen nur schwer möglich ist, ihre
Benachteiligung durch Selbstvermessungstechnologien politisieren zu können, da
sie im Privaten agieren und als Handlungsstrategie vermehrt auf Abgrenzungs-
mechanismen setzen. Diese haben zwar kollektive Effekte, allerdings nicht in der
Form, dass die Pluralität der Konventionen und die damit verknüpften Folgen
für alle Betroffenen auf einer gemeinsamen politischen Ebene ausgehandelt werden können. Verbunden damit propagieren Achatz und Selke als pathologische
Effekte der digitalen Selbstvermessung eine schleichende Responsibilisierung,
neue Abhängigkeiten und den Ausschluss von vulnerablen Gruppen.

Sowohl in den stärker gesundheitsökonomisch orientierten als auch in den praxisbezogenen Beiträgen zeigt sich in diesem Teil die Pluralität der Gerechtigkeitskriterien, die im Gesundheitsfeld ausgehandelt werden müssen. Da es hier zudem nicht nur sprichwörtlich „um Leben und Tod geht" sind die sich daraus ergebenden Zielkonflikte umso bedeutender, nicht nur für das jeweilige (Alltags-) Leben der Menschen, sondern auch für die mehr oder weniger an Solidarität ausgerichteten Bindungen einer Gesellschaft.

Ausgehend von der Annahme einer Pluralität von Wertordnungen ist es gerade das Anliegen und eine große Stärke der EC, mit ihren Konzepten solche Zielkonflikte sichtbar zu machen und analytisch strukturieren zu können. Dies spiegelt sich zum einen in allen Beiträgen des Bandes wider, zum anderen aber auch darin, dass sich bereits benannte Konflikte vor dem Hintergrund aktueller Entwicklungen erneut reflektieren und analysieren lassen. Über die Beiträge des Bandes hinaus wollen wir aus gegebenem Anlass auch diesem zweiten Aspekt einen Platz in diesem Band einräumen. Ursprünglich war der Band in die drei aufgeführten Teile gegliedert. Aber nach der Konzeptionalisierung, dem Zusammentragen und dem Schreiben der einzelnen Beiträge und parallel zur redaktionellen Fertigstellung des Bandes entwickelte sich die Covid-19-Pandemie. Auch wenn es sich hierbei um ein temporäres Ereignis handelt, gibt es uns als WissenschaftlerInnen die einmalige Chance, alte und neu entstehende Aushandlungsprozesse und Zielkonflikte im Feld der Gesundheit unter einem Brennglas sehen und reflektieren zu können. Dieser Umstand hat die Herausgeberinnen und AutorInnen dazu veranlasst, die Konzepte, empirischen Daten, Ergebnisse und Reflektionen, die vornehmlich 2019 also „vor Corona" entstanden sind, mit den Erfahrungen, Diskussionen und Veränderungen „während Corona", das heißt im Frühjahr 2020, zu überdenken. Im Zusammenhang mit der Covid-19-Pandemie wird an vielen Stellen von einer „neuen Normalität" gesprochen, die sich in neuen Regeln für das gesellschaftliche Zusammenleben wie „social distancing", der (Nicht-)Akzeptanz von „Corona-Tracing-Apps" zur Kontrolle und Eindämmung der Pandemie sowie der Rolle von „Gesundheit" und Schutz für die Gesellschaft zeigt. All dies spiegelt sich in Aushandlungsprozessen und Zielkonflikten im Feld der Gesundheit zwischen gesellschaftlichen Feldern und Zielen in Zeiten der Covid-19-Pandemie wider. Ein nicht zu übersehender Trend ist dabei auch der enorme Schub, den die Digitalisierung beispielsweise durch massives Home-Office oder Home-Schooling erfährt. Diese Reflektionen der Herausgeberinnen und Beitragenden werden schließlich in einem Abschlusskapitel zusammengetragen.

1.3 Digitalisierung und Gesundheit aus Sicht der Soziologie der Konventionen – eine Synthese

Die Themen der Beiträge zeigen, dass der Band sowohl Fragestellungen aus der Gesundheitssoziologie als auch der Soziologie der Gesundheit miteinander vereint und dabei soziologische, ökonomische, ethische sowie medientheoretische Forschungsfragen konzeptionell und methodologisch integriert. Neben dieser integrierenden Funktion der EC im Bereich der Gesundheitsforschung wollen wir als Synthese des Sammelbandes drei Schwerpunkte hervorheben, die sich jeweils durch einige der Beiträge ziehen.

1.3.1 Analyse von Zielkonflikten

Eine zentrale Stärke der Soziologie der Konventionen ist die Analyse von Zielkonflikten. Diese Analyse beleuchtet die damit verbundenen Aushandlungsprozesse, aber auch auftretenden Konflikte und ist zentrales Thema in einer Reihe von Beiträgen in diesem Band (vgl. unter anderem Lenz, Gonon, Bartelmeß und Godemann sowie Meidert und Scheermesser).

Die industrielle Koordinationslogik mit ihrer Ausrichtung an Effizienz zeigt sich hier sowohl im Bereich des betrieblichen Gesundheitsmanagements (vgl. Gonon in diesem Band), in der Entwicklung von Health-Apps (vgl. Lenz in diesem Band) als auch vor allem in Bezug auf die Institutionalisierung von Gesundheit, sei es im Bereich der Gesundheitsberufe (vgl. Meidert und Scheermesser, Streckeisen sowie Gemperle et al. in diesem Band) oder in den entsprechenden Abläufen im Gesundheitssystem beziehungsweise in wohlfahrtsstaatlichen Institutionen (vgl. Streckeisen in diesem Band). Aber spätestens wenn kranke, aber auch gesunde Menschen mit der häufig dominierenden industriellen Qualitätskonvention konfrontiert werden, kann es zu Konflikten kommen, da diese Personen selbst weitere Qualitätskonventionen ins Spiel bringen können (vgl. unter anderem Meidert und Scheermesser, Noji et al. und Achatz und Selke in diesem Band). Für die daraus entstehenden Aushandlungsprozesse und Konfliktsituationen müssen dann Kompromisse gefunden werden.

Manche Beiträge sprechen auch direkt oder indirekt eine „Gesundheitskonvention" an, die möglicherweise im Entstehen ist. Dabei beziehen sich einige auf Tamar Sharon (2016) und der von ihr beschriebenen „gesunden" oder „vitalen" Konvention. Wie die Entwicklung der Qualitätskonventionen gezeigt hat, ist der ursprüngliche „Kanon" von sechs Qualitätskonventionen (Boltanski und Thévenot

2007) nach und nach durch zwei weitere Qualitätskonventionen, die Projektkonvention (Boltanski und Chiapello 2006) sowie die grüne Konvention (Lafaye und Thévenot 1993; Lafaye et al. 2011) erweitert worden. Inwieweit Fragen der Gesundheit, des Lebens, der Vitalität und der Selbstsorge unter Umständen analog zu sehen sein können mit der Entstehung einer grünen Konvention um die zentralen Begriffe des Umweltschutzes, des (Umwelt-)Aktivismus, der Nachhaltigkeit sowie der Natur kann hier nicht abschließend betrachtet werden, da keiner der Beiträge dieser Frage dezidiert nachgeht. Der Fokus dieses Bandes liegt vielmehr darauf, die Rolle der Regime des Engagements im Gesundheitsfeld sowie die Koordinierungslogiken der anderen Qualitätskonventionen zu untersuchen. Auf Basis dieser Erkenntnisse wäre nun weitergehend zu klären, ob das Moment der Selbstsorge und Vitalität sich nicht nur in individuellen Alltagspraktiken, sondern Sharon folgend auch institutionell soweit verbreitet, dass damit eine „neue" Rechtfertigungsordnung entsteht.

Die EC hat sich somit als theoretisch und empirisch hilfreich erwiesen, situative Handlungslogiken, die unterschiedliche Grade an Institutionalisierung und Kollektivierung aufweisen, zu untersuchen. Einige der Beiträge schauen sich beispielsweise Plattformen oder andere digitale Technologien an und untersuchen die darin getätigte Forminvestition, deren Einfluss auf und Einbindung in Alltagspraktiken und Qualitätskonventionen (vgl. Cappel in diesem Band). Aber dadurch werden immer nur Machtaspekte in der jeweils ausgewählten spezifischen Situation betrachtet, was den Blick auf weiterführende Zusammenhänge aber auch ansonsten klassische soziologische Fragen der Ein- bzw. Ausgrenzung, zu Schließungsprozessen oder Ungerechtigkeit schwer anschlussfähig macht. Diese Anschlüsse zwischen der situativen Soziologie der Konventionen und stärker struktur- und akteurszentrierten Ansätzen sind jedoch wichtig, um Perspektivwechsel zwischen Machtaspekten und situativer Koordination zu ermöglichen. Am Beitrag von Reichert et al. wird dieser Versuch zumindest teilweise unternommen, um somit den Mehrwert der EC für die Medientheorie darzustellen.

1.3.2 Für eine (Wieder-)Entdeckung der Regime des Engagements

Der Band weist eine erstaunliche methodische Vielfalt auf, die sowohl quantitative Studien als auch qualitative Ansätze wie Interviews, Fokusgruppen oder ethnographische Selbstbeobachtungen einschließt. Dies lässt sich insbesondere durch die spezifische, methodologische Position der EC erklären. Aufgrund ihrer

Entwicklungsgeschichte und den damit verbundenen Einflüssen des strukturalisti-
schen Denkens und des pragmatic turns in den französischen Sozialwissenschaften, nimmt die EC einen spezifischen, methodologischen Standpunkt ein. Als
methodischer Holismus kann sie als eine vermittelnde Position zwischen einem
methodologischen Individualismus (MI) und einem methodologischen Holismus
(MH) verstanden werden (Diaz-Bone 2018, S. 367 f.). Von diesem Standpunkt
aus sind weder Strukturen noch Akteure und deren Handlungsentscheidungen
das Ziel der Analyse. Vielmehr rückt die Logik der Koordination von realen
Situationen in den Fokus und damit sowohl strukturierende als auch situative
Elemente. So soll versucht werden die Situation „von innen heraus", also aus
Sicht der beteiligten Akteure, zu verstehen und gleichzeitig die dabei wirken-
den Strukturierungsprinzipien zu erkennen (Diaz-Bone 2018, S. 374). Denn die
Koordinationsbemühungen der Akteure sind auf die Strukturierung der Situa-
tion angelegt und die Akteure sind auch erfolgreich darin. Allerdings heißt dies
nicht, dass sie in ihren Koordinationsbemühungen auch vor Kritik „gefeit" sind
(Knoll 2015, 2017). Konventionen können sich nämlich in Situationen wider-
sprechen und stellen damit jeweils auch füreinander eine potenzielle Kritik dar.
Die Objekte und Institutionen einer Situation sind dann auch in der Lage die Gültigkeit oder Kritik bestimmter Konventionen zu stützen (Knoll 2015, S. 11 ff.).
So bilden einerseits Konventionen als Koordinationslogiken sowie Objekte und
Formen strukturbildende Elemente in einer Situation. Andererseits wird Akteuren aber auch die Fähigkeit zugesprochen, solche strukturgebenden Elemente
erkennen und flexibel und situativ mit ihnen umgehen zu können. Nimmt man
nun diese methodologische Position eines methodischen Holismus[12] ernst, hat
dies Konsequenzen für den Forschungsprozess. So müssen ForscherInnen ihre
empirischen Forschungsstrategien auch an diesen ontologischen Annahmen über
die Beschaffenheit der Welt ausrichten und ihre Forschungsinstrumente kohärent
dazu auswählen. Hier wird dann deutlich, dass es insbesondere der gemeinsam
geteilte, methodologische Standpunkt ist, der die Forschungsarbeiten der EC auszeichnet (Diaz-Bone 2018, S. 369). Die angewendeten Forschungsinstrumente
wie Interviews, Fokusgruppen oder ethnographische Selbstbeobachtungen können daher je nach Fragestellung und Fokussetzung der Analyse stark variieren.
Im Sinne dieses methodischen Holismus versucht der vorliegende Band also vor

---

[12] Der methodische Holismus ist nicht mit dem methodologischen Holismus zu verwech-
seln. Unter dem methodischen Holismus ist die Passung zwischen der empirischen Theorie
und ihrer Methoden zu verstehen. Entsprechend müssen Theorie, Methode und Forschungsinstrumente der Datenerhebung und Datenanalyse im Forschungsprozess kohärent und reflexiv eingesetzt werden, um ein wissenschaftliches Objekt zu konstruieren (Diaz-Bone 2018,
S. 369 und 383).

allem die Kohärenz zwischen den theoretischen Annahmen der EC, unterschiedlichen empirischen Forschungsstrategien zur Untersuchung sozialer Praktiken und Strukturen sowie verschiedenen Forschungsinstrumenten der Datenerhebung und Datenanalyse herzustellen (Diaz-Bone 2018, S. 369).

Eine Schwierigkeit beziehungsweise Gefahr, die sich in der Begutachtung und Überarbeitung einiger Beiträge dargestellt hat, ist dabei ein rein metaphorischer Umgang mit Konventionen als analytische Hilfskonstrukte im Sinne einfacher sozialer Normen. Denn um den methodischen Holismus ernst zu nehmen, müssen dann auch die vielschichtigen theoretischen Grundlagen, die den Konventionen in der EC zugrunde liegen, beachtet werden. Das Konzept der Konventionen lässt sich demnach nur kohärent anwenden, wenn es auch in Übereinstimmung mit der dahinterliegenden Ontologie, als Teil einer Situation aufgefasst wird und diese das Ziel der Analyse ist. Nur so schließt sich dann der oben genannte Kreis zwischen Theorie, Ontologie der sozialen Welt, empirischen Forschungsstrategien, sozialen Praktiken und Forschungsinstrumenten. Diese Wechselwirkung zwischen Empirie, Reflektion und Theorie ist gerade für die EC von zentraler Bedeutung, da sie sich eben gerade nicht auf gegebene und stabile soziale Strukturen oder Gruppen erklärend stützt (Diaz-Bone 2018, S. 380).

Dieses anspruchsvolle aber bereichernde Wechselspiel zwischen Theorie, Empirie und Praxis kann in dem hier vorliegenden Band besonders gut an der Weiterentwicklung des Konzepts der Regime des Engagements gesehen werden, das in einer Reihe von Beiträgen empirisch und theoretisch diskutiert wird (vgl. Diaz-Bone, Cappel, Noji et al., Scaria und Hiden, Achatz und Selke). Diese von Laurent Thévenot beschriebenen Regime des Engagements sollen die Qualitätskonventionen ergänzen, um auch Praxisformen erfassen zu können, die nicht rechtfertigungsmöglich oder rechtfertigungsfähig sind (Thévenot 2011a, b, 2014; vgl. Diaz-Bone in diesem Band). Mit Blick auf den methodologischen Standpunkt der EC richtet diese Konzeption der Regime dann den Fokus etwas stärker auf die Rolle der Akteure in einer Situation. Trotzdem werden auch diese methodologisch und forschungsstrategisch nie isoliert von der zu analysierenden Situation und damit auch von strukturierenden Qualitätskonventionen betrachtet. Derzeit sind sie jedoch sowohl theoretisch als auch empirisch weit weniger ausgearbeitet und „beforscht" als die Qualitätskonventionen. Dieser Band leistet dahingehend einen wichtigen Beitrag, gerade diese Regime und auch die bisher wenig betrachteten Übergänge zwischen ihnen und Qualitätskonventionen darzustellen. Es geht dabei gerade nicht um eine Gegenüberstellung von angeblich „öffentlichen" Qualitätskonventionen mit „privaten" Regimen des Engagements. Fragen der Gesundheit, des Körpers oder der Ernährung erfordern vielmehr Aushandlungsprozesse und

Praktiken, die die Vielschichtigkeit aus Konventionen und Regimen einschließen und somit auf unterschiedlichen Ebenen sowohl Kontingenzen reduzieren als auch (re-)produzieren können (vgl. Achatz und Selke in diesem Band).

Dabei scheint auch die Digitalisierung die Regime des Engagements als situative Praxisformen stärker hervortreten zu lassen, als dies in bisherigen Forschungsfeldern der EC der Fall war. Denn digitale Technologien – in ihrer Funktion als intermediäre Objekte (vgl. Noji et al. und Cappel in diesem Band) – scheinen sowohl Qualitätskonventionen zu transportieren (vgl. Lenz in diesem Band) als auch eine Distanzierung von öffentlichen Rechtfertigungen zu ermöglichen durch die Inkorporierung der digitalen Intermediäre in die Regime des Engagements (vgl. Diaz-Bone, Cappel sowie Noji et al. in diesem Band).

Der Band knüpft damit auch an einer wachsenden Anzahl empirischer Arbeiten an, die das Konzept der Regime des Engagements anwenden. Mit diesem Konzept ergeben sich durchaus neue Möglichkeiten, die Fragen (mit-)beantworten zu können, weshalb digitale Technologien weniger angenommen werden oder auch warum manche Praktiken widerständig(er) gegenüber der Digitalisierung sind. Der Band möchte deshalb hier auch einen dezidiert theoretischen und empirischen Beitrag leisten, das Konzept der Regime des Engagements detaillierter zu beschreiben und als feste Größe in der EC wahr und ernst zu nehmen.

1.3.3 Digitalisierung als Untersuchungsfeld der EC

Die Beiträge des Bandes behandeln Digitalisierung auf unterschiedliche Art und Weise. So stellt Lenz digitale Gesundheit als eine „radikalisierte Industrialisierung und Digitalisierung im Dienste neuer Freiräume und technischer Bevormundung" (vgl. Lenz in diesem Band) vor. Gemperle et al. weisen in dieselbe Richtung, wenn sie eine „Assoziation von digitalen Medien mit der Effizienzlogik" (Gemperle et al. in diesem Band) in ihren Daten finden. Cappel hingegen beschreibt, wie durch die Digitalisierungsprozesse sowohl auf einer individuellen als auch auf einer kollektiven Ebene eine neue Koordinationsform der digitalen Alltagsgesundheit eingeführt wird (vgl. Cappel in diesem Band). Mit Bezug auf Qualitätskonventionen und den Regimen des Engagements macht sie dabei aber systematisch deutlich, wann eine digitale Alltagsgesundheit relevant werden kann und wann sich Akteure dieser widersetzen. Achatz und Selke sprechen in ähnlicher Weise von einem Kontingenzdilemma, geprägt durch die „Reduktion individueller Handlungskontingenz und (die) (Re-)Produktion lebensweltlicher Kontingenz" (vgl. Achatz und Selke in diesem Band). Noji et al. untersuchen indessen die spezifische Forminvestition digitaler Selbstvermessungstechnologien und deren Rolle als intermediäre Objekte, ähnlich der Untersuchungen digitaler Plattformen in den Beiträgen von Reichert et al. und Gonon.

Vereinfachend gehen damit alle der Frage nach, welche Rolle digitale Technologien und Prozesse für die Gültigkeit und Relevanz von Qualitätskonventionen und Regime des Engagements spielen und wie neue Forminvestitionen das Gefüge von Qualitätskonventionen verändern können. Ergeben sich dadurch neue Aushandlungsprozesse oder werden schon existierende Konflikte bestärkt bzw. abgeschwächt?

Digitalisierung kann nicht als ein einheitlicher Prozess gesehen werden, aber ihre Verbindung mit und somit Stärkung der industriellen Konvention zeigt sich beispielsweise in einer Reihe von Beiträgen. In den Beiträgen von Achatz und Selke, bei Lenz und auch bei Cappel wurde insbesondere die Intransparenz von Konventionen in neuen Technologien beschrieben und problematisiert. Gerade die Intransparenz von relevanten Konventionen kann schließlich dazu führen, dass es einerseits zu Widerständen und Brüchen bei der Nutzung digitaler Technologien kommen kann (vgl. Noji et al. und Cappel in diesem Band), andererseits aber auch zur digitalen Benachteiligung vulnerabler Gruppen (Selke und Achatz in diesem Band). Es scheint folglich, dass die Digitalisierung im Feld der Gesundheit stark im Sinne der industriellen Konvention wirkt. Zu fragen bleibt aber dennoch, wie dominierend diese standardisierende und effizienzsteigernde Form der Digitalisierung tatsächlich ist und sein muss. Kann sie somit bereits als Dispositiv, Forminvestition oder Intermediär in einer industriellen Logik wirken oder bilden vielmehr auch weitere Koordinationslogiken relevante Begründungszusammenhänge für Digitalisierungsprozesse? Diese Spannung zwischen einer unter Umständen miss- und zu eng verstandenen Koordinations- und Rechtfertigungslogik der Digitalisierung und der Offenheit und Kontingenz gesellschaftlicher Probleme und Situationen, die sich eben nicht auf eine einzige Rechtfertigungsordnung reduzieren lassen, spricht Manuel Castells im folgenden Zitat an:

> Die Frage ist nicht die Technologie, sondern sie betrifft die Organisationen, Unternehmen und Institutionen, die die Technologie in der Praxis möglich machen. Wie können wir an eine virtuelle/reale Schule denken, wenn wir Internet im Klassenzimmer kaum nutzen? Wie können wir von einem virtuellen Operationssaal träumen angesichts der Wartelisten, die wir haben? Wie können wir uns eine Kultur vorstellen, die keine Ware ist, egal wie viel 5G wir einsetzen? Jeder technologische Fortschritt offenbart noch mehr unsere soziale Rückständigkeit. (Castells 2019, Übersetzung durch AutorInnen)

Castells folgend betrifft die Frage also weniger das „Was" der Digitalisierung, sondern vielmehr das „Wie" und „Wofür". Dieser Band schlägt hierfür eine pragmatische Analyse von Digitalisierung und Gesundheit vor und führt somit eine neue grundlegende Perspektive in die Gesundheitssoziologie und Soziologie der Gesundheit zumindest im deutschsprachigen Raum ein, die sowohl über zeitdiagnostische Theorien als auch über kausal-theoretische Erklärungen hinausgeht. Die EC bietet als allgemeine sozialwissenschaftliche Theorie konsistent miteinander verbundene pragmatische Konzepte zur soziologischen Analyse von sozialen Institutionen, sozialer Kognition, Handlungen, Interaktions- und Koordinationsprozessen, sozialen Konstruktionen von Sachverhalten sowie sozialen Entitäten und ihren Qualitäten (Diaz-Bone 2018). Diese Konzepte ermöglichen es, den Prozess der Digitalisierung und seiner Auswirkung auf Gesundheit aufzubrechen, greifbar und systematisch analysierbar zu machen. Durch ihren Fokus auf Aushandlungsprozesse und Zielkonflikte rückt die EC somit das „Wie" und „Wofür" in das Zentrum der Gesundheitsforschung.

Literatur

Albrecht, Urs-Vito (Hrsg.). 2016. *Chancen und Risiken von Gesundheits-Apps* (CHARISMHA). Hannover: Medizinische Hochschule.

Andelfinger, Volker/Hänisch, Till (Hrsg.). 2016. *eHealth. Wie Smartphones, Apps und Wearables die Gesundheitsversorgung verändern werden.* Wiesbaden: Springer VS.

Auray, Nicolas. 2011. *Les technologies de l'information et le régime exploratoire.* In: van Andel, Pek/Bourcier, Danièle (Hrsg.), De la sérendipité. Dans la science, la technique, l'art et le droit: leçons de l'inattendu. Chambéry: Hermann, S. 329–343.

Bachelard, Gaston. 1980. *Die Philosophie des Nein. Versuch einer Philosophie des neuen wissenschaftlichen Geistes.* Frankfurt am Main: Suhrkamp.

Batifoulier, Philippe/Braddock, Louise/Latsis, John. 2013. Priority setting in health care: from arbitrariness to societal values. *Journal of Institutional Economics* 9(1), S. 61–80.

Batifoulier, Philippe/Domin, Jean-Paul/Gadreau, Maryse. 2011. Market Empowerment of the Patient. The French Experience. *Review of Social Economy* 69(2), S. 143–162.

Batifoulier, Philippe/Da Silva, Nicolas/Domin, Jean-Paul. 2018. *Economie de la santé.* Paris: Armand Colin.

Batifoulier, Philippe/Da Silva, Nicolas/Duchesne, Victor. 2019. The dynamics of conventions. The case of the French social security system. *Historical Social Research* 44(1), S. 258–284.

Batifoulier, Philippe/Ginon, Anne-Sophie. 2019. Les marchés de l'assurance maladie complémentaire: logiques économiques et dispositifs juridiques. *Revue de droit sanitaire et social* 5, S. 789–800.

Bauer, Christoph. 2018. *Der vernetzte Alltag und Daten.* In: Bauer, Christoph/Eickmeier, Frank/Eckard, Michael (Hrsg.), E-Health: Datenschutz und Datensicherheit: Herausforderungen und Lösungen im IoT-Zeitalter. Wiesbaden: Springer Gabler, S. 3–19.

Bächle, Christian. 2019. *On the ethical challenges of innovation in digital health.* In: Bächle, Thomas/Wernick, Alina (Hrsg.), The futures of eHealth. Social, ethical and legal challenges. Berlin: Alexander von Humboldt Institute for Internet and Society (HIIG), S. 47–55.

Bächle, Thomas/Wernick, Alina. 2019. *Introduction.* In: Bächle, Thomas/Wernick, Alina (Hrsg.), The futures of eHealth. Social, ethical and legal challenges. Berlin: Alexander von Humboldt Institute for Internet and Society (HIIG), S. 7–16.

Bessy, Christian. 1997a. *Les dispositifs d'évaluation des compétences. Une approche statistique par branche d'activité.* In: Bessy, Christian/Eymard-Duvernay, François (Hrsg.), Les intermédiaires du marché du travail. Paris: Presses Universitaires de France, S. 35–51.

Bessy, Christian. 1997b. *Cabinets de recrutement et formes d'intermédiation sur le marché du travail.* In: Bessy, Christian/Eymard-Duvernay, François (Hrsg.), Les intermédiaires du marché du travail. Paris: Presses Universitaires de France, S. 103–141.

Bessy, Christian. 1997c. *Les marchés du travail des photographes.* In: Bessy, Christian/Eymard-Duvernay, François (Hrsg.), Les intermédiaires du marché du travail. Paris: Presses Universitaires de France, S. 235–282.

Bessy, Christian. 2014. Economie des conventions et sociologie. *Revue française de socio-économie* 1(13), S. 259–265.

Bessy, Christian. 2017. *Intermediäre, Konventionen und die Diskurse des Arbeitsmarktes.* In: Diaz-Bone, Rainer/Hartz, Ronald (Hrsg.), Dispositiv und Ökonomie. Diskurs- und dispositivanalytische Perspektiven auf Märkte und Organisationen. Wiesbaden: Springer VS, S. 113–132.

Bessy, Christian/Chauvin, Pierre-Marie. 2011. *Market intermediaries.* Paper präsentiert auf dem Workshop „Pragmatism and economic sociology" am Max Planck Institut für Gesellschaftsforschung am 8./9. Februar 2011.

Bessy, Christian/Chauvin, Pierre-Marie. 2013. The power of market intermediaries: From information to valuation processes. *Valuation Studies* 1(1), S. 83–117.

Bessy, Christian/Eymard-Duvernay, François. 1997. *Introduction.* In: Bessy, Christian/Eymard-Duvernay, François (Hrsg.), Les intermédiaires du marché du travail. Paris: Presses Universitaires de France, S. VII–XXIX.

Bessy, Christian/Larquier, Guillemette. 2010. Diversité et efficacité des intermédiaires du placement. *Revue française d'économie* 25(2), S. 227–270.

Boltanski, Luc. 2003. *Usages faibles, usages forts de l'habitus.* In: Encrevé, Pierre/Lagrave, Rose-Marie (Hrsg.), Travailler avec Bourdieu. Paris: Flammarion, S. 153–161.

Boltanski, Luc/Thévenot, Laurent. 1983. Finding one's way in social space. A study based on games. *Social Science Information* 22(3/4), S. 631–680.

Boltanski, Luc/Chiapello, Ève. 2006. *Der neue Geist des Kapitalismus.* Konstanz: UVK.

Boltanski, Luc/Thévenot, Laurent. 2007. *Über die Rechtfertigung. Eine Soziologie der kritischen Urteilskraft.* Hamburg: Hamburger Edition.

Cappel, Valeska/Kappler, Karolin. 2019. *Plurality of values in mHealth: Conventions and ethical dilemmas.* In: Bächle, Thomas/Wernick, Alina (Hrsg.), The futures of eHealth. Social, ethical and legal challenges. Berlin: Alexander von Humboldt Institute for Internet and Society (HIIG), S. 31–37.

Canguilhem, Georges. 2012. *Das Normale und das Pathologische*. Rev. Ausg. Köln: August Verlag.

Castells, Manuel. 2019. Redes 5G buscan usuarios. *La Vanguardia – Opinión*. https://www. lavanguardia.com/opinion/20190706/463301636685/redes-5g-buscan-usuarios.html. Zugegriffen: 23. September 2021.

Collyer, Fran. 2015. *The palgrave handbook of social theory in health, illness and medicine*. London: Palgrave Macmillan.

Da Silva, Nicolas. 2011. Motivations médicales et politiques d'incitations. La motivation intrinsèque contre la théorie de l'agence? *Journal de gestion et d'économie médicales* 29, S. 351–365.

Da Silva, Nicolas. 2017. Quantifier la qualité des soins. Une critique de la rationalisation de la médecine libérale française. *Revue française de socio-économie* 19(2), S. 111–130.

Da Silva, Nicolas. 2018. L'Industrialisation de la médecine libérale. Une approche par l'économie des conventiones. *Management & Avenir Santé. L'industrialisation de la santé* 1(3), S. 13–30.

Da Silva, Nicolas/Gadreau, Maryse. 2015. La médecine libérale en France. Une régulation située, entre contingence et déterminisme. *Revue de la régulation* 17(1).

Da Silva, Nicolas/Rauly, Amandine. 2016. La télémédecine, un instrument de renouvellement de l'action publique? Une lecture par l'économie des conventions. *Économie et institutions* 24.

Diaz-Bone, Rainer. 2011. *Einführung in die Soziologie der Konventionen*. In: Diaz-Bone, Rainer (Hrsg.), Soziologie der Konventionen. Grundlagen einer pragmatischen Anthropologie. Frankfurt am Main: Campus, S. 9–42.

Diaz-Bone, Rainer. 2018. *Die „Economie des conventions". Grundlagen und Entwicklungen der neuen französischen Wirtschaftssoziologie*. 2. Auflage. Wiesbaden: Springer VS.

Dodier, Nicolas. 2011. *Konventionen als Stütze der Handlung: Elemente der soziologischen Pragmatik*. In: Diaz-Bone, Rainer (Hrsg.), Soziologie der Konventionen. Grundlagen einer pragmatischen Anthropologie. Frankfurt am Main: Campus, S. 69–98.

Dörre, Klaus/Hartmut, Rosa/Becker, Karina/Bose, Sophie/Seyd, Benjamin. 2019. *Große Transformation? Zur Zukunft moderner Gesellschaften*. Sonderband des Berliner Journals für Soziologie. Wiesbaden: Springer VS.

Ewald, François. 1993. *Der Vorsorgestaat*. Frankfurt am Main: Suhrkamp.

Eymard-Duvernay, François. 1989. Conventions de qualité et formes de coordinations. *Revue économique* 40(2), S. 329–359.

Eymard-Duvernay, François. 2012. *Du chômage keynésien au chômage d'exclusion*. In: Eymard-Duvernay, François (Hrsg.), Epreuves d'évaluation et chômage. Toulouse: Octarès Editions, S. 9–46.

Eymard-Duvernay, François/Thévenot, Laurent. 1983a. *Investissements spécifiques et concurrence sur le marché*. Paris: INSEE.

Eymard-Duvernay, François/Thévenot, Laurent. 1983b. *Les investissements de forme. Leur usage pour la main d'oeuvre*. Paris: INSEE.

Eymard-Duvernay, Francois/Favereau, Olivier/Salais, Robert/Thévenot, Laurent/Orléan, André. 2011. *Werte, Koordination und Rationalität: Die Verbindung dreier Themen durch die „Économie des conventions"*. In: Diaz-Bone, Rainer (Hrsg.), Soziologie der Konventionen. Grundlagen einer pragmatischen Anthropologie. Frankfurt am Main: Campus, S. 203–230.

Foucault, Michel. 1961. *Wahnsinn und Gesellschaft. Eine Geschichte des Wahns im Zeitalter der Vernunft*. Frankfurt am Main: Suhrkamp.

Foucault, Michel. 1973. *Die Geburt der Klinik. Eine Archäologie des ärztlichen Blicks.* München: Carl Hanser Verlag.

Cukier, Kenneth Neil/Mayer-Schönberger, Viktor. 2013. The Rise of Big Data. *Foreign Affairs 92(3)*. https://www.foreignaffairs.com/articles/2013-04-03/rise-big-data. Zugegriffen: 23. September 2021.

Hanrieder, Tine (2016). Orders fo worth and the moral conceptions of health in global politics. *International Theory* 8(3), S. 390–421.

Haring, Robin (Hrsg.) 2019. *Gesundheit digital. Perspektiven zur Digitalisierung im Gesundheitswesen.* Berlin: Springer VS.

Hehlmann, Thomas/Schmidt-Semisch, Henning/Schorb, Friedrich. 2018. *Soziologie der Gesundheit.* München: UVK Verlag.

Hehlmann, Thomas. 2018. *Kommunikation und Gesundheit. Grundlagen einer Theorie der Gesundheitskommunikation. Sozialwissenschaftliche Gesundheitsforschung.* Wiesbaden: Springer VS.

Houben, Daniel/Prietl, Bianca (Hrsg.). 2018. *Datengesellschaft. Einsichten in die Datafizierung des Sozialen.* Bielefeld: transcript.

Hurrelmann, Klaus/Klotz, Theodor/Haisch, Jochen. 2014. *Lehrbuch. Prävention und Gesundheitsförderung.* 4. Auflage. Bern: Verlag Hans Huber.

Hogle, Linda F. 2016. Data-intensive resourcing in healthcare. *BioSocieties* 11(3), S. 72–93.

Imdorf, Christian/Leemann, Regula Julia/Gonon, Philipp (Hrsg.) 2019. *Bildung und Konventionen. Die „Economie des conventions" in der Bildungsforschung.* Wiesbaden: Springer Fachmedien.

Klein, Naomi. 2020. Screen New Deal. *The Intercept.* https://theintercept.com/2020/05/08/andrew-cuomo-eric-schmidt-coronavirus-tech-shock-doctrine/. Zugegriffen: 23. September 2021.

Knoll, Lisa. 2015. *Einleitung: Organisationen und Konventionen.* In: Knoll, Lisa (Hrsg.), *Organisationen und Konventionen. Die Soziologie der Konventionen in der Organisationsforschung.* Wiesbaden: Springer VS, S. 9–34.

Knoll, Lisa. 2017. *Ökonomie der Konventionen.* In: Maurer, Andrea (Hrsg.), *Handbuch der Wirtschaftssoziologie.* Wiesbaden: Springer VS, S. 151–162.

Kriwy, Peter/Jungbauer-Gans, Monika. 2016. *Handbuch Gesundheitssoziologie.* Wiesbaden: Springer VS.

Lafaye, Claudette/Thévenot, Laurent. 1993. Une justification écologique? Conflits dans l'aménagement de la nature. *Revue française de sociologie* 34(4), S. 495–524.

Lafayc, Claudette/Moody, Michael/Thévenot, Laurent. 2011. *Formen der Bewertung von Natur· Argumente und Rechtfertigungsordnungen in französischen und US-amerikanischen Umweltdebatten.* In: Diaz-Bone, Rainer (Hrsg.), Soziologie der Konventionen. Grundlagen einer pragmatischen Anthropologie. Frankfurt am Main: Campus, S. 125–166.

Lupton, Deborah. 2013. The digitally engaged patient: Self-monitoring and self-care in the digital health era. *Social & Theory Health* 11, S. 256–270. doi: https://doi.org/10.1057/sth.2013.10

Lux, Thomas. 2017. *E-Health-Begriff und Abgrenzung.* In: Müller-Mielitz, Stefan/Lux, Thomas (Hrsg.), E-Health-Ökonomie. Berlin Heidelberg: Springer Gabler, S. 3–23.

Lux, Thomas/Breil, Bernhard. 2017. Digitalisierung im Gesundheitswesen- zwischen Daten-schutz und moderner Medizinversorgung. *Wirtschaftsdienst* 97(10), S. 687–692.

Meusch, Andreas. 2011. Moral Hazard in der gesetzlichen Krankenversicherung in politik-wissenschaftlicher Perspektive. *Beiträge zum Gesundheitsmanagement* 33. Baden-Baden: Nomos.

Mämecke Thorben. 2016. *Benchmarking the self. Kompetitive Selbstvermessung im betrieb-lichen Gesundheitsmanagement.* In: Duttweiler, Stefanie/Gugutzer, Robert/Hendrik, Pas-soth/Strübing, Jörg (Hrsg.), Leben nach Zahlen. Self-Tracking als Optimierungsprojekt? Bielefeld: transcript, S. 253–270.

Marchal, Emmanuelle/Rieucau, Géraldine. 2010. *Le recrutement.* Paris: La Découverte.

Nadai, Eva/Gonon, Anna/Rotzetter, Fabienne. 2018. Costs, risk and responsibility. Nego-tiating the value of disabled workers between disability insurance and employers. *Swiss Journal of Sociology,* 44(3), S. 405–422.

Poell, Thomas/Nieborg, David/van Dijck, Jose. 2019. Platformisation. *Internet Policy Review* 8(4), S. 1–13. doi: https://doi.org/10.14763/2019.4.1425

Ruckenstein, Minna/Dow Schüll, Natasha. 2017. The Datafication of Health. *Annual Review of Anthropology* 46, S. 261–278.

Rowe, Rachel/Stephenson, Niamh. 2016. Speculating on health: public health meets finance in „health impact bonds". *Sociology of Health & Illness* 38(8), S. 1203–1216.

Salais, Robert. 1989. L'analyse économique des conventions du travail. *Revue économique* 40(2), S. 199–240.

Salais, Robert. 2007. *Die „Ökonomie der Konventionen" – mit einer Anwendung auf die Arbeitswelt.* In: Beckert, Jens/Diaz-Bone, Rainer/Ganßmann, Heiner (Hrsg.), Märkte als soziale Strukturen. Frankfurt am Main: Campus, S. 95–112.

Salais, Robert/Streng, Marcel/Vogel, Jakob (Hrsg.). 2019. *Qualitätspolitiken und Konventio-nen: Die Qualität der Produkte in historischer Perspektive.* Wiesbaden: Springer VS, S. 309–340.

Schneidewind, Uwe. 2018. *Die Große Transformation. Eine Einführung in die Kunst gesellschaftlichen Wandels.* Frankfurt am Main: Fischer Verlag.

Sharon, Tamar. 2016. The Googlization of health research. From disruptive innovation to disruptive ethics. *Personalized Medicine* 13(6), S. 563–574.

Staii, Adrian. 2018. *Connected health. Between common aspirations and specific inte-rests.* In: Paganelli, Céline (Hrsg), Confidence and legitimacy in health information and communication. Volume 1. New York: Wiley, S. 195–221.

Storper, Michael/Salais, Robert. 1997. *Worlds of production. The action frameworks of the economy.* Cambridge: Harvard University Press.

Strübing, Jörg/Kasper, Beate/Staiger, Lisa. 2016. *Fiktion oder Kalkül? Eine pragmatische Betrachtung.* In: Duttweiler, Stefanie/Gugutzer, Robert/Hendrik, Passoth/Strübing, Jörg (Hrsg.), Leben nach Zahlen. Self-Tracking als Optimierungsprojekt? Bielefeld: trans-cript, S. 271–292.

Thévenot, Laurent. 1984. Rules and implements: Investments in forms. *Social Science Infor-mation* 23(1), S. 1–45.

Thévenot, Laurent. 2011a. *Die Person in ihrem vielfachen Engagiertsein.* In: Diaz-Bone, Rainer (Hrsg.), Soziologie der Konventionen. Grundlagen einer pragmatischen Anthro-pologie. Theorie und Gesellschaft. Frankfurt am Main: Campus-Verlag, S. 231–254.

Thévenot, Laurent. 2011b. *Die Pluralität kognitiver Formate und Engagements im Bereich zwischen dem Vertrauten und dem Öffentlichen.* In: Diaz-Bone, Rainer (Hrsg.), Soziologie der Konventionen. Grundlagen einer pragmatischen Anthropologie. Theorie und Gesellschaft. Frankfurt am Main: Campus-Verlag, S. 255–317.

Thévenot, Laurent. 2014. Voicing concern and difference. From public spaces to commonplaces. *European Journal of Cultural and Political Sociology* 1(1), S. 7–34.

van Dijck, José/Poell, Thomas. 2016. Understanding the promises and premises of online health platforms. *Big Data & Society* 3(1), S. 1–11. doi: https://doi.org/10.1177/205395 1716654173

Vogel, Raphael. 2019. *Survey-Welten*. Wiesbaden: Springer VS.

World Health Organization (WHO). 2017. eHealth – where are we now?. http://www. euro.who.int/en/health-topics/Health-systems/e-health/ehealth-where-are-we-now. Zugegriffen: 23. September 2021.

Wiedemann, Lisa. 2016. *Vom Piksen zum Scannen, vom Wert zu Daten. Digitalisierte Selbstvermessung im Kontext Diabetes.* In: Duttweiler, Stefanie/Gugutzer, Robert/Hendrik, Passoth/Strübing Jörg (Hrsg.), Leben nach Zahlen. Self-Tracking als Optimierungsprojekt? Bielefeld: transcript, S. 293–324.

Wieser, Bernard. 2019. Digitale Gesundheit. Was ändert sich für den Gesundheitsbegriff? *Österreichische Zeitschrift für Soziologie* (44)4. Wiesbaden: Springer VS, S. 427–449.

Whiteman, Natasha/Dudley-Smith, Russell. 2020. Epistemological Breaks in the Methodology of Social Research: Rupture and the Artifice of Technique. *Forum Qualitative Sozialforschung / Forum: Qualitative Social Research* 21(2). doi: https://doi.org/10. 17169/fqs-21.2.3349

Zillien, Nicole/Fröhlich Gerrit/Kofahl, Daniel. 2016. *Ernährungsbezogene Selbstvermessung. Von der Diätethik bis zum Diet Tracking.* In: Duttweiler, Stefanie/Gugutzer, Robert/Hendrik, Passoth/Strübing, Jörg (Hrsg.), Leben nach Zahlen. Self-Tracking als Optimierungsprojekt? Bielefeld: transcript, S. 123–140.

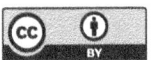

Teil I

Gesundheit(en): Konstruktionen und Praktiken

Konventionentheoretische Perspektiven auf die Ökonomie und die Soziologie der Gesundheit

2

Rainer Diaz-Bone

Zusammenfassung

Der Beitrag stellt die Economie des conventions (kurz EC) als komplexen pragmatischen Institutionalismus vor und führt zentrale Konzepte der EC ein. Die EC integriert Analysen der „politischen Ökonomie der Gesundheit" (Batifoulier), der „Soziologie der Quantifizierung und Digitalisierung" (Desrosières/Didier), der politischen Ökonomie des Unternehmens (Eymard-Duvernay) und der praktischen Lebensführung (Thévenot) mit der Untersuchung wie Akteure in Situationen Dispositive, kognitive Formen und Qualitätskonventionen mobilisieren, um „Gesundheit" und darauf bezogene Entscheidungen, Bewertungen und Praktiken zu fundieren und zu legitimieren. Der Beitrag wird einige der konventionentheoretischen Beiträge aus Frankreich vorstellen und auf aktuelle Themen und Problemlagen (wie digitale governance von Gesundheit, Gesundheitsdiskurse, neue Formen der gesundheitsbezogenen Subjektivierung, Ökonomisierung der Gesundheit, Pluralität der Koordinationslogiken im Gesundheitsfeld) aus Sicht der EC eingehen. Zudem soll in dem Beitrag gezeigt werden, wie die EC als integrierender Ansatz in dem Bereich der Gesundheitsforschung fungiert, um soziologische, ökonomische, rechtliche, mediale Forschungsfragen konzeptionell und methodologisch zu integrieren.

R. Diaz-Bone (✉)
Universität Luzern, Luzern, Schweiz
E-Mail: rainer.diazbone@unilu.ch

2.1   Einleitung[1]

Seit einigen Jahrzehnten haben sich die interdisziplinären Gesundheitswissenschaften institutionalisiert, die verschiedene Wissenschaftsbereiche wie Gesundheitsökonomie, Gesundheitssoziologie, Gesundheitskommunikation beinhalten
(Hehlmann et al. 2018).[2] „Gesundheit" hat sich in vielfältiger Weise nicht
nur als Gegenstand wissenschaftlicher Disziplinen etabliert, sondern ist ebenso
Gegenstand vielfältiger Diskurse geworden, die Konzepte von „Gesundheit" formieren (Canguilhem 2013). Dabei ist „Gesundheit" kein in der „objektiven
Wirklichkeit" bereits einfach gegebener Sachverhalt, sondern ist abhängig von
den institutionellen Prozessen (Definitionen und Kategorisierungen) und den
normativen Ordnungen, die die gesellschaftlich wirksame Bestimmung und die
Problematisierungen von „Gesundheit" ermöglichen.

Damit ist einmal die Normativität von gesundheitsbezogenen Praktiken und
Politiken angesprochen, also die Frage, was warum „gut" (richtig) oder auch
„schlecht" (falsch) ist. Zum anderen ist damit die Frage verbunden, was angemessene sowie individuelle und kollektive legitime Strategien sind, individuelle
und kollektive Gesundheit zu erzielen, zu bewahren und zu verbessern. Weiter
stellt sich die praktische Frage, in welcher Form das gesundheitsbezogene Wissen
gesammelt, organisiert und wirksam werden kann.

Sowohl für die Fundierung der Normativitäten als auch für die Begründung
der Strategien, die Gesundheit betreffen, sowie auch für die adäquate Organisation des Wissens liegt eine koexistierende Pluralität von institutionellen Logiken
vor. Diese Logiken werden im Rahmen der Economie des Conventions (kurz EC)
als „Konventionen" aufgefasst. Die EC kann als ein komplexer pragmatischer
Institutionalismus verstanden werden, der empirisch untersucht, wie Akteure in

---

[1] Dieser Beitrag ist ein Resultat des Forschungsprojektes „Digitale Gesundheitsklassifikationen in Apps", welches durch den Schweizerischen Nationalfonds (SNF) seit 2019
gefördert wird.

[2] Der (im anglo-amerikanischen Raum) korrespondierende Begriff für Gesundheitswissenschaften ist derjenige der Public Health. Gegenstand der Gesundheitswissenschaften bzw. der
Public Health sind die gesellschaftlichen Maßnahmen und Institutionen, die geeignet sind
die Gesundheit und das Leben der Gesellschaftsmitglieder zu verbessern bzw. zu verlän-
gern. Im Unterschied zur Medizin, die auf die Wiederherstellung individueller Gesundheit
und die individuelle Heilung abzielt, ist das Objekt der Gesundheitswissenschaften und Public Health im Wesentlichen die Prävention und diese Disziplinen zielen nicht auf individuelle
Gesundheit, sondern auf Bevölkerungen insgesamt ab. Damit sind Gesundheitswissenschaften und Public Health Teil der Biopolitik, die Michel Foucault (2004) als neuzeitliche Form
der Regierungsform beschrieben hat, welche nicht mehr das Territorium und die Sicherheit,
sondern die Bevölkerung als Objekt auffasst.

Situationen kognitive Formen und Konventionen mobilisieren, um die Qualität von „Gesundheit" und die Modalitäten der Gesundheitsversorgung sowie darauf bezogene kollektive Entscheidungen, Bewertungen und Praktiken zu fundieren und institutionell zu legitimieren. Die EC bringt also zunächst selbst keine normative Perspektive ein, sondern geht davon aus, dass Akteure in Situationen selbst kompetent sind, um die Angemessenheit von Konventionen als normative Logiken für die Koordination, Evaluation und Interpretation zu beurteilen.

In diesem Beitrag soll gezeigt werden, wie die EC als integrierender Ansatz in dem Bereich der Gesundheitsforschung fungieren kann, um soziologische, ökonomische, rechtliche, mediale Forschungsfragen konzeptionell und methodologisch zu integrieren. Bislang sind die meisten Beiträge der EC zur Analyse der auf die Gesundheit bezogenen pragmatischen Koordination und ihrer Institutionen fast ausschließlich französische Beiträge, welche daher im Zentrum stehen.[3] Zunächst wird die EC als institutionentheoretischer Ansatz eingeführt (Abschn. 2.2). Dann werden die Pluralität der Koordinationslogiken (Abschn. 2.3), die sogenannten Regime des Engagements und die Formen der Subjektivierung (Abschn. 2.4), die politische Ökonomie des Gesundheitssystems, die Ökonomisierung der Gesundheit, die Rolle der Gesundheitsdiskurse (Abschn. 2.5) sowie zuletzt die Quantifizierung und Digitalisierung im Gesundheitssystem (Abschn. 2.6) aus Sicht der EC behandelt.

2.2 Grundkonzepte der Economie des conventions

Der Ansatz der EC ist seit den 1980er Jahren zunächst in Frankreich als transdisziplinäre Wissenschaftsbewegung entstanden (Storper und Salais 1997; Boltanski und Thévenot 2007; Diaz-Bone und Salais 2011; Diaz-Bone 2018).[4] Ein Ausgangspunkt war die Kritik innerhalb der französischen Wirtschaftswissenschaften an dem sich etablierenden neoklassischen Mainstream. Dieser zieht letztlich nur die marktförmige und auf individuellen Nutzenkalkülen basierende Konvention als Koordinationslogik heran, um ökonomische Institutionen (auch normativ

---

[3] Ein neueres Special Issue der Zeitschrift Historical Social Research zu „Conventions, health and society" versammelt englische konventionentheoretische Beiträge von Beitragenden aus Frankreich, Deutschland, der Schweiz und den Niederlanden (siehe Batifoulier und Diaz-Bone Hrsg. 2021). Einige der Beiträge (von Nojii et al., Achatz et al., Streckeisen sowie Cappel) liegen in diesem Sammelband nun in deutscher Übersetzung sowie bearbeitet vor.

[4] Die Gründer sind François Eymard-Duvernay, Olivier Favereau, André Orléan, Robert Salais und Laurent Thévenot (siehe für einen Abriss der Entwicklung der EC Diaz-Bone 2018).

beurteilend) auf ihre effiziente Leistungsfähigkeit hin zu untersuchen. Das Akteurmodell dieser neoklassischen Wirtschaftswissenschaften geht von eigennützig und individuell Entscheidenden aus, für die Ressourcen, Produktqualitäten und die institutionellen Settings externe Gegebenheiten sind.

Die EC betrachtet stattdessen, wie sich Akteure in realen Situationen und mit einem Bezug auf ein Gemeinwohl koordinieren. Das Gemeinwohl ist als ein situativer Sinnhorizont zu denken, auf den in der auf Konventionen bezogenen Koordination die kollektive Intentionalität (Searle 2015) ausgerichtet werden kann. Zugleich dient das Gemeinwohl als übergeordneter Legitimationszusammenhang, auf den sich Akteure beziehen können, wenn sie in die Kritik geraten oder ihr Handeln rechtfertigen sollen (Boltanski und Thévenot 2007). Dabei dienen Konventionen zumeist und implizit schlichtweg auch als praktische Koordinationslogiken, die in den Situationen dann ermöglichen, den situativen Sinn der Koordination zu bestimmen. Zudem werden dann die Qualitäten der Akteure, Objekte und Handlungen, um die sich die Koordination dreht, erst praktisch zugeschrieben. Damit geht die EC davon aus, dass Qualitäten als Resultat von prozesshafter Koordination aufzufassen sind und nicht vorab gegebene materiale Eigenschaften (z. B. von Produkten) sind. Da es eine von der EC angenommene Pluralität von Konventionen als Koordinationslogiken gibt, sind Qualitäten im Sinne von situativ anerkannten Eigenschaften und Wertigkeiten ebenso in vielfacher Weise praktisch zuschreibbar, d. h. sozial konstruierbar. Damit erhalten Konventionen den Charakter von Qualitätskonventionen: sie sind die fundamentalen Logiken für die Rechtfertigung, aber auch Infragestellung von Qualitäten (Boltanski und Thévenot 2007).

Die Pluralität koexistierender Qualitätskonventionen erfordert, dass Akteure in Situationen diese praktisch auf ihre Angemessenheit beurteilen und sie in der Weise mobilisieren, indem sie diese situativ für ihre urteilenden und bewertenden Praktiken einbringen. Damit realisieren sie situativ Konventionen als normative Ordnungen. Allerdings sind empirisch selten nur einzelne Konventionen in diesem Sinne wirkmächtige Koordinationslogiken. Stattdessen finden sich zumeist Kombinationen vor, die zudem auch über eine räumliche und zeitliche Reichweite verfügen. Diese Reichweite erhalten sie aufgrund ihrer Vernetzung mit Objekten und kognitiven Formen (Thévenot 1984), sodass das Konzept der Situation nicht beschränkt ist auf situative Interaktionen, sondern umfassender gedacht ist. Allerdings bringt eben dieses Konzept die spezifische methodologische Perspektive mit sich, dass Institutionen nicht als externe Bedingungen der Koordination aufgefasst werden (wie dies in der neoklassischen Wirtschaftswissenschaft erfolgt), sondern als „endogen", d. h. als in das Handeln eingelagert angesehen werden. Aus Sicht der EC ist der Sinn von Institutionen (Regeln, Organisationen oder das Recht) unvollständig und muss daher und mit Bezug auf Konventionen interpretativ vervollständigt werden.[5] Die Situationen werden in diesem neopragmatischen Ansatz dann auch unter Einbeziehung der Objekte und kognitiven Formate analysiert, auf die sich die Koordinationen stützen. Situationen sind in diesem Sinne „ausgestattet" und die Koordination erfolgt hierin als „distribuierter" Prozess, d. h. er ist nicht rückführbar auf individuelle Intentionen und Motive. Objekte und kognitive Formate (wie Zahlen, Tabellen, Narrationen, Visualisierungen etc.) ermöglichen dann dauerhafte und weitreichende Formen der Koordination, wenn sie mit den Konventionen zusammen ein kohärentes Netzwerk bilden (Boltanski und Thévenot 2007; Diaz-Bone 2018). Die Reichweite der Koordinationen wird dann durch solche Objekte und Personen ermöglicht, die aus Sicht der EC als Intermediäre fungieren (Bessy und Chauvin 2013).

Die EC ist auch eine der Grundlagentheorien für die Konzepte von Valorisierung und Valuation (Eymard-Duvernay 2009, 2016; Bessy und Chauvin 2013). Hier greift die EC die Arbeiten des Pragmatisten John Dewey (1939) wieder auf. Der „Wert" (die „Größe") von Personen, Objekten und Handlungen resultiert in Situationen, d. h. erfolgt durch Prüfungen, Tests und andere Formen der Zuschreibung.[6] Valorisierungen und Valuationen können sich in Form von Kategorisierungen und Quantifizierungen artikulieren, die wiederum Hierarchisierungen ermöglichen (Diaz-Bone 2016).

Die Economie des conventions hat sich seit ihren Anfängen Schritt für Schritt zu einem insgesamt sozialwissenschaftlichen Institutionalismus entwickelt. Aus diesem Grund ist heute auch von der EC als Soziologie der Konventionen die Rede (Diaz-Bone 2011). Zudem hat sich ihr Anwendungsspektrum früh ausgeweitet, so dass sie auch nicht mehr eine allein wirtschaftswissenschaftliche Wissenschaftsbewegung darstellt. Die EC kann heute als ein neopragmatischer Ansatz aufgefasst werden, da er einmal klassische pragmatische Positionen wieder aufgreift, dann aber auch weiterentwickelt.

---

[5] Damit verwendet die EC ein „schwaches" Institutionenkonzept und differenziert Institutionen einerseits und Konventionen andererseits.

[6] Das Konzept der „Größe" („grandeur") wurde von Boltanski und Thévenot (2007) eingeführt, um unterschiedlich mögliche Valorisierungen im Sinne von Wertigkeiten pragmatisch als Effekt von Rechtfertigungen und Kritiken deuten zu können. Die Konzeption der Valorisierung ist für die Wirtschaftssoziologie von Karpik (2011) sowie Boltanski und Esquerre (2018) ausgearbeitet worden.

2.3   Die Pluralität der Konventionen

Insbesondere der Pluralismus der und die Verbindungen zwischen den die Realität strukturierenden Prinzipien des klassischen Pragmatismus von William James (1994) findet sich mit der radikalen Ko-Existenz der Konventionen sowie den Kompromissen zwischen ihnen wieder. Die EC oder Soziologie der Konventionen betont allerdings die Spannungen zwischen den Konventionen sowie die Kritiken in Situationen, die darauf reagierenden Rechtfertigungen und die Vereinnahmungen von Kritiken als Auslöser für soziale Dynamiken (Boltanski und Chiapello 2003). Mit dieser Fokussierung auf soziale Konflikte setzt sie sich vom klassischen Pragmatismus ab.

Die Tab. 2.1 präsentiert einige der wichtigen Qualitätskonventionen, die Luc Boltanski und Laurent Thévenot (2007) systematisch eingeführt haben und gibt (in der letzten Spalte) zumindest einige Hinweise, wie sich diese im Bereich der Gesundheit artikulieren.[7] Prinzipiell lassen sich alle Qualitätskonventionen in den verschiedenen sozialen Bereichen vorfinden.[8] Allerdings sind zumeist nur einige wenige einflussreich und liegen in Kombinationen vor, so dass die in der Tab. 2.1 unterschiedenen Qualitätskonventionen als idealtypische Logiken aufzufassen sind.

Aufgabe der empirischen pragmatischen Institutionenanalyse ist dann, die einflussreichen Qualitätskonventionen, die Weisen ihrer Routinisierung, Ausdehnung und Stabilisierung (anhand von Objekten, kognitiven Formen und Intermediären) sowie die Spannungen zwischen ihnen zu identifizieren und zu folgern, welche Qualitäten und Wertigkeiten (Valuationen bzw. Valorisierungen) sie ermöglichen bzw. verhindern. Thévenot (2002) hat anhand des Beispiels der Blutspende zu zeigen versucht, wie Konventionen situativ in unterschiedlicher Weise herangezogen werden können und wie sich daher stabilere oder weniger stabile Konstellationen ergeben. In dem Beispiel von Thévenot geht es darum, wie die Blutspende beurteilt werden kann, wenn Akteure in einer komplexen Situation entweder die Marktkonvention oder die staatsbürgerliche Konvention für die Interpretation der Situation heranziehen. Für einen Blut spendenden Akteur und einen zweiten interpretierenden Akteur lassen sich anhand Tab. 2.2 vier Situationen analytisch differenzieren.

---

[7] Siehe auch Sharon (2018) sowie Cappel und Kappler (2019) für Ausarbeitungen, wie man die verschiedenen Qualitätskonventionen auf Gesundheit beziehen kann.

[8] Es finden sich weitere Qualitätskonventionen wie die Netzwerkkonvention (Boltanski und Chiapello 2003) oder die ökologische Konvention (Thévenot et al. 2000), die sich ebenfalls auf den Bereich der Gesundheit beziehen lassen. Siehe für eine ausführlichere tabellarische Darstellung der Qualitätskonventionen Diaz-Bone (2018).

Tab. 2.1 Pluralität der Qualitätskonventionen

Qualitätskonvention	Wertigkeit, Qualität, Gemeinwohl	Formate der relevanten Information und kognitive Formen	Aspekte und Beispiele aus dem Gesundheitsbereich
Industrielle Konvention	Planung und Standardisierung	Messbare wissenschaftliche Daten, Statistiken	Medizinisch-technisches Gesundheitsverständnis; Standardisierung, Planung von Gesundheitsversorgung und Behandlungsformen; naturwissenschaftlich-medizinische Expertise
Marktkonvention	Nachfrageorientierung, freier Tausch	Geldeinheiten	Gesundheitsversorgung als Ware und Behandlung als individuelle Leistung; ungleiche medizinische Versorgung; Organhandel; Privatkliniken; Fachärzte als Experten
Staatsbürgerliche Konvention	Gleichheit, Fairness, Partizipation	Formal, offiziell, juristisch	Allgemeine gleiche medizinische Versorgung; gesetzliche Krankenversicherung (Solidaritätsprinzip)
Konvention der Inspiration	Kreativität, Genie, Nonkonformität	Neuheit, Emotionalität	Alternative Heilungsmethoden; Gesundheit als Quasi-Religion („Healthism")
Konvention der Bekanntheit	Bekanntheit, Ruhm, Ehre, Prominenz	Quoten und Reichweiten, Verkaufszahlen, Symbole, Logos	Pharmazeutische Markenprodukte; Chefärzte und Schönheitschirurgen; Gesundheitsratgeber und TV-Sendungen
Handwerkliche Konvention	Vertrautheit, Tradition und Handarbeit	Mündliche Überlieterung, Beispiele	Hausarzt; zudem Expertise von nicht-akademischen Gesundheitsberufen; Hausmittel und Selbstmedikation

Quelle: eigene Darstellung, in Anlehnung an Boltanski und Thévenot (2007)

Man erkennt hieran, dass die Handlung des Blutspendens sowie der Blutspender selbst ganz unterschiedliche Wertigkeiten erhalten können. Die Situationen unten links („naiv") und oben rechts („gierig") sind kritische Situationen, in denen mit Infragestellungen der Koordination zu rechnen ist. Die Tab. 2.2 zeigt aber auch anhand der Situationen oben links („solidarisch/sympathisch") und unten rechts („realistisch"), dass die Praxis des Blutspendens nicht nur anhand einer Koordinationslogik in unkritischer Form erfolgen kann. Blut als „zu gebendes Gut" bestimmt an sich also weder seine Wertigkeit (oder derjenigen, die es geben) noch die Koordinationslogik. Es sind aus Sicht der EC letztlich die mobilisierten Konventionen (und deren Verhältnis), die in der Situation die Grundlage für die Wertigkeiten darstellen.[9]

Tab. 2.2 Situative Kombination zweier Konventionen nach Thévenot

		Gebender Akteur	
		Staatsbürgerliche Konvention	Marktkonvention
Interpretierender Akteur	Staatsbürgerliche Konvention	Solidarisch/sympathisch	Gierig
	Marktkonvention	Naiv	Realistisch

Quelle: Thévenot (2002)

2.4 Regime des Engagements

Die Qualitätskonventionen fundieren die rechtfertigbaren Qualitäten und Wertigkeiten. Damit haben sie einen grundlegend strukturierenden Charakter für Institutionen und Diskursordnungen im Gesundheitsbereich. Und eben diese sind bereits einflussreich für die je individuelle Lebensführung und deren Aspekte, die die „Gesundheit" betreffen.

Aber es existieren (in je nach sozio-historischer Epoche und sozialer Kategorie unterschiedlichem Ausmaß) Bereiche für noch zu gestaltende Praxisformen, die dadurch gekennzeichnet sind, dass sie sich nicht auf formale Institutionen,

---

[9] Thévenot kritisiert damit auch die Transaktionskostenökonomie von Olivier Williamson, die davon ausgeht, dass die Produkteigenschaften („asset specifities") das dafür effizienteste institutionelle Arrangement bestimmen (Williamson 1975). Stattdessen argumentiert Thévenot, dass Williamson nicht die Pluralität der möglichen Koordinationsformen vollständig berücksichtige (Thévenot 2002, S. 184–185).

Konventionen oder Diskurse praktisch stützen müssen oder können. Damit unterliegen sie nicht dem „Zwang zur Rechtfertigung" (Boltanski und Thévenot 2007, S. 317), das heißt auch, dass diese auch nicht Gegenstand von Kritik und Rechtfertigung werden können, weil sie außerhalb des Geltungsbereichs derjenigen Koordinationslogiken liegen, die Praxisformen mit Wert („Größe") sowie zugehörigen Tests ausstatten. Laurent Thévenot hat mit den *Regimen des Engagements* ein Konzept vorgelegt, das dasjenige der Qualitätskonventionen so ergänzt, um auch diese Praxisformen „jenseits" des Rechtfertigungszwanges zu fassen (Thévenot 2011a, b, 2014). Damit erst kann auch das Selbstverhältnis, der Umgang mit dem eigenen Körper aus Sicht der Soziologie der Konventionen vollständiger erfasst werden, sobald es sich nicht um gesellschaftlich etablierte Gesundheitskonzepte oder auf Gesundheit bezogene kollektive Normativitäten handelt.[10] Die Regime des Engagements sind erneut Praxisformen in Situationen, die mit Objekten, Technologien, Personen und kognitiven Formaten ausgestattet sind (siehe Tab. 2.3). Und es sind nun insbesondere einige der digitalen Technologien (wie das Internet, Smartphones oder „Wearables"), die hier für die Regime des Engagements als Instrumentierung besonders geeignet erscheinen, da sie auch die

Tab. 2.3 Regime des Engagements

	Zu erzielendes Gut	Format der Information	Wie wird Engagement beibehalten?	Engagement (mit anderen Personen)
Regime des planenden Handelns	Vollzogene Absicht	Funktional	Autonomie, Absicht	Gemeinsames Projekt, Vertrag
Regime des Handelns im Vertrauten	Leichtigkeit, Komfort, persönlicher Komfort	Üblich, kongenial	Verbundenheit	Enge Freundschaft, Intimität
Regime des entdeckenden Handelns	Reiz des Neuen	Überraschend	Neugier, Erkundung	Spiel

Quellen: Thévenot (2014), Diaz-Bone (2018)

---

[10] Michel Foucault (1993) hat mit seinem ähnlichen Konzept der „Technologien des Selbst" ebenfalls solche Praktiken untersucht, die den Individuen ermöglichen sollten, ihrer Lebensführung selbst eine Form zu geben. Unter dem Gesichtspunkt einer Soziologie der Gesundheit sind dann auch Foucaults Arbeiten zur Selbstsorge und zum Gebrauch der Lüste relevant (Foucault 1986a, b).

Distanzierung oder gar Ablösung von einer gesellschaftlichen und massenmedial organisierten Öffentlichkeit ermöglichen – wie dies insbesondere mit Social Media und netzwerkartigen Kommunikationsstrukturen erfolgt.[11]

Das Konzept der Regime des Engagements erweitert konzeptionell die Analyseperspektiven der EC auch für eine Soziologie der Gesundheit.[12]

1. Eine wichtige Perspektive kommt auf, wenn man danach fragt, wie weit, wann und unter welchen Bedingungen Qualitätskonventionen und Rechtfertigungsordnungen Akteure mobilisieren können, auch jenseits von Situationen, in denen die Qualitätskonventionen und Rechtfertigungsordnungen wirkmächtige Koordinationsprinzipien sind. Denn die drei unterschiedlichen Regime des Engagements können eben auch eine Distanzierung ermöglichen, die bewirken kann, dass öffentliche (massenmediale) Gesundheitskommunikation und „Gesundheitskampagnen" wirkungslos bleiben oder andere als die beabsichtigten Wirkungen erzielen können. Und umgekehrt kann das Gelingen von konventionenbasierten Koordinationen darauf zurückzuführen sein, dass die Regime des Engagements damit einhergehen. Man denke an das Erfordernis für die industrielle Koordination, dass das Regime des planenden Handelns für die rechtzeitige tägliche Mobilisierung der Mitarbeitenden beitragen muss. Wenn Patientinnen und Patienten ihren Lebenswandel umstellen müssen, kann dies nur erfolgen, wenn die Regime des Engagements mit den Qualitätskonventionen in Abstimmung gebracht werden können.

2. Eine andere Analyseperspektive eröffnet sich, wenn man den Pluralismus der koexistierenden Konventionen (und auch der Diskurse) in Alltagssituationen einbezieht. Bereits dieser Pluralismus bringt Spannungen ein und generiert Kritiken und Rechtfertigungen. Kompetente Akteure können dann zur Herstellung von dauerhaften Kompromissen beitragen. Aber für die Individuen bringt diese Pluralität von Konventionen nicht nur Freiräume im Sinne von Spielräumen ein, sondern ringt ihnen auch das Erfordernis ab, diese Freiräume zu gestalten. Ernährungspraktiken, sportliche Aktivität, die Aufmerksamkeit für

---

[11] Eine einfache Zuordnung von Rechtfertigungsordnungen und Qualitätskonventionen zu Bereichen, die man in herkömmlicher Weise mit „Öffentlichkeit" bezeichnet, einerseits sowie den Regimen des Engagements mit „dem Privaten" andererseits ist nicht möglich, da die Qualitätskonventionen und Rechtfertigungsordnungen durchaus in den „eigenen vier Wänden" präsent sein können (man denke an Dispute in der Familie) oder die Regime des Engagements beispielsweise auch am Arbeitsplatz wirkmächtig sein können, wenn man an die persönliche Gestaltung des Büros sowie das Vorhandensein von Freundschaftsbeziehungen denkt.

[12] Siehe für die hier angeführten Aspekte auch Diaz-Bone und Cappel (2021).

den eigenen Körper und das eigene Wohlbefinden sind also aus Sicht des Pragmatismus nicht durch Konventionen determiniert. Vielmehr sind die Regime des Engagements eben auch Praxisformen, die Akteuren ermöglichen, sich den Spannungen, Kritiken und Tests zu entziehen, indem sie Halt und Rückzugsmöglichkeiten finden in Situationen, die entlastet sind von dem Zwang zur Rechtfertigung sowie entlastet sind von den Prüfungen der Größe und der Angemessenheit. Diese Entlastung erst kann es Akteuren ermöglichen mit Spannungen und Widersprüchen zwischen Qualitätskonventionen und Rechtfertigungsordnungen praktisch „fertig zu werden". So kann das „Coping" mit den Folgen einer schweren Erkrankung oder der Abbau von psychischem Stress einfacher bewältigt werden, wenn Akteure sich auf Handlungsregime wie das Handeln im Plan oder das Handeln im Vertrauten zurückziehen können.[13] Eben damit können überbordende oder widersprüchliche Erwartungen abgefedert werden, die sonst für die Betroffenen nicht aushaltbar wären. Das Phänomen der Selbstquantifizierung verdeutlicht eine andere Art und Weise, wie die Regime des Engagements sich in solchen Freiräumen artikulieren können (Selke 2014; Lupton 2016; Ruckenstein und Schüll 2017). Denn die kontinuierliche Selbstvermessung anhand von neuen Technologien scheint Schritt für Schritt abgekoppelt zu sein von der industriellen Konvention, wenn die Selbstquantifizierung nicht dem Test und der Ermittlung der Angemessenheit oder Wirkung medizinischer Maßnahmen dient. Denn stattdessen kann sich die Selbstvermessung als eine Weise der Selbsterfahrung entwickeln, die zu einer Form der kaum begründbaren (und damit kaum rechtfertigbaren) Selbststeigerung und dann gar zu einer (möglicherweise krankhaften) Praxis der Selbstübersteigerung mutiert. Hier zeigt sich, dass das Ausprobieren neuer Quantifizierungstechnologien anfänglich Züge des entdeckenden Handelns trägt, dann zu einem Handeln im Plan übergeht, welches dann zugleich ein Handeln im Vertrauten ist.

Die Konzepte der Regime des Engagements und der Konventionen sind aus Sicht der Soziologie der Konventionen nicht irgendwelchen Ebenen zuzuordnen und ihre Anwendung folgt auch nicht der Trennung von „öffentlich" und „privat". Die Soziologie der Konventionen wäre falsch rezipiert, wenn man sie als einen mikrosoziologischen Ansatz verstünde. Das zeigen gerade die Arbeiten zur politischen Ökonomie des Gesundheitswesens.

---

[13] Folkman und Moskowitz charakterisieren Coping als „[...] the thoughts and behaviors used to manage the internal and external demands of situations that are appraised as stressful." (Folkman und Moskowitz 2004, S. 745).

2.5   Politische Ökonomie des Gesundheitswesens

Verschiedene Vertreterinnen und Vertreter der EC haben das französische Gesundheitssystem zum Gegenstand kritischer Analysen gemacht. Philippe Batifoulier et al. (2007) haben zunächst sehr grundlegend nicht nur die der Gesundheitspolitik unterliegende wirtschaftswissenschaftliche Theorie, sondern auch das zugehörige Staatsverständnis aus konventionentheoretischer Perspektive diskutiert. Ihr Ausgangspunkt ist die neoliberale Politik, die postuliert, dass die marktförmige Organisation des Gesundheitswesens effizient und anzustreben sei. Abweichungen davon seien entweder auf das Fehlen marktförmiger Strukturen oder auf das opportunistische Verhalten von Individuen zurückzuführen, die versuchten in unzulässiger Weise vom Gesundheitssystem zu profitieren und so für die Allgemeinheit die Kosten in die Höhe treiben würden. Dies zum Beispiel, indem sie in nicht gewünschter Weise wie „medizinische Nomaden" selbstständig teure Facharztbehandlungen in Anspruch nähmen, anstatt zuerst ihre/n HausärztIn zu konsultieren, die/der eigentlich kompetent über die weitere medizinische Beratung zu entscheiden habe. Aus dem Grund soll für die Gesundheitspolitik die grundlegende Strategie eingesetzt werden, marktförmige Strukturen zu perfektionieren (und auch ihren Geltungsbereich auszuweiten) und das Verhalten der Individuen durch Anreize („incentives") zu optimieren. Die drei Konventionentheoretiker kritisieren nicht nur die Akteurskonzeption, die dieser Gesundheitspolitik unterliegt, sondern auch die Verkennung der Bedeutung von Werten für das praktische Handeln sowie für die Gesundheitsinstitutionen selbst.

> Diese Konzeption verschleiert die Bedeutung von Werten im Gesundheitssystem. Die Eigenschaften des medizinischen Gutes, insbesondere sein symbolisches Gewicht und seine wesentliche Bedeutung, machen es jedoch notwendig, normative Werte, moralische und ethische Codes ernst zu nehmen. […] Wir werden die Idee verteidigen, dass eine Wirtschaftspolitik, die der Theorie der Anreize folgt, die Problematik der Werte in gefährlicher Weise verschleiert. Es reicht daher nicht aus, die allgemeine Politik anzuprangern, die (ausgehend von einer Vorstellung vom Patienten als potentiellem Betrüger) gegen ein „medizinisches Nomadentum" kämpfen will, von dem wir wissen, dass es nicht existiert! Auch auf der normativen Ebene ist es notwendig, die Konsequenzen aus dieser Konzeption zu ziehen, wenn sie sich nicht auf die Schriften der Ökonomen beschränkt, sondern die Vorstellungen des Gesetzgebers inspiriert. Der generalisierte Verdacht der Unmoral unter dem Deckmantel der optimistischen Rationalität lässt die Darstellungen, die der Einzelne über das Gesundheitssystem macht, nicht ungeschoren davonkommen. Weil es eines ihrer Ziele ist, Werte als in die Koordination endogenisiert zu betrachten, bietet das Forschungsprogramm der Ökonomie der Konventionen eine entsprechende Lektüre dieser Politik, die vom Sozialstaat umgesetzt wird, wenn sie auf einer Überbewertung des nutzenmaximierenden Verhaltens von Individuen basiert. Die Berücksichtigung einer Pluralität der Werte

ermöglicht es, sowohl der Tatsache Rechnung zu tragen, dass ,eine bestimmte Gesellschaft von mehreren unvereinbaren Gerechtigkeitsprinzipien durchzogen ist und sich diese Prinzipien im Laufe der Zeit in ihrer Anwendung und Interpretation weiterentwickeln' [...] als auch mit dieser Konzeption die theoretischen Machtkonstrukte und die in der Gesundheitspolitik gängigen Ideen anzuprangern, die eine Konzeption des Sozialstaates prägen, welche sich auf die Rolle der Manipulation von Anreizen beschränkt (Batifoulier et al. 2007, S. 205–206; Übersetzung RDB).

Batifoulier, Eymard-Duvernay und Favereau kritisieren die Anwendung der neoklassischen Markttheorie im französischen Gesundheitssystem, um die Kosten im Gesundheitssystem zu senken. Die Rolle des Staates werde nun darin gesehen, dass er Marktversagen durch seine Gesetzgebung kompensiert und so institutionelle Anreize setzt. Diese bestehen konkret darin, dass PatientInnen zuerst zu ihren HausärztInnen gehen müssen, um von diesen zu FachärztInnen überwiesen zu werden. Das unmittelbare Aufsuchen einer FachärztIn führt dann zu Zusatzkosten, die nicht durch die Krankenversicherung abgedeckt sind, sondern durch die PatientInnen selbst zu tragen sind.

Das hier unterliegende Akteurmodell ist aus Sicht der Autoren mit einem Misstrauen gegenüber den Versicherten verbunden. Der Staat werde somit im Gesundheitssystem zum „Reparateur des Marktes", anstatt dass er für seine BürgerInnen eine demokratische Entscheidung und eine Diskussion ermöglicht, anhand welcher Normen das Gesundheitssystem und die Gesundheitsversorgung mit Hilfe der Gesetzgebung auszurichten sind.

Tatsächlich erweist sich, dass in Frankreich viele Menschen bereit sind die Zusatzkosten zu tragen, wenn sie nicht auf eine Überweisung warten wollen. Für Batifoulier, Eymard-Duvernay und Favereau zeigt sich, dass die durch den Gesetzgeber intendierten Anreize als Institution erst durch die interpretative Praxis der Versicherten vervollständigt wird. Denn aus Sicht der EC gibt es keine einfache Kausalbeziehung zwischen einer gesetzlichen Regelung und den Auswirkungen. Diese aber anzunehmen sei ein Fehler der Theorie der Anreize, sodass auch das zugehörige Rechtsverständnis darunter leide (Batifoulier et al. 2007, S. 225). Diese deuten die Situation so, dass die Krankenversicherung ihre Freiheit einschränkt, was ihren eigenen Wertvorstellungen, wie die Gesundheitsversorgung erfolgen soll, vielfach widerspricht. Für die Konventionentheoretiker ist die Folge aber auch, dass die Zusatzkosten vor allem von finanziell besser gestellten Patienten getragen würden. Insgesamt wird die Steuerungsabsicht durch den Staat verfehlt: das Gesundheitssystem beruht nicht auf einem legitimierenden Konsens, es erzielt nicht die angestrebte Kosteneffizienz und es befördert die soziale Ungleichheit. Für die drei ist am Ende die Folgerung, dass der Staat

seine legitime Rolle als Begründer einer gemeinsamen normativen Welt anneh-
men muss, anstatt das Recht dafür zu instrumentalisieren, ein Anreizsystem für
die Steuerung von Interessen zu sein.[14]

> Die Aufgabe des Sozialstaates, die ‚richtigen Konventionen' zu finden, besteht
> dann in der (klassischen) Funktion, das rechtsstaatlich organisierte Arzt-Patienten-
> Verhältnis wieder in ein Gleichgewicht zu bringen. Der Begriff der Gesundheitsde-
> mokratie, der aus der Infragestellung der traditionellen medizinischen Bevormundung
> entstanden ist, lässt sich also nicht auf eine Logik der Interessen reduzieren (Batifou-
> lier et al. 2007, S. 226; Übersetzung RDB).

Es sind insbesondere die Arbeiten des Konventionentheoretikers Philippe Batifoulier, der mit anderen Konventionenforschenden die Perspektive der EC in die
Analyse des Gesundheitssystems und dessen politischer Ökonomie eingebracht
hat.[15] Diese Arbeiten bringen eine weitere konventionentheoretische Tradition
ein: die historische Rekonstruktion der Genealogie institutioneller Strukturen, die
eine eindimensionale und eine monokausale Herleitung ablehnt.

Philippe Batifoulier et al. (2019) haben die politischen Diskurse über das
Wohlfahrtssystem in Frankreich seit Ende des zweiten Weltkrieges untersucht.[16]
Sie verwenden das Konventionenkonzept, um damit normative Ordnungen zu
bezeichnen, die sich als idealtypischer Gehalt von Ideologien auffassen lassen.
Konventionen repräsentieren damit ein normatives Bild eines Wohlfahrtssys-
tems.[17] Es werden von ihnen insgesamt drei Konventionen identifiziert:

---

[14] Siehe für die konventionentheoretische Konzipierung und Analyse des Rechts die Beiträge
in Diaz-Bone et al. (Hrsg.) (2015) sowie Diaz-Bone (2018).

[15] Batifoulier zählt zu den wichtigsten Vertretern der zweiten Generation der EC. Siehe die
Beiträge in Batifoulier und Gadreau (Hrsg.) (2005) sowie die Monographien von Batifoulier
(2014) und Batifoulier et al. (2018). Siehe auch das Special Issue der Zeitschrift *Historical
Social Research* mit konventionentheoretischen Beiträgen zur Ökonomie und Soziologie der
Gesundheit (Batifoulier/Diaz-Bone Hrsg. 2021).

[16] Damit liegt im Grunde eine diskurstheoretische Erweiterung des Konventionenkonzep-
tes vor, die Teil einer Entwicklung in der EC ist, welche das Diskurskonzept in die EC zu
integrieren versucht (Diaz-Bone 2019a).

[17] Damit verwenden sie das Konzept der Konventionen in etwas anderer Weise als Boltanski und Thévenot (2007). Während letztere damit eine Wertigkeitsordnung oder auch eine
Rechtfertigungsordnung bezeichnen, die auf ein Gemeinwohl ausgerichtet sind, formulieren
Batifoulier et al. (2019, S. 265–266): „conventions […] as ideologies express a normative
image of the social security system. They define a set of individual and general beliefs that
justify the SSS and legitimize it. […] Our conventions diverge from "cities" because they do
not seek to satisfy the axiomatic system of several orders of 'worth' (grandeur in French) and
the very stringent constraint of legitimacy. The conventions so defined do have something to

- an anticapitalist convention in which the social security system is thought of as an alternative to capitalism through the creation of a sector that escapes from the market;
- a solidaristic convention in which the social security system is meant to redistribute wealth from the rich to the poor so as to ensure the cohesion of society;
- a liberal convention in which the social security system is reserved primarily to those who cannot exercise their own free will and individual responsibility (Batifoulier et al. 2019, S. 265).

Diese drei Konventionen lassen sich in den politischen Diskursen nicht als einfache Abfolge finden, sondern stehen als Diskurspositionen in einem antagonistischen Machtverhältnis zueinander. Dabei können sie eine historische Dynamik ausmachen, durch die die (seit 1945) ursprünglich dominante antikapitalistische Konvention abgelöst wird durch einen Kompromiss zwischen der solidaristischen und liberalen Konvention. Aus Sicht dieser Konventionentheoretiker sind die Kritik, soziale Konflikte sowie die Vereinnahmung der Kritik der eigentliche Motor für diese Dynamik (Batifoulier et al. 2019; Boltanski und Chiapello 2003). Diese Perspektive haben Batifoulier et al. (2018) in ihrer Monographie „Economie de la santé" zur Geschichte und gegenwärtigen institutionellen Verfassung des französischen Gesundheitssystems ebenfalls herangezogen. Hierin schildern sie, dass das Gesundheitssystem im Grunde kontinuierlicher Gegenstand politischer Reformen ist, in deren Kern nicht nur die Regulierungsbemühungen wirken, sondern auch die Konflikte zwischen den beteiligten Berufsgruppen. So setzen sich erst zum Ende des 19. Jahrhunderts die diplomierten Ärzte durch, die fortan aufgrund ihrer Diplome allein berechtigt sind, zu praktizieren und Versorgungsleistungen in Rechnung zu stellen, während für andere Berufsgruppen faktisch die Berufstätigkeit untersagt wird.[18] Nach dem zweiten Weltkrieg werden die allgemeinen Krankenversicherungen eingeführt, welche auf dem Solidaritätsprinzip basieren, und die vorher existenten Versorgungskassen dafür abgeschafft.[19] Zudem kommen mehr und mehr Aufsichtsgremien hinzu, um verschiedene Berufsgruppen

---

do with justice and can represent an ideal of justice but they make no claim to be universal even if they may be likened to political philosophies."

[18] Dazu zählen die lange Zeit auf kommunaler Ebene tätigen Gesundheitsbeamten („officiers de santé").

[19] Unter dem Solidaritätsprinzip ist zu verstehen, dass die Beiträge sozial nach Einkommensverhältnissen gestaffelt sind und die finanziellen Risiken (die durch Behandlungskosten entstehen) von der Gemeinschaft der Versicherten getragen und nicht dem Individuum in Rechnung gestellt werden.

einzubeziehen, was die Governance-Struktur der Krankenkassen nach und nach komplexer werden lässt. Insgesamt sind die Anfänge der Krankenversicherung wesentlich durch die staatsbürgerliche Konvention geprägt.[20] Während durch die Gesundheitspolitik wesentlich die Frage der Kosten (insbesondere der Kostensteigerungen) problematisiert wird, wird von den Konventionentheoretikern die „Produktion" der Gesundheit sowie die Bedeutung der Gesundheitsversorgung für die anderen gesellschaftlichen Bereiche betont.

> Während die Krankenversicherung einen beträchtlichen sozialen Nutzen hat, trägt diese Absicherung auch in vollem Umfang zur wirtschaftlichen Regulierung bei. Sie erleichtert die Entwicklung von Unternehmensgründungen durch die Ausweitung des (privaten oder kollektiven) Konsums dank der Zahlungsfähigkeit der Haushalte. Ohne die Leistungen der Krankenversicherung hätten die Kranken eine Belastung ihres Einkommens, die ihren Konsum einschränken würde. Ohne den Gesundheitsschutz wären der industrielle Kapitalismus und der Finanzkapitalismus weniger entwickelt (Batifoulier et al. 2018, S. 61–62; Übersetzung RDB).

Die (in der zweiten Hälfte des 20. Jahrhunderts) in den politischen Diskursen erfolgende zunehmende Fokussierung auf die Kosten im Gesundheitssystem verdeckt dann die Frage nach der „Produktion der Gesundheit". Batifoulier, Da Silva und Domain rekonstruieren, wie sich das moderne Gesundheitssystem differenziert in das System der Krankenhäuser und in dasjenige der niedergelassenen ÄrztInnen. Dabei stellen sie heraus, wie in den letzten drei Jahrzehnten nach und nach neue Managementstrategien wie das „New public management", die Einrichtung von „Globalbudgets" sowie die Etablierung eines Leistungsvergleichs zwischen den Krankenhäusern anhand von veröffentlichten Kennzahlen den GesundheitsmanagerInnen zu mehr Einfluss verhelfen, so dass letztlich die Medizinerinnen und Mediziner in ihrer Tätigkeit und die Qualität der medizinischen Versorgung durch betriebswirtschaftliche Vorgaben beeinträchtigt werden.[21] Hier zeichnet sich ab, dass die industrielle Konvention mit umfangreichen Standardisierungen, Quantifizierungen und der Einführung von Statistiken zu einem Dispositiv (zunächst) für das Krankenhausmanagement geworden ist.[22] Damit ist verbunden, dass aus Sicht der Patientinnen und Patienten sich die Versorgung verschlechtert, da diese die handwerkliche Konvention („convention domestique") und die darauf bezogene Qualität

---

[20] Das korrespondiert mit der anfänglichen Dominanz der (oben eingeführten) „solidaristic convention" in den politischen Diskursen dieser Zeit.

[21] Dies betrifft noch stärker die ländlichen Regionen in Frankreich, so dass die Autoren von medizinischen Wüsten („déserts médicaux") sprechen (Batifoulier et al. 2018, S. 143 f.).

[22] Siehe für eine konventionentheoretische Kritik der Strategien der Quantifizierung im Gesundheitssystem Da Silva (2017, 2018).

wertschätzen (Batifoulier et al. 2018, S. 188). Batifoulier (2014) hat die dadurch aufkommende Spannung zwischen dem beruflichen Normensystem der medizinischen Praktiker (professionelle Konvention) und der industriellen Konvention in tabellarischer Form (Tab. 2.4) gegenüber gestellt.[23]

Tab. 2.4 Professionelle Konvention und industrielle Konvention

	Professionelle Konvention	Industrielle Konvention
Zu lösendes Problem	Einzigartigkeit und Komplexität des Falls	Heterogenität der medizinischen Praktiken
Praktizierte Lösung	Eingehen auf jeden Einzelfall	Einengung der medizinischen Handlungsspielräume
Medizinisches Wissen ist ...	... singularisiert und personalisiert	... standardisiert
Medizinische Kompetenz	Anwendung des medizinischen Wissens auf die Einzigartigkeit des Falls	Nach der Diagnose wird eine vorab festgelegte Behandlung durchgeführt
Definition der Krankheit erfolgt ...	... durch die kranke Person; Subjektivität der/des Patienten/in	... als quantitative Abweichung von einer normalen Situation; Objektivität der Quantifizierung
Repräsentation der PatientInnen	Der/die Kranke ist spezifisch und situiert	Statistische Durchschnitte der Kranken
Definition der Qualität der Behandlung erfolgt ...	... durch die Professionellen	... durch ExpertInnen und Wissenschaften
Effizienz der Behandlung	Klinische Erfahrung	Resultat ist wissenschaftlich geprüft mit Hierarchie der Prüfungen
Behandlung ist definiert als ...	... Service	... Produkt
Berufsethik ist ...	... essentiell	... nachrangig

Quelle: Batifoulier (2014); Übersetzung RDB

---

[23] Siehe für den Konflikt zwischen den Berufsnormen von ÄrztInnen und (anderem) medizinischem Personal, den Patientenerwartungen und der Vermarktlichung der Krankenversorgung die Beiträge von Batifoulier (2011, 2012), die zeigen, dass die kalkulierende, „marktgerechte" Rationalität den praktisch herangezogenen Konventionen von Medizinerinnen und

Mit dem Einzug der industriellen Konvention als dominante Managementrationalität geht in Frankreich einher, dass die gesetzlichen Krankenversicherungen ihren Leistungsumfang einschränken und durch private Zusatzversicherungen ergänzt werden müssen.[24] Damit erhält auch die Marktkonvention einen größeren Einfluss im Gesundheitswesen. Dieser Zuwachs an Einfluss der Marktkonvention wird wiederum ermöglicht durch die Etablierung der industriellen Konvention. Die Folge ist, dass im Gesundheitssystem eine Konzentration der Krankenversicherungsunternehmen erfolgt sowie auch, dass die Konkurrenz zwischen den Versicherungen und ein marktförmiges Verhalten der Versicherten angereizt werden. Aus Sicht der drei Konventionentheoretiker wird die ursprünglich auf dem Solidaritätsprinzip basierende Krankenversicherung so unterhöhlt, da das Gesundheitssystem durch die verschiedenen Formen der Privatisierung der Krankenversicherung die PatientInnen nun einerseits eher in die Position einer entscheidenden KonsumentIn versetzt, die dann aber auch selbst für die erbrachten Leistungen zahlen muss (Batifoulier et al. 2018, S. 160 f.).[25] Batifoulier hat (mit anderen) die verschiedenen Formen der Privatisierung zu identifizieren und zu systematisieren versucht. Hierbei spielt der Staat als Gesetzgeber eine wichtige Rolle, denn er ermöglicht die Überlassung von Teilen des öffentlichen Sektors an Private oder richtet diese aktiv ein. Zugleich sollen die Akteure „erlernen", sich wie „rational kalkulierende UnternehmerInnen" im Gesundheitssystem zu verhalten. Die Abb. 2.1 stellt verschiedene Prozesse der Privatisierung anhand von

---

Medizinern sowie Patientinnen und Patienten zumeist widerspricht. Die Folge ist die fehlende Effizienz der neoliberalen Regulierung des Gesundheitswesens. Er formuliert (mit Bezug auf die Arbeiten von Maryse Gadreau) eine Kritik am Neoliberalismus: „[…] er ist nicht nur ungerecht, sondern auch ineffizient. […] Eine wirksame Regulierung setzt voraus, dass der Ärzteschaft volles Gewicht beigemessen wird und die Vielfalt der Werte, die dem medizinischen Verhalten zugrunde liegen, aufgewertet wird." (Batifoulier 2011, S. 31–35; Übersetzung RDB).

[24] Siehe dazu die Beiträge von Abecassis et al. (2017), von Batifoulier et al. (2018) sowie von Batifoulier und Ginon (2019).

[25] Damit einher geht die Einführung von Vorauszahlungen, die durch die Patienten zunächst zu leisten sind und dann nachträglich durch die Krankenversicherung erstattet werden oder als (nur geringfügige) Pauschale für den Arztbesuch im Voraus vom Patienten selbst zu tragen sind („faire payer le patient"; Batifoulier et al. 2018, S. 60).

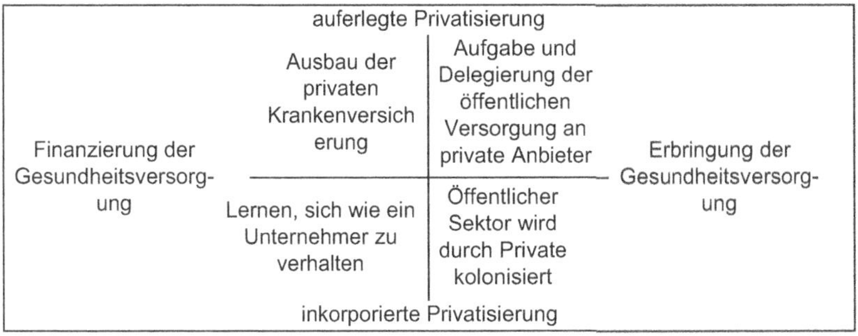

	auferlegte Privatisierung		
Finanzierung der Gesundheitsversorgung	Ausbau der privaten Krankenversicherung	Aufgabe und Delegierung der öffentlichen Versorgung an private Anbieter	Erbringung der Gesundheitsversorgung
	Lernen, sich wie ein Unternehmer zu verhalten	Öffentlicher Sektor wird durch Private kolonisiert	
	inkorporierte Privatisierung		

Quellen: André et al. (2016), Batifoulier et al. (2018)

Abb. 2.1 Pluralität der Privatisierungen

zwei Achsen gegenüber.[26] Die horizontale Achse differenziert das Ziel der Privatisierung, die vertikale Achse stellt gegenüber, ob Individuen die Privatisierung auferlegt wird oder ob sie von den Individuen selbst vorangetrieben wird.[27]

Diese Pluralität der Privatisierungen ist nicht nur eine Beförderung sozialer Ungleichheit, die die Konventionentheoretiker mit diesen Prozessen verbinden; sie sehen fundamentaler ein gänzlich anderes Verhältnis zwischen Gesundheitssystem und Kapitalismus aufkommen.

> Da die alten Wachstumssektoren im Niedergang begriffen sind, versucht der Kapitalismus, auf der Suche nach neuen Märkten, in Sektoren zu expandieren, die nicht spontan in seine Logik passen. Gesundheit ist nun für den neuen Kapitalismus das, was das Auto für den alten Kapitalismus war (Batifoulier et al. 2018, S. 157; Übersetzung RDB).

Die Arbeiten von Batifoulier (und anderen) haben zudem deutlich gemacht, dass die zunehmende Ökonomisierung und Privatisierung einhergeht mit dem Einzug

---

[26] Siehe für eine vergleichende Anwendung dieser Systematisierung für Europa den Beitrag von André et al. (2016).

[27] „The process of a privatization which may be imposed on those individuals affected by it or which can be driven by the individuals themselves and be presented as a form of governance. We will designate the first type of privatization as ‚imposed privatization'. Individuals must therefore submit to new rules of the game which privatize health care. The second type of privatization acts like an induced rationality that may be considered as normal behaviour or a way of thinking. We will therefore use the term ‚incorporated privatization'." (André et al. 2016, S. 6).

der Quantifizierung als kognitiver Form im Gesundheitsbereich (Da Silva 2017; Batifoulier et al. 2018).

2.6 Quantifizierung und Digitalisierung

Im Bereich der Gesundheit haben das medizinische Wissen und die medizinische Expertise von Beginn an die fundierende Rolle gespielt. Für das Gesundheitsmanagement haben statistische Kennzahlen mehr und mehr an Bedeutung gewonnen – dies nicht nur für das Krankenhausmanagement, sondern auch für Krankenversicherungen, Arztpraxen sowie für die Gesundheitspolitik insgesamt. Die Effekte dieser Quantifizierung im Gesundheitswesen können dabei durchaus als positiv, aber auch als problematisch beurteilt werden.

> The use of numbers in healthcare governance and management can no doubt bring considerable benefits in terms of improved planning and care delivery. […] Comparative quality data that are pooled in clinical collaborative can prompt quality improvements by rupturing rooted assumptions that there are no problems to address and by providing feedback on improvement efforts once they are undertaken […]. It is also reasonable that healthcare provider organizations are held accountable for the quality and efficiency of their services through measures that are comparable between providers and over time. To make that happen in reality, however, is fraught with difficulties, and the ever-increasing ability of government agencies and managers to amass and calculate performance data has not solved fundamental problems […]. The basic assumption of managerial efforts to control healthcare by numbers is that well-chosen measures can truly capture central aspects of healthcare quality and performance, in a neutral and objective way, and thereby be used to evaluate services and make informed decisions about how to improve them. However […] this does not ring well with findings from social studies of accounting, which persistently demonstrate that measurement and quantified control are fundamentally constitutive activities that tend to displace and even exacerbate underlying problems. In the context of healthcare, it is worth noting that numbers are both productive and deceptive, that they enable control but can be evaded, and that they have unintended effects (Levay et al. 2020, S. 3).

Die Analyse der Quantifizierung ist selbst ein Ausgangspunkt sowie auch ein Gründungselement der EC.[28] Die Konventionentheoretiker Alain Desrosières

---

[28] Siehe für die Beiträge der EC zur Soziologie der Quantifizierung die Beiträge in Diaz-Bone und Didier (Hrsg.) (2016) sowie Diaz-Bone (2018, Kap. 9 „Quantifizierung und Staat").

und Laurent Thévenot haben die sozialstatistischen Kategorien und Klassifikationen am nationalen Statistischen Institut in Frankreich (INSEE)[29] untersucht, die wiederum die Grundlage für die statistische Repräsentation der französischen Bevölkerung sowie für politische Diskurse und die Regierung sind (Desrosières und Thévenot 2002). Insbesondere Alain Desrosières hat auf die Fundierung von Statistiken durch Konventionen hingewiesen. Desrosières argumentiert, dass Quantifizieren bedeute, zuerst eine Konvention für das Messen einzuführen und dann zu messen (Desrosières 2008, S. 10). Aus Sicht der EC soll die Konvention, die der Messung zugrunde liegt, ermöglichen, dass solche Messungen generiert werden, die in Situationen auch geeignet sind, Akteure so zu informieren, dass eine Koordination mit Bezug auf ein kollektives Gemeinwohl möglich wird. Messungen und Indikatoren können dann zum Beispiel Kostenentwicklungen, eingehaltene Standards, Auslastungen oder den Grad der medizinischen Versorgung repräsentieren und so eingesetzt werden, um aus der Perspektive der beschriebenen Rechtfertigungsordnungen zu beurteilen, welche Missstände und Erfolge es gibt. Zu beachten ist, dass Sachverhalte unterschiedlich in Quantifizierungen umgesetzt werden können und dass Indikatoren daher ungeeignet oder geeigneter erscheinen können. Ein Beispiel ist das Bruttoinlandsprodukt (BIP), das lange unhinterfragt als Indikator für die wirtschaftliche Leistungsfähigkeit herangezogen wurde. Das BIP erfasst die in einem Jahr in einer Volkswirtschaft produzierten Güter und Dienstleistungen. Dieses Maß ist vereinbar mit der *industriellen Konvention,* die eine effiziente Mobilisierung aller Ressourcen zur Steigerung des materiellen Wohlstandes als Gemeinwohl auffasst. Das BIP berücksichtigt aus Sicht der *staatsbürgerlichen Konvention* allerdings wichtige Aspekte nicht, welche die Mobilisierung von Ressourcen auch rechtfertigen und welche die wirtschaftliche Koordination anstreben sollen. Die Ökonomen Mahbub ul Haq und Amartya Sen haben mit dem Human Development Index (HDI) ein alternatives Maß entwickelt, das zusätzlich zu den materiellen Leistungen auch die Lebenserwartung sowie das Bildungsniveau berücksichtigt. Damit sind auch erreichte (oder eben noch nicht erreichte) Verwirklichungschancen und Partizipationschancen in einer Gesellschaft besser repräsentiert. Man erkennt am Unterschied von BIP und HDI, dass die wirtschaftliche Leistungsfähigkeit unterschiedlich gemessen werden kann und je nach herangezogener Rechtfertigungsordnung (Qualitätskonvention) können die anhand eines Indikators repräsentierten Daten für die (hier: ökonomische) Koordination als angemessen erscheinen oder kritisch als unangemessen beurteilt

---

[29] INSEE steht für „Institut national de la statistique et des études économiques" (siehe https://insee.fr/en/accueil).

werden. Der Konventionentheoretiker Robert Salais (2008, 2012) hat deutlich gemacht, dass die Entscheidung über die zu verwendeten Konventionen für die Messung unter Einbeziehung der beteiligten Gruppen und mit Bezug auf Politikziele erfolgen soll. Salais (2008) unterscheidet das „instrumentalistische" und das „ethische" Konzept von Indikatoren.

Das *instrumentalistische Konzept von Indikatoren* entspricht dem positivistischen Datenverständnis, Messungen werden hier schlicht als neutrale Fakten angesehen, die Konventionen der Messung sind nicht für die betroffenen Gruppen verhandelbar, transparent und stehen nicht in Bezug zu einem Gemeinwohl, für dessen Bewertung und Realisierung die Messungen relevant sein sollen. Hier setzt die Kritik von Salais an solchen Leistungsindikatoren an.

> Ihre politische Legitimation und Akzeptanz resultiert aus der Tatsache, dass diese Leistungsindikatoren in Form von Ziffern erscheinen, die a priori objektiv und nicht hinterfragbar sind. In Wahrheit sind die Dinge jedoch viel komplizierter. Die Verwendung von Governance-Werkzeugen heißt nicht nur, auf der Suche nach politischer Neutralität Politik durch Technik zu ersetzen, sondern zugleich – wenn auch häufig ganz unbeabsichtigt – mittels der Auswahl bestimmter Techniken Politik zu machen. […] Das Problem hat drei Aspekte: das Erstellen von Indikatoren, die Produktion der notwendigen Daten und ihren Gebrauch bei der Entscheidung. […] Die zweite Konzeption der Indikatoren und der zwischen öffentlicher Politik herzustellenden Beziehungen legt ihr Schwergewicht dagegen auf das Faktum des Bewertens. Die Evaluation, das heißt die Bewertung, impliziert einen ausdrücklichen Bezug auf Werte. […] Das Konzept der tatsächlichen Umsetzung ist komplex, aber wichtig. Das, was bewertet werden soll, betrifft genau den Grad, in dem eine Norm (z. B. ein Standard wissenschaftlicher Qualität) zur *realen* Institution geworden ist, den Grad, in dem sie in den ökonomischen, politischen und sozialen Praktiken […] inkorporiert ist. […] Um gut zu evaluieren, muss man die Eigenheiten respektieren; mehr noch, die Bewertung muss von den ‚lokalen' Akteuren selbst durchgeführt werden, und zwar unter bestimmten Bedingungen öffentlicher Beratung. […] Diese Beratung muss *lokale* Prozeduren einschließen, bei denen die Akteure diejenigen sind, die sich in den jeweiligen Situationen auskennen (Salais 2008, S. 193 f.–202; Herv. i. Orig.).

Im Unterschied zum instrumentalistischen Konzept der Indikatoren kommt es bei dem *ethischen Konzept der Indikatoren* darauf an, dass die Konventionen der Messung dann Gegenstand von Verhandlungs-, Implementierungs- und Lernprozessen sind und nicht einfach „gesetzt" werden. Auch Da Silva (2017) hat argumentiert, dass die Quantifizierung die Einführung neoliberaler Wirtschaftsformen in das Gesundheitssystem dadurch befördere, dass einfach angenommen wird, dass man in Zahlen vertrauen kann und dass Zahlen an die Stelle des bisher auf der persönlichen Beziehung beruhenden Vertrauens zwischen PatientInnen und Ärztinnen bzw. Ärzten treten sollen. Da Silva sieht den Diskurs zur „Evidenz"

und die „evidenzbasierte Medizin" sowie die darauf aufbauende Standardisierung von medizinischer Versorgung und Pflege als Ausgangspunkt dafür, dass
die kognitive Form der Zahlen Vorrang haben soll vor derjenigen des Gesprächs.
Da Silva argumentiert – mit Bezug auf Georges Canguilhem (2013) –, dass
es eine Pluralität von Konzepten und Krankheitszuständen gibt, die sich nicht
als graduelle Variation und als quantifizierbarer Unterschied zu „Gesundheit"
zeigen. Die Zuschreibung von „Gesundsein" oder „Kranksein" sei als soziale
Qualifizierung anstatt als wissenschaftliche Quantifizierung zu denken (Da Silva
2017, S. 122).[30] Pflege und medizinische Versorgung seien zudem notwendig
personalisiert und die Beurteilung von Gesundheit und Krankheit sei anhand der
Quantifizierung zunehmend nicht mehr auf die Deutung des Einzelfalls sowie auf
die Erfahrung von Patientinnen und Patienten gestützt (Da Silva 2017, S. 123).
Die Quantifizierung ermögliche zudem inakzeptable Strategien, wie den Versuch
durch Pharmaunternehmen, Studien für die Evidenzbasierung zu finanzieren, die
die Wirkung von Medikamenten ohne Berücksichtigung der Lebensgewohnheiten
untersuchen oder die bei einem ungünstigen sozialen Umfeld nicht durchgeführt
werden (Da Silva 2017, S. 126).

Die Einführung von Gesundheits-Apps, Robotern oder Telemedizin kombiniert
die Quantifizierung mit Technologien, die zusätzlich Spannungen im Gesundheitssystem einbringen. Nicolas Da Silva und Amandine Rauly (2016) haben
anhand der Telemedizin deutlich gemacht, wie durch die Datafizierung und die
technische Zugänglichkeit der PatientInnendossiers die ärztliche Expertise unter-
miniert wird und die professionelle Konvention durch die industrielle Konvention
in Frage gestellt wird.

Mit dem Internet und der zunehmenden Verwendung von Apps und Sensoren in technischen Geräten des Alltags spricht man von der Quantifizierung
der Lebenswelt, dann auch von „Datafizierung". Darunter kann man die zunehmende Transformation von (sozialen) Praktiken und Prozessen in Datenform
sowie deren Repräsentation als Daten verstehen (Ruckenstein und Schüll 2017;
Diaz-Bone et al. 2020). Minna Ruckenstein und Natasha Schüll beschreiben

---

[30] Und mit Bezug auf die Arbeiten von Desrosières, weist Da Silva darauf hin, dass die Quantifizierung selbst auch Realität erst mit erschafft. „Im Gegensatz zu dem, was die realistische
Epistemologie der statistischen Objekte unterstellt, existiert die Realität nicht vor den Instrumenten, mit denen sie gemessen werden soll. Die statistische Forschung muss dann auch eine
reflexive Haltung einnehmen bei der Präsentation und Diskussion der Konventionen für die
Messung, auf die sie sich stützt. So erst kann die statistische Forschung ihre Leistung beurteilen und dabei sowohl Reduktionismus als auch Relativismus des Wissens vermeiden." (Da
Silva 2017, S. 130; Übersetzung RDB).

diese Datafizierung als umfassenden Prozess, der Regierung, Institutionen des Gesundheitssystems, Social Media und das weitere Alltagsleben durchdringt.

> The datafication of health unfolds on a number of different scales and registers, including data-driven medical research and public health infrastructures, such as biobanks and governmental databases; clinical health care, as in continuous patient monitoring, implantable biosensors, the use of the Internet for doctor-to-patient interaction, and personalized or "precision" medicine – practices collectively described as digital health, eHealth, mHealth, or Health 2.0; and self-care practices, as in the use of direct-to-consumer genetic and microbiomics testing websites, health related peer-to-peer social media, and a vast array of wearable fitness and health devices and smartphone applications (apps) (Ruckenstein und Schüll 2017, S. 262).[31]

Aus konventionentheoretischer Sicht ist die Datafizierung auch deswegen ein relevanter Untersuchungsgegenstand, weil große Anteile der Daten durch private Unternehmen und durch technische Infrastrukturen generiert werden, die im Besitz von privaten Unternehmen sind. Daran ist aus Sicht der EC problematisch, dass die unterliegenden Konventionen der Quantifizierung intransparent sind (Diaz-Bone 2016; Al-Amoudi und Latsis 2019; Diaz-Bone et al. 2020). Die Qualität der Daten kann damit nicht durch betroffene Individuen, soziale Gruppen und durch die Öffentlichkeit beurteilt werden und die Unternehmen setzen das Vertrauen in das Unternehmen ein (in dessen Reputation, in das Markenvertrauen), um die Intransparenz der Daten zu kompensieren. Zumeist ist die Situation aber noch fundamentaler intransparent. Denn die Auswertung von Big Data durch die Unternehmen und die algorithmischen Entscheidungen sind für Menschen, die von diesen Entscheidungen betroffen sind, zumeist ebenfalls nicht erkennbar. Numerische Repräsentationen, wie „Informationen" über den eigenen Gesundheitszustand anhand von Gesundheits-Apps, sind dann durch Intransparenz und eine asymmetrische Kontrolle der Datenproduktion gekennzeichnet. Gesundheits-Apps können die der Messung unterliegenden Konventionen verschleiern.

> When considering a technical object, like a health app, one might assume it measures a natural state. But there is no universal "natural" state of health that could be measured without a context. The interests and values that lead to the measurement of specific

---

[31] Während eHealth allgemein die Digitalisierung im Gesundheitswesen bezeichnet, steht mHealth für *mobile health* und bezeichnet die Verwendung mobiler Informations- und Kommunikationstechnologien für die Gesundheitsförderung; siehe für Begriffsbestimmungen und Anwendungen die Beiträge in Malvey und Slovensky (Hrsg.) (2014) sowie in Andelfinger und Hänisch (Hrsg.) (2016).

health parameters [...] can quickly become invisible through the technical object [...] (Cappel und Kappler 2019, S. 34).

Die Verhaltenssteuerung erfolgt ebenso in asymmetrischer Weise, da es zumeist Unternehmen (wie Versicherungen oder Internetunternehmer) sind, die nicht nur die Kontrolle über die Daten haben, sondern die anhand der Auswertungen auch selbst nach Mustern in den Daten suchen, die eingesetzt werden können für die Beeinflussung der Individuen sowie für die Ermittlung von Grenzwerten und für die Analyse der Wirksamkeit von Anreizen. Und Krankenversicherer können versucht sein, die fein auflösenden Daten dazu zu nutzen, individualisierte Versicherungstarife und Anreize zu entwickeln.[32]

Die Datafizierung und die überwiegende private Kontrolle der Daten führt zu einer Situation, die dem Panoptismus ähnelt, den Michel Foucault für Architekturen (Gefängnisse, Fabriken, Schulen) beschrieben hat (Foucault 1976). Allerdings gibt es nicht ein einziges Zentrum, wie es das Panopticon von Bentham noch vorsah und die Sichtbarkeit wird nun wesentlich durch numerische Repräsentationen ersetzt, sodass man von einem „statistischen Panoptismus" sprechen kann (Diaz-Bone 2019b).

Dass die Intransparenz der Datenproduktion durch private Datentechnologien sowie von Big Data Analysen nicht gleichzusetzen ist damit, dass in diese keine normativen Strukturen und normativen Entscheidungen einfließen, haben Ismael Al-Amoudi und John Latsis anhand der Entwicklung von Algorithmen und künstlicher Intelligenz (AI) herausgestellt.[33]

> Even if a sufficiently comprehensive data set were available to the developers of an AI algorithm designed to replicate human judgment, they would still face a basic issue: their expert system will always carry an inherent conservative bias because AI algorithms are trained on historical data. Training implicitly assumes that the lessons of the past are a more or less accurate guide to the future. As we saw with the deployment of expert systems to identify skin cancers, this can work well if the data being judged is objective (a photo) and the final output (survival rate of the patient) is known.

---

[32] Al-Amoudi und Latsis schildern eine solche Entwicklung: „In particular, private insurers have started to propose personalised plans to their customers on the condition that the latter exercise regularly. These plans allow customers to benefit from particularly attractive rates, but at the cost of intensified monitoring powered by AI and big data. Thus, some customers of the Swiss insurer Helsana who want to benefit from a personalised plan's advantages agreed to accept to have their physical activity monitored by the insurer through a pedometer embedded in their mobile phones." (Al-Amoudi und Latsis 2019, S. 128).

[33] Cathy O'Neill hat pointiert formuliert, dass ein Algorithmus eine anhand von Code formalisierte Meinung sei (O'Neil 2016, S. 53). Damit soll betont werden, dass zu den Entscheidungen, wie Algorithmen operieren sollen, auch normative Entscheidungen zählen.

However, a larger part of health policy does not involve this type of data and has com-
pletely different objectives. In particular, the inherently normative elements of policy
tend to be focused on decisions about defining categories (Does patient x suffer from a
long-term condition, illness or disability?); justifying and prioritising care (How long
should a terminally ill or braindead patient be kept on life support?); or selecting between different treatment protocols (Should we always adopt cheaper protocols, or
ones that work better with a wider array of cases?) (Al-Amoudi und Latsis 2019, S.
130).[34]

Die normativen Grundlagen für Entscheidungen im Gesundheitsbereich sind
auf diese Weise nicht mehr der öffentlichen Diskussion zugänglich und entziehen sich auch der (derzeitigen) Gesetzgebung in vielen Ländern. Ähnlich
wie dies für Bereiche der Sozialforschung gilt (Diaz-Bone 2019a, b), droht
die staatliche Regulierung zurückgedrängt zu werden durch die private Datafizierung und Datenanalyse des „Gesundheitsverhaltens". Wie sich dies bereits
anhand der Selbstquantifizierungsbewegung abzeichnet, wird diese – im Wesentlichen durch private Unternehmen (durch kleine Startups sowie durch die großen
Internetunternehmen) – angetriebene Technisierung und Asymmetrisierung des
Gesundheitswissens[35] zu einer Veränderung nicht nur der Technologien des
Selbst (Foucault) und den Regimen des Engagements (Thévenot) führen, sondern
auch zu einer Veränderung der wirkmächtigen Gesundheitskonzepte und des auf
die Gesundheit bezogenen Verhaltens.[36] Denn aus Sicht der Soziologie der Konventionen sind Qualitäten wie „Gesundheit" letztlich pragmatisch zu begreifen als
Resultate von Koordinationsprozessen sowie von Bewertungsprozessen, in denen
sich Akteurinnen und Akteure auf Objekte, Konventionen und kognitive Formen
stützen.

Es ist aber absehbar, dass sich umfangreiche und anhaltende Prozesse der
Kritik und aufkommender Spannungen im Gesundheitswesen einstellen, wenn
die Digitalisierung der Gesundheitspraktiken sich tatsächlich auf der Grundlage
neoliberaler Wirtschaftspolitiken vollzieht, die eben einer Privatisierung, einer

---

[34] Zudem ist AI aus Sicht der beiden mit einer Reihe von weiteren Schwächen belastet. AI
kann Daten nicht adäquat kontextualisieren und sie ist nicht anwendbar für Funktionen, für
welche sie nicht trainiert wurde (Al-Amoudi und Latsis 2019, S. 132).

[35] Sowohl aus Foucaultscher Perspektive wie auch aus konventionentheoretischer Perspektive kann man von dieser technischen Instrumentierung (Apps, Internet, Big Data-Analysen)
als von einem Dispositiv sprechen, also einer Formation von Objekten und Praktiken, die
Machteffekte mobilisiert und steigert (siehe dafür Diaz-Bone 2017).

[36] Bereits Foucault (1976) hat mit dem Konzept des Macht-Wissens eine Perspektive eingebracht, die die Macht-Wissens-Beziehung in beiden Richtungen deutbar macht. Es ist nicht
nur so, dass Wissen zur Ausübung von Macht genutzt werden kann, sondern auch so, dass
Machtbeziehungen neue Wissensformen generieren.

zunehmenden Intransparenz und Asymmetrisierung Vorschub leisten, wie sie hier skizziert worden ist.[37] Al-Amoudi und Latsis argumentieren, dass intransparente Algorithmen und AI letztlich als „normative black boxes" keine normative Bindungskraft generieren können, wenn jene nicht diskutiert, kritisiert und gerechtfertigt werden kann (Al-Amoudi und Latsis 2019, S. 120). Bereits diese Situation wird die Spannungen im Gesundheitsbereich erhöhen. Wie Batifoulier et al. (2018) für Frankreich skizziert haben, ist die Geschichte des Gesundheitswesens letztlich nicht anders zu verstehen als ein Prozess sozialer Konflikte, die die EC als Dynamik von Kritik und Rechtfertigung sowie dadurch ausgelöster Transformationen, Vereinnahmungen und Kompromisse rekonstruiert und untersucht hat.[38] Der Einzug der Digitalisierung hat längst eine neue Phase dieser Konfliktdynamik eingeleitet.

Literatur

Abecassis, Philippe/Batifoulier, Philippe/Coutinet, Nathalie/Domin, Jean-Paul. 2017. Éditorial: La généralisation de l'assurance maladie complémentaire. Comment faire rimer inefficacité avec inégalité. *Revue française de socio-économie* 18(1), S. 13–22.
Al-Amoudi, Ismael/Latsis, John. 2019. *Anormative black boxes. Artificial intelligence and health policy.* In Al-Amoudi, Ismael/Lazega, Emmanuel (Hrsg.), Post-human institutions and organizations. Confronting the matrix. Abingdon: Routledge, S. 119–142.

---

[37] Cappel und Kappler haben erste Konfliktlinien benannt: „[...] considering the three [...] problems – data protection, standardisation and use of mHealth technologies – some lines of conflict seem to appear between them. The broad use of mHealth technologies seems to be linked to trust in high data security (domestic and civic convention) and high quality standards through certification (industrial convention). From the perspective of an industrial convention, the successful implementation of mHealth technologies depends on the integration of private providers, who mainly follow market conventions due to the lucrative mHealth market. Furthermore, this could lead to a conflict between the industrial/ market conventions, both of which favour the integration of private providers, and the domestic and civic conventions. This is because both private insurance companies and private manufacturers of wellness and fitness mHealth apps need to collect, share and evaluate data to successfully implement their business model. Another conflict can be expected to arise between standardisation and the idea of improving individual health. Standardisation complicates the individual relationship between doctor and patient and cannot really capture the individual reality of life, which often follows an inspired and industrial or domestic logic." Cappel und Kappler 2019, S. 33).
[38] Siehe für eine solche historische sowie konfliktbezogene Position auf das Gesundheitswesen auch Da Silva und Gadreau (2015) sowie Gadreau (2016). Für eine sozialtheoretische Fundierung dieser Konfliktperspektive siehe auch Boltanski und Chiapello (2003) und Boltanski (2010).

Andelfinger, Volker P./Hänisch, Till (Hrsg.). 2016. *eHealth. Wie Smartphones, Apps und Wearables die Gesundheitsversorgung verändern werden.* Wiesbaden: Springer Gabler.

André, Christian/Batifoulier, Philippe/Jansen-Ferreira, Mariana. 2016. Health care privatization processes in Europe. Theoretical justifications and empirical classification. *International Social Security Review* 69(1), S. 3–23.

Batifoulier, Philippe. 2011. *Valeurs et convention. Une économie politique de la santé.* In: Batifoulier, Philippe/Buttard, Anne/Domin, Jean-Paul (Hrsg.), Santé et politiques sociales. Entre efficacité et justice. Paris: Editions ESKA, S. 30–42.

Batifoulier, Philippe. 2012. Le marché de la santé et la reconstruction de l'interaction patient-médicin. *Revue française de socio-économie* 10(2), S. 155–174.

Batifoulier, Philippe. 2014. *Capital santé. Quand le patient devient client.* Paris: La Découverte.

Batifoulier, Philippe/Da Silva, Nicolas/Domin, Jean-Paul. 2018. *Economie de la santé.* Paris: Armand Colin.

Batifoulier, Philippe/Da Silva, Nicolas/Duchesne, Victor. 2019. The dynamics of conventions. The case of the French social security system. *Historical Social Research* 44(1), S. 258–284.

Batifoulier, Philippe/Diaz-Bone, Rainer (Hrsg.) (2021): Conventions, health and society. Convention theory as an institutionalist approach to the political economy of health. Historical Social Research 46(1), Special Issue. https://www.gesis.org/hsr/aktuelle-hefte/ 2021/461-conventions-health-and-society-1.

Batifoulier, Philippe/Eymard-Duvernay, François/Favereau, Olivier. 2007. Etat social et assurance maladie. Une approche par l' économie des conventions. *Economie appliquée* 60(1), S. 203–229.

Batifoulier, Philippe/Gadreau, Maryse (Hrsg.) 2005. *Ethique médicale et politique de la santé.* Paris: Economica.

Batifoulier, Philippe/Ginon, Anne-Sophie. 2019. Les marchés de l'assurance maladie complémentaire: logiques économiques et dispositifs juridiques. *Revue de droit sanitaire et social* 5, S. 789–800.

Bessy, Christian/Chauvin, Pierre-Marie. 2013. The power of market intermediaries: From information to valuation processes. *Valuation Studies* 1(1), S. 83–117.

Boltanski, Luc. 2010. *Soziologie und Sozialkritik.* Berlin: Suhrkamp.

Boltanski, Luc/Chiapello, Eve. 2003. *Der neue Geist des Kapitalismus.* Konstanz: UVK.

Boltanski, Luc/Esquerre, Arnaud. 2018. *Bereicherung. Eine Kritik der Ware.* Berlin: Suhrkamp.

Boltanski, Luc/Thévenot, Laurent. 2007. *Über die Rechtfertigung. Eine Soziologie der kritischen Urteilskraft.* Hamburg: Hamburger Edition.

Canguilhem, Georges. 2013. *Das Normale und das Pathologische.* Berlin: August Verlag.

Cappel, Valeska/Kappler, Karolin Eva 2019. *Plurality of values in mHealth: Conventions and ethical dilemmas.* In: Bächle, Thomas Christian/Wernick, Alina (Hrsg.), The futures of eHealth. Social, Ethical and Legal Challenges. Berlin: Alexander von Humboldt Institute for Internet and Society, S. 31–37. https://www.hiig.de/wp-content/uploads/2019/07/Ehe alth2040_web-1.pdf

Da Silva, Nicolas. 2017. Quantifier la qualité des soins. Une critique de la rationalisation de la médecine libérale française. *Revue française de socio-économie* 19(2), S. 111–130.

Da Silva, Nicolas. 2018. L'industrialisation de la médecine libérale: une approche par l'Économie des conventions. *Management & avenir santé* 3(1), S. 13–30.

Da Silva, Nicolas/Gadreau, Maryse. 2015. La médecine libérale en France. Une régulation située, entre contingence et déterminisme. *Revue de la régulation* 17(1). https://journals.openedition.org/regulation/11120

Da Silva, Nicolas/Rauly, Amandine. 2016. La télémédecine, un instrument de renouvellement de l'action publique? Une lecture par l'économie des conventions. *Économie et institutions* 24. http://ei.revues.org/5758

Desrosières, Alain. 2008. *Pour une sociologie historique de la quantification. L'argument statistique I*. Paris: Mines ParisTech.

Desrosières, Alain/Thévenot, Laurent. 2002. *Les catégories socioprofessionnelles*. 5. Auflage. Paris: La Découverte.

Dewey, John. 1939. *Theory of valuation*. Chicago: University of Chicago Press.

Diaz-Bone, Rainer (Hrsg.) 2011. *Soziologie der Konventionen. Grundlagen einer pragmatischen Anthropologie*. Frankfurt am Main: Campus.

Diaz-Bone, Rainer. 2016. Convention theory, classification and quantification. *Historical Social Research* 41(2), S. 48–71.

Diaz-Bone, Rainer. 2017. *Dispositive der Ökonomie. Konventionentheoretische Perspektiven auf Institutionen und Instrumentierungen der ökonomischen Koordination*. In: Diaz-Bone, Rainer/Hartz, Ronald (Hrsg.), Dispositiv und Ökonomie. Diskurs- und dispositivanalytische Perspektiven auf Märkte und Organisationen. Wiesbaden: Springer VS, S. 83–111.

Diaz-Bone, Rainer. 2018. *Die „Economie des conventions". Grundlagen und Entwicklungen der neuen französischen Wirtschaftssoziologie*. 2. Auflage. Wiesbaden: Springer VS.

Diaz-Bone, Rainer. 2019a. Economics of convention Meets Foucault. *Historical Social Research* 44(1), S. 308–334.

Diaz-Bone, Rainer. 2019b. Statistical panopticism and its critique. *Historical Social Research* 44(2), S. 77–102.

Diaz-Bone, Rainer/Cappel, Valeska. 2021. *Qualitätskonventionen und Ernährungskommunikation. Konzepte und Perspektiven der Ökonomie der Konventionen*. In: Godemann, Jasmin/Bartelmeß, Tina (Hrsg.), Ernährungskommunikation. Interdisziplinäre Perspektiven – Theorien – Methoden. Wiesbaden: Springer VS, S. 145–159.

Diaz-Bone, Rainer/Didier, Emmanuel. 2016. Conventions and quantification – Transdisciplinary perspectives on statistics and classifications (special issue). *Historical Social Research* 41(2).

Diaz-Bone, Rainer/Didry, Claude/Salais, Robert (Hrsg.). 2015. Law and conventions from a historical perspective (special issue). *Historical Social Research* 40(1).

Diaz-Bone, Rainer/Horvath, Kenneth/Cappel, Valeska. 2020. Social research in times of big data. The challenges of new data worlds and the need for a sociology of social research. *Historical Social Research* 45(3), S. 314–341.

Diaz-Bone, Rainer/Salais, Robert (Hrsg.). 2011. Conventions and institutions from a historical perspective (special issue). *Historical Social Research* 36(4).

Eymard-Duvernay, François. 2009. *Les institutions de valorisation des biens et du travail: firmes ou marchés?* In: Baudry, Bernard/Dubrion, Benjamin (Hrsg.), Analyses et transformations de la firme. Une approche pluridisciplinaire. Paris: La Découverte, S. 349–368.

Eymard-Duvernay, François. 2016. *Les pouvoirs de valorisation: l'accroissement de la capacité éthique, sociale et politique des acteurs*. In: Batifoulier, Philippe/Bessis, Franck/Ghirardello, Ariane/Larquier, Guillemette de/Remillon, Delphine (Hrsg.), Dictionnaire des conventions. Villeneuve-d'Ascq: Presses Universitaires du Septentrion, S. 291–296.

Folkman, Susan/Moskowitz, Judith Tedlie. 2004. Coping: Pitfalls and Promise. *Annual Review of Psychology* 55, S. 745–774.

Foucault, Michel. 1976. *Überwachen und Strafen. Die Geburt des Gefängnisses*. Frankfurt am Main: Suhrkamp.

Foucault, Michel. 1986a. *Der Gebrauch der Lüste. Sexualität und Wahrheit Bd. 2*. Frankfurt am Main: Suhrkamp.

Foucault, Michel. 1986b. *Die Sorge um sich. Sexualität und Wahrheit Bd. 3*. Frankfurt am Main: Suhrkamp.

Foucault, Michel. 1993. *Technologien des Selbst*. In: Martin, Luther H./Gutman, Huck/Hutton, Patrick (Hrsg.), Technologien des Selbst. Frankfurt am Main: S. Fischer, S. 24–62.

Foucault, Michel. 2004. *Geschichte der Gouvernementalität II. Die Geburt der Biopolitik*. Frankfurt am Main: Suhrkamp.

Gadreau, Maryse. 2016. *Santé. L'évolution du système de santé. Entre régulation et conventions*. In: Batifoulier, Philippe/Bessis, Franck/Ghirardello, Ariane/Larquier, Guillemette de/Remillon, Delphine (Hrsg.), Dictionnaire des conventions. Villeneuve d'Ascq: Presses Universitaires du Septentrion, S. 255–258.

Hehlmann, Thomas/Schmidt-Semisch, Henning/Schorb, Friedrich. 2018. *Soziologie der Gesundheit*. München: UVK(UTB).

James, William. 1994. *Das pluralistische Universum*. Darmstadt: Wissenschaftliche Buchgesellschaft.

Karpik, Lucien. 2011. *Mehr Wert. Die Ökonomie des Einzigartigen*. Frankfurt am Main: Campus.

Levay, Charlotta/Jönsson, Johan/Huzzard, Tony. 2020. Quantified control in healthcare work. Suggestions for future research. *Financial Accountability & Management* 18, S. 1–18.

Lupton, Deborah. 2016. *The quantified self*. Cambridge: Polity Press.

Malvey, Donna/Slovensky, Donna J. (Hrsg.). 2014. *mHealth*. New York: Springer.

O'Neil, Cathy. 2016. *Weapons of math destruction. How big data increases inequality and threatens democracy*. London: Penguin Books.

Ruckenstein, Minna/Schüll, Natasha Dow. 2017. The datafication of health. *Annual Review of Anthropology* 46, S. 261–278.

Salais, Robert. 2008. *Evaluation und Politik: Auf der Suche nach guten Indikatoren für die Forschung*. In: Matthier, Hildegard/Simon, Dagmar (Hrsg.), Wissenschaft unter Beobachtung. Effekte und Defekte von Evaluationen. Wiesbaden: VS Verlag, S. 193–212.

Salais, Robert. 2012. Quantification and the economics of convention. *Historical Social Research* 37(4), S. 55–63.

Searle, John. 2015. *Was ist eine Institution?* In: Diaz-Bone, Rainer/Krell, Gertraude (Hrsg.): Diskurs und Ökonomie. Diskursanalytische Perspektiven auf Märkte und Organisationen. 2. Auflage. Wiesbaden: Springer VS, S. 105–129.

Selke, Stefan. 2014. *Lifelogging. Wie die digitale Selbstvermessung unsere Gesellschaft verändert*. Berlin: ECON.

Sharon, Tamar. 2018. When digital health meets digital capitalism, how many common goods are at stake? *Big Data and Society* 5(2), S. 1–12.

Storper, Michael/Salais, Robert. 1997. *Worlds of production. The action frameworks of the economy.* Cambridge: Harvard University Press.

Thévenot, Laurent. 1984. Rules and implements, investment in forms. *Social Science Information* 23(1), S. 1–45.

Thévenot, Laurent. 2002. *Conventions of co-ordination and the framing of uncertainty.* In: Fullbrook, Edward (Hrsg.), Intersubjectivity in economics. London: Routledge, S. 181–197.

Thévenot, Laurent. 2011a. *Die Person in ihrem vielfachen Engagiertsein.* In: Diaz-Bone, Rainer (Hrsg.), Soziologie der Konventionen. Grundlagen einer pragmatischen Anthropologie. Frankfurt am Main: Campus, S. 231–253.

Thévenot, Laurent. 2011b. *Die Pluralität kognitiver Formate und Engagements im Bereich zwischen dem Vertrauten und dem Öffentlichen.* In: Diaz-Bone, Rainer (Hrsg.), Soziologie der Konventionen. Grundlagen einer pragmatischen Anthropologie. Frankfurt am Main: Campus, S. 255–274.

Thévenot, Laurent. 2014. Voicing concern and difference: from public spaces to commonplaces. *European Journal of Cultural and Political* Sociology 1(1), S. 7–34.

Thévenot, Laurent/Moody, Michael/Claudette, Lafaye. 2000. *Forms of valuing nature. Arguments and modes of justification in French and American environmental disputes.* In: Lamont, Michèle/Thévenot, Laurent (Hrsg.), Rethinking comparative cultural sociology. Repertoires of evaluation in France and the United States. Cambridge: Cambridge University Press, S. 229–272.

Williamson, Oliver E. 1975. *Markets and hierarchies. Analysis and antitrust implications. A study in the economics of internal organization.* New York: The Free Press.

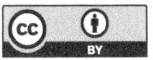

Die Pluralität der digitalen Alltagsgesundheit. Das Aufkommen einer neuen Form der Gesundheitskoordination

3

Valeska Cappel

Zusammenfassung

In diesem Beitrag werden die aktuellen Datafizierungsprozesse im Gesundheitsfeld als eine neue Form der *digitalen Alltagsgesundheit* vorgestellt. Die methodologische und konzeptionelle Grundlage des Beitrags bildet ein neopragmatistisches Denken, maßgeblich geprägt durch die „Ökonomie der Konventionen" (EC). Dabei wird deutlich, dass es sich bei den Datafizierungsprozessen im Gesundheitssystem und der Vermessung von Alltagspraktiken vor allem um eine Zukunftsvision handelt, welche die Hoffnung weckt, Gesundheit besser kontrollieren und optimieren zu können. Ziel des Beitrags ist es, die aktuellen Auswirkungen dieser Mobilisierungsprozesse zu analysieren und zu zeigen, dass mit den Datafizierungsprozessen ein neuer Koordinationsmodus einer digitalen Alltagsgesundheit eingeführt wird. Diese digitale Alltagsgesundheit wird konzeptionell als neue Forminvestition eingeführt, wozu einerseits ihre Eigenschaften charakterisiert werden und andererseits ihre Relevanz für Koordinationsprozesse aufgezeigt wird. Abschließend werden die Wechselwirkung zwischen dieser neuen Form und der individuellen Gesundheit aufgezeigt und ihre Konsequenzen auf der Ebene der politischen Ökonomie beschrieben.

Dieser Beitrag basiert auf einer Übersetzung und Bearbeitung von Cappel (2021).

V. Cappel (✉)
Universität Luzern, Luzern, Schweiz
E-Mail: valeska.cappel@unilu.ch

© Der/die Autor(en) 2022
V. Cappel et al. (Hrsg.), *Gesundheit – Konventionen – Digitalisierung,*
Soziologie der Konventionen, https://doi.org/10.1007/978-3-658-34306-4_3

3.1   Einführung[1]

Der zentrale Kern für die gesellschaftlichen Erwartungen an eine digitale Gesundheit bilden Gesundheitsdaten und neue Technologien. Die Datafizierung von immer mehr Bereichen des gesellschaftlichen Lebens und die Entstehung einer politischen Ökonomie der Datafizierung wird in den Sozialwissenschaften bereits seit einiger Zeit diskutiert (Mayer-Schönberger und Cukier 2013; Kitchin 2014; van Dijck 2014; Houben und Prietl 2018). Das Konzept der politischen Ökonomie der Datafizierung soll in diesem Beitrag verdeutlichen, dass Datafizierungsprozesse nicht alleine durch neue Technologien entstehen. Vielmehr rücken gesellschaftstheoretische Fragen nach Machtverhältnissen, dominanten institutionellen und kognitiven Formen, epistemischen Werten und Orientierungen sowie dem praktischen Umgang mit Zahlen in Form von Bewertungen, Kritiken und Rechtfertigungen in den Vordergrund. Über die Datafizierung von Gesundheit zu sprechen bedeutet also auch, über eine Reihe verschiedener Indikatoren und Ebenen zu sprechen wie beispielsweise datengetriebene medizinische Forschung, Public-Health-Infrastrukturen, klinische Gesundheitsversorgung und Selbstvermessungspraktiken (Ruckenstein und Schüll 2017, S. 261; Levay et al. 2020, Lenz 2021). Diese praktische Perspektive eröffnet einen methodologischen Blick auf die Mechanismen, die Datafizierungsprozesse gesellschaftlich legitimieren und ermöglichen. Dabei wird auch deutlich, wie die Akteure je nach Situation mit diesen Mechanismen umgehen. So kann systematisch gefragt werden, welche individuellen oder politischen Anliegen und welches Gemeinwohl auf dem Spiel stehen, wenn der Ansatz einer digitalen Gesundheit eingeführt und damit auch Gesundheitsdaten genutzt werden sollen (Grön 2021).

Der Artikel konzeptualisiert das Phänomen der digitalen Alltagsgesundheit mit dem Ansatz der „Ökonomie der Konventionen" (kurz EC). Im Zusammenhang mit einer digitalen Gesundheit werden häufig die Stichworte „Big Data" und „Digitalisierung" als Ursache von Transformationsprozessen genannt. Dies führt zu der Lesart, dass es die Digitalisierung oder Big Data seien, die diese Veränderungsprozesse in Gang setzen würden. Aus dieser Perspektive bleiben die tatsächlichen praktischen Wirkungsmechanismen aber unklar und damit auch die daraus resultierenden Spannungen, praktischen Widerstände und Lösungsversuche. Wenn ich in diesem Artikel also über die digitale Alltagsgesundheit und die neuen Entwicklungen im Gesundheitswesen in Bezug auf die Digitalisierung

---

[1] Dieser Beitrag ist ein Ergebnis des Forschungsprojekts „Digitale Gesundheitsklassifikationen in Apps". Es wird seit 2019 vom Schweizerischen Nationalfonds (SNF) finanziert.

sprechen möchte, muss ich zunächst klären, was dies für eine praktische Denkweise bedeutet. Diskursiv wird die Digitalisierung des Gesundheitssystems oft im Zusammenhang mit den damit verknüpften Hoffnungen und Gefahren verhandelt. In diesem Vergleich wird jedoch häufig die Frage vernachlässigt, wie die Datafizierung von Gesundheit vorhandene Bewertungs- und Koordinationsprozesse von Gesundheit und Gesundheitspraktiken verändert. Die angeführten Zukunftsvisionen von einer optimierten Gesundheit und sinkenden Gesundheitskosten erwecken so den Eindruck, dass es sich dabei nur um eine Verbesserung aktueller Probleme im Gesundheitssystem und der individuellen Gesundheit handelt. Im Gegensatz dazu, werde ich in diesem Beitrag argumentieren, dass es aufgrund der Datafizierungsprozesse zu einem Bruch der Koordinations- und Bewertungsprozesse kommt, die schließlich zu einer neuen Form von Gesundheit führen, die ich digitale Alltagsgesundheit nenne. Sowohl in der täglichen Routine als auch in Institutionen und Politiken verändern die Datafizierungsprozesse Arrangements von Akteuren, Dateninfrastrukturen, soziale und ökonomische Bewertungsmechanismen oder auch Werte und Orientierungen in Bezug auf Gesundheit. Vor dem Hintergrund der Datafizierung von Gesundheit frage ich deshalb, wie die Kategorie Gesundheit digital mobilisiert wird und was das für das Engagement des Einzelnen für seine Gesundheit bedeutet. Methodisch ist die konzeptionelle Grundlage meines Arguments in eine neopragmatistische Denkweise eingebettet und hauptsächlich auf die „Ökonomie der Konventionen" gestützt. Diese wurde vor allem im Kontext der neuen französischen Sozialwissenschaften entwickelt (Storper und Salais 1997; Boltanski und Chiapello 2006; Boltanski und Thévenot 2007; Eymard-Duvernay 2006a, 2006b; Batifoulier et al. 2011; Diaz-Bone 2018) (Abschn. 3.2).

Ich werde die aufgeworfene Frage in den folgenden drei Schritten bearbeiten. Zunächst stelle ich die digitalen Entwicklungen im Gesundheitsbereich vor und diskutiere entsprechende digitale Gesundheitstechnologien, -praktiken und infrastrukturelle Entwicklungen als neue Ausstattung von Gesundheitssituationen, insbesondere als neue Forminvestition. Dazu werde ich die zentralen Merkmale der Forminvestition aufführen und näher analysieren (Abschn. 3.3). Im zweiten Schritt werde ich mich – unter Anwendung einer pragmatischen Sichtweise – auf einen Hauptaspekt konzentrieren, nämlich die Wechselwirkung zwischen dieser neuen Form der digitalen Alltagsgesundheit und der individuellen Gesundheit. Dazu wird anhand der Regime des Engagements systematisch aufgezeigt, durch welche Mechanismen die neu eingeführte Form der digitalen Alltagsgesundheit auf der Ebene der individuellen Gesundheitshandlungen relevant werden kann (Abschn. 3.4). Im letzten Schritt werden die Konsequenzen einer digitalen

Alltagsgesundheit für das individuelle Gesundheitshandeln und eine politische
Ökonomie der Gesundheit aufgezeigt (Abschn. 3.5).

3.2 Quantifizierung, Formen und Regime des Engagements

In der Wissenschaftsbewegung der „Ökonomie der Konventionen" stellte die
Analyse von Quantifizierungsprozessen, Klassifikationen und Statistiken einen
wichtigen Ausgangspunkt dar (Diaz-Bone 2016, 2018). Im Zuge der Arbeit
an den statistischen und sozialen Klassifikationen analysierten die Statistiker,
Ökonomen und Soziologen François Eymard-Duvernay, Robert Salais, Laurent
Thévenot, Alain Desrosières und Luc Boltanski insbesondere die Verfahren der
Kategorisierung und Kodifizierung (Desrosières und Thévenot 1979; Eymard-
Duvernay 1981; Desrosières 2011a, S. 67). In mehreren empirischen Studien
untersuchte Laurent Thévenot zusammen mit dem Soziologen Luc Boltanski
(1983) alltägliche Klassifikationspraktiken von Akteuren und die Prinzipien, wie
diese mit Klassifikationen umgehen. Aus diesem interdisziplinären Forschungskontext entwickelte sich schließlich das Konzept der Konventionen. Trotzdem war
es aber von Beginn an das Ziel der EC, den sozialen und methodischen Gebrauch
von Klassifikationen und Statistiken zu untersuchen. Die ForscherInnen fanden
heraus, dass sich die Akteure beim Umgang mit Zahlen und Klassifikationen auf
allgemeinere Prinzipien stützen, die sich auf ein Gemeinwohl beziehen. Daran
anknüpfend führten die ForscherInnen dann in umfassenderer Weise das Konzept der Konvention als Logik aller Koordination ein, auf die sich die Akteure
stützen, wenn sie Handlungen, Objekte oder Prozesse in Situationen interpretieren, bewerten und einschätzen müssen (Storper und Salais 1997; Boltanski und
Thévenot 2007). Wenn Akteure ihre Handlungen in einer Situation rechtfertigen oder andere Handlungen kritisieren, stützen sie sich auf Konventionen als
grundlegendes Leitprinzip (Boltanski und Thévenot 2007). Solche Konventionen
beziehen sich je auf ein spezifisches Gemeinwohl, das mit bestimmten Werten,
Bewertungs- und Evaluierungsschemata verbunden ist. In jeder Situation gibt es
eine Pluralität dieser Konventionen und die Akteure können sich auf sie als normative Prinzipien beziehen. Dabei ist nicht unbedingt nur eine Konvention in
einer Situation vorherrschend, sondern empirisch lässt sich häufiger eine Kombination oder Allianz von Konventionen beobachten. Bisher wurden in der EC acht
Konventionen ausgearbeitet: die Marktkonvention, die industrielle Konvention,
die häusliche Konvention, die staatsbürgerliche Konvention, die Konvention der

Meinung, die Konvention der Inspiration, die grüne Konvention und die Netzwerkkonvention. Dieses zentrale Konzept der Konventionen wurde dann auch relevant für die Untersuchung von Quantifizierungsprozessen, insbesondere im Rahmen der Analyse von Digitalisierungsprozessen (Desrosières, 2011b, 2015, 2016; Diaz-Bone 2016, 2017, 2018, 2019; Diaz-Bone und Didier, 2016a, 2016b; Sharon 2018; Stronegger 2019; Cappel und Kappler 2019; Diaz-Bone et al. 2020, Grön 2021).

In seinen späteren Arbeiten beschäftigt sich insbesondere Alain Desrosières intensiv mit Quantifizierungsprozessen und führt die wichtige analytische Unterscheidung zwischen Praktiken der Messung und den Quantifizierungsprozessen ein (Desrosières 2000, 2005, 2011b, 2015, 2016). Er geht davon aus, dass vor jeder Messung erst die Einführung einer Konvention für die Quantifizierung erfolgen muss (Desrosières 2008, S. 10). In diesem Prozess werden zunächst Standards, Definitionen und numerische Messverfahren eingeführt, die erst angeben, wie und was gemessen wird. Wie sich diese genau ausgestalten, ist das Ergebnis der beteiligten Akteure und Konventionen. Sie verhandeln über die jeweiligen Definitionen und Standards, indem sie sich dabei auf Konventionen stützen. Sie dienen dabei als Rechtfertigungsgrundlage oder als Basis für die Kritik an anderen Definitionen und Standards. Desrosières entwickelt durch die Implementation des Konzeptes der Konvention so einen heuristischen Rahmen zur Analyse von Quantifizierungsprozessen. Hervorgehoben wird dann eine Pluralität von normativen Wertordnungen in Quantifizierungsprozessen, die je unterschiedliche, aber methodologisch gleichwertige, kollektive Handlungsbemühungen darstellen. Teil der wissenschaftlichen Analyse ist es dann zu untersuchen, wie Akteure welche normativen Ordnungen in Quantifizierungsprozessen rechtfertigen und durchsetzen können oder wo Spannungen zwischen diesen entstehen.

Die Konzepte von Desrosières erlauben es demnach, kollektive Quantifizierungsprozesse zu untersuchen. Im Hinblick auf die Datafizierungsprozesse im Feld der Gesundheit sind jedoch weitere Herangehensweisen notwendig, da der Großteil der Gesundheitsdaten automatisch sowohl in Konsum- und Produktionssituationen als auch durch neu verknüpfte Gesundheitsdatensätze generiert wird. Dabei ermöglichen es vor allem neue Alltagstechnologien wie Smartphones und Wearables ganz automatisch und einfach Daten über das Gesundheitsverhalten von Personen zu gewinnen und mit anderen Datenquellen zu vernetzen. So können diese Daten schließlich auch mit Hilfe von Algorithmen ausgewertet und für ökonomische Zwecke nutzbar gemacht werden (Diaz-Bone 2019, S. 85). Das hat zur Folge, dass die Indikatoren, Kategorien, Kodierungsprozesse und Auswertungen zur Messung und Handhabung von Gesundheit, also der eigentliche

Quantifizierungsprozess, unwissend abläuft und sich der Möglichkeit zur Kritik oder Rechtfertigung entzieht. Der Quantifizierungsprozess kann dann auch nicht mehr als Ergebnis einer Verhandlung aller Beteiligten gesehen werden, warum und wie Gesundheit gemessen werden soll. Für die Menschen, deren Gesundheit vermessen wird, sind die fundierenden Konventionen der Quantifizierung dann meist nicht erkennbar oder kritisierbar, da sie durch vorangegangene Privatisierungsprozesse auf den Ebenen der Datenerhebung, Datenauswertung und Dateninterpretation oft unsichtbar sind. Für die vermessenen Akteure ist dann das Gemeinwohl, auf das sich der Quantifizierungsprozess bezieht, unsichtbar und in ihren Handlungspraktiken zunächst semantisch leer. Sie stehen deshalb selbst vor der Aufgabe, die Zahlen und Messpraktiken zu interpretieren und situativ einzuordnen. Je nach Situation können sie sich dann auf Konventionen zur Bewertung und Evaluation stützen, die eine Rechtfertigung und Kritik ihrer Vermessungspraktiken zulassen. Ebenso können sie diese aber auch im Kontext ihrer individuellen Lebensführung einbetten, der keinem Zwang zur Rechtfertigung unterliegt (Thévenot 2006). Rainer Diaz-Bone (2019, S. 86) führt in diesem Zusammenhang die Unterscheidung zwischen Konventionen mit und solchen ohne semantischen Gehalt ein.

Konventionen mit semantischem Gehalt beziehen sich immer auf Konventionen als Koordinationslogiken, die Rechtfertigungsordnungen unterliegen. Konventionen ohne semantischen Gehalt stellen hingegen lediglich Standards dar wie beispielsweise der Rechtsverkehr auf den Straßen. Sie zeichnen sich durch eine geringe intrinsische Wirksamkeit und eine geringe räumliche und zeitliche Reichweite aus. Im Gegensatz zu Konventionen mit semantischem Gehalt lassen sich Konventionen ohne semantischen Gehalt öffentlich nur schwer legitimieren, da sie keinen inhärenten kollektiven Gemeinwohlbezug aufweisen. Dadurch kommt es gerade bei Quantifizierungsprozessen, die sich auf Konventionen ohne semantischen Gehalt stützen, wesentlich schneller zu Inkonsistenzen, da situationsübergreifend unterschiedliche, möglicherweise auch widersprüchliche Beurteilungs- und Bewertungsmaßstäbe zur Anwendung kommen. Deshalb werden Konventionen ohne semantischen Gehalt, also Standards, oft mit Konventionen mit semantischem Gehalt verknüpft, um ihre Stabilität und Gültigkeit zu erhöhen (Diaz-Bone 2019, S. 78 f.).

Um die Stabilität und Gültigkeit der Konventionen zu analysieren, wurde von François Eymard-Duvernay und Laurent Thévenot (1983a,1983b) das Konzept der Forminvestitionen eingeführt. Aus dieser Perspektive nehmen kognitive Formate eine stabilisierende Funktion in sozialen Handlungsprozessen ein und können damit die Kohärenz und Reichweite von Konventionen erheblich beeinflussen. Man kann sie als soziale Ordnungsprozesse verstehen, die eine Situation mit bestimmten Informationsformaten ausstatten. Dadurch können Situationen in eine stabile Form gebracht werden.[2] Solche Forminvestitionen lassen sich durch drei Aspekte charakterisieren, die eine Analyse anleiten können: (1) ihre zeitliche und räumliche Reichweite, (2) ihre Gültigkeit und (3) ihre Ausstattung. Die Ausstattung der Form kann sowohl materiell, konventionell und technologisch als auch wissenschaftlich und juristisch sein. Die Ausstattung ist entscheidend für die gesellschaftliche Stabilisierung und Gültigkeit der Form und steht daher in engem Zusammenhang mit der Lebensdauer und der Reichweite der Form (Thévenot 1984, S. 13 ff.). Die Formen können nach ihrem Grad der Verallgemeinerung im Sinne eines Kontinuums verstanden werden. Dieses reicht dann von der universellsten Form, wie Messungen und internationalen Gesetzen, bis hin zu der individuellsten Form wie Interaktionen. Allgemeine und generalisierbare Formen gelten dann in sehr vielen Situationen über lokale und zeitliche Grenzen hinaus, individuelle Formen hingegen möglicherweise nur in einer einzigen, ganz spezifischen Situation. Dazwischen gibt es auch Formen mit begrenzter Lebensdauer und Gültigkeit, wie beispielsweise Hausregeln oder spezifische Ausbildungsformate in einem Unternehmen (Thévenot 1984, S. 14). Die Ausstattung einer Form ist schließlich auch entscheidend dafür, wie anonym oder individuell eine Form ist. Je weniger eine Form ausgestattet ist, desto individualisierter bleibt sie und möglicherweise sogar nur an eine Person gebunden. Die Stabilisierung einer solchen Form ist dann eher zeitaufwendig, weil sie immer wieder neu generiert werden muss und nicht über eine Ausstattung abgestützt werden kann (Thévenot 1984, S. 15). Mit den unterschiedlichen Konventionen sind dann auch unterschiedliche kognitive Formate verbunden, die diese stützen. Um eine bestimmte Konvention zu etablieren, kann es deshalb notwendig werden oder hilfreich sein, auch in eine bestimmte zugehörige Form zu investieren (Eymard-Duvernay und Thévenot 1983a, 1983b). So bilden beispielsweise numerische Darstellungen typische Formen, die sich einer industriellen und einer Marktkonvention zuordnen lassen (Diaz-Bone 2019, S. 78).

François Eymard-Duvernay (2012) hat das Konzept der Forminvestition später nochmal hinsichtlich spezifischer Stabilisierungsmechanismen weiterentwickelt. Er stellt heraus, wie durch neue Formen und ihre Ausstattung ganz bestimmte Wertigkeiten in einer Situation erst erzeugt und stabilisiert werden können. Er spricht von dem Konzept der Valuation und bezieht sich damit analytisch auf

---

[2] Ein Beispiel für eine Forminvestition mit einer langen Lebensdauer und einer großen Reichweite ist die internationale Zeit, die nur durch enorme Investitionsanstrengungen in die situative Koordinationslogik eingeführt werden konnte (Thévenot 1984, S. 13).

Prozesse der Wertigkeitskonstruktion. Für die Art und Weise, wie Wertigkeiten in einer sozialen Situation mobilisiert werden, können wieder Konventionen als normative Ordnungen herangezogen werden. Aus dieser analytischen Perspektive bilden nicht Akteure die Werturteile aus, und auch die Dinge haben keinen immanenten eigenen Wert. Vielmehr werden die Wertigkeiten erst in dem sozialen Prozess konstruiert (Eymard-Duvernay 2012, S. 11). Ebenso wie in der Actor-Network-Theory (ANT) wird dann Dingen, Technologien und Materialitäten ein Einfluss auf die Valuation in Situationen zugesprochen (Diaz-Bone 2019). Im Zusammenhang mit dem Konzept der Forminvestitionen führt Eymard-Duvernay dann das Konzept der Dispositive der Evaluation ein. Dabei kann es gelingen, dass über bestimmte Formen und die damit verknüpften Dinge und Konventionen stabile Räume der Valorisierung eingerichtet werden (Diaz-Bone 2019). Mit diesem Konzept kann Formen dann die Macht zugesprochen werden, dass sie als Dispositiv dauerhaft festlegen können, wie Menschen, Dinge und Situationen bewertet werden und damit auch vergleichbar gemacht werden (Eymard-Duvernay 2012). Die Vermessung und Quantifizierung von Gesundheit lässt sich mit diesem Konzept als ein solches Dispositiv der Evaluation verstehen. Dabei werden über Konventionen, Dinge und Technologien Kategorien und Indikatoren festgelegt, die eine spezifische Bewertung von Gesundheit und Gesundheitshandlungen einführen (Lenz 2021). Hier muss man sehen, dass mit der Einführung eines solches Dispositivs eine Vorselektion von Menschen und gültigen Gesundheitshandlungen einhergehen kann.[3] Die Einführung der Telemedizin im Gesundheitssystem kann beispielsweise als eine solche Investition verstanden werden, die im Gesundheitswesen ein Evaluationsdispositiv eingeführt hat.

In ihren Arbeiten zur Telemedizin haben Amandine Rauly und Florence Gallois bereits darauf hingewiesen, wie neue Informationstechnologien die Bewertung klinischer Gesundheitspraktiken in Gesundheitseinrichtungen neu strukturieren und standardisieren (Rauly 2015; Gallois und Rauly 2019). Solche Informationstechnologien können als eine Forminvestition und als ein Dispositiv der Evaluation verstanden werden. Die Einführung der Telemedizin im Gesundheitssystem zu Beginn der 1950er Jahre zielte darauf ab, Gesundheitspraktiken über weite Entfernungen durchführen zu können. Dazu wurden Informationstechnologien eingesetzt, die in der Lage waren, solche Praktiken zu standardisieren und damit ihre räumliche Reichweite zu erhöhen. Die Technologie gibt dann

---

[3] Für einen allgemeinen Überblick aus einer Marktperspektive auf medizinische Bewertungsprozesse siehe die Arbeit von Christian Levi (2019). In seiner Arbeit geht es um medizinische Innovation und im Hinblick auf die Konzepte der EC versucht er zu verstehen, wie der sozioökonomische Wert medizinischer Innovation im medizinischen System konstruiert wird.

vor, wie genau Gesundheitspraktiken auszuführen sind, und schließt auch alle anderen Praktiken aus, die nicht von der Technologie abgedeckt werden (Rauly 2015). Schließlich erfordert der Umgang mit der Technologie eine Anpassung an die vorgegebenen Evaluationsstandards oder eröffnet ein Feld für Kritik und Konflikte. In diesem Kontext charakterisieren Gallois und Rauly (2019) insbesondere den Zusammenhang zwischen den Entwicklungsbemühungen für die Telemedizin und den kollektiven Handlungslogiken, an die diese Entwicklungen geknüpft werden. Dieses Konzept der Standardisierung von Praktiken durch Informationstechnologien bietet dann auch einen guten Ausgangspunkt zur Analyse gesundheitlicher Quantifizierungsprozesse. Denn auch die Quantifizierungsprozesse werden maßgeblich durch neue digitale Informationstechnologien mitbestimmt.[4]

Die bisher eingeführten Konzepte eignen sich sehr gut für die Analyse kollektiver Koordinationprozesse, die für die Einführung und Legitimation von digitaler Gesundheit in Institutionen und Diskursen eine Rolle spielen. Die Quantifizierung von Gesundheit findet jedoch nicht nur auf einer kollektiven Ebene, sondern auch auf einer individuellen Ebene statt. Da der Quantifizierungsprozess der digitalen Gesundheit auf beiden Ebenen stattfindet, erfordert die argumentative Grundlinie dieses Artikels, sich auf drei relevante Aspekte und die dazu geeigneten Konzepte zu konzentrieren: (1) Es muss geklärt werden, welche Standards, Definitionen und numerischen Messinstrumente im Kontext der digitalen Gesundheit wie relevant gemacht werden und von wem aus dies geschieht. Der Schwerpunkt liegt also auf der kollektiven politischen Ökonomie der Datafizierung im Kontext der digitalen Gesundheit.[5] (2) Es muss erklärt werden, wie sich diese Quantifizierungsprozesse in Raum und Zeit stabilisieren. Mit dem Wissen über die Reichweite und die Gültigkeit der Form wird deutlich, wann die Quantifizierung von Gesundheit in individuellen oder kollektiven Situationen relevant wird. Die Erhebungssituation der Gesundheitsdaten unterscheidet sich beispielsweise von wissenschaftlich kontrollierten Befragungssituationen. Dies ist deshalb der Fall, weil der eigentliche Messprozess im Quantifizierungsprozess der digitalen Gesundheit im privaten Alltagskontext über Smartphones und Wearables erfolgt. Dadurch unterscheidet sich beispielsweise die Verallgemeinerbarkeit der Ergebnisse und damit auch die Reichweite der Form in Zeit und Raum. (3) Die Ausstattung der Form muss geklärt werden, um ihre Auswirkung auf die Mobilisierungs- und Bewertungsprozesse der kollektiven oder individuellen Mobilisierung der digitalen Gesundheit

---

[4] Dieser Aspekt wird in Abschnitt 3.3 weiter erörtert.

[5] Siehe dazu auch die Arbeiten von Desrosières (2011, 2015), der in einem allgemeineren Sinne untersucht hat, wie die Datafizierung politische und globale Dynamiken beeinflusst.

zu verstehen. Diese Perspektive eröffnet dann die Möglichkeit zu differenzieren, wann kohärente und nicht-kohärente Messungen zu einem praktischen Problem werden können und wann nicht.

Um auch die Handlungsebene der Akteure analytisch zu fokussieren, bietet sich das Konzept der Regime der Engagements von Laurent Thévenot (2007, 2010) an. Dieses Konzept richtet den Blick auf die Handlungsebene, auf der kein Rechtfertigungszwang vorliegt, da die Handlungen weder auf ein kollektives Gemeinwohl ausgerichtet sind, noch den Anspruch auf Generalisierung erheben. Es sind Handlungen des alltäglichen Lebens gemeint, die größtenteils aus Routinen, Neugier oder auch oberflächlichen Planungsprozessen bestehen. Gesundheit auf einer individuellen Ebene ist zuallererst als etwas zu verstehen, das sich auf den eigenen Körper und die Praktiken im Umgang mit diesem bezieht. Gerade um dieses Selbstverhältnis zu erfassen, ist es notwendig, die Ebene kollektiv etablierter Gesundheitskonzepte und normativer Gesundheitsvorstellungen zu verlassen. Analytisch bedeutet dies, dass sich Akteure in ihren gesundheitsspezifischen Handlungen und Bewertungen in ihrem Lebensvollzug durch unterschiedliche situative Elemente bewegen. Dies können Handlungen mit Rechtfertigungscharakter sein, gleichzeitig aber auch private Entscheidungen, wie beispielsweise Alltagsroutinen bei Themen der Ernährung, Sport, Beruf oder Freizeit, die keiner Legitimation bedürfen. Um auch diese privat gestalteten Aktivitäten zu erfassen, unterscheidet Thévenot (2007, 2010) drei Regime des Engagements. Damit führt er neben einem Koordinationsmodus der Rechtfertigung drei weitere unterschiedliche Koordinationsmodi ein, mit denen sich Akteure in eine Beziehung mit ihrer Umwelt setzen können. Diese Regime sind also als Praxisformen zu verstehen, die ebenso wie Konventionen mit Objekten, kognitiven Formen und Personen ausgestattet sein können, die ein spezifisches Regime stützen. Interessanterweise können solche Objekte, kognitive Formen oder auch Personen auch auf mehrere Regime hindeuten oder diese parallel stützen, indem sie diese in ihrer Mehrdeutigkeit fundieren.

Thévenot (2007, 2010, 2014) unterscheidet die folgenden drei Regime: das Regime des planenden Handelns, das Regime des Handelns im Vertrauten und das Regime des entdeckenden Handelns. Im Regime des planenden Handelns versuchen Akteure nicht ein kollektives Gut zu erreichen, sondern eine eigene, individuelle Absicht umzusetzen. Informationen sind dann oft funktional formatiert und ein Akteur kann frei über sein Handeln entscheiden. Solange ihm diese Freiheit gewährleistet ist, kann er auch im Sinne dieses Regimes handeln. Doch auch in diesem Regime muss sich eine Handlung nicht unbedingt nur auf eine Person beziehen. Über einen gemeinsamen Vertrag oder ein Projekt können Akteure ein wechselseitiges Engagement eingehen. Im Regime des Vertrauten setzen sich Akteure mit ihrer Umwelt in einer sehr vertrauten Art in Beziehung. Ihre Handlungen zielen auf Bekanntes wie Routinen, individuelle Besonderheiten oder Selbstverständlichkeiten ab. Auf diese Weise rückt der persönliche Komfort in den Fokus. Dieses Handeln ist typisch für Paar- oder Familienbeziehungen, enge Freundschaften oder auch im eigenen, privaten Haushalt. Es sind die Handlungen, die am stärksten einer öffentlichen, rechtfertigbaren oder generalisierbaren Handlung entgegenstehen. Informationen sind in diesem Format nach einer vertrauten Struktur geformt und teilweise auch nonverbal. So lange es einem Akteur gelingt in einer Situation diese Verbundenheit und Intimität zu erhalten, kann er in dem Engagement bleiben. In dem Regime des entdeckenden Handelns setzen sich Akteure mit der Haltung eines oder einer Entdeckenden mit ihrer Umwelt in Beziehung, mit dem Ziel etwas Neues herauszufinden. Informationen sind in dieser Haltung insbesondere durch ein Format überraschender Ereignisse, Objekte oder Situationen geformt. Solange Akteure diese Neugier und Erkundung ihrer Umwelt aufrechterhalten können, können sie in diesem Handlungsregime bleiben. Der Austausch mit anderen hat in diesem Regime in der Regel einen spielerischen Charakter.

Mit dem Konzept der Regime wird deutlich, dass Akteure nicht zwangsläufig auf die Einführung eines Evaluationsdispositivs durch eine neue Form wie der digitalen Alltagsgesundheit eingehen müssen. Sie können beispielsweise bei Quantifizierungsprozessen erkennen, dass sie bestimmten Klassifikationen und Quantifizierungen unterliegen und diese nicht mitbestimmen können. Sie versuchen dann, sich gegen die Klassifizierung, die Quantifizierung und die damit verbundenen Bewertungen zu wehren (Diaz-Bone 2019, S. 91). Desrosières (2015) bezeichnet dieses Vorgehen mit dem Konzept der Retroaktion. Um solchen Quantifizierungsprozessen, Kategorisierungen und Bewertungen auszuweichen, können sich Akteure in Regime, die keinem Rechtfertigungsdruck unterliegen, zurückziehen.

3.3 Digitale Alltagsgesundheit – die Entstehung einer neuen Form

3.3.1 Gesundheitsvision als Treiber einer digitalen Gesundheit

Im Gesundheitssystem[6] wird eine umfangreiche Datenerhebung und -verarbeitung diskursiv oft als Lösung für bestehende Probleme wie steigende Kosten, falsche

---

[6] Gemeint ist damit der erste Gesundheitsmarkt und alle damit verbundenen Akteure und Prozesse.

Behandlungsmethoden, Koordinationsprobleme, erfolgreiche Präventionsmaßnahmen oder zur Steigerung der PatientInnensicherheit gesehen (Grön 2021, S. 2–3). Die anwachsende Datenerhebung ist einerseits mit der Hoffnung verbunden, politische Steuerungsprozesse im Gesundheitssystem zu verbessern (Lenz 2021) und andererseits auch technologische Entwicklungen wie die präventive, individualisierte Medizin und das Patienten-Empowerment voranzutreiben (Ruckenstein und Schüll 2017). Diese Annahmen und Hoffnungen fördern schließlich die Datafizierung von Gesundheitsprozessen und den damit verbundenen Aufbau digitaler Infrastrukturen. Generell verbindet sich mit der digitalen Gesundheit die Hoffnung, medizinisches Wissen und gesundheitsbezogene Daten durch Datafikationsprozesse so zu integrieren, dass Krankheiten besser geheilt werden können oder ihr Auftreten von vornherein verhindert werden kann. Obwohl einige dieser neuen Technologien bereits im Einsatz sind, fällt dennoch auf, dass die Aktivitäten rund um die Einführung der digitalen Gesundheit weitgehend Zukunftsvisionen sind (Ruckenstein und Schüll 2017, S. 262; Wieser 2019, Grön 2021, S. 2–3). Interessanterweise handelt es sich bei der Betonung all der Vorteile digitaler Gesundheit um solche, die sich auf eine Zukunft beziehen, deren Eintreten vollkommen ungewiss ist. Allein die Vision dieser Vorteile scheint allerdings diskursiv mächtig genug zu sein, um gegenwärtige Datafizierungsprozesse zu initiieren und zu legitimieren. Entscheidend ist bei dieser Vision, dass sie über die kurative und präventive Medizin hinausgeht. Sie überschreitet damit eine Grenze hin zu einer wunscherfüllenden Medizin und ragt stärker als bisher in das alltägliche Handeln hinein (Wieser 2019, S. 427, Lenz 2021). Vor dem Hintergrund der politischen Ökonomie der Datafizierung im Gesundheitswesen wird diese Form der wunscherfüllenden Medizin in diesem Beitrag als neue Forminvestition eingeführt, die in der Lage ist, unspezifische Alltagspraktiken unabhängig von jeglichen Krankheitspraktiken als neue Gesundheitspraktiken zu mobilisieren. Diese neue Form, die ich mit dem Begriff der digitalen Alltagsgesundheit[7] bezeichne, zeichnet sich dadurch aus, dass alltägliche Aktivitäten gemessen und in einen gesundheitlichen Kontext eingebettet werden. Dabei ist es entscheidend, dass Praktiken in Zahlen und Grafiken übersetzt werden und diese

---

[7] Deborah Lupton definiert digitale Gesundheit wie folgt: „The term ‚digital health' refers to a wide range of technologies directed at delivering healthcare, providing information to lay people and helping them share their experience of health and illness, training and educating healthcare professionals, helping people with chronic illnesses to engage in self-care and encouraging others to engage in activities to promote their health and wellbeing and to avoid illness" (Lupton 2018, S. 1). Meine Definition weicht davon ab, weil sie sich nur auf spezifische Selbstvermessungspraktiken des privaten Alltags bezieht, die sich auf die Gesundheitsvorsorge beziehen.

als weitere Informations- und Bewertungsgrundlagen im Umgang mit Gesundheit genutzt werden können. Die digitale Alltagsgesundheit unterscheidet sich also durch zwei Aspekte von bisherigen Konzepten der digitalen Gesundheit, wie beispielsweise electronic health (eHealth), mobile health (mHealth) oder smart health:

(1) Die digitale Alltagsgesundheit verfolgt keinen spezifischen Gesundheitszweck, sondern zielt nur vage auf die Erhaltung der Gesundheit im Allgemeinen ab. Das bedeutet, dass digitale Technologien nicht als zielgerichtete Werkzeuge eingesetzt werden, beispielsweise zur Kontrolle bestimmter Krankheiten. Vielmehr fungiert die Technologie als Intermediär und damit möglicherweise auch als Dispositiv der Evaluation von Gesundheit im Alltag (Eymard-Duvernay 2012). Digitale Alltagsgesundheit bedeutet daher, dass immer mehr Dingen des täglichen Lebens willkürlich ein Gesundheitsbezug zugeschrieben werden kann.

(2) Das Konzept der digitalen Alltagsgesundheit ist daher auch mit einer sehr spezifischen analytischen und methodologischen Perspektive verbunden. Mit dem konzeptionellen Vorschlag, die digitale Alltagsgesundheit als eine neue Forminvestition zu verstehen, rücken die Prozesse der Konstruktion, Mobilisierung und Evaluation von Gesundheit und Gesundheitspraktiken in den Fokus. Damit werden Fragen nach der Rolle von Alltagsgegenständen, Regimen, Konventionen und Akteuren relevant. Die Auswirkungen der Technologie auf die Akteure oder die Evaluation einer erfolgreichen Implementierung solcher Technologien treten dann in den Hintergrund. Analytisch zielt das Konzept also genau auf die Wechselwirkungen zwischen der gesundheitsbezogenen Rahmung von Alltagshandlungen und dem Umgang der Akteure mit dieser Rahmung. Die Besonderheit dieses technologischen gesundheitlichen Kontextes liegt vor allem in der Flexibilität und Offenheit von Digitalisierungstechnologien. Dieser Aspekt wird in den kommenden Teilen weiter ausgearbeitet.

3.3.2 Legitimation und Charakteristika digitaler Alltagsgesundheit

Interessanterweise deuten einige Erkenntnisse aus dem Forschungsgebiet der Selbstmessung und der Quantified-Self-Bewegung darauf hin, dass die Messergebnisse von Gesundheitspraktiken und Alltagspraktiken vertrauenswürdiger erscheinen als die eigene Einschätzung des individuellen Körperzustands (Wiedemann 2019, S. 11). Die Gründe dafür, warum Menschen Gesundheits-Apps verwenden, können allerdings sehr unterschiedlich sein (Nafus 2016; Selke 2016;

Lupton 2016). Es gibt Akteure, die Boni erhalten wollen, indem sie ihre gemessenen Daten ihrer Krankenkasse zur Verfügung stellen. Solche Akteure nehmen eine marktorientierte Haltung ein. Andere Akteure hingegen, vor allem aus der Quantified-Self-Szene, messen ihre eigene Gesundheit aus Neugierde und dem Willen, den eigenen Körper und die eigene Gesundheit beeinflussen zu können (Selke 2016; Meißner 2016; Lupton 2016). Ein Teil dieser Gruppe entwickelt auch eigene Messinstrumente, um direkt Einfluss auf die Messkategorien zu nehmen. Die Personen der Quantified-Self-Bewegung sind oft der Meinung, dass die Zahlen und Messungen ein genaueres Bild der eigenen Gesundheit liefern und die eigene Einschätzung schneller zu Selbsttäuschung führen kann. Neben diesen Gruppen gibt es auch viele NutzerInnen, die Gesundheits-Apps aus präventiven Gründen verwenden oder zur Optimierung ihres physischen und psychischen Zustandes (Lupton 2017, S. 1). Darüber hinaus gibt es auch noch eine Gruppe von unwissenden NutzerInnen von Gesundheits-Apps. Dies liegt daran, dass Gesundheits-Apps auf vielen Smartphones bereits vorinstalliert sind und automatisch Gesundheitsdaten messen und an die Betreiber der Apps weiterleiten, wenn sie nicht explizit ausgeschaltet oder deinstalliert werden.

Abgesehen von der kleinen Gruppe innerhalb der Quantified-Self-Bewegung kann also davon ausgegangen werden, dass die Mehrzahl der Akteure, die präventive Gesundheits-Apps im Alltag nutzen, bereits mit fertigen Gesundheitskategorien als Messinstrumente konfrontiert werden und diese nicht hinterfragen. Die vordefinierten Messkategorien legen dann bereits selektiv fest, welche Daten des Alltags als gesundheitsrelevant eingestuft werden. Dadurch können auch nur diese Daten in weiteren Gesundheitskontexten verarbeitet werden, im Vergleich zu vermeintlich weiteren relevanten Gesundheitspraktiken des Alltags.

Letztlich hängt die Bedeutung von Gesundheitsdaten und Gesundheitswissen für präventives Gesundheitshandeln in einer Ökonomie der Gesundheitsdaten dann weniger von der individuellen Beurteilung und einem medizinischen Expertenwissen ab, sondern vielmehr von neuen Akteuren, die Indikatoren zur Messung von Gesundheit und die Bewertungskriterien für die Daten festlegen. Technologieunternehmen, wie Amazon, Google, Facebook, Apple oder IBM, sind zunehmend im Gesundheitsfeld aktiv, entwickeln neue Gesundheitsanwendungen und führen damit auch neue Standards und Kategorien ein, die bestimmen, was gemessen wird und warum (Sharon 2018). Das Gemeinwohl, auf das sie sich dabei stützen, kann sich zwischen den Akteuren allerdings stark unterscheiden (Sharon 2016, 2018; Cappel und Kappler 2019, Grön 2021). Für einige Unternehmen ist die individuelle Messung und Verarbeitung von persönlichen Gesundheitsdaten nur ein monetäres Geschäftsmodell. Andere sehen Messung und Verarbeitung von persönlichen Gesundheitsdaten als Teil eines Gemeinwohls an und wollen damit Menschen unterstützen, ein gutes und gesundes Leben zu führen. Sharon (2018, S. 5) führt in diesem Kontext eine Gemeinwohlorientierung ein, in der Vitalität ein universell zu erreichendes Gut darstellt. Diese Idee findet sich vor allem bei visionären Unternehmen aus dem Silicon Valley oder in der Quantified-Self-Bewegung (Selke 2016). Andere Akteure sehen in der Messung der individuellen Gesundheit eine Chance zur Gleichberechtigung der BürgerInnen durch eine ausgewogenere Arzt-PatientInnen-Beziehung und ein damit verbundenes Empowerment der PatientInnen (Sharon 2018). Im Hinblick auf die jüngsten neoliberalen Entwicklungen im Gesundheitssystem kann ein gesteigertes PatientInnen-Empowerment aber auch als ein Versuch verstanden werden, BürgerInnen als MarktteilnehmerInnen in einem Gesundheitsmarkt zu mobilisieren. Diese sollen sich im Idealfall dann nach konkurrierenden Gesundheitsangeboten erkundigen und diese nachfragen (Batifoulier et al. 2011). Dass eine solche Entwicklung bereits angestoßen ist, zeigen die jüngeren Entwicklungen im Gesundheitssystem. Aufgrund der neoliberalen Gesundheitspolitik der letzten Jahrzehnte hat sich in einigen europäischen Gesundheitssystemen eine marktorientierte und industrielle Gemeinwohlorientierung gegenüber einer häuslichen Gemeinwohlorientierung durchsetzen können (Batifoulier et al. 2011; Streckeisen 2017, Da Silva 2018).

Im Zusammenhang mit der digitalen Alltagsgesundheit kann dann auch angenommen werden, dass nicht nur PatientInnen durch ihr Empowerment zu einer Marktressource werden können, sondern prinzipiell jede Facette und Handlung des alltäglichen Lebens. Sobald es gelingt, eine Alltagshandlung zu digitalisieren und ihr mit spezifischen Kategorien einen Gesundheitsbezug zuzuweisen, wird sie auch anschlussfähig und wertvoll für einen Markt. Akteure können dann mit ihren alltäglichen Routinehandlungen zu einer Quelle von Informationen für den Markt werden. Eine mögliche Konsequenz aus der Einführung dieser neuen Form der digitalen Alltagsgesundheit könnte dann sein, dass die individuelle und professionelle Einschätzung der eigenen Gesundheit an Relevanz verliert und der vorläufige Prozess der Kategorisierung zur Messung von Gesundheit an Bedeutung gewinnt.[8]

Ein weiteres Merkmal der neuen Form der digitalen Alltagsgesundheit hängt direkt mit dem Prozess der Erstellung der Gesundheitsmesskategorien zusammen. Es geht um die Standardisierung von Gesundheitspraktiken oder Alltagsaktivitäten. Bei der Entwicklung und Programmierung der Gesundheits-Apps werden

---

[8] Für eine weitere Ausarbeitung zur Einführung von Innovationen im Gesundheitsmarkt siehe die Arbeit von Christian Livi (2019). Er beschreibt insbesondere die Valorisierungsprozesse aufseiten der Marktakteure bei der Einführung neuer medizinischer Technologien und die Rolle der verschiedenen Akteure im Koordinationsprozess im medizinischen System.

bereits sehr spezifische Kategorien und Bewertungsstandards in die Technologie implementiert, die bei der späteren Nutzung kaum noch einen Raum
für Kritik bieten. Eine Gesundheits-App, die Schritte zählt, die Herzfrequenz
misst und das Schlafverhalten aufzeichnet, ist beispielsweise nicht in der Lage,
auch Panikattacken, Geldsorgen oder eine schlechte Lebenssituation als gesundheitsbezogene Aspekte hinzuzufügen. Apps sind insbesondere aufgrund ihrer
kognitiven Zahlenformate in der Lage, durch standardisierte und standardisierende Quantifizierungsprozesse Äquivalenzen zwischen Menschen herzustellen
und sie so als identische Einheiten zu mobilisieren (Levay 2020, S. 7). Darüber hinaus implementieren Gesundheits-Apps dann auch ein Dispositiv zur
Evaluation digitaler Gesundheitspraktiken (Eymard-Duvernay 2012). Dies führt
einerseits zu einer Reduktion der Komplexität von Gesundheitspraktiken, da
nur ein Teil des Alltags der Akteure gemessen wird und innerhalb der politischen Ökonomie der Gesundheit relevant werden kann (Nafus 2014; Levay
2020). Andererseits schließt es aber andere alltägliche Praktiken insbesondere
Tabus aus, die für bestimmte Krankheiten und Gesundheitspraktiken entscheidend
sein können. Dadurch eröffnen sich schließlich verschiedene Relevanzebenen
für Gesundheitspraktiken. Das heißt, es kann zum einen zwischen Gesundheitspraktiken unterschieden werden, die im alltäglichen Leben relevant sind, und
solchen, die zusätzlich durch ihre Vermessung in einer politischen Ökonomie der
Gesundheit und damit auch in Public-Health-Kontexten relevant gemacht werden können. Es sind dann solche vermessenen Gesundheitspraktiken, die sich in
institutionalisierten Gesundheitskontexten wesentlich leichter legitimieren lassen.

Ein weiteres und zentrales Merkmal dieser Forminvestition bezieht sich
auf ihre Materialität und die damit verknüpfte Technologie.[9] Einerseits legen
Smartphones im Sinne ihrer Materialität somit ganz einfach Nutzungsgren-
zen fest. Andererseits entscheiden die eingeführten Messkategorien, Indikatoren
und Bewertungsmaßstäbe in den Programmen, welcher kleine Ausschnitt einer
Lebenswirklichkeit abgebildet (Nafus 2014) und wie dieser durch darauffolgende
Datafizierungsprozesse weiterverarbeitet werden soll. Damit wird ein relativ sta-
biles neues Handlungsmuster eingeführt, das sich auf die Gesundheitsvorsorge
im Alltag bezieht. Digitale Gesundheit ist dann nicht mehr das, was der Körper
in Abhängigkeit von biologischen und individuellen Lebensbedingungen anzeigt,
sondern nur noch das, was sich aktuell messen und vorhersagen lässt.

---

[9] Die Software selbst, die Datafizierung und Vernetzung der Daten.

3.3.3 Relevanz der digitalen Alltagsgesundheit

Im Folgenden möchte ich anhand von drei zentralen Gründen erläutern, warum ich davon ausgehe, dass diese neue Form der digitalen Alltagsgesundheit an Relevanz gewinnen kann.

Der erste Grund bezieht sich auf die spezifische Beschaffenheit der Form, die sich auch auf deren Lebensdauer auswirkt. Die Form ist mit neuen Technologien und Objekten wie Smartphones, Apps und Wearables ausgestattet. Es kann deshalb davon ausgegangen werden, dass sie eine relativ lange Lebensdauer hat, da die materielle Präsenz es schwieriger macht, sie im Vergleich zu kognitiven Formen zu ignorieren. Darüber hinaus ist ein Smartphone ein „multisituativer" Gegenstand, der in unzähligen Situationen des alltäglichen Lebens eingebettet ist. Selbst wenn eine spezifische Anwendung des Smartphones aufgegeben wird, beispielsweise durch das Löschen einer App von einem persönlichen Smartphone, bleibt dieses Smartphone für andere Situationen weiterhin relevant. Dies unterstreicht die Bedeutung von Objekten als Stabilisierungsmechanismen in Koordinationsformen. Wenn Akteure ihre eigene Gesundheit einschätzen wollen, können sie dazu problemlos auch auf ihre Smartphones zurückgreifen. Da das Smartphone ein technisches Objekt ist, bei dem Standardisierung und Funktionalität im Vordergrund stehen, unterstützt es insbesondere auch die industrielle Konvention. Sensoren messen dann im Rahmen eines Gesundheitskonzepts standardisiert alltägliche Routinetätigkeiten. Durch die Übersetzung der täglichen Handlungen in Zahlen mittels Datafizierungsprozessen verbinden sich die Akteure mit dem Objekt und werden im Sinne einer Dyade zu einer stabilisierenden Einheit in einer Situation. Neben diesen Stabilisierungsmechanismen über die Objekte erzeugt zusätzlich die weitläufige digitale Vernetzung der gemessenen Gesundheitsdaten einen weiteren Stabilisierungseffekt.

Der zweite Grund für die zunehmende Relevanz der Form der digitalen Alltagsgesundheit liegt in ihrem spezifischen Mechanismus, ihre Gültigkeit zu etablieren. Dies geschieht durch eine relativ subtile Art und Weise, die möglicherweise auch ganz allgemein für andere Datafizierungsprozesse charakteristisch sein könnte. Das Konzept der „statistischen Kette" von Desrosières und Thévenot (1979) eignet sich, um diesen Mechanismus genauer zu betrachten. Mit dem Konzept der statistischen Kette werden die Arbeitsschritte der Erzeugung, Verarbeitung und Verwendung von Daten als ein Prozess von miteinander verbundenen Situationen verstanden. Diese verbundenen Situationen können als vorgelagert und nachgelagert gesehen werden. Betrachtet man aus dieser Perspektive den Quantifizierungsprozess der neuen Form der digitalen Alltagsgesundheit, so lassen sich drei miteinander verbundene Elemente der Kette identifizieren: (1) die

Entwicklung von Messkategorien, (2) die Datenerhebung und (3) die Datenverarbeitung. Die Entwicklung der Messkategorien sowie die Verarbeitung der Daten durch Algorithmen findet in der Regel in einem privatwirtschaftlichen Umfeld und damit in einer Black Box statt. Dadurch ist unklar, welche Konventionen für die Entwicklung von Messkategorien und damit für die Generierung des Gesundheitswissen herangezogen wurden (Diaz-Bone 2019). Insbesondere im zweiten Teil der Kette geht somit die Grundlage für eine Rechtfertigung oder Kritik an den eingeführten Gesundheitskategorien verloren (Al-Amoudi und Latsis 2019, S. 119; Diaz-Bone et al. 2020). So rücken schließlich andere Bewertungsmechanismen für Gesundheit und Gesundheitspraktiken in den Vordergrund. Nun sind es nicht mehr Gesundheitsexperten, die den Körperzustand beurteilen, sondern Algorithmen und Dinge, wie Smartphones und Wearables, die bereits im ersten Schritt der statistischen Kette programmiert wurden (Mayer-Schönberger und Cukier 2013, S. 16; Rich und Miah 2017, S. 5). Wissen über Gesundheit hängt in diesem Fall dann stärker mit der Reichweite und der Lebensdauer von Technologie zusammen, als mit dem situativen Handlungs- und Interpretationsspielraum der beteiligten Akteure. Wenn also Gesundheit datafiziert wird, lässt sich mit der Hilfe des Konzepts der statistischen Kette aufzeigen, dass sowohl Konventionen mit semantischem Gehalt als auch solche ohne semantischen Gehalt relevant werden. Daher soll hier explizit der Unterschied zwischen diesen beiden Arten von Konventionen hervorgehoben werden. Konventionen mit semantischem Gehalt können grundsätzlich als eine Ressource für eine übergreifende und konsistente Denkweise in Koordinationssituationen verstanden werden. Sie haben ein inneres Potenzial, mit dem sie eine relativ kohärentere Anpassung an ihre soziale Umwelt erzwingen können (Diaz-Bone 2016, S. 57). Dadurch besitzen sie eine stabile Grundlage für gemeinsame, situative Interpretationen, Bewertungen und Evaluationen. Konventionen ohne semantischen Gehalt hingegen fehlt diese Grundlage einer gemeinsamen und übergreifenden Denkweise, wodurch eine kohärente Anpassung an die Umwelt nicht so einfach möglich ist. Sie funktionieren eher auf der Ebene von festgelegten Regeln und können als gesellschaftlich etablierte Standards verstanden werden. Solche Konventionen ohne semantischen Gehalt sind tendenziell durch Willkür gekennzeichnet. Sie können deshalb auch nicht argumentativ in einem kohärenten Sinnzusammenhang gerechtfertigt werden, sondern werden wie Normen einfach entschieden. Ein Beispiel für eine solche willkürliche Entscheidung ist die Festlegung für das Überfahren einer Ampel bei Grün und das Anhalten bei Rot (Diaz-Bone 2016, S. 54 ff.).

Im Zusammenhang mit der Datafizierung von Gesundheit ist die Messung von Schritten als Gesundheitsindikator beispielsweise ein typisches Beispiel für eine

Konvention ohne semantischen Gehalt. Denn die Anzahl der gegangenen Schritte, also die Zahl an sich, enthält zunächst keinen Informationsgehalt über den Gesundheitsprozess. Es ist nicht klar, in welchen Alltagssituationen die Schritte gemessen werden und auch nicht auf welches Gemeinwohl sich dieser Indikator bezieht. Zahlen entwickeln ihre Bedeutung immer erst in einem spezifischen Kontext und können nicht automatisch in alle anderen Situationen übertragen werden. Die Bewertungsskala von 10.000 Schritten pro Tag[10] (Lupton 2019, S. 133 f.) ist beispielsweise lediglich eine verallgemeinerte Bewertungsskala, die je nach Situation individuell neu interpretiert werden muss. Dennoch können aber durch die aggregierten Schrittdaten der NutzerInnen relativ einfach Korrelationen zwischen bestimmten Krankheiten und positiven Gesundheitszuständen hergestellt werden. Letztlich schafft die riesige Datensammlung dann aber auch ein Gesundheitswissen, das nicht auf Kausalität beruht (Mayer-Schönberger und Cukier 2013, S. 8). Dadurch können schließlich Korrelationen und Wahrscheinlichkeiten wichtiger werden als das eigentliche Fachwissen auf diesem Gebiet.

Für die bisherigen Schritte der Wissensproduktion sind situative Konventionen (sowie deren Erwägungen und Aushandlung) für die Bewertung und Einschätzung der Situation besonders relevant. Das bedeutet, dass es auch möglich ist, die Situation der Wissensproduktion nach bestimmten Prinzipien einer Gemeinwohlorientierung begründen und kritisieren zu können. Es ist fraglich, ob ein Algorithmus und insbesondere Gesundheits-Apps diesen Prozess situativ durchführen können. Mit anderen Worten: Konventionen ohne semantischen Gehalt, die in Gesundheit-Apps und Algorithmen eingebettet sind, können durch ihre vorgefertigten Messkategorien die Pluralität der Gemeinwohlorientierung einschränken und damit Konflikte erzeugen. Da eine Konvention ohne semantischen Gehalt in der Öffentlichkeit aber schwer zu rechtfertigen ist, wird im öffentlichen Gesundheitsdiskurs eine Konvention mit semantischem Gehalt für eine Pseudo-Argumentation herangezogen. Diese Konvention bildet dann die Diskussionsgrundlage für eine Rechtfertigung oder Kritik. Im Fall der Schritte als Gesundheitsindikator werden beispielsweise medizinische Studien im Sinne der industriellen Konvention angeführt, um tägliche Schritte als präventive Gesundheitsmaßnahme zu rechtfertigen. Die eigentliche(n) Konvention(en), die in die Entwicklung der Kategorie „Schritte zählen" einbezogen wurden (beispielsweise eine Marktkonvention), sind dann allerdings nicht unbedingt Teil der öffentlichen Diskussion.

---

[10] Siehe: https://www.10000steps.org.au/.

Daraus ergibt sich ein Mechanismus, der zunächst widersprüchlich erscheint, weil er zum einen Stabilität gewährleisten kann, gleichzeitig aber auch Veränderungen integrieren kann. Die statistische Kette zeigt, dass Konventionen bei Datafizierungsprozessen eine relevante Rolle dafür spielen, nach welchen Beurteilungs- und Bewertungsmaßstäben Gesundheitskategorien entwickelt werden (Diaz-Bone 2016, S. 57). Durch die zeitliche und situative Trennung der Kategorienentwicklung und der Messvorgänge sowie durch die technologischen Bedingtheiten werden diese Konventionen aber unsichtbar und damit in einer öffentlichen Diskussion zu Konventionen ohne semantischen Gehalt transformiert. Was ihre Lebensdauer und Validität angeht, müssten solche Koordinationen eigentlich sehr leicht an Relevanz verlieren und damit instabil werden. Das Gegenteil trifft allerdings zu, weil die Konventionen ohne semantischen Gehalt, die für die Messvorgänge und Weiterverarbeitung der Daten herangezogen wurden, an einer anderen Stelle der statistischen Kette eine Allianz mit einer Konvention mit semantischem Gehalt eingehen können (Diaz-Bone 2019). An vorderster Stelle bietet sich dabei eine Allianz mit der industriellen Konvention an, weil in dieser Konvention Zahlen ein elementares Informationsformat bilden (Diaz-Bone 2019, S. 78). Dies ermöglicht es dann, alltägliche Praktiken aller Art für Gesundheitskategorien sehr einfach mobilisieren und messen zu können.

Ruft man sich nun neoliberale Entwicklungen in den europäischen Gesundheitssystemen ins Gedächtnis, wie sie Philippe Batifoulier et al. (2011) und Nicolas Da Silva (2018) beschreiben, wird deutlich, warum sich diese Form der Messung relativ gut stabilisieren kann. Es geschieht durch die enge Verknüpfung mit der industriellen und marktlichen Konvention, die in vielen Gesellschaftsbereichen bereits einen Großteil von Koordinationen mitgestaltet.

Was die Stabilität und Validität dann überraschenderweise erhöht, anstatt sie zu verringern, ist gerade die Transformation der ursprünglichen Konvention bei der Einführung der Kategorien in eine Konvention ohne semantischen Gehalt. Denn diese erlaubt es auch, auf äußere Wandlungsprozesse gut reagieren und sich anpassen zu können. Sollen beispielsweise Atemzüge anstatt Schritte gemessen werden, ändert sich zwar die Messkategorie, das Informationsformat der Zahlen bleibt aber bestehen und kann sich weiterhin auf die industrielle Konvention stützen. Der eigentliche Grund, warum die Messkategorie verändert wird, verbleibt weiterhin im ersten Teil der statistischen Kette, also vor der Situation der Quantifizierung und damit unverhandelbar in einem öffentlichen Raum. Im öffentlichen Raum wird sie dann lediglich als Standard verhandelt, der sich nicht sinnvoll vor dem Hintergrund eines Gemeinwohls kritisieren oder rechtfertigen lässt.

Neben dieser fehlenden Möglichkeit, die herangezogene Konvention kritisieren oder rechtfertigen zu können, gibt es auch noch ein zweites Problem.

Um dieses Problem zu verdeutlichen, möchte ich das Konzept der „Allianz-Konvention" einführen und hervorheben. Es handelt sich um eine besondere Kombination von Konventionen, die eigentlich nur dazu dient, eine Konvention ohne semantischen Gehalt, beispielsweise einen Standard, zu stabilisieren und zu legitimieren. Die Allianz-Konvention ist eine Konvention mit semantischem Gehalt, die eng mit einer Konvention ohne semantischen Gehalt verknüpft ist. Wenn diese Verknüpfung plausibel erscheint, kann der semantische Gehalt der Allianz-Konvention auch als semantischer Gehalt für die Konvention ohne semantischen Gehalt fungieren. Er kann dann argumentativ zur Begründung beliebig definierter Standards herangezogen werden. Die Kritik bzw. Rechtfertigung erfolgt dadurch in der Logik der Allianz-Konvention und nicht der Konvention, die im ersten Schritt der statistischen Kette herangezogen wurde. Auf diese Weise können eine Kritik und Rechtfertigung nur noch über die Allianz-Konvention erfolgen.

Der dritte Grund für die steigende Relevanz der neuen Form der digitalen Alltagsgesundheit bezieht sich auf die Ausstattung der Form. Die Form zeichnet sich dadurch aus, dass sie (1) eine materielle und (2) eine nicht-materielle Ausstattung besitzt. Die materielle Ausstattung bezieht sich auf die vorhandenen Dinge und Technologien, auf denen die Form basieren kann. Die nicht-materielle Ausstattung bezieht sich auf kognitive Denkformate, darunter Konventionen sowie auch wissenschaftliche und juristische Formate.

(1) Die materielle Ausrüstung besteht aus mobilen Geräten, wie Smartphones und Tablets, mit ihrem jeweiligen Zubehör, wie Sensoren und Wearables. Akteure tragen diese Geräte in der Regel in allen Lebenssituationen bei sich und bringen sie aktiv in ihr tägliches Leben ein. Daneben gehören aber auch lokale Computer und Netzwerkinfrastrukturen, die die Nutzung und Verarbeitung der Daten ermöglichen zur materiellen Ausrüstung. Aufgrund der Software, also der Gesundheits-Apps, verfügt die Form auch über eine technologische Ausstattung. Die Software und Sensoren ermöglichen es, Gesundheitspraktiken und auch einfache Alltagspraktiken in Bits und Bytes und damit in etwas Digitales umzuwandeln. Empirisch relevant wird die Form dann also einerseits über Gesundheits-Apps oder Lifestyle-Apps und andererseits über Smartphones und Wearables, die mit ihren Sensoren als Messinstrumente dienen. Als weitere Technologie werden Algorithmen in die Apps integriert, die Häufigkeiten, Mittelwerte oder Indizes aus den einzelnen Alltagspraktiken bilden. In jedem Fall übersetzen sie die Praktiken in eine Sprache der Zahlen und machen sie damit einer Vielzahl von digitalen Technologien aus allen Lebensbereichen zugänglich (Nafus 2014). Durch diesen digitalen Anschluss können dann auch andere Technologien wie die künstliche Intelligenz und das „Internet der Dinge" zunehmend Teil

dieser Form werden. Die Datafizierung und Digitalisierung von Praktiken führt dann dazu, dass Menschen jederzeit und überall vermessen werden können und damit medizinische Daten generiert werden, die weiterverarbeitet, gespeichert, geteilt und vernetzt werden können (Wieser 2019, S. 431). Diese Technologien sind allerdings immer auch sehr eng mit bestimmten Konventionen verbunden wie etwa der industriellen Konvention. Neben den kognitiven Formaten stabilisieren aber auch schon alleine die Kabel, die Sensoren, der Strom, die Batterien oder die Leitplatinen der Technologie die Form. Indem sich die Objekte und Konventionen der neuen Form der digitalen Alltagsgesundheit aufeinander beziehen und damit gegenseitig stützen können, bilden sie auch einen verstärkten Stabilisierungsmechanismus.

(2) Ein elementarer Teil der nicht-materiellen Ausstattung der Form ist die inspirierte Konvention, da die Form der digitalen Alltagsgesundheit in erster Linie auf einer Vision aufbaut (Lupton 2016). Als Rechtfertigung der Form werden Innovationschancen herangezogen und das enorme Potenzial für die Gesundheitssteuerung, die der Datafizierung von Gesundheit zugeschrieben wird. Es besteht die Hoffnung, neue Krankheiten und Behandlungsmethoden zu entdecken oder auch in neuer Form Einfluss auf die Gesundheitsvorsorge und Prävention zu nehmen (Lupton 2019). Wenn sich schließlich eine inspirierte Konvention manifestieren kann, werden Entwicklungen der Gesundheitsmessung weiter gefördert und es ist leichter, Ressourcen zu mobilisieren und dafür politische Unterstützung zu sichern. Diese Vision einer wunschfüllenden Medizin und der Datafizierung von Gesundheit gibt auch den Forschungs- und Innovationsbemühungen eine Richtung, in die sie sich entwickeln können. Darüber hinaus ist die Form auch mit juristischen und wissenschaftlichen Elementen ausgestattet. Auf der Ebene der politischen Ökonomie der Gesundheit und damit insbesondere im Gesundheitsbereich spielen gesetzliche Regelungen zur Messung von Gesundheit eine wichtige Rolle. Zum einen können präventive Gesundheits-Apps aus dem Lifestylebereich nicht im ersten Gesundheitsmarkt eingesetzt werden, solange sie nicht als Medizinprodukt zertifiziert sind. Dieser Prozess unterliegt strengen Anforderungen, da die Gesundheits-Apps den definierten Standards von Medizinprodukten entsprechen müssen. Hinzu kommen Datenschutzbestimmungen, die den Umgang mit Gesundheitsdaten und den Schutz der Privatsphäre regeln sowie das Gesetz für eine bessere Versorgung durch Digitalisierung und Innovation.[11] Dieses Gesetz soll es ermöglichen, Apps auf Rezept zu verschreiben, Videosprechstunden einfach zu nutzen und überall bei Behandlungen auf das sichere Datennetz im

---

[11] Siehe beispielsweise das Digitale-Versorgung-Gesetz (DVG) in Deutschland: https://www.bundesgesundheitsministerium.de/digitale-versorgunggesetz.html.

Gesundheitswesen zugreifen zu können. Als juristische Ausstattung wirken solche Gesetze dann auch auf der Ebene der Einführung von digitalen Patientenakten in den europäischen Gesundheitssystemen und schließlich auch bei der Quantifizierung der eigenen Gesundheit. Zudem regeln diese Gesetze auch Details der technischen Ausstattung der Form, wenn sie bestimmte Standards definieren, die eine Interoperabilität zwischen den eingesetzten Technologien gewährleisten soll. Wissenschaftlich ist die Form ausgestattet, weil sie bei den Quantifizierungsprozessen von Gesundheit typische wissenschaftliche Methoden, wie Messungen, Grafiken oder mathematische Berechnungen, zugrunde legt. Außerdem bilden medizinische Studien teilweise auch eine Grundlage für die Bestimmung von Messindikatoren und Bewertungsmaßstäben.

Zusammenfassend lässt sich festhalten, dass mit der Vision und den Hoffnungen einer digitalen, messbaren Gesundheit eine neue Koordinationsform im Gesundheitsfeld eingeführt wird. Anhand der statistischen Kette konnte aufgezeigt werden, dass sich durch die zeitliche und räumliche Trennung der Quantifizierungs-, Mess- und Verarbeitungsprozesse eine Verschiebung in mehreren Dimensionen ereignet. In einer Machtdimension verlieren Professionen, wie Gesundheitsfachpersonen, aber auch Individuen an Deutungs- und Beurteilungskompetenz. Durch die unsichtbare Einführung der Messkategorien und die Transformation der ursprünglichen Pluralität von Konventionen in Konventionen ohne semantischen Gehalt ist eine Kritik oder Rechtfertigung der gemessenen Gesundheitsparameter nicht mehr möglich. Durch die Stellvertreterdiskussionen über eine Allianz-Konvention mit semantischem Gehalt bleibt diese folgenreiche Leerstelle aber größtenteils unsichtbar. Dadurch erhalten insbesondere Akteure aus der Technologie-Branche mehr Macht. Damit verbunden sind dann auch neue Formen der Wissensgenerierung, die verstärkt auf Korrelationen, Vorhersagen und Wahrscheinlichkeiten basieren, anstatt auf kausalen Erklärungen und Erfahrungswissen. Weiter zeigt auch die Ausstattung der Form, dass sie sich in einer politischen Ökonomie der Gesundheit insbesondere in den Situationen etablieren kann, die durch eine industrielle und marktliche Konvention bereits vorstrukturiert sind. Die Forschungen von Batifoulier et al. (2011, 2013) und Da Silva (2018) zeigen diese vorhandenen Strukturierungen im Gesundheitssystem bereits eindrücklich auf. Die statistische Kette macht aber auch deutlich, dass sich die Einführung von neuen Gesundheitskategorien und die folgende Messung in ganz unterschiedlichen Situationen vollziehen, die sich in ihrer Art der Allgemeinheit und Privatheit stark unterscheiden können. Eng verknüpft mit diesem Punkt sind dann auch Problematisierungen und Erfolge, die mit der Quantifizierung von Gesundheit verbunden sind. Die Erhebung der Gesundheitsdaten findet größtenteils in Alltagssituationen statt, die sich sowohl in einem privaten als auch in einem öffentlichen Umfeld ereignen können. Im nächsten Schritt soll daher näher darauf eingegangen werden, wie die Akteure mit ihrer Alltagsrealität umgehen und wie sie dabei die neu eingeführte Form der digitalen Alltagsgesundheit handhaben.

3.4 Digitale Alltagsgesundheit in privaten und öffentlichen Situationen

In den letzten Jahren lässt sich beobachten, dass die Messung von Alltagspraktiken zur Gewinnung von Gesundheitsdaten auch auf einer individuellen Ebene an Bedeutung gewonnen hat. Dabei lässt sich diese Entwicklung zuvorderst in präventiven Handlungsweisen erkennen, wenn Menschen Alltagspraktiken wie ihr Ernährungs-, Sport- und Schlafverhalten vermessen. Die Daten werden als Orientierungshilfe herangezogen, um eine zukünftige Gesundheit zu gewährleisten. Ob die eingeführte Form der digitalen Alltagsgesundheit eine Situation strukturiert und beeinflusst, ist davon abhängig, wie genau die gesundheitlichen Messungen in die pragmatische Strukturierung der individuellen Lebensführung eingebettet werden. Dies hängt auch damit zusammen, wie die Akteure darauf reagieren, dass sie durch Quantifizierungsprozesse im Gesundheitsbereich kategorisiert und bewertet werden. Wie Desrosières (2015) mit dem Konzept der „Retroaction" beschrieben hat, können sich Akteure aber auch diesen Kategorisierungen widersetzen und Abstufungen zwischen der Relevanz von Regimen und Konventionen vornehmen. Um systematisch zwischen verschiedenen Relevanzebenen der Quantifizierungspraktiken zu unterscheiden, möchte ich zwischen drei verschiedenen Szenarien der Quantifizierung von Gesundheit im Alltag unterscheiden:

(1) Im ersten Szenario, der *unwissenden öffentlichen Selbstvermessung,* werden Gesundheitsdaten im Alltag mit dem Smartphone vermessen und unwissend an Dritte weitergegeben. Sie werden damit Teil der politischen Ökonomie der Gesundheit und auch anschlussfähig an jegliche Formen digitaler Weiterverarbeitung. In diesem Szenario verwenden Akteure häufig Gesundheits-Apps, um spielerisch etwas über ihren Körper und sich selbst zu lernen sowie um individuelle Zielsetzungen im Sport und im Alltag zu kontrollieren (Schollas 2016) (Regime der Exploration). Wenn sie sich dabei mit ihrer eigenen Gesundheit beschäftigen, tun sie dies in einem persönlichen, vertrauensvollen Verhältnis, da es sich dabei um sensible und persönliche Handlungsweisen und Routinen handelt (Lupton 2017, S. 1) (Regime des Vertrauten). Gleichzeitig nehmen sie aber auch eine forschende und planende Haltung ein, wenn sie sich an neuen Körperwissen erfreuen und dieses auch dafür nutzen, um ihre Alltagshandlungen zu verändern

(Regime des planenden Handelns). Sie bewegen sich damit aktiv abwechselnd in den Regimen des Vertrauten, der Exploration und des planenden Handelns. Verwenden sie dabei allerdings öffentliche, präventive Gesundheits-Apps, die mit der Bereitstellung ihrer Dienste auch die Rechte an der Weiterverarbeitung der erhobenen Gesundheitsdaten beanspruchen, bewegen sie sich passiv auch in einem öffentlichen Raum. Dieser öffentliche Raum erfordert eigentlich eine Koordination, die sich vor dem Hintergrund eines Gemeinwohls vollzieht, das sich sowohl rechtfertigen als auch kritisieren lassen sollte.

Allerdings ist für die beteiligten Akteure nicht ersichtlich, dass sie in diesem Fall einen Teil einer statistischen Kette bilden. Dabei stehen die vor- und nachgelagerten Situationen der Kette außerhalb der Beurteilungs- und Bewertungsmöglichkeiten der Akteure, obwohl sie sich stark auf ihren Umgang mit der eigenen Gesundheit aber auch auf ganz andere Lebensbereiche auswirken können. Die Weiterverarbeitung der Gesundheitsdaten ermöglicht es Unternehmen im Rahmen gesetzlicher Regelungen Kategorien zu bilden, anhand derer sie Akteure mit unterschiedlichen Zielsetzungen selektieren können. Akteure können dadurch von bestimmten Dienstleistungen und Privilegien ausgeschlossen oder auch dafür bevorzugt werden (Fourcade und Healy 2017a, b, c). Dabei ist insbesondere an den Weiterverkauf der Gesundheitsdaten an Kreditunternehmen, Lebensversicherungen, Marketingunternehmen und Pharmaunternehmen zu denken. Die Kategorisierungen können dann zum einen auf die Person zurückwirken, die selbst Gesundheitsdaten erhebt, darüber hinaus aber auch auf Personen, die ähnliche Merkmale aufweisen. In diesem Szenario kann davon ausgegangen werden, dass die neu eingeführte Form der digitalen Alltagsgesundheit eine hohe Gültigkeit und Reichweite hat. Zum einen sind alle relevanten Ausstattungsmerkmale der Form in der privaten Handlungssituation relevant, obwohl sich der Akteur selbst in einer vertrauten, explorativen und planenden Handlungsweise mit seiner Umwelt in Beziehung setzt. Er verwendet dabei aber das Smartphone, Devices und Technologien, wie Gesundheits-Apps, und stützt sich dabei auch auf eine inspirierte Konvention, wenn er Erkundungen über sein eigenes Gesundheitshandeln anstellt. Gleichzeitig stabilisieren die rechtlichen und wissenschaftlichen Elemente der Gesundheits-Apps die Koordination, wenn sie standardisiert und dauerhaft vorgeben, wie was genau gemessen wird, wie Ergebnisse in der App präsentiert werden und wie die Daten weiter prozessiert werden. Jegliche Alltagshandlungen können in diesem Szenario gut als Gesundheitshandlungen mobilisiert und in einer Ökonomie der Gesundheit einflussreich werden.

(2) In dem zweiten Szenario, der *bewussten öffentlichen Selbstvermessung*, erheben Akteure Gesundheitsdaten ganz bewusst, um sie aus unterschiedlichen

Motivationsgründen mit einer bestimmten Institution zu teilen. Das können Krankenkassen sein, die Prämien für die Daten bezahlen[12], Sharingplattformen, wie „Patients like me", die Gesundheitsdaten seltener Krankheiten sammeln, um diese mit anderen Betroffenen zu teilen[13] oder auch Gesundheitsdienstleister, wie Gendatenbanken, die die Daten analysieren und biologische Informationen zurückspiegeln.[14] Auch in diesem Szenario setzen sich die Akteure in unterschiedlichen Arten mit ihrer Umwelt und den Dingen in Beziehung. In einem vertrauten Alltagshandeln nutzen sie das persönliche Smartphone, um sehr private Routinehandlungen wie das Schlafverhalten, Ernährungsgewohnheiten oder Bewegungsmuster des Alltags aufzuzeichnen. Diese individuelle vertraute Ebene verbinden sie mit einem planenden Handeln, wenn sie ihre Daten an eine Krankenkasse weitergeben, damit sie von dieser eine Vergütung erhalten können. Solange die Daten nur für eine Belohnung herangezogen werden und nicht für eine Bestrafung, ist es dem Akteur auch möglich, im Regime des Vertrauten und im Regime des planenden Handelns zu bleiben. Werden die Gesundheitsmessungen allerdings zu einer Verpflichtung, weil sonst beispielsweise Krankenkassenbeiträge angepasst werden könnten, eröffnet sich eine neue Situation, die die Möglichkeit zur Rechtfertigung oder Kritik dieses Vorgehens erforderlich macht. Das bezieht sich auch auf die Annahmen und Hypothesen der Krankenkassen und ihrer Partnerunternehmen, die diese zugrunde legen, wenn sie Messkategorien entwerfen. Bei dieser Kategorisierung wird dem Lebensstil oft eine zentrale Stellung als Einflussfaktor auf die Gesundheit eingeräumt und damit aktiv versucht in die Lebensgestaltung einzugreifen.[15]

Ähnlich verhält es sich bei der Vermessung von Gendaten. Hierbei bieten solche Gentests Akteuren einen Weg, um mehr über sich selbst oder die eigene Familie herauszufinden. Im Regime der Exploration sehen Akteure die Abgabe

---

[12] Siehe: https://www.sanahealth.ch/.

[13] Siehe: https://www.patientslikeme.com/.

[14] Siehe: https://www.23andme.com/en-int/; https://www.ancestry.com/; https://www.myh eritage.com/.

[15] Diese Ergebnisse stammen auch aus einem Interview, das mit einem App-Entwickler im Rahmen des Forschungsprojektes „Digitale Gesundheitsklassifikationen in Apps – Praktiken und Probleme ihrer Entwicklung und ihrer situativen Anwendung" geführt wurde. Es handelt sich um ein Forschungsprojekt (2019–2022), in dem die Ökonomie der Konventionen zur Anwendung kommt, das vom Schweizerischen Nationalfonds (SNF) finanziert wird und an der Universität Luzern angesiedelt ist. Weitere Informationen dazu: https://www.unilu. ch/fakultaeten/ksf/institute/soziologisches-seminar/forschung/digitale-gesundheitsklassifika tionen-in-apps-praktiken-und-probleme-ihrer-entwicklung-und-situativen-anwendung/.

von Speichelproben und die Vernetzung dieser Daten mit anderen Datenbanken als Möglichkeit ganz persönliches Wissen zu generieren. Mit der Bestellung
von Abstammungs- und Gesundheitsanalysen willigen die Akteure bei Unternehmen wie „23andme" oder „ancestry" im Registrierungsverfahren explizit ein,
dass ihre Gendaten an Dritte weiterverkauft und für zukünftige Analyseverfahren
verwendet werden dürfen, die noch nicht existieren. Ihre Gendaten dürfen dann
gelagert und auch für verschiedene Forschungszwecke verwendet werden. An dieser Stelle liegt der Übergang von einem privaten Regime der Exploration zu einer
öffentlichen Situation, die einen Diskussionsspielraum vor dem Hintergrund eines
Gemeinwohls erforderlich macht. Dies wird besonders deutlich, wenn man sich
schon wenige Entwicklungen in diesem Feld vor Augen führt. Zum einen basieren
die Herkunftsanalysen auf Vergleichen, wobei nicht die Vorfahren als Vergleich
dienen, sondern Personen aus der Datenbank, die heute in bestimmten Regionen leben. Die Kunden erhalten dann jeweilige Prozentangaben von Regionen, in
denen das eigene Genom vorkommt, beispielsweise dreißig Prozent in Deutschland, dreißig Prozent in Polen, dreißig Prozent in England. Die Datenbanken
nutzen diese Gendaten für sehr vielfältige Zwecke, sowohl für medizinische Studien als auch für teilweise fragwürdige Kooperationen mit Dritten. Dabei lassen
sie den Akteuren kaum einen Spielraum das Vorgehen zu kritisieren. Fragwürdige
Kooperationen mit AirBnB oder Spotify zeigen die Notwenigkeit eines Mit-
sprachrechts mit Bezug auf ein Allgemeinwohl auf. Spotify nutzt die Gendaten,
um den Gendatenbankkunden Musikangebote passend zu ihrer Herkunft anzubieten und AirBnB bietet Unterkünfte an Orten, an denen Akteure Ahnenforschung
betreiben wollen. Anhand dieser Beispiele wird eine Problematik deutlich, die
darin liegt, dass zum einen die Zwecke und Auswertungsweisen der Daten unklar
bleiben und es deshalb auch keinen öffentlichen Diskurs gibt, an dem sich alle
betroffenen Akteure beteiligen können. Ebenso wie im ersten Szenario ist auch
hier davon auszugehen, dass die neue Form der digitalen Alltagsgesundheit die
Koordination im Sinne einer digitalen Gesundheit stabilisieren kann. Die situative Anwendung von Smartphones und Technologien, wie Gesundheits-Apps oder
auch von Analysekits für Genanalysen, standardisieren die Messpraktiken und
machen sie durch ihre Möglichkeit zur Generalisierung problemlos auf ähnliche
Situationen von NutzerInnen übertragbar. So kann sich die Form in ihrer Reichweite und Validität stabilisieren. Auch juristische und wissenschaftliche Standards
begrenzen und steuern die Nutzung der Gesundheits-Apps und die Weiterverarbeitung der Gesundheitsdaten. Dies kommt insbesondere dann zum Tragen, wenn
NutzerInnen mit den Datenschutzrichtlinien und der Zustimmung oder Ablehnung
dieser konfrontiert werden. An dieser Stelle kann es schließlich zur Ablehnung

der neuen Form kommen, wenn NutzerInnen mit den rechtlichen und wissenschaftlichen Standards nicht einverstanden sind und sich schließlich gegen die
Vermessung persönlicher Gesundheitsdaten entscheiden. Trotzdem können Personen aber indirekt sowohl positiv als auch negativ von der neuen Form betroffen
sein. Grund dafür sind die umfassenden aggregierten Gesundheitsdaten, die zum
einen Rückschlüsse und Interventionen auf ganze Zielgruppen zulassen. Zum
anderen führt die private, selektive Datenaggregation aber auch dazu, dass nur
Daten bestimmter Gruppen (meinst jung, wohlhabend, europäisch) als Grundlage
für die Weiterentwicklung von Therapien, Medikamenten und Dienstleistungen
dienen und damit andere Gruppen ausschließen.

In dem dritten Szenario, *der privaten Selbstvermessung*, erheben Akteure
individuell Gesundheitsdaten, teilen diese aber nicht mit Dritten und nutzen
sie nur privat. Dazu verwenden sie dann beispielsweise selbst programmierte
Gesundheits-Apps oder andere Software, um ihre persönlichen Daten zu erheben, auf lokalen Datenträgern zu speichern und weiterzuverwenden. Dies sind
zum einen Akteure, die spielerisch etwas über ihr eigenes Verhalten und ihre
Gesundheit herausfinden wollen (Wiedemann 2019, S. 10), aber auch solche,
die für ihr eigenes Anliegen noch keine geeignete App finden konnten. Sie pro-
grammieren sich dann selbst eine individuelle Gesundheits-App und verwenden
diese nur zu privaten Zwecken.[16] Hier wird deutlich, dass die Situation sich
nicht mit der Ausstattung der neu eingeführten Form der digitalen Alltagsgesundheit deckt. Zum einen wirken keine rechtlichen Standards und auch keine
standardisierten Messkategorien. Dadurch lassen sich die Gesundheits-Apps oder
auch andere Anwendungen, die Akteure in diesem Zusammenhang entwickeln,
nicht generalisieren und stehen auch keiner größeren Anzahl von NutzerInnen zur
Verfügung. So können beispielsweise selbstentwickelte Diabetes-Apps anderen
NutzerInnen nicht als Medizinprodukt angeboten werden. Auch die industrielle
Konvention, die ein Teil der Ausstattung dieser neuen Form bildet, wird in diesem
privaten Regime der Exploration zweitrangig. Akteure messen hier ihre Gesundheit auf unterschiedlichen Wegen, setzen die Messungen auch aus oder achten
auf ein individuelles Körpergefühl (Duttweiler et al. 2016). Außerdem spielen
auch wissenschaftliche, medizinische Standards bei diesen Akteuren teilweise
eine nachgelagerte Rolle, da sie Experimente individuell mit einer Fallzahl n $= 1$
ausprobieren, anstatt sich auf die Erkenntnisse von Gesundheitsfachpersonen oder
Vergleichswerte von anderen Personen zu verlassen (Tensfeld 2016, S. 33; Sharon
2017, S. 108 f.). Die Situation, in der Akteure dann Gesundheitsdaten erheben,

---

[16] Siehe dazu beispielsweise: https://quantifiedself.com/blog/interview-mad-ball-of-open-
humans/.

bleibt weiterhin durch ein individuelles, vertrautes, experimentelles oder planendes Handeln strukturiert. Spannungen sind in diesem Szenario nicht zu erwarten, weil sich Akteure mit ihren Handlungen auf einer privaten Ebene bewegen und weder dem Zwang zur Rechtfertigung ausgesetzt sind noch der Notwendigkeit zur Kritik an dem Umgang und der Weiterverarbeitung ihrer Gesundheitsdaten.

Die ersten beiden Szenarien unterscheiden sich von dem Dritten dadurch, dass sie sich an der Schwelle eines Wechsels zwischen den Regimen im Privaten und einer öffentlichen, kollektiven Situation (Regime der Rechtfertigung) befinden. Das dritte Szenario hingegen lässt sich vollkommen den Regimen im Privaten zuordnen. Ich gehe davon aus, dass sich die drei Szenarien in ihrer Anfälligkeit für Konflikte und Spannungen unterscheiden. Das erste Szenario zeichnet sich durch einen unwissenden Regimewechsel von einem privaten in ein öffentliches Regime aus. Aufseiten der Nutzenden bleiben die Inkonsistenzen der statistischen Kette dann so lange bedeutungslos, solange diese nicht unmittelbar negativ auf sie zurückwirken. Wenn kritische Diskussionen über moralische Wertsetzungen im Umgang mit Gesundheitsdaten entstehen, dann geschieht dies in der Regel in einem öffentlichen politischen oder medialen Diskurs, der im privaten praktischen Lebensalltag nur eine untergeordnete Rolle spielt. In diesem öffentlichen Diskurs werden dann, wie in Kap. 3 beschrieben, häufig Stellvertreterdiskussionen geführt, die sich auf eine Allianz-Konvention beziehen, anstatt auf den wichtigen Prozess der Kategorisierung. Spannungen und Konflikte, die sich auf die Gesundheitskoordination im privaten Alltag auswirken, sind in diesem Szenario erst denkbar, wenn eine direkte Betroffenheit der Akteure generiert wird. Dies ist beispielsweise vorstellbar, wenn es zu Datendiebstählen und Zweckentfremdung der eigenen Daten kommt oder die eigenen Daten zu konkreten negativen Sanktionen führen. Im zweiten Szenario hingegen ist davon auszugehen, dass eine fortlaufende und gelingende Koordination aller beteiligten Akteure der statistischen Kette sehr störanfällig ist. Inkonsistenzen der statistischen Kette können schnell zur Auflösung der Messvorgänge auf der Ebene der NutzerInnen führen. Durch den bewussten Übergang von einem privaten Regime in ein öffentliches Regime beteiligen sich NutzerInnen von Gesundheits-Apps aktiv an der Koordination von der Herstellung und Nutzung von Gesundheitsdaten, indem sie dazu eine kritische oder auch rechtfertigende Haltung vor dem Hintergrund eines Allgemeinwohls einnehmen können. Im dritten Szenario hingegen ist die Konfliktanfälligkeit sehr niedrig, da die statistische Kette, die mit der neu eingeführten Form der digitalen Alltagsgesundheit verbunden ist, von Anfang an unterbrochen ist. Sowohl die Kategorienbildung als auch die Messung und die Weiterverarbeitung der Daten findet ausschließlich in privaten Regimen statt. Die konflikterzeugende Vernetzung der Daten mit einer Ökonomie der Gesundheit bleibt in diesem Szenario aus. Die folgende Tabelle liefert einen Überblick über die neu eingeführte Form der digitalen Alltagsgesundheit und die damit verbundenen Konfliktebenen im privaten Gesundheitshandeln (Tab. 3.1).

Tab. 3.1 Digitale Alltagsgesundheit und Konfliktdimensionen

Szenarien	Gemein-wohlorien-tierung?	Regime-wechsel Privat zu öffentlich	Relevante Elemente für Regimewech-sel	Relevante Elemente für Koordinati-onsstabilität	Relevanz der Form digitale Alltagsge-sundheit	Potential für Konflikte
Unwis-sende öffentliche Selbstver-messung	Ja	Unwis-send	Smartphone, Gesundheits-Apps; industrielle Konvention; Konvention ohne semantischen Gehalt	Smartphone, Gesundheits-Apps; rechtliche und wissen-schaftliche Standards	Hoch	Niedrig
Bewusste öffentliche Selbstver-messung	Ja	Bewusst	Smartphone; rechtliche Regelungen (Nutzungs-vereinbarun-gen)	Smartphone, Gesundheits-Apps; Konvention der Inspiration; Regime der Exploration	Hoch	Hoch
Private Selbstver-messung	Nein	Kein Wechsel	Keine	Smartphone und weitere Technolo-gien; Regime der Exploration, des Vertrauten und des planenden Handelns; fehlende Datenvernet-zung	Keine	Keine

Quelle: Eigene Darstellung

3.5 Schlussfolgerung: Konsequenzen der digitalen Alltagsgesundheit und der Gesundheitsökonomie

Die aktuellen Datafizierungs- und Digitalisierungsprozesse im privaten Alltag mobilisieren eine positive Vorstellung einer präventiven und kontrollierbaren Gesundheit. Diese Vorstellung führt allerdings ganz nebenbei zur Etablierung einer neuen Form, die hier als digitale Alltagsgesundheit eingeführt wurde. Diese Form zeichnet sich durch eine räumliche, zeitliche und argumentative Fragmentierung der statistischen Kette aus. Diese Fragmentierung führt schließlich zu einer Veränderung der Evaluations- und Koordinationsprozesse hinsichtlich der Gesundheit im Allgemeinen und auch der individuellen Gesundheitspraktiken. Paradoxerweise werden Smartphones, Gesundheits-Apps, Konventionen ohne semantischen Gehalt und Allianz-Konventionen eingesetzt, um diese inkonsistente statistische Kette zu stabilisieren und so eine erfolgreiche Koordination herzustellen. Der Argumentation des Beitrags folgend gehe ich davon aus, dass sich die Form der digitalen Alltagsgesundheit weiterverbreiten wird und sich mit ihrer zunehmenden Relevanz und Validität auch neue gesundheitliche Koordinationsprozesse langfristig stabilisieren können. Ich sehe diese Entwicklung mit drei tief greifenden Konsequenzen verbunden, die sowohl die individuelle Gesundheit und institutionalisierte Gesundheitsbehandlungen betreffen, als auch das allgemeine Wissen und Handeln um Gesundheit.

Die erste Konsequenz betrifft die Art und Weise, wie Wissen über Gesundheit und Gesundheitspraktiken hergestellt und bewertet wird. Durch die Datafizierung der Alltagspraktiken über Gesundheits-Apps können diese als neue Gesundheitspraktiken und -prozesse in einer Ökonomie der Gesundheit wertvoll gemacht werden. Dies kann dazu führen, dass sich das Verständnis darüber, welche Gesundheitsaspekte als legitim und wertvoll gelten und welche nicht, verändern kann. Das ist dann der Fall, wenn mit Blick auf den eigenen körperlichen Zustand die gemessenen Gesundheitsdaten als Bewertungsgrundlage wichtiger werden als die individuelle Selbsteinschätzung oder die medizinische Expertise. Die Folge davon ist, dass nicht unbedingt Gesundheitsfachpersonen die relevanten Werte in der Gesundheitsversorgung definieren, sondern vermehrt EntwicklerInnen von Gesundheits-Apps und große Technologieunternehmen. Infolgedessen treten andere Mechanismen zur Generierung von Gesundheitswissen in den Vordergrund und Vorstellungen darüber, welche Prozesse im Rahmen von präventiven Gesundheitspraktiken als wertvoll anzusehen sind. Die dadurch neu entstehenden großen Datenmengen sind dann einerseits durch eine größere Unschärfe gekennzeichnet als bisherige wissenschaftliche Gesundheitsdaten, liefern aber gleichzeitig ein umfassenderes Bild aus verschiedenen Lebensbereichen. Dies erfordert dann weniger Spezialwissen aus einem bestimmten Bereich und mehr generalisiertes Gesundheitswissen, wodurch vor allem Korrelationen wichtiger werden können als Kausalitäten. Dies ist besonders für den Umgang mit Gesundheit kritisch zu sehen, denn die Bewertung und Beurteilung von richtigem und falschem Gesundheitsverhalten findet dann nicht mehr vor dem Hintergrund eines Gemeinwohls statt, sondern in einer technologischen Black Box. Andererseits werden mit dem Umgang von großen Mengen an Gesundheitsdaten auch Wahrscheinlichkeiten und Zukunftsprognosen relevanter. Auch hier wird ein Abstimmungsprozess auf der Basis eines Gemeinwohls ausgesetzt und stattdessen werden Menschen auf der Basis berechneter Wahrscheinlichkeiten bewertet. Dies ist besonders problematisch, wenn Menschen nicht mehr auf der Grundlage ihres tatsächlichen Verhaltens, sondern hingegen auf der Grundlage der berechneten Wahrscheinlichkeiten beurteilt werden. Die ersten beiden beschriebenen Szenarien, in denen eine digitale Alltagsgesundheit an Bedeutung gewinnt, zeigen, dass in einer politischen Ökonomie der Gesundheit mit einem steigenden Wachstum von digitalen Gesundheitsdaten zu rechnen ist. Daraus kann man schließen, dass die hier angeführten Konsequenzen durchaus realistisch sein können. Für den Umgang mit und die Entwicklung von Gesundheitswissen werden statt individueller körperlicher Beschwerden vielmehr eingeführte Messkategorien relevant, die nicht öffentlich diskutiert werden können.

Die zweite Konsequenz dieser Entwicklung ist die Einbeziehung von immer mehr Aspekten des sozialen Lebens in die Generierung von Gesundheitswissen und Gesundheitspraktiken im Allgemeinen. Als Folge davon werden Alltagspraktiken, wie Schritte, Gegenstände wie Smartphones oder Prozesse wie die Verknüpfung verschiedener Lebensstildaten konstitutiv für den Generierungsprozess von Gesundheitswissen und Gesundheitsverhalten. Der Hauptgrund dafür ist der Mechanismus der Verknüpfung von Daten. Dieser erlaubt es, praktisch durch die Datafizierungsprozesse jede Art von Daten in einer Gesellschaft beliebig zu verknüpfen. Auf diese Weise können Objekte und Verhaltensweisen, die bisher nicht mit Gesundheit in Verbindung gebracht wurden, als Quelle für neue Gesundheitsinformationen dienen. Beispiele dafür sind der Aufenthaltsort einer Person, die täglich unternommenen Schritte, das Wetter, Arbeitszeiten, Reisetätigkeiten oder auch die Risikobereitschaft. Die Verknüpfung solcher Informationen ermöglicht es zwar auch neue gesundheitliche Zusammenhänge aufzeigen zu können, diese aber nicht erklären zu können. Umgekehrt können Gesundheitsdaten auf diese Weise auch in anderen gesellschaftlichen Bereichen an Relevanz gewinnen. Wenn die digitale Alltagsgesundheit tatsächlich weiter mobilisiert und stabilisiert werden kann, ist aufgrund ihrer Vernetzungseigenschaft davon auszugehen, dass soziale und gesellschaftliche Faktoren für die Bewertung von Gesundheit wichtiger werden als biologische Faktoren. Die Vernetzung ermöglicht es zudem, neuen Akteuren, wie beispielsweise großen Technologieunternehmen, im Gesundheitsbereich aktiv zu werden. Mit ihren eingeführten Messkategorien können sie dann aktiv in die Generierung und Verarbeitung von Gesundheitswissen eingreifen. Besonders kritisch ist, dass diese Prozesse in der Regel in der Privatwirtschaft stattfinden, aber dennoch Auswirkungen auf die Konstruktion allgemeiner Gesundheitswerte und damit auch auf die politische Steuerung von Gesundheitsinterventionen haben. Die Vernetzung von Daten ist daher ein Schlüsselelement für die Reichweite und Mobilisierung der digitalen Gesundheit.

Die dritte Konsequenz dieser Entwicklung knüpft an die Bedeutung der Datenvernetzung an. Durch die Möglichkeit, verschiedene Lebensbereiche über Datafizierungsprozesse zu verknüpfen, können diese Bereiche schließlich auch aus ganz unterschiedlichen Gründen die Kategorie Gesundheit mobilisieren. Für das Individuum bedeutet dies, dass es zur Projektionsfläche verschiedener Mobilisierungsprozesse der Gesundheit wird. Daraus folgt, dass nicht mehr nur von einem individuellen Gesundheitszustand gesprochen werden kann, sondern vielmehr von einem individuell-pluralistischen Gesundheitszustand gesprochen werden muss, der räumlich und zeitlich völlig unterschiedlich ausgestaltet sein kann. Es ist denkbar, dass in Zukunft Arbeitgeber, Vermieter, Versicherungen, Kreditinstitute, Marketingfirmen, Partnerbörsen, Freizeitindustrie, Pharmaunternehmen, Tiervermittler, politische Entscheidungsträger und andere Institutionen und Akteure an Gesundheitsdaten interessiert sind oder aktiv Gesundheitsdaten generieren. Für den Einzelnen kann dies auch bedeuten, dass er in einem dieser Bereiche „gesund" ist, in einem anderen aber als „krank" eingestuft wird. In einer politischen Ökonomie der Gesundheit können dadurch Formen eines Überwachungskapitalismus (Zuboff 2019) oder neue Formen des digitalen Kapitalismus an Relevanz gewinnen und über die Legitimierung von Gesundheitsinformationen und Gesundheitspraktiken bestimmen. Gerade im digitalen Kapitalismus verschwimmen die Formen der Wertschöpfung und -generierung, wodurch bestimmte Gesundheitshandlungen oder Alltagsroutinen von Akteuren aufgewertet oder entwertet werden können. Dies kann mit der Einführung und Durchsetzung bestimmter Gesundheitswerte vor dem Hintergrund einer ausbeuterischen Marktlogik verbunden sein. Mit dem Konzept der Regime wurde jedoch systematisch aufgezeigt, dass individuelle Gesundheitspraktiken nicht bedingungslos mobilisiert werden können und dass dieser Versuch sehr wohl auch scheitern kann. Entscheidend für die Mobilisierung der digitalen Alltagsgesundheit ist der Wechsel von einem privaten zu einem öffentlichen Regime. Erst in dem öffentlichen Regime gewinnen die festgelegte Messkategorien der App-HerstellerInnen und die willkürliche Möglichkeit der Vernetzung von Daten des alltäglichen Lebens schließlich an Relevanz. Dann verschwindet aber zunehmend die Möglichkeit diese neu eingeführten Gesundheitskategorien in Anbetracht des dafür herangezogenen Gemeinwohls kritisieren oder rechtfertigen zu können.

Literatur

Al-Amoudi, Ismael/Latsis, John. 2019. *Anormative black boxes. Artificial intelligence and health policy.* In: Al-Amoudi, Ismael/Lazega, Emmanuel (Hrsg.), Post-Human Institutions and Organizations Confronting the Matrix. London: Routledge, S. 119–142.

Batifoulier, Philippe/Domin, Jean-Paul/Maryse Gadreau. 2011. Market Empowerment of the Patient: The French Experience. *Review of Social Economy* 69(2), S. 143–162.

Batifoulier, Philippe/Braddock, Louise/Latsis, John. 2013. Priority setting in health care. From arbitrariness to societal values. *Journal of Institutional Economics* 9(1), S. 61–80.

Boltanski, Luc/Chiapello, Ève. 2006. *Der neue Geist des Kapitalismus.* Konstanz: UVK.

Boltanski, Luc/Thévenot, Laurent. 1983. Finding one's way in social space. A study based on games. *Social Science Information* 22(4/5), S. 631–679.

Boltanski, Luc/Thévenot, Laurent. 2007. *Über die Rechtfertigung. Eine Soziologie der kritischen Urteilskraft.* Hamburg: Hamburger Edition.

Cappel, Valeska. 2021. The plurality of daily digital health. The emergence of a new form of health coordination. *Historical Social Research* 46(1), S. 230–260. https://doi.org/10.12759/hsr.46.2021.1.230-260

Cappel, Valeska/Kappler, Karolin. 2019. *Plurality of values in mHealth: Conventions and ethical dilemmas.* In: Bächle, Thomas Christian/Wernick, Alina (Hrsg.), The futures of eHealth. Social, ethical and legal challenges. Berlin: Alexander von Humboldt Institute for Internet and Society (HIIG), S. 31–37. https://doi.org/10.5281/zenodo.3296885

Da Silva, Nicolas. 2018. L'industrialisation de la médecine libérale. Une approche par l'Économie des conventions. *Management & Avenir Santé* 3(1), S. 13–30.

Desrosières, Alain. 2000. Measurement and its uses. Harmonization and quality in social statistics. *International Statistical Review* 68(2), S. 173–187.

Desrosières, Alain. 2005. *Die Politik der großen Zahlen. Eine Geschichte der statistischen Denkweise.* Berlin: Springer.

Desrosières, Alain. 2008. *Pour une sociologie historique de la quantification. L'argument statistique I.* Paris: Mines ParisTech.

Desrosières, Alain. 2011a. The economics of convention and statistics: the paradox of origins. *Historical Social Research* 36(4), S. 64–81.

Desrosières, Alain. 2011b. *Worlds and numbers. For a sociology of the statistical argument.* In: Rudinow Saetnan, Ann/Mork Lomell, Heidi/Hammer, Svein (Hrsg.), The mutual construction of statistics and society. New York: Routledge, S. 41–63.

Desrosières, Alain. 2015. *Retroaction. How indicators feed back onto quantified actors.* In: Rottenburg, Richard/Engle, Merry Sally/Park, Sung-Joon/Mugler, Johanna (Hrsg.), The

world of indicators. Cambridge: Cambridge University Press, S. 329–353. https://doi.org/
10.1017/CBO9781316091265.013

Desrosières, Alain. 2016. *The quantification of the social sciences. An historical comparison.*
In: Bruno, Isabelle/Jany-Catrice, Florence/Touchelay, Béatrice Touchelay (Hrsg.), The
social sciences of quantification. Cham: Springer, S. 183–204. https://doi.org/10.1007/
978-3-319-44000-2_15

Desrosières, Alain/Thévenot, Laurent. 1979. Les mots et les chiffres. Les nomenclatures
socioprofessionnelles. *Economie et statistique* 110, S. 49–65.

Diaz-Bone, Rainer. 2016. Convention theory, classification and quantification. *Historical
Social Research* 41(2), S. 48–71. https://doi.org/10.12759/hsr.41.2016.2.48-71

Diaz-Bone, Rainer. 2017. Classifications, quantifications and quality conventions in markets.
Perspectives of the economics of convention. *Historical Social Research* 42(1), S. 238–
262. https://doi.org/10.12759/hsr.42.2017.1.238-262

Diaz-Bone, Rainer. 2018. *Die Economie des conventions. Grundlagen und Entwicklungen
der neuen französischen Wirtschaftssoziologie.* 2. Auflage. Wiesbaden: Springer VS.

Diaz-Bone, Rainer. 2019. *Valuation an den Grenzen von Datenwelten. Konventionentheore-
tische Perspektiven auf Quantifizierung und Big Data.* In: Kropf, Jonathan/Laser, Stefan
(Hrsg.), Digitale Bewertungspraktiken. Labore der Grenzziehung in vernetzten Welten.
Wiesbaden: Springer VS, S. 69–94.

Diaz-Bone, Rainer/Didier, Emmanuel (Hrsg.) 2016a. Conventions and quantification. Transdisciplinary perspectives on statistics and classifications (special issue). *Historical Social
Research* 41(2).

Diaz-Bone, Rainer/Didier, Emmanuel. 2016b. The sociology of quantification. Perspectives
on an emerging field in the social sciences. *Historical Social Research* 41(2), S. 7–26.

Diaz-Bone, Rainer/Horvath, Kenneth/Cappel, Valeska. 2020. Social Research in Times of
Big Data. The Challenges of New Data Worlds and the Need for a Sociology of Social
Research. *Historical Social Research* 45(3), S. 314–341. https://doi.org/10.12759/hsr.45.
2020.3.314341

Duttweiler, Stefanie/Gugutzer, Robert/Passoth, Jörg-Hendrik/Strübing, Jörg (Hrsg.) 2016.
Leben nach Zahlen. Self-Tracking als Optimierungsprojekt? Bielefeld: transcript, S. 9–42.

Eymard-Duvernay, François. 1981. Les secteurs de l'industrie et leurs ouvriers. *Économie et
statistique* 138(1), S. 49–68.

Eymard-Duvernay, François. 2006a. *Introduction.* In: Eymard-Duvernay, François (Hrsg.),
L'économie des conventions. Méthodes et résultats. Bd. 1: Débats. Paris: La Découverte,
S. 11–20.

Eymard-Duvernay, François. 2006b. *Pouvoir d'évaluation de la qualité du travail et décisions
d'emploi.* In: Petit, Héloïse/Thévenot, Nadine (Hrsg.), Les nouvelles frontières du travail
subordonné. Approche pluridisciplinaire. Paris: La Découverte, S. 71–86.

Eymard-Duvernay, François/Thévenot, Laurent. 1983a. *Investissements spécifiques et concurrence sur le marché.* WP. Paris: INSEE.

Eymard-Duvernay, François/Thévenot, Laurent. 1983b. *Les investissements de forme. Leur
usage pour la main d'oeuvre.* WP. Paris: INSEE.

Eymard-Duvernay, François. 2012. *Du chômage keynésien au chômage d'exclusion.*
In: Eymard-Duvernay, François (Hrsg.), Epreuves d'évaluation et chômage. Toulouse:
Octarès Editions, S. 9–46.

Fourcade, Marion/Healy, Kieran. 2017a. Seeing like a market. *Socio-Economic Review* 15(1), S. 9–29.

Fourcade, Marion/Healy, Kieran. 2017b. Classification situations. Life-chances in the neoliberal era. *Historical Social Research* 42(1), S. 23–51.

Fourcade, Marion/Healy, Kieran. 2017c. Categories all the way down. *Historical Social Research* 42(1), S. 286–296.

Gallois, Florence/Rauly, Amandine. 2019. Le développement de la télémédecine au prisme des référentiels de politiques publiques. Une cartographie de trois nations européennes. *Politiques et Management Public* 36(3), S. 275–295.

Grön, Kirsikka. 2021. Common good in the era of data-intensive healthcare. *Humanities & Social Sciences Communications 8, Artikelnummer 230*. S. 1–10. https://doi.org/10.1057/s41599-021-00911-w.

Houben, Daniel/Prietl, Bianca (Hrsg.) 2018. *Datengesellschaft. Einsichten in die Datafizierung des Sozialen*. 1. Auflage. Bielefeld: transcript.

Kitchin, Rob. 2014. Big data, new epistemologies and paradigm shifts. *Big Data & Society* 1(1), S. 1–12.

Mayer-Schönberger, Viktor/Kenneth, Cukier. 2013. *Big Data. Die Revolution, die unser Leben verändern wird*. München: Redline Verlag.

Lenz, Sarah. 2021. "More like a support tool". Ambivalences in the digitization of healthcare systems. Institutional logics between market and profession. *Big Data and Society* 8 (1), S. 1–13. https://doi.org/10.1177/2053951721996733.

Livi, Christian. 2019. La valorisation socioéconomique des innovations médicales. L'émergence d'une convention de déstigmatisation? *Innovations* 60(3), S. 43–68.

Levay, Charlotta/Jönsson, Johan/Huzzard, Tony. 2020. Quantified control in healthcare work. Suggestions for future research. *Financial Accountability & Management*, S. 1–18.

Lupton, Deborah. 2016. *The quantified self: A sociology of self-tracking*. Cambridge: Polity Press.

Lupton, Deborah. 2017. Self-tracking, health and medicine. *Health Sociology Review*, 26(1), S. 1–5. https://doi.org/10.1080/14461242.2016.1228149

Lupton, Deborah. 2018. *Digital health. Critical and cross-disciplinary perspectives*. London, New York: Routledge.

Lupton, Deborah. 2019. The thing-power of the human-app health assemblage. Thinking with vital materialism. *Social Theory & Health* 17(2), S. 125–139.

Meißner, Stefan. 2016. *Effects of Quantified Self Beyond Self-Optimization*. In: Selke, Stefan (Hrsg.), Lifelogging. Digital self-tracking and Lifelogging-between disruptive technology and cultural transformation. Wiesbaden: Springer Fachmedien, S. 235–248.

Nafus, Dawn. 2014. Stuck data, dead data, and disloyal data: the stops and starts in making numbers into social practices, *Distinktion: Scandinavian Journal of Social Theory* 15(2), S. 208–222. https://doi.org/10.1080/1600910X.2014.920266

Nafus, Dawn. 2016. *Quantified: Biosensing technologies in everyday life*. Cambridge, MA: MIT Press.

Rauly, Amandine. 2015. Intervention publique versus régulation professionnelle. *Revue de la regulation* 17(1), S. 1–23.

Rich, Emma/Miah, Andy. 2017. Mobile, wearable and ingestible health technologies. Towards a critical research agenda. In: *Health Sociology Review*, 26(1), S. 84–97.

Ruckenstein, Minna/Schüll, Natasha Dow. 2017. The datafication of health. *Annual Review of Anthropology* 46, S. 261–278. https://doi.org/10.1146/annurev-anthro-102116-041244

Schollas, Sabine. 2016. *Self-Tracking und Gamification als Mittel der Kundenbindung und des Marketings.* In: Duttweiler, Stefanie/Gugutzer, Robert/Passoth, Jörg-Hendrik/Strübing, Jörg (Hrsg.), Leben nach Zahlen. Self-Tracking als Optimierungsprojekt? Bielefeld: transcript, S. 87–102.

Selke, Stefan (Hrsg.) 2016. *Lifelogging: Digital self-tracking and Lifelogging-between disruptive technology and cultural transformation.* Wiesbaden: Springer Fachmedien, S. 235–248.

Sharon, Tamar. 2016. The Googlization of health research. From disruptive innovation to disruptive ethics. *Personalized Medicine* 13(6), S. 563–574.

Sharon, Tamar. 2017. Self-Tracking for Health and the Quantified Self. Re-Articulating Autonomy, Solidarity, and Authenticity in an Age of Personalized Healthcare. *Philosophy & Technology* 30(1), S. 93–121.

Sharon, Tamar. 2018. When digital health meets digital capitalism, how many common goods are at stake? *Big Data & Society* 5(2), S. 1–12.

Storper, Michael/Salais, Robert. 1997. *Worlds of production. The action frameworks of the economy.* Cambridge: Harvard University Press.

Streckeisen, Peter. 2017. 35 Jahre Sparpolitik im Gesundheitswesen. *Schweizerische Ärztezeitung* 98(11), S. 350–352.

Stronegger, Willibald. 2019. *The epistemic transformation of man in the naive numerical realism of economics and medicine. From the enchantment of the world through the magic of indicators and key figures.* In: Stronegger, Willibald/Attems, Kristin (Hrsg.), Das Lebensende zwischen Ökonomie und Ethik. 2. Goldegger Dialogforum Mensch und Endlichkeit. Serie Bioethik in Wissenschaft und Gesellschaft 7. Baden-Baden: Nomos Verlag, S. 9–31.

Thévenot, Laurent. 1984. Rules and implements: Investments in forms. *Social Science Information* 23(1), S. 1–45.

Thévenot, Laurent. 2006. *L'action au pluriel. Sociologie des régimes d'engagement.* Paris: La Découverte.

Thévenot, Laurent. 2007. The plurality of cognitive formats and engagements. Moving between the familiar and the public. *European Journal of Social Theory* 10(3), S. 409–423.

Thévenot, Laurent. 2010. Die Person in ihrem vielfachen Engagiertsein. *Trivium* 5. https://doi.org/10.4000/trivium.3573

Thévenot, Laurent. 2014. Voicing concern and difference. From public spaces to commonplaces. *European Journal of Cultural and Political Sociology* 1(1), S. 7–34.

Tensfeld, Arne. 2016. *Quantified Self. Der Trend zur Selbstvermessung.* In: Wearables. Digitaltrends Landesanstalt für Medien (LfM). Ausgabe 2016, S. 32–34. https://www.medienanstalt-nrw.de/fileadmin/user_upload/lfm-nrw/Foerderung/Digitalisierung/Digitaltrends/Digitaltrends_Wearables.pdf. Zugegriffen: 30. September 2021

van Dijck, Jose. 2014. Datafication, dataism and dataveillance: big data between scientific paradigm and ideology. *Surveillance & Society* (12)2, S. 197–208.

Wiedemann, Lisa. 2019. *Self-Tracking. Vermessungspraktiken im Kontext von Quantified Self und Diabetes.* Wiesbaden: Springer VS.

Wieser, Bernard. 2019. Digitale Gesundheit. Was ändert sich für den Gesundheitsbegriff? *Österreichische Zeitschrift für Soziologie* (44)4, S. 427–449.

Zuboff, Shoshana 2019. *The Age of Surveillance Capitalism. The Fight for a Human Future at the New Frontier of Power*. New York: PublicAffairs.

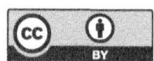

Digitale Gesundheit. Legitimationen und Kritik aus der Perspektive von Digital-Health-EntwicklerInnen

4

Sarah Lenz

Zusammenfassung

Hinter dem Begriff Digital Health verbergen sich variierende Technologien, Praktiken und Institutionen wie etwa die datengetriebene medizinische Forschung, Biobanken als Teil der öffentlichen Gesundheitsversorgung, das PatientenInnenmonitoring, Sensoren und Wearables, Telecare oder algorithmenbasierter Diagnostik. Versprechen von Digital Health-Technologien zielen sowohl auf die Effizienzsteigerung, die Prozessoptimierung, aber auch auf eine gerechtere und nachhaltigere Gestaltung gegenwärtiger Gesundheitssystem. Insofern zielten und reagierten Digital Health-Technologien bereits vor der Corona-Pandemie auf die Bewältigung vielfältiger Krisen der Gesundheitssysteme. Wenig ist darüber bekannt, wie Digital Health diese Problemlagen adressiert. Vor dem Hintergrund der Soziologie der Konventionen fragt der Beitrag danach, wie Digital Health von EntwicklerInnen digitaler Gesundheitstechnologien legitimiert und kritisiert wird. Es zeigt sich, digitale Gesundheitstechnologien mit der impliziten Hoffnung verbunden sind, die Ökonomisierung des Gesundheitssystems zu korrigieren. Vor diesem Hintergrund werden Effizienz- und Optimierungsprozesse normativ so aufgeladen, dass die einem Gerechtigkeitsideal entsprechen.

S. Lenz (✉)
Universität Hamburg, Hamburg, Deutschland
E-Mail: sarah.lenz@uni-hamburg.de

© Der/die Autor(en) 2022   115
V. Cappel et al. (Hrsg.), *Gesundheit – Konventionen – Digitalisierung,*
Soziologie der Konventionen, https://doi.org/10.1007/978-3-658-34306-4_4

4.1   Einleitung

Big Data und andere digitale Technologien gelten als Innovationen, die durch
signifikant verbesserte Methoden der Erkenntnisgewinnung ein umfänglicheres
Verständnis der Welt garantieren und dementsprechend zu besseren Entscheidungen führen sollen (Mayer-Schönberger und Cukier 2017). Diese Versprechen
sind bei weitem nicht mehr nur in privatwirtschaftlichen Sektoren verbreitet, sondern zunehmend auch in wohlfahrtsstaatsnahen Bereichen wie dem
Gesundheitssystem. Angesichts alternder Gesellschaften und dem Anstieg chro-
nischer Krankheiten wie etwa im Fall von Diabetes sehen sich insbesondere
die entwickelten Industrienationen mit steigenden Gesundheitskosten und der
Notwendigkeit wohlfahrtsstaatlicher Interventionen konfrontiert. Praktiken der
Digital Health Care und der Digital Self Care sind deshalb mit Bestrebungen
verbunden, Krankheiten besser vorzubeugen, durch algorithmenbasierte personalisierte Medizin, Krankheitsrisiken und Lebenserwartung zu berechnen und
gleichzeitig klinische Behandlungszuständigkeiten an die Betroffenen selbst zu
delegieren (Goetz 2010; Ruckenstein und Schüll 2017; Topol 2015). Insbesondere in der präventiven Krankheitsbekämpfung und der Onkologie versprechen
digitale Technologien und Big Data sowohl eine effizientere Diagnostizierung
(Raghupathi und Raghupathi 2014) als auch eine personalisierte Behandlung
(Dabrock 2016). Gegenwärtig lassen sich sogar Aktivitäten identifizieren, mit
Covid-19-infizierte Personen digital zu tracken, um die Ausbreitung des Virus
einzudämmen. Diese sogenannten Contact Tracing Apps zielen auf die Beratung
und Betreuung von Personen mit Symptomen, die Warnung von Kontaktpersonen
sowie die Überwachung der Quarantänemaßnahmen (Europäische Kommission,
8. April 2020).

Hinter dem durchaus sehr allgemeinen Begriff der Digital Health verbergen
sich variierende Technologien, Praktiken und Institutionen. So sprechen Elec-
tronic Health (PatientInnenmonitoring, Telecare), mobile Health (Self- und
Fitnesstracking), Tech Health und Data Health je unterschiedliche Dimensionen
und beziehen sich auf: die datengetriebene medizinische Forschung (Big Data,
Internet of Things, Künstliche Intelligenz), Biobanken als Teil der öffentlichen
Gesundheitsversorgung, PatientInnenmonitoring, das Tragen von Sensoren am
Körper (Wearables), webbasierte Beziehungen, algorithmenbasierte Diagnostik,
Virtual Reality oder die personalisierte Medizin als Teil der klinischen Gesundheitsversorgung. Angesichts der vielzähligen praktischen Anwendungsbereiche
digitaler Technologien im Gesundheitsbereich zeichnet sich auch die sozialwissenschaftliche Forschung durch vielschichtige Perspektiven aus. Entsprechend
definiert Deborah Lupton (2018, S. 1) Digital Health folgendermaßen:

The term ‚digital health' refers to a wide range of technologies directed at delivering healthcare, providing information to lay people and helping them share their experience of health and illness, training and educating healthcare professionals, helping people with chronic illnesses to engage in self-care and encouraging others to engage in activities to promote their health and wellbeing and to avoid illness.

Dabei beschränkt sich das mobile Generieren von Daten bei weitem nicht mehr nur auf die Bedürfnisse und Praktiken moderner Selbstbefragung und Selbstoptimierung auf der Subjektebene (Wiedemann 2016; Vormbusch und Kappler 2018). Darüberhinausgehend versprechen die digitale Datenerfassung in Form von Big Data und der Einsatz digital vernetzter Informationssysteme (wie z. B. das elektronische PatientInnendossier) eine institutionell verankerte Prozessessoptimierung bzw. Effizienzsteigerung des Gesundheitssystems. Hiermit verbinden sich auch Vorstellungen, das Gesundheitssystem insgesamt gerechter und nachhaltiger zu gestalten (Europäische Kommission 2018). In dieser Hinsicht zielten und reagierten Digital Health-Technologien bereits vor der Corona-Pandemie auf die Bewältigung vielfältiger Krisen der Gesundheitssysteme (Hogle 2016; Schüll 2016; Sharon 2016).

Bisher ist allerdings wenig darüber bekannt, welche Wirkung digitale Technologien im Gesundheitssystem tatsächlich haben und mit welchen Herausforderungen die Umsetzung von Digital Health verbunden ist. Ebenso wenig wurde bisher untersucht, wie Digital Health Problemlagen und Krisen gegenwärtiger Gesundheitssysteme adressiert und welchen Beitrag sie leisten können bzw. sollen. Da strukturellen Veränderungen immer auch ein normativer und moralischer Wandel korrespondiert, ist es zunächst unerlässlich den proklamierten digitalen Wandel im Gesundheitssystem aus der Perspektive die beteiligten Akteure zu betrachten. Digital Health-Technologien sind in diesem Sinne

sociocultural artefacts: that is, their meanings and uses are underpinned by tacit assumptions, norms, meanings and values. Digital technologies are the products of human decision making across a range of actors, carried out in specific social, cultural and historical contexts. Digital technologies are invested with their maker's established ideas and beliefs about human body, health, medicine and human behavior (Lupton 2018, S. 2).

Hiernach spielen die Wahrnehmungen, die Kritiken und die sinnhafte Konstruktion von Technologien durch die Akteure selbst eine wichtige Rolle in der Entwicklung und Etablierung von Digital Health.

Anschließend an diese Konzeption von Digital Health-Technologien werden hier die normativen Grundlagen im Bereich der klinischen Entwicklung und Implementierung von Digital Health- Technologien und Software untersucht.

Vor dem Hintergrund der Soziologie der Konventionen wird danach gefragt, wie Digital Health von denjenigen legitimiert und kritisiert wird, die zentral an der Entwicklung und Implementierung digitaler Technologien in der klinischen Gesundheitsversorgung beteiligt sind. Hierzu zählen sowohl klinische EntwicklerInnen als auch privatwirtschaftlich organisierte SoftwareentwicklerInnen, die in der Regel als Start-up organisiert sind. Im Folgenden wird die Untersuchung von Digital Health in die konventionssoziologische Konzeption von Gesundheit eingebettet sowie mit den Entwicklungen der Digitalisierung verknüpft (2).

Im Anschluss an die Darlegung des methodischen Vorgehens (3) konzentriert sich die Analyse auf die Legitimationen und Kritiken von Digital Health-Technologien wie sie von EntwicklerInnen mobilisiert werden (4). Es zeigt sich, dass marktbasierte Rechtfertigungen digitaler Gesundheitstechnologien zugunsten der Kritik an Ökonomisierungsprozessen im Gesundheitssystem delegitimiert werden. Dementsprechend werden vor dem Hintergrund der industriellen Konvention Digital Health-Technologien mit Blick auf die Aspekte der Effizienzsteigerung hervorgehoben. Aus der Perspektive ließe sich durch effizientere Abläufe mittels digitaler Technologien und den Möglichkeiten des allumfänglichen Messens eine Reaktivierung des Fürsorgegedankens realisieren. Die Erkenntnisse der Analyse werden abschließend diskutiert und kritisch reflektiert (5).

4.2   Gesundheit, Konventionen und Digitalisierung

Die Soziologie der Konventionen geht davon aus, dass gesellschaftliche Akteure mit kritischen und reflexiven Kompetenzen ausgestattet sind, die es ihnen ermöglichen, als ungerecht empfundene Zustände oder Handlungen sowohl infrage zu stellen als auch das eigene Handeln gegenüber Kritikern zu rechtfertigen. Angesichts vielfältiger Handlungsoptionen sind gesellschaftliche Akteure stets mit der Herausforderung konfrontiert, Unsicherheiten zu bewältigen zu deren Überwindung sie situativ auf legitime Konventionen zurückgreifen. Diese Konventionen oder Rechtfertigungsordnungen zeichnen sich dadurch aus, dass sie als „kollektiv verfügbare Handlungsordnungen" (Diaz-Bone 2011, S. 23) Wertigkeiten fundieren, die die Qualität von Dingen und die Position von Personen bewertbar machen. Dementsprechend ist die Wertigkeit oder Größe von Personen, Verfahren oder Objekten innerhalb einer Konvention davon abhängig, inwieweit sie dem jeweiligen übergeordneten Allgemeinwohl, d. h. einer kollektiv geteilten Wertzuschreibung, entsprechen (Boltanski und Thévenot 2007). So ist beispielsweise die zugeschriebene Wertigkeit einer Person nicht allein von ihrer gesellschaftlichen Position oder ihrem ökonomischen Status abhängig, sondern ebenso sehr von dem Beitrag, den diese Person zum Wohl der Allgemeinheit beitragen kann. Da die Qualitätszuschreibungen von Handlungen, Programmen oder Objekten aber je nach Konvention variieren, sind sie potenziell kritisierbar und wandlungsfähig (Knoll 2015; Boltanski und Chiapello 2006; Kocyba und Voswinkel 2008), weshalb der Kritik eine wichtige Bedeutung für sozialen, strukturellen und normativen Wandel zukommt. Als natürliche soziale Aktivität kann die Kritik nämlich sowohl zur Stabilisierung bestehender Konfigurationen beitragen; sie können durch diese allerdings auch verändert werden (Dubet 2008, S. 11).

Im Anschluss an Luc Boltanski und Laurent Thévenot (2007) wurden bisher eine Vielzahl von handlungsleitenden Konventionen oder „Welten" identifiziert, die Personen, Handlungen und Objekte vor dem Hintergrund universaler Allgemeinwohl- und Gerechtigkeitsorientierungen bewertbar machen: die Welt der Inspiration, die Welt des Hauses, die Welt der Meinung, die staatsbürgerschaftliche Welt, die Welt des Marktes, die industrielle Welt und die projektbasierte Welt (Boltanski und Thévenot 2007, S. 222–287; Boltanski und Chiapello 2006, S. 147–176). Claudette Lafaye und Laurent Thévenot (1993) fügen darüber hinaus die ökologische oder grüne Welt hinzu (vgl. auch Diaz-Bone 2018, S. 156–158; Thévenot et al. 2000; Lenz 2018; Lenz und Neckel 2019).

So ist zum Beispiel die Wertigkeit einer Person in der häuslichen Konvention abhängig von ihrer Position in der Vertrauenshierarchie als Vater, Chef oder behandelnder Arzt, während einer Person in der projektbasierten Konvention eine besonders hohe Wertigkeit zugeschrieben wird je aktiver, mobiler und flexibler er oder sie ist. Beziehen sich Akteure in ihrem Handeln auf die Welt des Marktes, sind Preise ausschlaggebend für die Zuordnung von Wertigkeiten. Personen sind wertvoll im Sinne der Soziologie der Konventionen, wenn sie nach Profit streben und individuelle Interessen verfolgen. Entsprechend garantieren Konkurrenz und Wettbewerb die soziale Ordnung in der Welt des Marktes. Zwar lässt sich nicht leugnen, dass der Marktlogik in vielen gesellschaftlichen Bereichen eine starke Orientierungskraft zukommt, dennoch ist sie nur eine unter vielen legitimen Konventionen (Boisard und Leteblier 1989). So orientiert sich wirtschaftliches Handeln in der Welt der Industrie an den Prinzipien der Effizienz, der Standardisierung und der Messbarmachung; qualifizierte Personen sind z. B. ExpertInnen und Fachkräfte.

4.2.1 Gesundheitssystem und Konventionen

Aus dieser Perspektive stellt sich das Gesundheitssystem und entsprechend die Vorstellungen von Gesundheit in zweierlei Hinsicht als besonders interessanter

Fall dar. Zum einen sind moralische Orientierungen und institutionelle Koordinationsformen in der Gesundheitsversorgung nur schwer voneinander trennbar (Batifoulier und Da Silva 2014). Dies zeigt sich beispielsweise in der weiterhin übergreifenden handlungsleitenden Bedeutung des Hippokratischen Eids, der die medizinischen Berufsgruppen von anderen professionellen Bereichen unterscheidet, in denen wirtschaftliches Eigeninteresse und individuelle Nutzenorientierungen am durchsetzungsfähigsten sind (Neckel et al. 2018). Dennoch sind Konzepte und Vorstellungen von Gesundheit – als interpretationsoffener Bezugspunkt – kulturell variabel und manifestieren sich in nationalstaatlich eingegrenzten Gesundheitssystemen als Resultat gesellschaftlicher Sinngebung und Konventionen. So verweisen beispielsweise die Untersuchungen des European Health Basket[1] darauf, dass die europarechtlichen Vorgaben gesundheitspolitischer Leitlinien für die einzelnen Mitgliedsstaaten zwar nicht bedeutungslos sind; deren Ausgestaltung variiert allerdings in Abhängigkeit von nationalen Werten und Vorstellungen gerechter Gesundheitsversorgung (Batifoulier et al. 2013). Hierin dokumentiert sich die Konstitution von Gesundheit als plurale gesellschaftliche und kulturelle Institution, deren Wert und Gestalt abhängig von der Zustimmung und Qualitätszuschreibung gesellschaftlicher Akteure ist.

Zum anderen lässt sich seit den letzten drei Jahrzehnten in den europäischen Gesundheitssystemen ein gesellschafts- und wirtschaftspolitischer Paradigmenwechsel beobachten, der sich beispielsweise in der Abkehr von einer bedarfsorientierten Finanzierung des Krankenhaussektors zu einer marktorientierten Steuerungslogik verdichtet (Böhm 2009; Streckeisen in vorliegendem Band). In Deutschland geriet die Erbringung von Pflegeleistungen im Kontext der Reform im Jahr 2000 unter erheblich Kostendruck, da die Vergütung von Krankenhausleistungen fast vollständig auf ein leistungsorientiertes Fall-Pauschalen-System umgestellt wurde (Marrs 2007). Eine ähnliche Entwicklung lässt sich auch in der Schweiz beobachten. Hier wurde ebenfalls in den 1990er Jahren die Finanzierung der Krankenhäuser von einer traditionellen kantonalen Finanzierung auf die Finanzierung über Leistungsverträge mit Globalbudget umgestellt. Seit 2012 gilt das Fall-Pauschalen-System flächendeckend für alle Akutspitäler der Schweiz (vgl. Streckeisen in vorliegendem Band).

---

[1] Der Health Care Basket wird durch die Europäische Kommission erstellt. Das Projekt erstellt und entwickelt länderübergreifende, vergleichbare Referenzbudgets (Körbe) in allen EU-Mitgliedsstaaten. Hierin enthalten sind Güter und Dienstleistungen, die für einen einzelnen Haushalt notwendig sind, um einen akzeptablen Lebensstandard in einem bestimmten Land, einer bestimmten Region oder Stadt zu erreichen (vgl. www.cordis.europa.eu/project/rcn/75250/reporting/en).

Auch in Frankreich wurden seit den 1990ern umfassende Reformen mit dem Ziel durchgeführt, die Qualität der Pflege zu verbessern, die Kosten sogenannter schlechter Pflege zu reduzieren und das traditionell paternalistische Verhältnis zum Wohle der PatientInnen zu demokratisieren. In einer entsprechenden Untersuchung des französischen Hausarztwesens stellt Nicolas Da Silva (2018) eine Verschiebung handlungsleitender Konventionen im Zuge dieser Reformen fest. Hiernach wird die ursprüngliche häuslich-inspirierte Konvention in eine industrielle überführt. Während erstere durch eine langjährige Beziehung und vertrauensvolle Nähe des behandelnden Arztes zu PatientInnen gekennzeichnet ist, manifestiert sich die industrielle Logik durch die Zunahme staatlicher Qualitätskontrollen und die Einführung numerischer Standards. Während es in diesem Kontext auch zu einer partiellen Auflösung des traditionellen, paternalistischen und durch Wissensasymmetrien stabilisierte Verhältnis zwischen ÄrztInnen und PatientInnen kommt, verschieben sich gleichzeitig zentrale Annahmen, Aufgaben, Beziehungen und normative Bezugspunkte der medizinischen Praxis. Diese konzentrieren sich nun nicht mehr ausschließlich auf den Einzelpatienten und seine Krankheit, sondern auf die Behandlung von DurchschnittpatientInnen bzw. die Durchschnittskrankheit auf der Basis „neutraler" Daten. Entsprechend schöpft sich der legitime Wissensbestand ärztlicher Praxis nicht mehr ausschließlich aus der Erfahrung, sondern orientiert sich zusehends an den Vorgaben der ReguliererInnen (Da Silva 2018, S. 24 ff.). Gleichzeitig entspricht aber die Verallgemeinerung der PatientInnen und ihrer jeweiligen Krankheit zumindest teilweise der ursprünglichen Forderung nach einer Demokratisierung der professionellen Beziehung zwischen Ärztinnen und PatientInnen. Gleichzeitig wird hierdurch die Emanzipation der EmpfängerInnen von Gesundheitsleistungen begünstigt.

4.2.2 Digitalisierung und gesundheitsbezogenes Empowerment

Mit Blick auf eben diese Emanzipation der PatientInnen stellen Philippe Batifoulier, Jean-Paul Domin und Maryse Gardreau (2011) fest, dass die damit einhergehenden Zugeständnisse an die „freie Wahl" die Entstehung eines Gesundheitsmarktes begünstigen, in dem Gesundheitsentscheidungen nach den Prinzipien des Verbrauchermarktes getroffen werden. Tamar Sharon (2017, S. 101) konstatiert diesbezüglich:

> In this way, citizens and patients are not just helping to improve population health by becoming more involved in their own health through self-monitoring and self-care;

they can also actively contribute to medical decision making and research in ways that were inconceivable in earlier healthcare models.

Diese regulatorische Neukonfiguration befördert schließlich die Konzeption von PatientInnen als Marktakteure, welche Sicherheiten und Informationen einfordern, um auf dieser Basis rationale Entscheidungen treffen zu können (Batifoulier et al. 2011, S. 155). Letztlich ist die Etablierung eines Gesundheitsmarktes angewiesen auf einen eigenständigen und informierten Patienten, der eine Nachfrage nach Care generiert und sich so der traditionellen Überlegenheit der Ärzte und anderer Dienstleister entgegenstellt.

Vor diesem Hintergrund erlangen auch digitale Technologien eine wichtige Bedeutung für den strukturellen und normativen Wandel in der Gesundheitsversorgung. Einerseits unterstützt das Internet als Informationstechnologie die Herausbildung eines Laienwissens und bietet Forschungs- sowie Testlaboren gleichzeitig die Möglichkeit Informationen über Medikamente schneller zu verbreiten (Batifoulier et al. 2011, S. 156). Darüber hinaus weiten global agierende Technologieunternehmen (Amazon, Google, Microsoft, IBM) – gestützt und legitimiert durch die Bedürfnisse zur digitalen Selbstvermessung und zur Selbstermächtigung in Gesundheitsfragen – ihre Tätigkeiten in den Bereich der Gesundheitsforschung und der Gesundheitsversorgung aus. Als Treiber der sogenannten „Googlization of Health Research" (Sharon 2016, 2018) mobilisieren sie moralische Repertoires, in denen sich variierende Konzeptualisierungen von Gemeinwohl in der digitalen Gesundheitsforschung dokumentieren. Neben der marktlichen, der staatsbürgerschaftlichen, der industriellen und der projektbasierten Konvention findet sich hier auch eine neue Konvention, in der „Vitalität" als universales Prinzip gilt. Entsprechend sind diejenigen Praktiken, Personen und Verfahrensweisen von Bedeutung, die allgemein oder individuell zu einer „besseren Gesundheit" beitragen. Sharon (2018, S. 7–8) konstatiert, dass der Gesundheit und Vitalität im Kontext der Digitalisierung ein eigenständiger Wert zukommt, der unabhängig von Effizienz oder Kostenargumenten eine handlungsleitende Wirkung entfaltet. Diese vitalistische Konvention bildet insofern einen universalen normativen Bezugspunkt, da sich sowohl PatientInnen, medizinisches Fachpersonal, die Tech-Industrie sowie Regierungen auf die Gewährleistung des „guten Lebens" durch ein „gesundes Leben" beziehen. Wesentlich hierfür ist die Fähigkeit, das eigene Leben und die eigene Gesundheit besser zu verstehen. Daran anschließend stellt sich die Frage, wie sich jene Personen auf digitale Gesundheitstechnologien beziehen und bewerten, die wesentlich an der Entwicklung sowie deren Implementierung beteiligt sind. Da Technologien immer ein Resultat gesellschaftlicher Auseinandersetzungen und Sinnzuschreibungen sind, haben die Erfahrungen und Haltungen der EntwicklerInnen einen besonders wichtigen Einfluss auf die Ausgestaltung digitaler Gesundheit. Sicherlich können in dieser ersten Untersuchung mit explorativem Charakter keine verallgemeinerbaren Schlüsse gezogen werden. Dennoch lassen sich durch die gemeinsame Untersuchung von privatwirtschaftlichen und medizinischen EntwicklerInnen Tendenzen veranschaulichen. Der Fokus liegt hierbei weniger auf den Unterschieden zwischen diesen Akteursgruppen; im Vordergrund stehen vielmehr geteilte Wissensbestände, Bewertungen und die Wahrnehmung von Problemlagen im Bereich Digital Health.

4.3 Daten und Methoden

Empirisch beruhen nachfolgende Analysen auf 15 Interviews mit Personen aus unterschiedlichen Bereichen der Digital Health in der detuschsprachigen Schweiz.[2] Die Auswahl der InterviewpartnerInnen orientiert sich an den Prämissen des Theoretischen Samplings (Glaser und Strauss 1967) und ist durch eine möglichst breite Anlage charakterisiert. Hierzu gehören erstens medizinisches Personal mit krankhausinternen Digitalisierungsaufgaben, klinische EntwicklerInnen und Big Data-AnalystInnen sowie die medizinische Entwicklung von Virtual Reality Anwendungen. Obwohl sich diese Personen mit unterschiedlichen Teilbereichen der Digitalisierung auseinandersetzen, besteht eine

---

[2] Die Quellenangaben der Zitate beziehen sich auf die Laufnummer des Interviews und die Stelle im Transkript. Bei Verdichtungsmetaphern im Fließtext wird darauf zur besseren Lesbarkeit verzichtet. Benennungen der Interviews beziehen sich demnach auf.
    Int. 1. Digitale Strategien klinisch (m).
    Int. 2. Startup Digital Health (m).
    Int. 3. Gesundheitsdatenbank (m).
    Int. 4. Klinisches Big Data Projekt (m).
    Int. 5. Startup Digital Health (m).
    Int. 6. Startup Digital Health (m).
    Int. 7. Klinisches Big Data Projekt (w).
    Int. 8. Klinischer Virtual Reality Entwickler (m).
    Int. 9. Startup Telecare (w).
    Int. 10. Startup Gesundheits-App (m).
    Int. 11. Klinische Digital Health Entwicklung(m).
    Int. 12. Startup Digital Health (m).
    Int. 13. Startup Digital Health (m).
    Int. 14. Klinische Digital Health Entwicklung (m).
    Int. 15. Startup Digital Health (m).

zentrale Gemeinsamkeit in ihrer engen Anbindung an die Strukturen der primären Gesundheitsversorgung; Entwicklungen und Forschungen konzentrieren sich hauptsächlich auf den Bereich der Medizin und die Organisation des Krankenhauses.

Demgegenüber zeichnen sich zweitens die befragten privatwirtschaftlich organisierten Data Science Unternehmen (Informatikunternehmen i. d. R Startups) über ihre Funktionen außerhalb primärer Gesundheitseinrichtungen aus. Hier finden sich EntwicklerInnen von sensorischen Wearables, Tracking-Apps, Gesundheitsdatenbanken und digitalen Interaktionsinstrumenten im Bereich der Telemedizin. Die Untersuchung von Digital Health-Akteuren unterschiedlicher Bereiche (m- und e-Health) eignet sich besonders gut, um gemeinsame Orientierungen, die spezifisch für den Gesundheitsbereich sind, zu identifizieren. Eine weitere Gemeinsamkeit der befragten Akteursgruppen besteht zudem darin, dass sie sich an der Schnittstelle zwischen stark regulierten Gesundheitsbereichen und weniger regulierten Konsumentenmärkten befinden. Auch die befragten Informatikunternehmen sind an die Regulationen und institutionellen Prozesse gebunden, wenn sie mit den Institutionen des Gesundheitssystems kooperieren. Diese hybride Position verlangt danach, zwischen unterschiedlichen, wenn nicht gar konträren, Konventionen, Ansprüchen, Vorstellungen und Praktiken zu vermitteln. Diese Legitimationsprozesse geben letztlich Aufschluss über die sozialen Grundlagen von Digital Health. Die Interviews dauerten in etwa 60 bis 90 min und konzentrierten sich auf die Bedeutung, die Gestalt von Digital Health sowie die Herausforderungen, die mit der Digitalisierung im Gesundheitswesen einhergehen.

Die Auswertung erfolgt in Anlehnung an die dokumentarische Methode der Interpretation (Bohnsack 2014). Dieses Analyseverfahren eignet sich deshalb besonders gut, da in einem kontinuierlichen komparativen Prozess geteilte Themen identifiziert werden. Dies bedeutet nicht, dass die Interviews und somit die Beschreibungen von Digital Health nicht kontextspezifisch variieren; als Grundlage der nachfolgenden Analyse dienen allerdings nur diejenigen Textpassagen und Aussagen der Befragten, die ähnliche Themen und Problematiken verhandeln. Dies hat den Vorteil, dass sogenannte „konjunktive Erfahrungsräume" und geteilte Wissensbestände als Elemente handlungsleitender Konventionen auch über institutionelle Grenzen hinweg identifiziert werden können.

4.4 Legitimationen und Kritik von Digital-Health-EntwicklerInnen

4.4.1 Digital Health zwischen Marktanpassung und Marktbegrenzung

Zunächst verweisen die Interviews mit EntwicklerInnen von Digital Health-Technologien darauf, dass der marktlichen Konvention eine wichtige Bedeutung in der Legitimierung und Delegitimierung digitaler Technologien im Gesundheitssystem zukommt. Hier stehen Gesundheitssysteme und deren Position im globalen Wettbewerb im Vordergrund. Das artikulierte Allgemeinwohlinteresse besteht darin, die Bevölkerung und somit die Gesamtheit derjenigen von Krankheitsrisiken betroffenen Personen ökonomisch an die Gewinne der Digitalisierung zu binden. Entsprechend spricht sich ein Mitarbeiter eines klinischen BigData-Projektes eindeutig für eine umfänglichere Freigabe personenbezogener Gesundheitsdaten zugunsten des Standortortwettbewerbs aus, wenn er sagt:

> Im Grunde bringt es nichts, die Datenerhebung oder die Analyse von Daten zu verbieten. Und ich find das eigentlich eine ganz gute Idee, Daten frei verfügbar zu machen. Weil wahrscheinlich wird die Gesellschaft, die ihre Daten auch für Industrieentwicklungen am breitesten verfügbar macht, diejenige sein, die von dieser nächsten Welle der Industrialisierung am meisten profitiert und in dreißig Jahren die Wohlhabendste ist. Diejenigen, die damit extrem restriktiv umgehen, werden vielleicht sogar deutlich ärmer sein als heute. Und da sag ich, wenn ich im Interesse meiner Bürger und Patienten handeln will, muss ich Daten extrem frei zur Verfügung stellen, damit man in dieser Welle auch mit drin ist. Ansonsten wird man vielleicht in zehn bis zwanzig Jahren im Abseits stehen (Int. 4, S. 1002–1009).

Sowohl EntwicklerInnen als auch klinisches Personal sehen in der Digitalisierung des Gesundheitssystems einen zentralen Wettbewerbsvorteil, den man sich im Interesse des Allgemeinwohls zunutze macht. So sind sich die Befragten darin einig, dass die „Digitalisierung unausweichlich ist" oder „dass man mitmachen muss, weil man sonst ins Abseits gerät". Die Digitalisierung des Gesundheitssystems wird hier als externe Anforderung wahrgenommen und vor dem Hintergrund einer notwendigen Anforderung an die Markt- und Wettbewerbserfordernisse legitimiert. Eine zentrale Herausforderung zeigt sich allerdings in der zunehmenden Bedeutung von privatwirtschaftlich organisierten Internetkonzernen wie Google, Amazon und Microsoft in der Gesundheitsforschung (Sharon 2016). Hier stimmen die befragten EntwicklerInnen von Digital Health darin überein, dass sowohl politische als auch normative Begrenzungen geschaffen werden müssen, die die Analyse und Verwendung von Gesundheitsdaten

auf das Gesundheitssystem begrenzen. An dieser Stelle zeigt sich eine partielle Kritik der marktlichen Konvention, wonach die kommerzielle Nutzung von
Gesundheitsdaten außerhalb des medizinischen Bereichs, fundamentale Normen
von Vertrauen und Patientensicherheit konterkariere. Diese höchst fragile Konstellation zwischen Anpassung und Begrenzung beschreibt ein medizinischer
Softwareentwickler folgendermaßen:

> Die Firmen [Tech-Konzerne] können diese Sachen natürlich nur entwickeln, weil sie
> Millionen von Datensätzen jeden Tag zur Verfügung gestellt bekommen. Und ich
> finde das ja auch spannend, ich mache ja ähnliche Sachen, aber in dem Moment, wo
> sie krank sind, und zu einem Arzt gehen, da müssen Sie sich ja sicher sein könne, dass
> es einen hohen Vertraulichkeitsstandard gibt. Sie gehen ja nicht davon aus, dass ich
> rausgehe und sag: „Hey, habt ihr gehört, wer gerade bei mir war?" Und Sie gehen
> davon aus, dass, wenn ich einen Arztbrief diktiere, dass der dann zu ihrem Haus-
> arzt geht, oder zu den Leuten, die wir abgesprochen haben. Aber ich schicke den
> nicht an ihre Versicherung, ich schicke den nicht an die Presse, sondern der bleibt
> hier. Und ich glaube aber, wenn wir sowas in Zukunft weitermachen und das müs-
> sen wir, weil die Digitalisierung kommen wird – sie ist schon da! Das muss dann so
> aussehen: Es gibt zwei Ökosysteme, wenn man so sagt: Das eine ist der weit entwi-
> ckelte und sensationell gute Consumerbereich. Und das andere ist Healthcare. Und
> da müssen die Datenströme wirklich anders sein, und mit einem viel, viel höheren
> Sicherheitsstandard versehen sein (Int. 11, S. 184–194).

Einerseits zeigt sich, dass Elemente der marktlichen Konvention zugunsten einer
allgemeinen Wettbewerbslogik, in der „alle mitmachen müssen, um nicht den
Kürzeren zu ziehen", herangezogen wird, um die umfassende Freigabe personenbezogener Daten und entsprechender digitaler Technologien zu deren Erhebung
zu legitimieren. Bezugnehmend auf die tradierten Konventionen von Vertrautheit
und Sicherheit – wie sie für die familienweltliche und die staatsbürgerschaftliche
Konvention charakteristisch sind – zeigt sich andererseits eine Kritik an einer
offenen Vermarktung und kommerziellen Nutzung von Gesundheitsdaten. Hier
werden Gesundheitsdaten entsprechend ihres Nutzens differenziert, den sie für
nicht klinische Akteure, d. h. profitorientierte Unternehmen, haben. Es zeigt sich,
dass die Legitimierung digitaler Technologien im Gesundheitssystem vor dem
Hintergrund der marktlichen Konvention höchst fragil bleibt. Zwar heben die
Befragten den finanziellen Nutzen durch digitale Technologien hervor, die Argumente entbehren allerdings einer ausreichenden normativen Grundlage, wenn sie
sich ausschließlich auf den erwartbaren Wettbewerbsvorteil beziehen. Es zeigt
sich, dass finanzielle Bezüge zwar die Installation von digitalen Technologien
im Gesundheitssystem rechtfertigen, allerdings nicht deren spezifische Anwendung begründen – hierfür bedarf es eines erweiterten normativ legitimierten
Fundaments (Fourcade und Healy 2007).

4.4.2 Digitalisierung als radikalisierte Industrialisierung

Einen weiteren Beitrag zur Legitimierung digitaler Technologien in der Gesundheitsversorgung leistet die Vorstellung, durch Digital Health-Technologien (finanzielle und zeitliche) Ressourcen einzusparen. So sind sich die befragten EntwicklerInnen darin einig, dass eine Vielzahl bisher äußers zeitintensiver, klinischer Abläufe mithilfe digitaler Technologien effizienter gestaltet werden könnte. Ein klinischer Softwareentwickler spricht hier von „extrem langsamen Abläufen, die letztlich dem Patienten schaden". Folglich bestehe ein Problem stationärer Einrichtungen darin, dass zentrale klinische Abteilungen wie die Radiologie und die Pathologie kaum miteinander vernetzt sind. Digitale Technologien und Informationssysteme erleichtern hier den Wissensaustausch zwischen Abteilungen und erhöhen gleichzeitig die Effektivität der Behandlung. Es zeigt sich, dass der digitalen Vernetzung zwischen variierenden Versorgungsbereichen durch digitale Informationssysteme eine wichtige Bedeutung zugeschrieben wird. In allen Interviews werden die Vorteile der Digitalisierung vor dem Hintergrund einer effizienteren Abwicklung klinikinterner Abläufe und Prozesse wie zum Beispiel der Abgleich von Diagnosen, Konsultationen sowie Vor- und Nachsorgeuntersuchungen thematisiert. Um den Wandel und die fortschrittliche Bedeutung digitaler Vernetzung und Datenspeicherung hervorzuheben, beziehen sich die Befragten häufig auf die Vergangenheit: Während man bis vor einigen Jahren noch „Faxe bekommen hat, die man nicht tracken kann und wo häufig was verloren ging", bieten digital vernetzte Informationssysteme die Möglichkeit, alle Informationen des jeweiligen Patienten „auf einen Klick" und für alle Beteiligten zugänglich zu machen.

In diesem Kontext wird sensorischen Assistenzsystemen, Wearables und den durch diese erhobenen Gesundheitsdaten eine besondere Bedeutung für die Modernisierung des Gesundheitssystems zugeschrieben. Das Tracken personenbezogener Bewegungs-, Emotions- oder anderer Lifestyledaten unterstützt, wie es ein Befragter ausdrückt, „eine stärkere patientengetriebene Entwicklung" der Gesundheitsversorgung. Hierin dokumentiert sich eine zentrale normative Orientierung von Digital Health, die die Bedeutung der PatientIn in den Vordergrund rückt. Aus der Perspektive der befragten EntwicklerInnen sei die bisherige stationäre Gesundheitsversorgung durch eine „lückenhaften Erfassung" nicht nur des Gesundheitszustands, sondern auch des Gefühlszustandes von Patienten charakterisiert. Instruktiv für diese Haltung konstatiert ein Entwickler, dass „der Mensch im analogen Zeitalter auf Parameter reduziert" wurde. Demgegenüber verweist das sogenannte 'Patient-Reported-Outcome'[3], welches häufig als positives Resultat von Digitalisierungsprozessen genannt wird, auf einen Wandel zentraler Qualitätsmaßstäbe im Gesundheitssystem. So konstatiert ein Mitarbeiter eines klinischen Big-Data-Projektes:

> Beim Patient Reported Outcome geht es jetzt um die die Patientenzufriedenheit, auch wenn er nicht hier in der Klinik ist. Das ist das Gegenteil von Doctor Reported Outcome. Im Krankenhaus versuchen wir ja eigentlich immer zu messen, wie es dem Patienten geht, aber das geht häufig auseinander – wie es dem geht und was wir messen. Manchmal hat man sogar das Gefühl, man behandelt Parameter, aber keine Menschen. Und wenn man die Menschen anguckt, dann seh ich, dass der immer noch genauso krank aussieht wie vorher. Man schickt sie dann nach Hause und zwei Wochen später sind sie wieder da. Da sieht man, der Eindruck war richtig: dem geht es noch genauso schlecht, weil die Laborparameter nichts darüber sagen, wie es dem geht. Und deswegen geht es nicht nur darum, was wir quantitativ messen können, sondern auch darum, wie sich der Mensch fühlt. Kann er z. B. noch eine Treppe steigen (Int. 4, S. 856–875).

Aus der Perspektive der Befragten besteht ein wesentlicher Vorteil digitaler Gesundheitstechnologien darin, dass sie über die klassischen Untersuchungsmethoden hinausgehen und „den Patienten in seiner Gesamtheit" erfassen, wie es ein Softwareentwickler instruktiv für einen Großteil der Befragten ausdrückt. Letztlich, so drückt ein Befragter aus, „will man mit mehr Daten besser verstehen, wie es den Patienten wirklich geht". Auch ein Mitarbeiter eines klinischen Big Data-Projektes konstatiert:

> Mit so digitalen Messgeräten da kann man ja auch Sachen messen an dem Patienten, ohne dass er ins Krankenhaus kommt. Und so kann man sozusagen versuchen, ein umfassenderes Bild zu bekommen von, wie es dem Menschen vielleicht so geht. Und das ohne, dass der in die Klinik kommt. Das läuft alles mobil und umfasst eigentlich alles, was für seine Gesundheit relevant ist (Int. 7, S. 689–675).

Ein anderer Befragter bringt die Entwicklungen im Gesundheitssystem der letzten Jahrzehnte pointiert zum Ausdruck, wenn er feststellt:

> Die wichtigste Entwicklung im Gesundheitssystem ist nicht ein bestimmtes Medikament, sondern das Smartphone (Int. 10, S. 956–957).

---

[3] Unter Patient-Reported Outcome (PRO) versteht man Verfahren zur Erhebung von Informationen über die Patienten durch die Patienten selbst. Im Vordergrund stehen nicht die Beobachtungen des medizinischen Personals, sondern die Empfindungen und die Wahrnehmung des Gesundheitszustandes des betroffenen Patienten. Ziel ist es, die Wirksamkeit von Behandlungen und Therapien besser zu verstehen und analysieren zu können.

Anschließend an diese Möglichkeiten des „allumfänglichen Messens" mithilfe digitaler Technologien betonen die Befragten häufig wissenschaftliches und Erfahrungswissen durch Algorithmen „aufzubewahren" oder menschliches Fehlverhalten sogar völlig zu vermeiden. So verweisen sowohl privatwirtschaftlich organisierte als auch klinische EntwicklerInnen von Digital Health-Technologien auf die Überlegenheit der Technologie, bestehende medizinische Wissensressourcen nicht nur zu erweitern, sondern etabliertes ExpertInnenwissen zu konzentrieren. Dies ermögliche zudem eine effizientere Diagnostizierung, die der Allgemeinheit in Form von besseren und schnelleren Behandlung zugutekommt. Ein leitender Arzt drückt es in seiner Position als Verantwortlicher für Digitalisierungsfragen im Krankenhaus folgendermaßen aus:

> Das ist wirklich der Jackpot. Für die Innere Medizin, die Rheumatologie ist das sensationell. Und vor allem, wenn es komplizierter wird, z. B. bei so rare-deseases, die Leute mit dreißig Jahren Berufserfahrung nur einmal oder noch nie gesehen haben. Das sind keine schlechten Ärzte, aber man hat das nicht immer alles im Kopf. Und das ist natürlich sensationell, so ein Algorithmus, der hat halt das Wissen von hunderttausend Ärzten halt einmal gelernt (Int. 1, S. 396–405).

Die Legitimierung von Digital Health-Technologien vor dem Hintergrund rationalisierter Abläufe und der Konzentration von Wissensressourcen durch die Integration von klinischen und alltäglichen Trackingdaten verweist auf eine *Radikalisierung der industriellen Konvention*. Die zugeschriebene effizienzsteigernde Wirkung digitaler Technologien erleichtert dann nicht nur klinikinterne Prozesse, sondern bündelt auch die medizinische Expertise über Gesundheits- und Krankheitszustände.

4.4.3 Konflikthafte Digitalisierung zwischen neuen Freiräumen und technischer Bevormundung

Die bisherigen Befunde zeigen, dass der industriellen Konvention eine wichtige Funktion bei der Legitimierung von Digital Health-Technologien zukommt. Normative Bezüge auf Effizienz, Effektivität und Expertenwissen harmonisieren gewissermaßen die Kritik an der Marktkonvention, die sich insbesondere an der zunehmenden Bedeutung kommerziell ausgerichteter Internetkonzerne in der Gesundheitsversorgung und der Gesundheitsforschung entzündet.

Als ein Bereich, in dem digitale Technologien und Informationssysteme eine besonders positiv wahrgenommene Wirkung haben können, werden häufig die alltäglichen Belastungen des pflegerischen und medizinischen Personals thematisiert. Hiernach könne die Digitalisierung „das sinnlose Dokumentieren minimieren", sodass „man keine Papier-Patientenakten mehr suchen muss"; zudem werden „Tests nicht doppelt und dreifach gemacht" und „Konsultationen gehen nicht einfach unter". So verweist ein Mitarbeiter eines klinischen Digitalisierungsprojektes auf die mangelnde Effizienz klinischer Prozesse, in deren Folge beispielsweise Pflegekräfte zusätzlich belastet werden. Durch die Digitalisierung könnte – so eine geteilte Hoffnung – nicht nur „unnötige Arbeiten wie 4-mal am Tag Puls messen" automatisiert werden, sondern auch Möglichkeiten der Kostenreduktion geschaffen werden, die nicht zulasten des klinischen Personals oder der PatientInnen gehen.

An dieser Stelle wird deutlich, dass die Legitimierung der Digitalisierung im Gesundheitssystem von einer Kritik an der marktlichen Konvention flankiert wird; insbesondere Rationalisierungen und Ökonomisierungen der letzten Jahrzehnte dienen als normative Bezugspunkte dieser kritischen Distanzierung (Becker et al. 2016). Solch eine Kritik ist nicht selten mit der Vorstellung verbunden, durch den Einsatz digitaler Technologien den Fürsorgegedanken zu reaktivieren, um der marktorientierten Entwicklung im Gesundheitswesen entgegenzuwirken. In diesem Kontext artikulieren die Befragten die Hoffnung, durch digitale Technologien die „ursprüngliche Idee der Fürsorge" oder das „verlorengegangene Mitgefühl und die Sorge für den Patienten" zu reaktivieren. Ein Entwickler einer Tracking App formuliert dies folgendermaßen:

> Und da ist das Gesundheitssystem in den letzten Jahren wirklich stark ausgerichtet worden auf ökonomische Kennzahlen, aber dass da auch Menschen sind, hat man vergessen. Irgendwie kann man durch so Technologien, wie wir sie entwickeln, dazu beitragen, dass man den Menschen wieder mehr sieht. Nicht nur eine Kennzahl (Int. 6, S. 256–261).

Wichtige Merkmale dieser Kritik verdichten sich in der Schaffung von Nähe, Vertrauen, Fürsorge, Kommunikation, welche charakteristische Bezüge der häuslichen Konvention sind. So verbindet ein leitender Mitarbeiter einer Datenbank für Gesundheitsdaten den Einsatz digitaler Technologien im Gesundheitssystem mit der Möglichkeit, wie er es nennt, „Menschenkontaktzeit" zu gewinnen. In ähnlicher Weise beschreibt ein anderer Interviewter diese Entstehung neuer Freiräume medizinischer Pflege und Behandlung:

> Dann habe ich vielleicht zu fünfzehn Patienten, aber dann muss ich nicht Blutdruckmessen, und Pulsfühlen und sonst irgendwas, sondern dann frage ich gezielt: "Wie geht es Ihnen denn, was kann ich denn für sie tun? Machen Sie sich Sorgen wegen der Diagnose?" So, dass ich kommuniziere, und weniger an ihm rumhantiere, weil die Sachen werden dann vielleicht alle automatisch erhoben (Int. 1, S. 456–462).

Diese Haltung entspricht der häuslichen Konvention, die das Allgemeinwohl einer Handlung an der Nähe und der Vertrauensbeziehung zwischen Akteuren misst. In der Untersuchung des französischen Hausarzt-Systems beschreibt auch Da Silva (2018) die dominante Konvention vor den Reformen als eine häuslich-inspirierte Konvention. Insbesondere der persönliche Kontakt und die langjährigen Beziehungen zwischen Arzt und Patient stabilisieren das Vertrauen in die Autorität des Arztes. Die Interviews verweisen auf die weiterhin starke Bedeutung der häuslichen Konvention und die Reparatur eines wichtigen Prinzips durch digitale Technologien. Gleichzeitig zeigt sich aber auch, dass ein zentrales Element der häuslichen Logik – Vertrauen und Verantwortung – durch den Einsatz digitaler Technologien in der Wahrnehmung der Befragten konterkariert werden könnte. Eine Gefahr besteht laut der Aussage der Befragten nämlich darin, dass algorithmenbasierte Diagnoseverfahren sowie deren errechneten Ergebnisse Möglichkeiten eröffnen, individuelle Verantwortlichkeiten an die Technologie auszulagern. Diese Skepsis entspricht in etwa den generellen Vorbehalten gegenüber der Entscheidungsfähigkeit von Algorithmen wie sie öffentlich und in der Forschung diskutiert werden:

> Ich benutz meine Hände gerne, weil ich glaube, einen Patienten anzufassen, das kann kein Algorithmus, und ich kann den untersuchen, und finde vielleicht Sachen, die der Algorithmus nicht findet. Aber ich befürchte, dass man irgendwann zur Rechenschaft gezogen wird, wenn man nicht so einen Algorithmus verwendet, und dann danebenlag. Wenn man richtiglag, wird es keinen interessieren. Aber wenn man einen Fehler macht, könnte es sein, dass es ein Thema wird. Und das macht dann die Beschäftigung mit dem einzelnen Menschen unmöglich (Int. 1, S. 564–571).

Die Universalisierung der Technologie hat dann nicht nur rechtliche Auswirkungen, sondern reduziert auch die proklamierte Rückkehr zum Fürsorgegedanken. Mit anderen Worten, in der Wahrnehmung der Befragten bergen digitale und algorithmenbasierte Medizin auch die Gefahr, die starken Ansprüche an Fürsorge und Verantwortung zu untergraben. Diese Wahrnehmung beschränkt sich mitnichten auf das klinische Personal, sondern wird auch von Digital Health-Softwareentwicklerinnen geteilt. So beschreibt ein Entwickler einer App zur Begleitung und Prävention depressiver Erkrankungen seine Technologie als „Instrument der Behandlung, die lediglich unterstützen, aber die Therapie nicht ersetzen" soll. In anderen Interviews mit privatwirtschaftlichen SoftwareentwicklerInnen verdichtet sich diese Skepsis in Aussagen wie: „wir können nur Hilfen entwickeln" oder „denken müssen die Ärzte selbst". Ähnlich wird dies von einem medizinischen Entwickler einer algorithmenbasierten Diagnosetechnologie formuliert, wenn er die Software lediglich als „Assistent, möglicherweise ein allwissender Assistent" beschreibt. Es zeigt sich also, dass die Prozesse der Digitalisierung im Gesundheitssystem weiterhin durch starke normative Bezugspunkte charakterisiert sind, in denen das Vertrauen in das Wissen medizinischer Experten relevant bleibt, denn

> ich will, dass der mir hilft zu denken, das zu integrieren, aber ich will nicht einfach eine Antwort haben und mich darauf verlassen. No way (Int. 14, S. 823–824).

4.5   Schlussfolgerungen

Der Beitrag ist der Frage nachgegangen, wie Personen, die zentral an der Entwicklung und Implementierung digitaler Technologien im Gesundheitssystem beteiligt sind, die Digitalisierung legitimieren und kritisieren. Insgesamt konnten drei Themen identifiziert werden, die sowohl von medizinischen EntwicklerInnen als auch jenen aus privatwirtschaftlich organisierten Informatikunternehmen zentral diskutiert werden: Digital Health zwischen Marktorientierung und Marktbegrenzung, Digitalisierung als radikalisierte Industrialisierung und Digitalisierung im Dienste neuer Freiräume und technischer Bevormundung.

Zunächst zeigt sich, dass die Marktkonvention eine partielle Legitimierung digitaler Technologien im Gesundheitssystem bereitstellt. An inhärente Grenzen stoßen positive Bezüge der Wettbewerbsfreiheit allerdings dann, wenn das Gesundheitssystem mit finanziell besser ausgestatteten privatwirtschaftlichen Unternehmen der Tech-Industrie konfrontiert wird. Obwohl auch diese die Vision „Gesundheit für alle" mobilisieren, dienen Gesundheitsdaten und deren Analyse mittels digitaler Technologien nicht ausschließlich der Behandlung, sondern werden auch in den Dienst der Profitmaximierung durch Versicherer und Tech-Konzerne gestellt. Es zeigt sich, dass die marktliche Konvention als Legitimierung digitaler Technologien im Gesundheitssystem kaum ausreicht. Vielmehr bedarf es einer plausiblen moralischen Fundierung, die den Nutzen für die Allgemeinheit hervorhebt.

Dementsprechend werden digitale Technologien nicht nur zugunsten der Wettbewerbsfähigkeit legitimiert, sondern auch als effizienzsteigernde Instrumente wahrgenommen, die aus der Perspektive der Befragten nicht nur die Kosten des Gesundheitssystems reduzieren könnten, sondern auch zur Reaktivierung des Patienten und seiner Krankheit als Bezugspunkt der medizinischen Praxis beitragen können. In diesem Kontext zeigt sich eine besonders starke Bedeutung der industriellen Konventionen, was möglicherweise auf eine Besonderheit der Digitalisierungen in wohlfahrtsstaatsnahen Bereichen und in Bereichen öffentlicher Güter verweist. Statt disruptiver Prozesse, die typisch sind für andere Bereiche digitaler Innovationen, scheinen hier eher inkrementelle Vorstellungen von Innovationen umsetzbar. Es zeigt sich, digitale Gesundheitstechnologien mit der impliziten Hoffnung verbunden sind, die Ökonomisierung des Gesundheitssystems zu korrigieren. Dies bezieht sich insbesondere auf den Kontakt zwischen medizinischem Personal und PatientInnen, deutet sich aber auch in der Reduktion von Arbeitsbelastungen für medizinisches Personal an. Es bleibt allerdings fraglich – auch aus Sicht der Befragten – inwiefern eine solche Fürsorgeorientierung angesichts einer Universalisierung algorithmenbasierter Entscheidungen realisierbar ist. Gleichzeitig werden Effizienz- und Optimierungsprozesse normativ so aufgeladen, dass die einem Gerechtigkeitsideal entsprechen.

Darüber hinaus deuten sich hier Interessen und Ansprüche klinischer Gesundheitsversorger an, die Kooperationen mit international tätigen Tech-Konzerne wie Amazon und Apple nicht nur als wirtschaftlich tragfähige, sondern auch moralisch vertretbare Option plausibilisieren. Fraglich ist allerdings, ob in dieser Konstellation, die Korrektur von Vermarktlichungsprozessen durch digitale Technologien, wie sie von den EntwicklerInnen artikuliert wird, aufrechterhalten werden kann. Hinzu kommt, dass obwohl die Bedeutung digitaler Datenerfassung und Technologien als positives und wirksames Gegengewicht zur Rationalisierung im Gesundheitssystem hervorgehoben wird, eine vollständige Orientierung an Technologien wie sie beispielsweise in Form von algorithmenbasierten Entscheidungs- und Diagnoseergebnissen vorliegen, abgelehnt wird. An dieser Stelle verdichtet sich ein aushandlungsbedürftiger Konflikt, für den es bisher kaum Kompromissangebote gibt. Weitere empirische Forschungen können hier einen wichtigen Beitrag leisten. Dennoch kann angesichts des zunehmenden Interesses an der Implementierung digitaler Technologien in nahezu allen gesellschaftlichen Bereichen vermutet werden, dass der Konflikt zwischen der Radikalisierung digital-industrieller Messmethoden und Verfahren und der damit einhergehenden Markterweiterung in das Gesundheitssystem hinein eine Verschiebung zentraler Allgemeinwohlorientierungen begünstigt, die das Wohlergehen der PatientInnen und den Erfolg von Behandlungen zum Beispiel an den Durchschnittswerten von Big-Data-Analysen messen. In diesem Fall bereitet die Radikalisierung der industriellen Konvention den Weg für eine Radikalisierung der Marktorientierung. Hierbei dürften die großen Internetkonzerne eine bedeutende Rolle spielen, da sie nicht nur Hard- und Software zur Verfügung stellen und an der Entwicklung von Technologien beteiligt sind, sondern mit ihren Selbstdarstellungen eine erstaunliche Nähe zu den gesellschaftspolitisch artikulierten Bedürfnissen nach guter Pflege und Behandlung herstellen können.

Literatur

Batifoulier, Philippe/Braddock, Louise/Latsis, John. 2013. Priority Seeting in Health Care. From Arbitrariness to Societal Values. *Journal of Institutional Economics* 9(1), S. 61–80.

Batifoulier, Philippe/Da Silva, Nicolas. 2014. Medical Altruism in Mainstream Health Economics: Theoretical and Political Paradoxes. *Review of Social Economy* 72(3), S. 261–279.

Batifoulier, Philippe/Domin, Jean-Paul/Gadreau, Maryse. 2011. Market Empowerment of the Patient: The French Experience. *Review of Social Economy* 69(2), S. 143–162.

Becker, Karina/Lenz, Sarah/Thiel, Marcel. 2016. Pflegearbeit zwischen Fürsorge und Ökonomie. Längsschnittanalyse eines Klassikers der Pflegeausbildung. *Berliner Journal für Soziologie* 26(3–4), S. 501–527.

Böhm, Thomas. 2009. *Rationalisierungsstrategien in öffentlichen Krankenhäusern und ihre Auswirkung auf Beschäftigte und Versorgung.* In: Böhlke, Nils/ Gerlinger, Thomas/ Mosebach, Kai/ Schmucker, Rolf/Schulten, Thorsten (Hrsg.), Privatisierung von Krankenhäusern. Erfahrungen und Perspektiven aus Sicht der Beschäftigten. Hamburg: VSA, S. 167–182.

Bohnsack, Ralf. 2014. *Rekonstruktive Sozialforschung. Einführung in qualitative Methoden.* Opladen: Budrich.

Boisard, Pierre/Letablier, Marie-Thérèse. 1989. *Un compromis d'innovation entre tradition et standardisation dans l'industrie laitirère.* In: Boltanski, Luc/Thévenot, Laurent (Hrsg.), Justesse et justice dans la travail. Paris: PUF, S. 209–218.

Boltanski, Luc/Chiapello, Ève. 2006. *Der neue Geist des Kapitalismus.* Konstanz: UVK.

Boltanski, Luc/Thévenot, Laurent. 2007. *Über die Rechtfertigung. Eine Soziologie der kritischen Urteilskraft.* Hamburg: Hamburger Edition.

Da Silva, Nicolas. 2018. L'industrialisation de la médecine libérale: une approche par l'Économie des conventions. *Management & Avenir Santé* 3(1), S. 13.

Dabrock, Peter. 2016. *Soziale Folgen der Biomarker-basierten und Big-Data-getriebenen Medizin.* In: Richter, Matthias/Hurrelmann, Klaus (Hrsg.), Soziologie von Gesundheit und Krankheit. Wiesbaden: Springer VS, S. 287–300.

Diaz-Bone, Rainer. 2011. *Einführung in die Soziologie der Konventionen.* In: Diaz-Bone, Rainer (Hrsg.), Soziologie der Konventionen. Grundlagen einer pragmatischen Anthropologie. Frankfurt am Main: Campus, S. 9–43.

Dubet, François. 2008. *Ungerechtigkeiten. Zum subjektiven Ungerechtigkeitsempfinden am Arbeitsplatz.* Hamburg: Hamburger Edition.

Europäische Kommission. 25.04.2018. Über die Ermöglichung der digitalen Umgestaltung der Gesundheitsversorgung und Pflege im digitalen Binnenmarkt, die aufgeklärte Mitwirkung der Bürger und den Aufbau einer gesünderen Gesellschaft. www.ec.europa. eu/transparency/regdoc/rep/1/2018/DE/COM-2018-233-F1-DE-MAIN-PART-1.PDF. Zugegriffen: 17. Juli. 2019.

Fourcade, Marion/Healy, Kieran. 2007. Moral Views of Market Society. *Annual Review of Sociology* 33, S. 285–311.

Europäische Kommission. 2020. Empfehlung für ein gemeinsames Instrumentarium der Union für den Einsatz von Technik und Daten zur Bekämpfung und Überwindung der COVID-19-Krise, insbesondere im Hinblick auf Mobil-Apps und die Verwendung anonymisierter Mobilitätsdaten. https://eur-lex.europa.eu/legal-content/DE/TXT/PDF/?uri=CELEX:32020H0518&from=DE. Zugegriffen: 21. Apr. 2020.

Glaser, Barney G./Strauss, Anselm L. 1967. Grounded Theory. Strategien qualitativer Forschung. Göttingen: Hans Huber.

Goetz, Thomas. 2010. *The decision tree. Taking control of your health in the new era of personalized medicine.* New York: Rodale.

Hogle, Lina F. 2016. Data-intensive resourcing in healthcare. *BioSocieties* 11, S. 372–393.

Knoll, Lisa (Hrsg.). 2015. *Organisationen und Konventionen. Die Soziologie der Konventionen in der Organisationsforschung.* Wiesbaden: Springer VS.

Kocyba, Hermann/Voswinkel, Stephan. 2008. *Kritik (in) der Netzwerkökonomie.* In: Wagner, Gabriele/Hessinger, Philipp (Hrsg.), Ein neuer Geist des Kapitalismus? Paradoxien und Ambivalenzen der Netzwerkökonomie. Wiesbaden: Springer VS, S. 41–62.

Lafaye, Claudette/Thévenot, Laurent. 1993. Une justification écologique? Conflits dans l'aménagement de la nature. *Revue Française de Sociologie* 34(4), S. 495–524.

Lenz, Sarah. 2018. *Ethische Geldinstitute. Normative Orientierungen und Kritik im Bankenwesen.* Wiesbaden: Springer VS.

Lenz, Sarah/Neckel, Sighard. 2019. *Ethical Banks between Moral Self-commitment and Economic Expansion.* In: Schiller-Merkens, Simone/Balsiger, Philip (Hrsg.), The contested moralities of markets. Bingley: Emerald Publishing Limited, S. 127–148.

Lupton, Deborah. 2018. *Digital health. Critical and cross-disciplinary perspectives.* London: Routledge.

Marrs, Kira. 2007. Ökonomisierung gelungen, Pflegekräfte wohlauf? *WSI Mitteilungen* 60, S. 502–507.

Mayer-Schönberger, Viktor/Cukier, Kenneth. 2017. *Big Data. Die Revolution, die unser Leben verändern wird.* München: Redline.

Neckel, Sighard/Czingon, Claudia/Lenz, Sarah. 2018. Kulturwandel im Geldgeschäft? Potenziale einer ethischen Selbsterneuerung im Banken- und Finanzwesen. *Kölner Zeitschrift für Soziologie und Sozialpsychologie* 70, S. 287–316.

Raghupathi, Wullianallur/Raghupathi, Viju. 2014. Big data analytics in healthcare: promise and potential. *Health Information Science and Systems* 2(3), S. 1–10.

Ruckenstein, Minna/Schüll, Natasha Dow. 2017. The Datafication of Health. *Annual Review of Anthropology* 46, S. 261–278.

Schüll, Natasha Dow. 2016. Data for Life. Wearable technology and the design of self-care. *BioSocieties* 11, S. 317–333.

Sharon, Tamar. 2016. The Googlization of health research: from disruptive innovation to disruptive ethics. *Personalized medicine* 13(6), S. 563–574.

Sharon, Tamar. 2017. Self-Tracking for Health and the Quantified Self: Re-Articulating Autonomy, Solidarity, and Authenticity in an Age of Personalized Healthcare. *Philosophy & Technology* 30(1), S. 93–121.

Sharon, Tamar. 2018. When digital health meets digital capitalism, how many common goods are at stake? *Big Data & Society* 5(2), 1–12.

Thévenot, Laurent/Moody, Michael/Lafaye, Claudette. 2000. *Forms of valuing nature: arguments and modes of justification in French and American environmental disputes.* In: Lamont, Michèle/Thévenot, Laurent (Hrsg.), Rethinking Comparative Cultural Sociology: Repertoires of Evaluation in France and the United States. Cambridge: Cambridge University, S. 229–272.

Topol, Eric J. 2015. *The patient will see you now. The future of medicine is in your hands.* New York: Basic Books.

Vormbusch, Uwe/Kappler, Karolin. 2018. *Leibschreiben. Zur medialen Repräsentation des Körperleibes im Feld der Selbstvermessung".* In: Mämecke, Thorben/Passoth, Jan-Hendrik/Wehner, Josef (Hrsg.), Bedeutende Daten. Modelle, Verfahren und Praxis der Vermessung und Verdatung im Netz. Wiesbaden: Springer VS, S. 207–231.

Wiedemann, Lisa. 2016. *„Vom Piksen zum Scannen, vom Wert zu Daten". Digitalisierte Selbstvermessung im Kontext von Diabetis.* In: Duttweiler, Stefanie/Gugutzer, Robert/Passoth, Jan-Hendrik/Strübing, Jörg (Hrsg.), Leben nach Zahlen. Self-Tracking als Optimierungsprojekt? Bielefeld: transcript, S. 293–325.

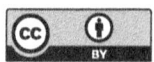

Digitale Heilsversprechen in Gesundheitsberufen

Michael Gemperle, Mandy Scheermesser, Julia Dratva,
Daniela Händler-Schuster, Sibylle Juvalta
und Verena Klamroth-Marganska

Zusammenfassung

Dieser Beitrag geht der Frage nach, welche Heilsversprechen unter angehenden Gesundheitsfachpersonen bezüglich digitaler Medien vorherrschen
und wodurch sie bedingt sind. Er stützt sich auf Daten einer Erhebung
unter Bachelor-Studierenden einer Gesundheitshochschule in der Schweiz. Die
Resultate zeigen, dass 59 % der Befragten die Vorteile digitaler Medien mit
der Erbringung von Gesundheitsleistungen assoziieren und 41 % ihre Vorteile
auf Seite der PatientInnen sehen. Aus der statistischen Analyse geht hervor,
dass die Studierenden gehobener Herkunft und die Studierenden früher akade-
misierter Studienrichtungen die Vorteile digitaler Medien wesentlich häufiger
mit der Dienstleistungserbringung als mit den PatientInnen verbinden. Dies

M. Gemperle (✉) · M. Scheermesser · J. Dratva · D. Händler-Schuster · S. Juvalta ·
V. Klamroth-Marganska
ZHAW Gesundheit, Winterthur, Schweiz
E-Mail: michael.gemperle@zhaw.ch

M. Scheermesser
E-Mail: mandy.scheermesser@zhaw.ch

J. Dratva
E-Mail: julia.dratva@zhaw.ch

D. Händler-Schuster
E-Mail: daniela.haendler-schuster@zhaw.ch

S. Juvalta
E-Mail: sibylle.juvalta@zhaw.ch

V. Klamroth-Marganska
E-Mail: verena.klamroth@zhaw.ch

© Der/die Autor(en) 2022
V. Cappel et al. (Hrsg.), *Gesundheit – Konventionen – Digitalisierung*,
Soziologie der Konventionen, https://doi.org/10.1007/978-3-658-34306-4_5

scheint nicht nur anzuzeigen, dass in Gesundheitsberufen ein Zusammenhang zwischen den vorherrschenden sozialen Kräften und der Assoziation digitaler Medien mit der Dienstleistungserbringung besteht. Es dürfte auch darauf hinweisen, dass die „Digitalisierung" im Gesundheitssektor die herkunftsbedingte kulturelle Spaltung in Gesundheitsberufen befördert.

5.1   Einleitung

Digitale Technologien finden zunehmend Eingang in das Gesundheitswesen und bieten dort Anlass zu verschiedenen Neuerungen. „Das Digitale" ist aber mehr als nur eine Technologie. Digitale Technologien sind in den vergangenen Jahren wie kaum etwas Anderes zur Projektionsfläche der Heilsversprechen von politischen und wirtschaftlichen Führungskräften avanciert.[1] „Digitalisierung" ist insofern zunächst einmal einfach ein Begriff, der die „vorherrschende Ideologie" (Bourdieu und Boltanski 1976) zum Ausdruck und zur Geltung bringt; eine Weltsicht, die in den vergangenen Jahren im Gesundheitssystem vor allem Prozesse der Vermarktlichung, Kommerzialisierung und Ökonomisierung befördert hat (vgl. Manzei und Schmiede 2014; Unschuld 2014).

Darüber, welche digitalen „Heilsversprechen" in Gesundheitsberufen vorherrschen, ist jedoch noch wenig bekannt. Dies ist bemerkenswert, da die Gesundheitsfachpersonen es doch sind, die digitale Medien in der Gesundheitsversorgung letztlich anwenden. Digitalen Heilsversprechen in Gesundheitsberufen nachzugehen ist auch deshalb interessant, da der sich verschärfende Fachkräftemangel eher auf eine Erosion als eine Stärkung herkömmlicher Legitimitätsformen hinweist. Zudem wird in Forschungen über Gesundheitsberufe immer wieder von gegenüber der Ökonomisierung beharrenden Kräften berichtet (vgl. Dammayr und Graß 2017; Flecker et al. 2014).

Durch ihre Sensibilität für Unterschiede zwischen Rechtfertigungs- und Wertordnungen bietet die Soziologie der Konventionen einen vielversprechenden Ausgangspunkt, um die differenzielle symbolische Aufnahme digitaler Medien in Gesundheitsberufen zu analysieren. Rechtfertigungs- und Wertordnungen werden als Bestandteil von Weltsichten bzw. Konventionen betrachtet, die bestimmte Gruppen von Akteuren miteinander teilen und diese von anderen Akteursgruppen

---

[1] Vgl. für die Schweiz: die im Dezember 2018 von Bund und Kantonen verabschiedete „Strategie eHealth Schweiz 2.0". Für Deutschland: „Digitalisierung gestalten. Umsetzungsstrategie der Bundesregierung" vom September 2019.

unterscheidet (vgl. Boltanski und Thévenot 2007; Diaz-Bone 2009; Eymard-Duvernay 1989). Dabei wird der Blick eröffnet für mögliche Divergenzen von Rechtfertigungsordnungen, die Gesundheitsfachpersonen in Bezugnahme auf „das Digitale" bekräftigen.

Dieser Beitrag geht der Frage nach, welche Orientierungen in Gesundheitsberufen durch den Bezug auf „digitale Medien" zum Ausdruck und zur Geltung gebracht werden und mit welchen sozialen Kräften diese Ausrichtungen zusammenhängen. Konkret wird *erstens* untersucht, mit welchen Rechtfertigungen angehende Gesundheitsfachpersonen digitale Technologien positiv identifizieren, welche Verbreitung diese genießen und inwiefern diesen Rechtfertigungen grundlegende Orientierungen zugrunde liegen. *Zweitens* analysiert der Beitrag den Zusammenhang dieser grundlegenden Orientierungen mit sozialstrukturellen Merkmalen, wie Alter, Geschlecht, Studiensituation und soziale Herkunft.

5.2 Digitale Heilsversprechen in Gesundheitsberufen

Die Art und Weise, wie Lohnabhängige ihre Arbeit auffassen, hat in den vergangenen Jahren zunehmend Beachtung gefunden. Die Abwendung der Forschung von manuellen FabrikarbeiterInnen, die Höherqualifikation (vgl. Gallie und White 1998; Rose 2005) sowie die verstärkten Versuche des Managements, seinen Einfluss auf die Subjektivität der Lohnabhängigen zu vergrößern (vgl. Baldry et al. 2007), haben das Interesse für die Weltsichten von Lohnabhängigen anwachsen lassen. Daraus hervorgegangen ist eine inzwischen umfangreiche, aber theoretisch heterogene Literatur über die Arbeitswahrnehmung von Lohnabhängigen, die vor allem die Bedeutung der Eigenheiten der jeweils infrage stehenden Sphären aufzeigt.

Ein wiederkehrendes Thema in Studien zu Arbeitsorientierungen im Gesundheitsbereich ist der Gegensatz zwischen „Effizienz" und „Ökonomie" einerseits und „Fürsorge" andererseits (z. B. Becker et al. 2016; Kirpal 2004). Meist wird hervorgehoben, dass das Durchsetzen betriebswirtschaftlicher Imperative die Orientierung an „Fürsorge" zunehmend infrage stellt (vgl. Marrs 2008; Manzeschke 2006; Borgetto 2006). Ein Strang der Diskussion betont dabei, wie die Lohnabhängigen ihre Orientierung am Patientenwohl trotz oder sogar gegen die Regeln der ökonomischen Rationalisierung bekräftigen (vgl. Böhlke et al. 2009; Bär 2011). Ein anderer Strang stellt vielmehr eine Erosion der Orientierung an der Fürsorge fest, die sich in einem Senken moralischer Standards und Vorenthalten medizinischer Leistungen (vgl. Braun et al. 2011) sowie einer Tolerierung betriebswirtschaftlicher Umstrukturierungen äußert (Dammayr und Graß 2017).

Der Gegensatz zwischen „Effizienz"/„Ökonomie" und „Fürsorge" weist aber auch darauf hin, dass die Arbeit im Gesundheitsbereich nicht nur aus einem medizinisch-sozialen Dienst an PatientInnen besteht, wie dies die herkömmliche Auffassung der Arbeit suggeriert, die typischerweise jede Art bürokratische Organisation, jeden „Betrieb" (Weber 1922, S. 60) verleugnet bzw. die Vulgarität wirtschaftlicher Kalkulation ablehnt (vgl. Bourdieu 2014). Ebenso sehr wird die Arbeit im Gesundheitsbereich von institutionellen Voraussetzungen und Grenzen der Leistungserbringung bestimmt. Diesbezüglich kann – in Anlehnung an Diskussionen innerhalb der Sozialen Arbeit – von einem „Doppelmandat" (Böhnisch und Lösch 1973) gesprochen werden. Der aus der Literatur über Gesundheitsberufe bekannte Begriff „divided loyalties" (z. B. Bloche 1999; Pellegrino 1993) lässt dabei anklingen, dass zwischen den beiden Aufträgen „Bruchlinien der Rechtfertigung" (Dammayr et al. 2015) bestehen.

Diese Arbeit interessiert sich für die Weltsichten von Gesundheitsfachpersonen. Sie schließt an verschiedenen Punkten an der konventionstheoretischen Debatte an (vgl. Diaz-Bone 2018): Erstens wird davon ausgegangen, dass in spezifischen Kontexten eine Pluralität von verschiedenen, auch widersprüchlichen Wert- und Rechtfertigungsordnungen koexistiert (vgl. Boltanski und Thévenot 2007). Luc Boltanski und Laurent Thévenot (2007) haben die staatsbürgerliche, industrielle, marktförmige, häusliche, inspirierte und die Logik der öffentlichen Meinung erkannt, später wurde die projektförmige (Boltanski und Chiapello 2003) und die ökologische Logik (Lafaye und Thévenot 1993) identifiziert. Aus den bisherigen empirischen Auseinandersetzungen mit diesen Prinzipien geht hervor, dass im Gesundheitswesen die staatsbürgerlichen, marktförmigen und industriellen Logiken im Vordergrund stehen, während den Rechtfertigungsformen der Inspiration, der öffentlichen Meinung, der Projektförmigkeit und der Ökologie eine eher nachgeordnete Bedeutung zukommt (vgl. Batifoulier und Gadreau 2006; Moursli und Cobbaut 2006).[2]

Zweitens liegt der Fokus auf dem Symbolischen. Dabei wird auf der konventionentheoretischen Beobachtung aufgebaut, dass explizite Rechtfertigungsordnungen vor allem in Situationen des offenen Disputs auftreten (Diaz-Bone 2009). Die analysierten Äußerungen der Lohnabhängigen werden als Stellungnahmen in Auseinandersetzungen aufgefasst. Philippe Batifoulier und Kollegen haben darauf hingewiesen, dass die professionelle Ethik im Gesundheitswesen nicht nur eine wichtige Rolle bei der Koordination des Handelns von ÄrztInnen und PatientInnen ausübt, sondern auch eine symbolische Seite besitzt. Im Spiel sind dabei also

---

[2] Siehe zur Ökonomisierung des Gesundheitssystems in diesem Sammelband auch die Beiträge von Rainer Diaz-Bone und von Peter Streckeisen.

auch Fragen der Anerkennung. Als „ethisch" gilt nur dasjenige Verhalten, das von den beteiligten Akteuren als legitim anerkannt wird (Batifoulier et al. 2011).

Drittens knüpft diese Analyse an konventionentheoretische Arbeiten an, die zeigen, dass es staatliche Institutionen (Parlament, Gesundheitsbehörden etc.) sind, die für die vermehrte Neubewertung von Tätigkeiten im Gesundheitswesen seit Ende der 1970er Jahre durch marktförmige und industrielle Rechtfertigungsordnungen, aber auch die Zurückdrängung der herkömmlichen Medizinethik (wie sie z. B. im Hippokratischen Eid verankert ist) und die verstärkte Ausrichtung der Ärzteschaft auf Managementideale verantwortlich sind (vgl. Batifoulier und Gadreau 2006; Batifoulier et al. 2011; Moursli und Cobbaut 2006). Auch in dieser Arbeit wird der Staat als Inhaber des Monopols der legitimen symbolischen Gewalt konzipiert. Allerdings stehen hier weniger die staatlichen Institutionen im Zentrum als vielmehr die von diesen in Bildungsprozessen vermittelten und sanktionierten Wert- und Rechtfertigungsordnungen (zu den Rechtfertigungswelten in der Bildung, siehe Derouet 1989, 1992; Imdorf et al. 2019).

Der Referenzpunkt dieser Studie sind Gesundheitsberufe. Weiterhin gibt es wenig gesichertes Wissen, inwiefern die Angehörigen der Gesundheitsberufe selbst die neu in den öffentlichen Dienst eingeführten Wert- und Rechtfertigungsordnungen zu eigen machen. Berufs- und Beschäftigungsgruppen gehören nicht nur zu den wichtigsten Institutionen moderner Gesellschaften (vgl. Abbott 1988), sondern sind auch soziale Räume, in denen Unterschiede aufgrund von Eigenschaften wie z. B. Alter, Geschlecht, soziale und kulturelle Herkunft bestehen (z. B. Boltanski 1982). Als solche sind Berufsgruppen immer auch „Räume des Wettbewerbs und des Kampfes" (Bourdieu und Wacquant 1992, S. 243) um symbolische und materielle Ressourcen (zu Einkommens- und Karriereunterschieden in der Krankenpflege, vgl. Pudney und Shields 2000). Dabei wird davon ausgegangen, dass diese Auseinandersetzungen nicht zuletzt über die Auffassungen vom Sinn und Zweck der Arbeit ausgetragen werden.

Dieser Beitrag steht ebenfalls im Dialog mit aktuellen Arbeiten, die zeigen, dass die Wahrnehmung der „Digitalisierung" weniger von den „bisherigen Erfahrungen mit digitaler Technik" (Kohlrausch 2018) als von Merkmalen wie Alter, Geschlecht, Ausbildungsgrad, Berufsposition und Beschäftigungssektor geprägt ist (vgl. Kohlrausch 2018; Wörwag und Cloots 2018). Anders als in diesen Arbeiten ist der Fokus hier weniger auf Zusammenhänge zwischen einzelnen Aspekten der Wahrnehmung gerichtet, beispielsweise zwischen der Skepsis gegenüber digitalen Technologien einerseits und Statusängsten (vgl. Kohlrausch 2018) oder – im Fall von Gesundheitsfachpersonen – der Ablehnung von Dokumentationsaufgaben (vgl. Wörwag und Cloots 2018) andererseits. Vielmehr geht es in dieser Analyse um die Orientierungen, die mit „dem Digitalen" und durch „das Digitale" bekräftigt werden und rivalisierende Rechtfertigungsordnungen zum Ausdruck bringen.

Den politischen Kontext dieser Studie stellt die Schweiz dar. Hier wurden die Lohnabhängigen im Gesundheitssektor vor allem ab den 1990er Jahren vermehrt mit neuen Auffassungen der Rolle und der Legitimität des Staates konfrontiert (vgl. Ruoss et al. 2017).[3] Vor dem Hintergrund einer der größeren wirtschaftlichen Krisensituationen der Nachkriegszeit wurden die öffentlichen Dienste nach den Leitsätzen des „New Public Management" reorganisiert. Die Aufgaben der Lohnabhängigen wurden zerstückelt und verstärkt nach betriebswirtschaftlichen Kriterien bewertet. Personalausgaben wurden gekürzt, die Lohnabhängigen unter Druck gesetzt und kostengünstigere Qualifikationsstufen eingeführt (vgl. Gemperle 2014). Darüber hinaus wurde die staatliche Aktivität immer mehr unter finanziellen Gesichtspunkten beurteilt (vgl. Plomb und Schöni 2005). Im Lichte dessen erstaunt es wenig, dass die nun ebenfalls von politischen und wirtschaftlichen Führungskräften vorangetriebene „Digitalisierung" von einer Mehrheit von Lohnabhängigen im Gesundheitswesen vor allem mit mehr Effizienzdenken und Leistungsdruck in Verbindung gebracht wird (vgl. Wörwag und Cloots 2018).

Die empirische Grundlage dieses Beitrags sind angehende Gesundheitsfachpersonen. Ihre Wahrnehmung digitaler Technologien dürfte sich weniger an „Fürsorge" orientieren als diejenige der ausgebildeten Berufsleute im Gesundheitssektor, da ihre erst vor wenigen Jahren geschaffenen Studienrichtungen im Geiste der neu vorherrschenden politischen Ökonomie der Gesundheitsversorgung stehen. Zudem ist von ihnen zu erwarten, dass sie aufgrund ihres Alters weniger Vorbehalte gegenüber digitalen Heilsversprechen bekunden als ihre im Beruf Tätigen älteren KollegInnen. Zugleich weisen angehende Gesundheitsfachpersonen ein ähnliches Referenzsystem auf wie ausgebildete Berufsleute im Gesundheitssektor (vgl. Trede und Schweri 2013). Die Analyse dürfte daher zumindest aussagekräftige Befunde zur Frage liefern, welche Grundorientierung in Gesundheitsberufen mit der Einführung digitaler Technologien eine Stärkung erfährt.

5.3   Methode und Operationalisierung

Dieser Beitrag stützt sich auf Daten aus einer Befragung von 805 angehenden Gesundheitsfachpersonen, die im Dezember 2018 durchgeführt wurde. Es handelt sich um Bachelor-Studierende in den ersten beiden Studienjahren der Ausbildungsgänge Pflege, Physiotherapie, Hebammen, Ergotherapie sowie Gesundheitsförderung und Prävention an der Zürcher Hochschule für Angewandte

---

[3] Siehe dazu auch in diesem Sammelband den Beitrag von Peter Streckeisen.

Wissenschaften in Winterthur. Der Fragebogen umfasst neben den soziodemografischen Angaben 19 Fragen zur Verwendung und zum Verhältnis zu digitalen Medien. Die Erhebung wurde mit dem online-Umfragetool „UNIPARK" der Firma Questback realisiert. Die Bachelor-Studierenden wurden per E-Mail zur Teilnahme angefragt. Zusätzlich wurden sechs interdisziplinäre Lehrveranstaltungen genutzt, um die Studierenden zur Teilnahme einzuladen und ihnen Zeit zum Ausfüllen des Fragebogens zu bieten.

Die Studienpopulation umfasst alle zum Zeitpunkt der Umfrage (Dezember 2018) in den beiden ersten Studienjahren eingeschriebenen Studierenden (N = 805). Insgesamt beteiligten sich 373 Studierende an der Befragung. Auswertbar sind die Fragebogen von 369 Studierenden, womit die Ausschöpfungsquote bei 45,8 % liegt. Hinsichtlich der Merkmale Alter, Geschlecht und Vorbildung sind die StudienteilnehmerInnen im Wesentlichen mit der Grundgesamtheit vergleichbar. Leichte Abweichungen gegenüber der Grundgesamtheit sind jedoch bei der Studienrichtung und dem Studienjahr festzustellen (s. Tab. 5.1). 26,7 % der Befragten gaben an, einen Vater mit Universitätsabschluss zu haben, 73,3 % einen Vater ohne Universitätsabschluss.

Tab. 5.1 Merkmale der StudienteilnehmerInnen

Variable		n (%)
n = 369	[Grundgesamtheit N = 805; Rücklauf = 45,8 %]	
Geschlecht	Weiblich (N = 730; 90,7 %)	301 (92,6)
	Männlich (N = 75; 9,3 %)	24 (7,4)
Alter	M = 22,5; SD = 3,5; Md = 22; Range. 18–47 (GG: M = 22,7; SD = 3,3; Md = 22; Range. 18–47)	
Vorbildung	Allgemeinbildende Ausbildung (N = 447; 56,2 %)	172 (52,9)
	Berufsbildende Ausbildung (N = 348; 43,8 %)	153 (47,1)
Studienrichtung	Ergotherapie (N = 154; 19,1 %)	82 (22,2)
	Gesundheitsförderung und Prävention (N = 78; 9,7 %)	56 (15,2)
	Hebammen (N = 130; 16,1 %)	43 (11,7)
	Pflege (N = 203; 25,2 %)	113 (30,6)
	Physiotherapie (N = 240; 29,8 %)	75 (20,3)
Studienjahr	1. Studienjahr (N = 422; 52,4 %)	238 (64,5)
	2. Studienjahr (N = 383; 47,6 %)	131 (35,5)
Soziale Herkunft	Vater mit Universitätsabschluss	85 (26,7)
	Vater ohne Universitätsabschluss	233 (73,3)

5.3.1 Operationalisierung

Ziel dieses Beitrags ist es zu untersuchen, welche Orientierungen in Gesund-heitsberufen durch die Bezugnahme auf „das Digitale" wie verbreitet sind und inwiefern sie mit sozialen Unterschieden zusammenhängen. Die empirischen Analysen beziehen sich auf die Frage, welche Aspekte ihrer Berufsarbeit ange-hende Gesundheitsfachpersonen positiv mit digitalen Medien in Verbindung bringen. Dabei wird davon ausgegangen, dass die Befragten durch die positive Bezugnahme auf digitale Medien Ansichten über den Sinn und Zweck ihrer Arbeit zum Ausdruck und zur Geltung bringen, die sie als legitim ansehen. Hierfür werden aus der Befragung die Antworten auf die folgende offene Frage verwendet: „Welche Vorteile werden digitale Medien Ihrer Ansicht nach in Ihrer späteren Berufstätigkeit haben?"

Zur Erfassung von Merkmalen, die den Orientierungen zugrunde liegen, wer-den als *soziodemografische Merkmale* das Geschlecht und das Alter in die Untersuchung einbezogen.

Ein weiterer Faktor ist die *Studienrichtung.* Zum einen ist davon auszugehen, dass die Studienrichtung verschiedene Ansichten prägen, zum anderen, dass der Studienwahl unterschiedliche berufliche Orientierungen zugrunde liegen. Es ist anzunehmen, dass ein Zusammenhang besteht zwischen der Studienrichtung und den Ansichten über die Digitalisierung.

Zudem wird das *Studienjahr* aufgenommen: 1. Studienjahr und 2. Studienjahr.

Da sich die Untersuchung auf berufsbezogene Fragen bezieht und in der schweizerischen Arbeitswelt mit dem Unterschied zwischen allgemeinbildenden und berufsbildenden Ausbildungsgängen verschiedene Differenzen einhergehen, wird auch der Umstand berücksichtigt, ob die *Vorbildung* auf Sekundarschule-bene II, die den Zugang zum Fachhochschulstudium ermöglichte, berufsbildend oder allgemeinbildend war.

Die *soziale Herkunft* ist ein weiterer Aspekt des Sozialprofils von Studieren-den, der im Rahmen dieser Untersuchung einbezogen wird. Da die kulturelle Dimension der sozialen Herkunft im Fokus steht, lässt sich diese mit Bour-dieu und Passeron (1971) besonders an der elterlichen Bildung festmachen (vgl. De Graaf et al. 2000). Analog zu anderen Studien über die Schweiz (vgl. Falcon 2012) verwendeten wir dafür lediglich den wichtigsten Indikator, die väterliche Bildung, auch wenn der Einbezug der mütterlichen Bildung ein umfassenderes Bild ergeben würde (vgl. Meraviglia und Buis 2015): Vater mit Hochschulabschluss und Vater ohne Hochschulabschluss.

5.3.2 Methode

Die Auswertung der Antworten auf die offene Frage erfolgte nach den Prinzipien der Integrativen Inhaltsanalyse (vgl. Früh 2015). Das Kategorienschema wurde aus der Theorie abgeleitet und aus den Daten selbst gewonnen. Aus der Literatur zu Arbeitsorientierungen wurde der grundlegende und mit „Bruchlinien der Rechtfertigung" (Dammayr et al. 2015) einhergehende Unterschied zwischen einer Orientierung an der Erbringung von Gesundheitsleistungen einerseits und einer Orientierung an den BenutzerInnen des Gesundheitssystems andererseits übernommen (vgl. Pellegrino 1993). Zudem wurde anhand der wiederholten Sichtung sämtlicher Antworten (N = 289) durch die beiden Erstautoren fünf klar unterscheidbare Motive identifiziert und definiert, die alle Antworten umfassen. Dabei konzentrierten wir uns auf die Erstantworten, da es die spontanste Reaktion ist und diese die eigenen Motive am besten wiederspiegelt. Diese fünf Motive lassen sich den erwähnten beiden grundsätzlichen Orientierungen zuordnen. Das daraus resultierende Kategorienschema umfasst zwei Hauptkategorien und fünf Subkategorien (s. Tab. 5.2).

Tab. 5.2 Kategorienschema zur Wahrnehmung der Vorteile digitaler Medien

Hauptkategorie	Subkategorie	Kodierregeln	Antwortbeispiele
Erbringung von Gesundheitsleistungen	Effizienteres Gesundheitswesen	Die Vorteile digitaler Medien werden mit einer effizienteren Gestaltung des Gesundheitswesens in Verbindung gebracht. Dies schließt auch die „Zeitersparnis" ein	„Schnellere Informationsbeschaffung", „automatisierte Prozesse", „kostengünstig, alles beisammen", „weniger Gesundheitskosten"
	Verbesserung der interprofessionellen Zusammenarbeit	Die Vorteile digitaler Medien werden mit einer Verbesserung der interprofessionellen Zusammenarbeit (auch über das „elektronische Patientendossier") assoziiert	„Organisation der Patientendaten für das ganze Team. Schnelle Verfügbarkeit und Erneuerung."

(Fortsetzung)

Tab. 5.2 (Fortsetzung)

Hauptkategorie	Subkategorie	Kodierregeln	Antwortbeispiele
	Kompetentere Berufspraxis	Die Vorteile digitaler Medien werden mit einer kompetenteren Berufspraxis und erweiterten beruflichen Handlungsmöglichkeiten in Verbindung gebracht	„Ich kann mich informieren, auch wenn ich nicht das geeignete Buch zur Hand habe."
BenutzerInnen des Gesundheitssystems	Selbstsorge von PatientInnen/ KlientInnen/Frauen	Die Vorteile digitaler Medien werden damit assoziiert, dass PatientInnen besser für sich selbst sorgen können. Das schließt „informierteren PatientInnen" und „erhöhte „Patientenautonomie" ein	„Die Betroffenen müssen nicht immer zu den Fachpersonen, können sich somit selber informieren."
	Demokratisierung des Zugangs zur Gesundheitsversorgung	Die Vorteile digitaler Medien werden mit der Demokratisierung des Zugangs zur Gesundheitsversorgung in Verbindung gebracht	„Einfache Zugänglichkeit zu Informationen unabhängig von Schicht und Berufsalltag"

Neben deskriptiven Analysen zur Verbreitung von Ansichten über die Vorteile digitaler Medien in der späteren Berufsarbeit wurden Chi-Quadrat-Tests und Korrelationsanalysen durchgeführt, um zu ermitteln, inwiefern die durch die beiden Hauptkategorien erfasste Grundorientierung mit sozialen Eigenschaften zusammenhängt. Dabei ist die Grundorientierung eine dichotome Variable.

5.4   Empirische Befunde

5.4.1 Deskription

In einem ersten Schritt wurde untersucht, welche Vorteile die Studierenden hinsichtlich der Verwendung digitaler Medien in ihrer künftigen Berufsarbeit sehen. Die Codierung ergab, dass die Motive, die Studierende zu den Vorteilen digitaler Medien in ihrer späteren Berufsarbeit vorbringen, recht verschieden sein können, jedoch grundsätzlich entweder eine Orientierung an der Dienstleistungserbringung einerseits oder eine Orientierung an den BenutzerInnen des Gesundheitssystems andererseits zum Ausdruck bringen. Die Orientierung an der Dienstleistungserbringung zeigte sich in den Motiven „effizienteres Gesundheitswesen", „Verbesserung der interprofessionellen Zusammenarbeit", „kompetentere Berufspraxis". Die Orientierung an den BenutzerInnen des Gesundheitssystems manifestierte sich währendem in den Motiven „Selbstsorge von PatientInnen/ KlientInnen/Frauen" und „Demokratisierung des Zugangs zur Gesundheitsversorgung" (s. Tab. 5.2).

Konventionentheoretisch lassen sich die fünf Motive bzw. Subkategorien mit den industriellen, marktförmigen und staatsbürgerlichen Rechtfertigungsordnungen in Verbindung bringen. Das Motiv „effizienteres Gesundheitswesen" beruft sich unmittelbar auf das für die industrielle Logik zentrale Prinzip der Effizienz. Die „Verbesserung der interprofessionellen Zusammenarbeit" zielt meist auf eine Vereinfachung der Arbeitsabläufe ab (z. B. Rüegg-Stürm 2007) und steht folglich unter demselben Zeichen. Ebenfalls auf die industrielle Rechtfertigungsordnung verweist die „kompetente Berufspraxis" aufgrund ihrer Leistungsorientierung. Demgegenüber stützt sich das auf die Idee des unternehmerischen Selbst ausgerichtete Motiv der „Selbstsorge von PatientInnen/KlientInnen/Frauen" auf die marktförmige Rechtfertigungsordnung. Das Motiv der „Demokratisierung des Gesundheitswesens", wiederum, bezieht sich durch das Gleichheitsideal auf die staatsbürgerliche Konvention.

Werfen wir nun einen Blick auf die mengenmäßige Verbreitung der Subkategorien unter den StudienteilnehmerInnen, so sehen wir, dass 36 % der Studierenden die Vorteile von digitalen Medien in Verbindung mit dem Motiv „effizienteres Gesundheitswesen" vorbrachten. 21 % bzw. 20 % der Befragten betonten die Möglichkeiten von digitalen Medien zur Beförderung der „Selbstsorge von Patienten/Klienten/Frauen" und der „Demokratisierung des Zugangs zur Gesundheitsversorgung". 14 % hoben die „kompetentere Berufspraxis" und 9 % die „Verbesserung der interprofessionellen Zusammenarbeit" hervor. Insgesamt sind es 59 % der Befragten, die Vorteile auf der Seite der

Tab. 5.3 Wahrgenommene Vorteile digitaler Medien in der Berufsarbeit. $n = 289$

„Erbringung von Gesundheitsleistungen"		59 %
„Effizienteres Gesundheitswesen"	36 %	
„Verbesserung der interprofessionellen Zusammenarbeit"	9 %	
„Kompetentere Berufspraxis"	14 %	
„Benutzer/inn/en des Gesundheitssystems"		41 %
„Selbstsorge von PatientInnen/KlientInnen/Frauen"	21 %	
„Demokratisierung des Zugangs zur Gesundheitsversorgung"	20 %	

Dienstleistungserbringung betonen, während 41 % die Vorteile auf der Seite der BenutzerInnen des Gesundheitssystems hervorheben (vgl. Tab. 5.3).

5.4.2 Soziale Eigenschaften und Grundorientierung

Im Folgenden wird nun untersucht, ob ein Zusammenhang besteht zwischen der Grundorientierung („Erbringung von Gesundheitsleistungen" oder „BenutzerInnen des Gesundheitssystems"), die in Verbindung mit digitalen Medien bekräftigt wurde, und sozialen Eigenschaften der Befragten. Die Ergebnisse sind in Tab. 5.4 ausgewiesen.

Keine statistischen Zusammenhänge sind zwischen den Merkmalen Geschlecht, Vorbildung und Studienjahr einerseits und der Grundorientierung (Dienstleistungserbringung oder BenutzerInnen des Gesundheitssystems) andererseits festzustellen.

Das Alter und die Grundorientierung korrelieren schwach. Je älter die Studierenden sind, desto eher orientieren sie sich an den BenutzerInnen des Gesundheitssystems. Dabei handelt es sich nach Jacob Cohen (1992) um einen schwachen Effekt.

Zudem besteht ein Zusammenhang zwischen der Grundorientierung, die die befragten Personen bekräftigen, und ihrer Studienrichtung (*Chi-Quadrat*(4) = 25,6, $n = 289$). Nach Cohen (1988) handelt es sich um einen mittelstarken Zusammenhang (*Cramers V* = ,297). Die nähere Betrachtung zeigt, dass der Anteil der Studierenden, die sich an der Dienstleistungserbringung orientieren, von der Studienrichtung Pflege (74 %) und Physiotherapie (66 %) über Hebammen (58 %) und Ergotherapie (57 %) bis hin zur Studienrichtung Gesundheitsförderung und Prävention (29 %) abnimmt (s. Abb. 5.1). Auffallend ist dabei

Tab. 5.4 Grundorientierung an „Erbringung von Gesundheitsleistungen" (Wert: 1) und „BenutzerInnen des Gesundheitssystems" (Wert: 2) nach Geschlecht, Alter, Soziale Herkunft, Vorbildung, Studienrichtung und Studienjahr

	M (SD)	
Geschlecht		Spearman Rangkorrelation
Weiblich n = 263	1,41 (0,49)	r = −0,01
Männlich n = 18	1,39 (0,50)	
Alter		Spearman Rangkorrelation
n = 281. M = 22,4; SD = 3,4; Md = 22; Range 18–47		r = 0,12
Soziale Herkunft		Spearman Rangkorrelation
Vater mit Universitätsabschluss n = 68	1,26 (0,44)	r = − 0,17
Vater ohne Universitätsabschluss n = 206	1,46 (0,50)	
Vorbildung		Spearman Rangkorrelation
Allgemeinbildende Bildung n = 149	1,42 (0,49)	r = −0,01
Berufsbildende Bildung n = 132	1,40 (0,49)	
Studiengänge		Pearson Chi-Quadrat-Test
Ergotherapie n = 66	1,44 (0,50)	Chi-Quadrat(4) = 25,55, Cramers V = ,297
Gesundheitsförderung und Prävention n = 51	1,69 (0,47)	
Hebammen n = 31	1,42 (0,50)	
Pflege n = 85	1,26 (0,44)	
Physiotherapie n = 56	1,34 (0,48)	
Studienjahr		Spearman Rangkorrelation
1. Studienjahr n = 177	1,43 (0,50)	r = −0,05
2. Studienjahr n = 122	1,38 (0,49)	

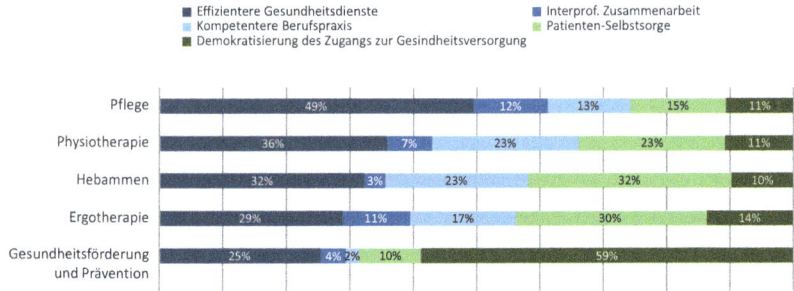

Abb. 5.1 Wahrgenommene Vorteile nach Studienrichtungen $n = 284$

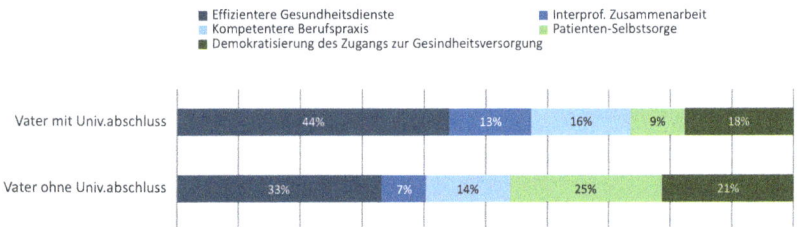

Abb. 5.2 Wahrgenommene Vorteile nach sozialer Herkunft $n = 127$

die im Mittel merklich stärkere Orientierung am PatientInnenwohl der Studierenden von Gesundheitsförderung und Prävention im Vergleich zu den Studierenden der anderen Studienrichtungen.

Eine Korrelation ist auch festzustellen zwischen der Grundorientierung und der sozialen Herkunft ($r = ,172$, $n = 274$). Abkömmlinge von Vätern mit einem Hochschulabschluss scheinen häufiger dazu zu neigen, die Vorteile digitaler Medien mit der Dienstleistungserbringung in Verbindung zu bringen als ihre Peers mit einem Vater ohne Hochschulabschluss. Die Effektstärke entspricht nach Cohen (1992) einem schwachen bis mittleren Effekt.(s. Abb. 5.2).

5.5 Diskussion

Erstens zeigen die Ergebnisse, dass 59 % der befragten angehenden Gesundheitsfachpersonen die Vorteile digitaler Medien mit der Dienstleistungserbringung assoziieren. Demgegenüber ist die Verbindung mit den BenutzerInnen des Gesundheitssystems bei nur gerade 41 % der Befragten festzustellen. Unter den Befragten scheint folglich ein Großteil die Vorteile der Verwendung digitaler Medien eher bei der Dienstleistungserbringung zu sehen als auf der PatientInnen-Seite. Dies ist bemerkenswert, da das herkömmliche Berufsethos dem Dienst an PatientInnen eine klar höhere Priorität einräumt als dem Dienst an der Institution. Dieser Befund könnte dadurch erklärt werden, dass Informations- und Kommunikationstechnologien im Gesundheitsbereich bisher tatsächlich viel stärker im Bereich der Dienstleistungserbringung bzw. im „Back-Office"-Bereich eingeführt wurden als im PatientInnen-Kontakt, wo „digitale" Technologien erst heute zunehmend Anwendung finden. Dem könnte entgegengehalten werden, dass einzelne Technologien wie die Telemedizin, schon seit geraumer Zeit im PatientInnenkontakt zur Anwendung kommen. Ein weiterer Grund könnte darin bestehen, dass die Studierenden verhältnismäßig wenig mit digitalen Möglichkeiten zur Realisierung staatsbürgerlicher Logiken (wie Gerechtigkeit) vertraut sind.

Zweitens bringt die Analyse eine bemerkenswert umfassende positive Assoziation von digitalen Medien mit der Effizienzlogik zutage. Mehr als ein Drittel der befragten angehenden Gesundheitsfachpersonen verbindet die Vorteile neuer Informations- und Kommunikationstechnologien explizit mit der Vorstellung eines „effizienteren Gesundheitswesens". Dazu gezählt werden müssen im Grunde auch die Antworten in der Subkategorie „Interprofessionelle Zusammenarbeit", steht diese doch ebenfalls unter dem Zeichen der Effizienz (z. B. Rüegg-Stürm 2007).[4] Wird zudem bedacht, dass die Subkategorie „Selbstsorge von PatientInnen/KlientInnen/Frauen" ebenfalls ein Produkt der Ökonomisierung des Gesundheitswesens darstellt (Ruoss 2018), so sind es insgesamt zwei Drittel der Befragten, die eine im Einklang mit der vorherrschenden Auslegung stehende Auffassung von digitalen Medien bekundet. Die Subkategorien „kompetentere Berufspraxis" und „Demokratisierung", die nicht (notwendigerweise) im Fahrwasser des politischen Mainstreams stehen, umfassen zusammen 34 % der Antworten.

Dieser Befund scheint vordergründig im Einklang mit der Studie von Sebastian Wörwag und Alexandra Cloots (2018) zu stehen, die zeigt, dass eine Mehrheit der Lohnabhängigen im Gesundheitswesen digitale Medien vor allem mit mehr Effizienzdenken und Leistungsdruck assoziiert. Allerdings geht es in der vorliegenden

---

[4] Besonders deutlich kommt dies im von der Schweizerischen Bundesregierung lancierten Förderprogramm „Interprofessionalität im Gesundheitswesen 2017–2020" zum Ausdruck, das sich der Steigerung der Effizienz verschrieben hat.

Studie um die positive Identifikation mit digitalen Medien, während Wörwag und Cloots (2018) davon berichten, dass die Lohnabhängigen im Gesundheitswesens der Digitalisierung am Arbeitsplatz überwiegend misstrauisch gegenüberstehen. Deutlich wird der optimistische Charakter der Bezugnahmen in der auffallenden Häufigkeit von offenkundig ökonomisch konnotierten Begriffen wie „Kosten" (8 Nennungen), „effizient*" (8), „sparen" (4), „Prozess" (2), „automatisiert" (2) und „optimier*" (2), aber vor allem „schnell" (102) und „Zeit" (28) – demgegenüber weniger eindeutig einer Grundorientierung zugeordnet werden können Begriffe wie „Patient*" (66), „Wissen" (28), „Klient*" (18), „Mensch" (18), „Austausch" (20), „interprofessionell" (12) und „Frau" (11). All dies scheint auf die bemerkenswerte Tatsache hinzuweisen, dass die Effizienzlogik unter einem Großteil der befragten Studierenden einen Eigenwert genießt – oder zumindest nicht als inakzeptabel angesehen wird.

Aus Sicht der Économie des conventions bietet diese Analyse Einblick in die mengenmäßige Verbreitung der industriellen, marktförmigen und staatsbürgerlichen Rechtfertigungsformen, die in bisherigen Arbeiten zum Gesundheitsbereich im Zentrum standen (Batifoulier et al. 2011; Moursli und Cobbaut 2006). 59 % der befragten angehenden Gesundheitsfachpersonen beriefen sich im Zusammenhang mit digitalen Medien positiv auf eine effizientere Gestaltung des Gesundheitswesens oder eine erhöhte berufliche Leistungsfähigkeit und dadurch auf die industrielle Rechtfertigungsordnung (vgl. Eymard-Duvernay 1989). Demgegenüber brachten nur gerade 21 % der Befragten digitale Medien mit der marktförmigen Rechtfertigungsordnung und nur 20 % der Befragten diese mit der staatsbürgerlichen Rechtfertigung in Verbindung. Jenseits der Digitalisierungsthematik könnte dies auf allgemeine Haltungen in den gegenüber der Ärzteschaft subalternen Berufsgruppen hinweisen, in denen die Ökonomisierung staatsbürgerliche Logiken zurückdrängt und sich die Ökonomisierung eher in industriellen als in marktförmigen Rechtfertigungsordnungen niederschlägt.

Der Blick auf die sozialen Merkmale hat zutage gebracht, dass Zusammenhänge zwischen der Grundorientierung einerseits und der Studienrichtung andererseits bestehen. Die Studierenden bekunden entsprechend ihrer Studienrichtung im Mittel eine deutlich unterschiedliche Grundorientierung. Diese Unterschiede könnten durch die verschiedene Betroffenheit der mit den Studienrichtungen verbundenen Arbeitswelten von der Ökonomisierung bedingt sein. Dafür spricht u. a. die deutlich weniger starke Zustimmung für Subkategorien der Ökonomisierung bei den Studierenden der Studienrichtung Gesundheitsförderung und Prävention, der sich diesbezüglich deutlich vom Rest abhebt. Möglicherweise ist auch ein Zusammenhang mit der Akademisierung gegeben, jedenfalls ist eine Analogie zur Akademisierungsdynamik an der untersuchten Fachhochschule festzustellen.[5] Allerdings ist auch denkbar, dass die Studienwahl bereits das Resultat von Präferenzen darstellt, die nun in der Grundorientierung zum Ausdruck kommt.

In einem Zusammenhang mit der symbolischen Aneignung digitaler Medien steht auch die soziale Herkunft der Studierenden. Es besteht eine Korrelation zwischen Abkömmlingen von Vätern mit einem Hochschulabschluss und der Orientierung an der Dienstleistungserbringung. Dementsprechend orientieren sich die Kinder weniger gehobener Klassen im Schnitt stärker an den PatientInnen und ihren Bedürfnissen. Dies ist nicht nur bemerkenswert, da es sich bei der sozialen Herkunft um eine der aktuellen Studiensituation doch biografisch weit vorgelagerte Dimension handelt. Es ist auch beachtenswert, wenn wir bedenken, dass das an „Fürsorge" orientierte herkömmliche Dienstethos im Gesundheitsbereich vor allem das Ethos der bürgerlichen Klassen war (für die Krankenpflege in der Schweiz: Fritschi 1990). Es dürfte darauf hinweisen, dass die symbolische Aufnahme digitaler Medien in Gesundheitsberufen eine „Polarisierung auf der Ebene von Bildung und kulturellem Kapital" (Reckwitz 2017, S. 280) bekräftigt und legitimiert, und diese Tendenz mit fortschreitender Technisierung des Gesundheitswesens möglicherweise stärker zum Tragen kommt. Damit liefert diese Analyse empirische Evidenzen für die Frage, inwiefern die differenzielle symbolische Aneignung „des Digitalen" durch Gesundheitsberufe mit der (Re-)Produktion von Ungleichheiten einhergeht (zum Geschlechterverhältnis, siehe Wajcman 2010).

In der Zusammenschau der in Verbindung mit der Wahrnehmung digitaler Medien stehenden sozialen Merkmale fällt auf, dass es die etablierten Kräfte in den Bereichen Studiensituation und soziale Herkunft sind, die dazu neigen, die Vorteile digitaler Medien mit der Erbringung von Gesundheitsleistungen (und nicht mit den PatientInnenbedürfnissen) zu assoziieren, und dass dies besonders in der Assoziation mit der „Effizienz" zum Ausdruck und zur Geltung gebracht wird. Im Gegensatz dazu wird das vormals vorherrschende Dienstethos des „Helfens" eher von dominierten Kräfte bekräftigt. Dies kann als Indiz dafür verstanden werden, dass die etablierten Kräfte in Gesundheitsberufen dazu tendieren, die digitalen Heilsversprechen der politischen und wirtschaftlichen Führungskräfte eher nicht infrage zu stellen. Es scheint auch anzuzeigen, dass die weitere Durchsetzung digitaler Medien unter gegebenen Bedingungen die Orientierung

---

[5] Die Bachelorstudiengänge wurden an der betrachteten Einrichtung etabliert in den Jahren 2006 (Ergotherapie, Pflege und Physiotherapie), 2008 (Hebammen) und 2016 (Gesundheitsförderung und Prävention).

an institutionellen Logiken zulasten der Orientierung an Patientenbedürfnissen befördert.

Für die Diskussion über die Theorie der Konventionen brachte diese Untersuchung eine starke Überlappung der Grundorientierung in Verbindung mit der Digitalisierung und verschiedenen Rechtfertigungsordnungen zutage. Angehende Gesundheitsfachpersonen, die die Dienstleistungserbringungsperspektive hochhielten, stützten sich vor allem auf industrielle Rechtfertigungslogiken, während ihre Peers, die die Perspektive der BenutzerInnen betonten, auf staatsbürgerlichen und marktförmigen Rechtfertigungsordnungen rekurrierten. Dies scheint nicht nur eine bemerkenswert starke Verankerung der industriellen Rechtfertigungslogik in der Auffassung der Diensteistungsserbringung bei Gesundheitsfachpersonen anzuzeigen, sondern auch auf die zentrale Rolle der PatientInnen bei der Durchsetzung der marktförmigen Rechtfertigungsordnung bei diesen hinzuweisen. Um zu gesichertem Wissen zu gelangen, wird bei beiden Themen jedoch weitere Forschung notwendig sein.

In weiteren Arbeiten scheint es ebenfalls lohnenswert, mehr über die Hintergründe der kritisch-reflexiven kognitiven Formate (Diaz-Bone 2018) der befragten Studierenden zu erfahren, die deren Bewertungen zugrunde liegen. Dabei könnte u. a. die offen gebliebene Frage geklärt werden, inwiefern sich die weitgehend jungen angehenden Gesundheitsfachpersonen, die doch wenigstens über eine mehrmonatige Arbeitserfahrung im Gesundheitswesen verfügen, eventuell im „Schnell-Arbeiten" wiedererkennen können, zu dem die Beschäftigten vermehrt angehalten werden. Oder kommt in der starken Assoziation von Digitalisierung mit der „Effizienz" eventuell der (gegenüber den ausgebildeten Gesundheitsfachpersonen) eher abstraktere Zugang angehender Gesundheitsfachpersonen zur Arbeitswelt zum Tragen?

Literatur

Abbott, Andrew. 1988. *The system of professions: An essay on the division of expert labor.* Chicago: University of Chicago Press.

Baldry, Chris/Bain, Peter/Taylor, Philip/Hyman, Jeff/Scholarios, Dora/Marks, Abigail/Watson, Aileen/Gilbert, Kay/Gall, Gregor/Bunzel, Dirk. 2007. *The meaning of work in the new economy.* Basingstoke: Palgrave Macmillan.

Bär, Stefan. 2011. *Das Krankenhaus zwischen ökonomischer und medizinischer Vernunft. Krankenhausmanager und ihre Konzepte.* Wiesbaden: VS Verlag.

Batifoulier, Philippe/Bessis, Franck/Biencourt, Olivier. 2011. La déontologie médicale face aux impératifs de marché. *Politiques et management public* 28(1), S. 83–101.

Batifoulier, Philippe/Gadreau, Maryse. 2006. *Régulation et coordination du système de santé. Des institutions invisibles à la politique économique*. In: Eymard-Duvernay, François (Hrsg.), L'économie des conventions, méthodes et résultats. Tome 2. Développements. Paris: La Découverte, S. 453–468.

Becker, Karina/Lenz, Sarah/Thiel, Marcel. 2016. Pflegearbeit zwischen Fürsorge und Ökonomie. Längsschnittanalyse eines Klassikers der Pflegeausbildung. *Berliner Journal für Soziologie* 26(3), S. 501–527.

Bloche, M. Gregg. 1999. Clinical loyalties and the social purposes of medicine. *Jama* 281 (3), S. 268–274.

Böhlke, Nils/Gerlinger, Thomas/Mosebach, Kai (Hrsg.) 2009. *Privatisierung von Krankenhäusern. Erfahrungen und Perspektiven aus Sicht der Beschäftigten*. Hamburg: VSA.

Böhnisch, Lothar/Lösch, Hans. 1973. *Das Handlungsverständnis des Sozialarbeiters und seine institutionelle Determination*. In: Otto, Hans-Uwe/Schneider, Siegfried (Hrsg.), Gesellschaftliche Perspektiven der Sozialarbeit. Frankfurt am Main: Luchterhand, S. 21–40.

Boltanski, Luc. 1982. *Les cadres: la formation d'un group social*. Paris: Éditions de Minuit.

Boltanski, Luc/Chiapello, Ève. 2003. *Der neue Geist des Kapitalismus*. Konstanz: UVK.

Boltanski, Luc/Thévenot, Laurent. 2007. *Über die Rechtfertigung. Eine Soziologie der kritischen Urteilskraft*. Hamburg: Hamburger Edition.

Borgetto, Bernhard. 2006. Ökonomisierung, Verwissenschaftlichung und Emanzipation. Die Reformen im deutschen Gesundheitswesen und das Rollengefüge von Arzt und Patient. *Sozialer Sinn* 7(2), S. 231–250.

Bourdieu, Pierre. 2014. *Über den Staat. Vorlesungen am Collège de France 1989–1992*. Frankfurt am Main: Suhrkamp.

Bourdieu, Pierre/Boltanski, Luc. 1976. La production de l'idéologie dominante. *Actes de la Recherche en Sciences Sociales* 2(2), S. 3–73.

Bourdieu, Pierre/Passeron, Jean-Claude. 1971. *Die Illusion der Chancengleichheit:* Untersuchungen zur Soziologie des Bildungswesens am Beispiel Frankreichs. Stuttgart: Klett.

Bourdieu, Pierre/Wacquant, Loïc. 1992. An invitation to reflexive sociology. Cambridge: Polity.

Braun, Bernhard/Klinke, Sebastian/Müller, Rolf/Rosenbrock, Rolf. 2011. Einfluss der DRGs auf Arbeitsbedingungen und Versorgungsqualität von Pflegekräften im Krankenhaus: Ergebnisse einer bundesweiten schriftlichen Befragung repräsentativer Stichproben von Pflegekräften an Akutkrankenhäusern in den Jahren 2003, 2006 und 2008. artec-paper 173. http://www.artec.uni-bremen.de/files/papers/paper_173a.pdf. Zugegriffen: 18. Jan. 2013.

Cohen, Jacob. 1988. *Statistical power analysis for the behavioral sciences*. Hillsdale, N.J.: L. Erlbaum Associates.

Cohen, Jacob. 1992. A power primer. *Psychological Bulletin* 122(1), S. 155–159.

Dammayr, Maria/Graß, Doris. 2017. *Legitime Leistungspolitiken und ihre Wahrnehmung durch Beschäftigte*. In: Sachweh, Patrick/Münnich, Sascha (Hrsg.), Kapitalismus als Lebensform? Deutungsmuster, Legitimation und Kritik in der Marktgesellschaft. Wiesbaden: Springer VS, S. 107–140.

Dammayr, Maria/Graß, Doris/Rothmüller, Barbara. 2015. *Legitimität: Gesellschaftliche, politische und wissenschaftliche Bruchlinien der Rechtfertigung*. Bielefeld: transcript.

De Graaf, Nan Dirk/De Graaf, Paul M./ Kraaykamp, Gerbert. 2000. Parental cultural capital and educational attainment in the Netherlands: A refinement of the cultural capital perspective. *Sociology of Education* 72(2), S. 92–111.

Derouet, Jean-Louis. 1989. *L'établissement scolaire comme entreprise composite.* In: Boltanski, Luc/Thévenot, Laurent (Hrsg.), Justice et justesse dans le travail. Paris: Presses Universitaires de France, S. 11–42.

Derouet, Jean-Louis. 1992. *École et Justice. De l'égalité des chances aux compromis locaux?* Paris: Éditions Métailié.

Diaz-Bone, Rainer. 2009. Konvention, Organisation und Institution: Der institutionentheoretische Beitrag der „Économie des Conventions". *Historical Social Research* 34(2), S. 235–264.

Diaz-Bone, Rainer. 2018. *Die „Economie des conventions". Grundlagen und Entwicklungen der neuen französischen Wirtschaftssoziologie.* 2. Auflage. Wiesbaden: Springer VS.

Eymard-Duvernay, François. 1989. Conventions de qualité et formes de coordination. *Revue économique* 40(2), S. 329–360.

Falcon, Julie. 2012. Temporal trends in intergenerational social mobility in Switzerland: a cohort study of men and women born between 1912 and 1974. *Schweizerische Zeitschrift für Soziologie* 38(2), S. 153–175.

Flecker, Jörg/Schultheis, Franz/Vogel, Berthold. 2014. *Einleitung.* In: Flecker, Jörg/Schultheis, Franz/Vogel, Berthold (Hrsg.), Im Dienste öffentlicher Güter. Metamorphosen der Arbeit aus Sicht der Beschäftigten. Berlin: Edition sigma, S. 9–19.

Fritschi, Alfred. 1990. *Schwesterntum: zur Sozialgeschichte der weiblichen Berufskrankenpflege in der Schweiz 1850–1930.* Zürich: Chronos.

Früh, Werner. 2015. *Inhaltsanalyse: Theorie und Praxis.* 8. überarbeitete Auflage. Konstanz: UVK.

Gallie, Duncan/White, Michael. 1998. *Restructuring the Employment Relationship.* Oxford: Clarendon Press.

Gemperle, Michael. 2014. *„Der Patient wird nicht gesunder, wenn wir sagen, wir müssen betriebswirtschaftlich denken"* – *Fallstudie zum Strukturwandel der Arbeit im schweizerischen Krankenhausbereich.* In: Flecker, Jörg/Schultheis, Franz/Vogel, Berthold (Hrsg.), Im Dienste öffentlicher Güter. Metamorphosen der Arbeit aus der Sicht der Beschäftigten. Berlin: Edition sigma, S. 31–56.

Imdorf, Christian/Leemann, Regula Julia/Gonon, Philipp (Hrsg.) 2019. *Bildung und Konventionen. Die „Economie des conventions" in der Bildungsforschung.* Wiesbaden: Springer Fachmedien.

Kirpal, Simone. 2004. Work Identities of Nurses: Between Caring and Efficiency Demands. *Career Development International* 9(3), S. 274–304.

Kohlrausch, Bettina. 2018. *Soziale Ungleichheit und Verunsicherung im Zeitalter der Digitalisierung.* In: Kohlrausch, Bettina/Schildmann, Christina/Voss, Dorothea (Hrsg.), Neue Arbeit – neue Ungleichheiten? Folgen der Digitalisierung. Weinheim: Beltz, S. 16–34.

Lafaye, Claudette/Thévenot, Laurent. 1993. Une justification écologique? Conflits dans l'aménagement de la nature. *Revue française de sociologie* 34(4), S. 495–524.

Manzei, Alexandra/Schmiede, Rudi (Hrsg.) 2014. *20 Jahre Wettbewerb im Gesundheitswesen: theoretische und empirische Analysen zur Ökonomisierung von Medizin und Pflege.* Wiesbaden: Springer VS.

Manzeschke, Arne. 2006. Wenn das Lächeln verloren geht. Beobachtungen zu Profession und Ethos in den Gesundheitsberufen. *Sozialer Sinn* 2(7), S. 251–272.

Marrs, Kira. 2008. *Arbeit unter Marktdruck: die Logik der ökonomischen Steuerung in der Dienstleistungsarbeit.* Berlin: Edition sigma.

Meraviglia, Cinzia/Buis, Maarten L. 2015. Class, status, and education: the influence of parental resources on IEO in Europe, 1893-1987. *International Review of Social Research* 5(1), S. 35–60.

Moursli, Anne-Catherine/Cobbaut, Robert. 2006. *Analyse de la coexistence d'organisations non lucratives, lucratives et publiques dans le secteur des maisons de repos.* In: Eymard-Duvernay, François (Hrsg.), L'économie des conventions, méthodes et résultats. Tome 2: Développements. Paris: La Découverte, S. 351–365.

Pellegrino, Edmund D. 1993. Societal duty and moral complicity: The physician's dilemma of divided loyalty. *International Journal of Law and Psychiatry* 16(3-4), S. 371–391.

Plomb, Isabelle/Schöni, Marie Jeanne. 2005. *Gesundheit. Kranke Geschäfte zwischen Wettbewerb und Rationierung.* In: Pelizzari, Alessandro/Zeller, Christian (Hrsg.), Service Public. Perspektiven jenseits der Privatisierung. Zürich: Rotpunktverlag, S. 125–139.

Pudney, Stephen/Shields, Michael. 2000. Gender, race, pay and promotion in the British nursing profession: Estimation of a generalized ordered probit model. *Journal of Applied Econometrics* 15(4), S. 367–399.

Reckwitz, Andreas. 2017. *Die Gesellschaft der Singularitäten. Zum Strukturwandel der Moderne.* Berlin: Suhrkamp.

Rose, Michael. 2005. Do rising levels of qualification alter work ethic, work orientation and organizational commitment for the worse? Evidence from the UK, 1985–2001. *Journal of Education and Work* 18(2), S. 131–164.

Rüegg-Stürm, Johannes. 2007. Die Prozessqualität ist die Grundlage. Wege zu einer besseren Kosteneffizienz von Krankenhäusern. *Deutsches Ärzteblatt* 50, S. 3464–3467.

Ruoss, Matthias. 2018. *Selbstsorge statt gesellschaftliche Solidarität. Die Neuverhandlung der sozialen Verantwortung in der „Krise des Sozialstaats".* In: Ludi, Regula/Ruoss, Matthias/Schmitter, Leena (Hrsg.), Zwang zur Freiheit. Krise und Neoliberalismus in der Schweiz. Zürich: Chronos, S. 189–214.

Ruoss, Thomas/Rothen, Christina/Criblez, Lucien. 2017. *Der Wandel von Staatlichkeit in der Schweiz aus interdisziplinärer Perspektive. Zur Einleitung.* In: Criblez, Lucien/Rothen, Christina/Ruoss, Thomas (Hrsg.), Staatlichkeit in der Schweiz. Regieren und verwalten vor der neoliberalen Wende. Zürich: Chronos, S. 11–28.

Trede, Ines/Schweri, Jürg. 2013. *Laufbahnentscheidungen von Fachfrauen und Fachmännern Gesundheit. Resultate der zweiten Befragung zu den Laufbahnentscheidungen.* Zollikofen: Eidgenössisches Hochschulinstitut für Berufsbildung EHB.

Unschuld, Paul U. 2014. *Ware Gesundheit: Das Ende der klassischen Medizin.* München: C.H. Beck.

Wajcman, Judy. 2010. Feminist theories of technology. *Cambridge journal of economics* 34(1), S. 143–152.

Weber, Max. 1922. *Wirtschaft und Gesellschaft.* Tübingen: Siebeck Mohr.

Wörwag, Sebastian/Cloots, Alexandra (Hrsg.) 2018. *Arbeitsplatz der Zukunft – Perspektive Mensch.* Wiesbaden: Springer Gabler.

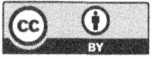

Teil II
Sozio-technische Materialitäten im Gesundheitshandeln

Ressourcen und Reputation. Wie Unternehmen psychische Gesundheitsprobleme von Beschäftigten bewerten

6

Anna Gonon

Zusammenfassung

Betriebliche Gesundheitspolitik wird in soziologischen Analysen oft auf ökonomische Motive zurückgeführt: Gesundheitsförderung und Aktivitäten zur Wiedereingliederung erkrankter Beschäftigter zielen demnach primär auf die Reduktion von krankheitsbedingten Kosten und die Freisetzung produktiver Potenziale ab. Der Beitrag untersucht die Logiken, nach denen betriebliche Interventionen im Bereich der Gesundheit begründet werden, anhand des Analyserahmens der Economie des conventions und am Beispiel des Umgangs mit psychischen Gesundheitsproblemen von Beschäftigten. Als Datengrundlage dienen Fallstudien in drei Großunternehmen in der Schweiz. Gesundheitliche Probleme von Beschäftigten werden in den betrieblichen Gesundheitsmanagements der drei Unternehmen sowohl als unmittelbarer oder langfristiger Kostenfaktor betrachtet, als auch als Prüfstein der sozialen Verantwortung als Arbeitgeber. Durch das softwaregestützte Auswerten von Mustern im Absenzverhalten, die als Frühwarnzeichen für psychische Gesundheitsprobleme definiert sind, wird zunehmend eine industrielle Koordinationslogik gestützt, die auf eine langfristig effiziente Nutzung der Arbeitskraft der Beschäftigten abzielt.

A. Gonon (✉)
Fachhochschule Nordwestschweiz, Olten, Schweiz
E-Mail: anna.gonon@fhnw.ch

© Der/die Autor(en) 2022
V. Cappel et al. (Hrsg.), *Gesundheit – Konventionen – Digitalisierung,*
Soziologie der Konventionen, https://doi.org/10.1007/978-3-658-34306-4_6

6.1 Einleitung: Gesundheit und Krankheit als Objekt betrieblicher Intervention

Programme zur Förderung der Gesundheit der Belegschaft und zur Unterstützung erkrankter Beschäftigter fanden in den letzten Jahrzehnten zunehmende Verbreitung in Unternehmen und werden als Schritt zu einer humaneren Gestaltung der Arbeit gesehen, wie auch als Strategie, mit der Arbeitgeber ihre Attraktivität verbessern wollen. Soziologische Analysen identifizieren die Auseinandersetzung mit der Krankheit bzw. Gesundheit der Beschäftigten innerhalb von Unternehmen hingegen vorwiegend als durch Kosten-Nutzen-Kalkulationen motiviert. So haben sich seit den 1990er-Jahren betriebliche Programme zum „Management" von Krankheit und Gesundheit etabliert, die krankheitsbedingte Arbeitsausfälle als zu kontrollierenden Kostenfaktor verfolgen, Gesundheit als zu steigernde produktive Ressource adressieren und zu diesem Zweck entsprechende Software einsetzen.

Die Diskussion der Kontrolle von Krankheitsabwesenheiten im Sinne eines Kostenmanagements wird in der industriesoziologischen Literatur geführt. Das Abwesenheitsverhalten abhängig Beschäftigter wird dabei als Teil der Beschäftigungsrelation (Edwards und Scullion 1984) und damit als umkämpftes Terrain des betrieblichen Zugriffs auf die Arbeitskraft (Junor et al. 2009) verstanden. Phil Taylor et al. (2010) konstatieren eine Ausweitung des kontrollierenden Zugriffs des Managements auf die Arbeitskraft, der sich in der computerisierten Erfassung und statistischen Auswertung von Abwesenheitsmustern äußert. Die im Rahmen ihrer Studie untersuchten Unternehmen erstellen monatliche und jährliche Abwesenheitsstatistiken, welche die Grundlage für personalbezogene Interventionen bilden. Angestellte werden anhand ihrer individuellen „absence scores" beurteilt und daraus abgeleitete disziplinarische Konsequenzen können bis zur Entlassung reichen (vgl. Taylor et al. 2010, S. 275).

Kosteneinsparungen durch eine Reduktion von Krankheitsabwesenheiten versprechen sich Unternehmen darüber hinaus von der Durchführung gesundheitspräventiver Maßnahmen (Canonica 2019, S. 66). Die Idee der betrieblichen Gesundheitsförderung zielt aber nicht nur auf die *Reduktion von Kosten,* sondern gemäß soziologischen Analysen zeitgenössischer Gesundheitsdiskurse auch auf die *Entfaltung produktiver Potentiale.* Mit dem Paradigmenwechsel von der Patho- zur Salutogenese wurde der traditionell auf Unfallverhütung und physische Gefahren ausgerichtete Arbeitsschutz ab den 1980er-Jahren vom Konzept der Gesundheitsförderung abgelöst (Alsdorf et al. 2017, S. 30). Gesundheit wird nicht mehr als Abwesenheit von Krankheit, sondern als „Zustand allgemeinen Wohlbefindens" verstanden, der „von den Beteiligten aktiv hergestellt werden soll" (Alsdorf et al. 2017, S. 33). Mit der Europäischen Arbeitsschutz-Rahmenrichtlinie 89/391/EWG[1] von 1989, die anstelle strikter Vorgaben lediglich allgemeine „Schutzziele" einführte, wurde der Arbeitsschutz dereguliert (Brunnett 2009, S. 197 f.). Betriebliche Gesundheitsförderung erfolgt in vielen Bereichen auf die Initiative des Arbeitgebers und nicht als gesetzliche Verpflichtung.[2] Als freiwillige Leistung wird sie, so Deborah Foster (2017, S. 4) nicht aus „altruistischen" Motiven, sondern als „Business Case" betrieben. Im Vergleich zum konventionellen Arbeitsschutz fokussiert die betriebliche Gesundheitsförderung nicht kollektive, sondern individuelle Gesundheitsrisiken. Indem sie die Beschäftigten zu einem gesunden, stressreduzierenden Lebensstil ermuntere, werde die ökonomische Investitionslogik auf die Privatsphäre der Beschäftigten ausgeweitet (Maravelias 2016). Durch die Aufforderung, dem Unternehmen im Rahmen von Self-Tracking erfasste Gesundheitsdaten zur Verfügung zu stellen, mache sich dieses die Selbstoptimierung der Angestellten zunutze (Mämecke 2016). Gesundheitsschutz wird durch diese Entwicklungen, so Kratzer und Dunkel (2011, S. 18), „verniedlicht" und auf individuelle „Copingstrategien" reduziert. Gerade indem die betriebliche Gesundheitsförderung ein Verständnis von Gesundheit als „Produktivkraft" kultiviere, gerate der produktivitätsbegrenzende Charakter eines ernst zu nehmenden Gesundheitsschutzes aus dem Blickfeld (Brunnett 2009, S. 292 f.). Durch die Zuschreibung der Verantwortung an die Individuen werden betrieblichen Risikofaktoren ausgeblendet und Erkrankungen erscheinen als Ausdruck des Scheiterns individueller Bewältigungsstrategien, einer „missglückten Anpassung" (Brunnett 2013) oder werden als Themen ganz unsichtbar (Foster 2017; Dale und Burell 2014).

Diese Betrachtungen zur Krankheit bzw. Gesundheit der Beschäftigten als Feld betrieblicher Intervention machen darauf aufmerksam, dass sich die Unternehmen auch in diesem Bereich an ökonomischen Kosten-Nutzen-Kalkülen orientieren. Der Fokus der Analysen liegt auf betrieblichen Programmen und Diskursen, aber weniger auf der tatsächlichen Umsetzung von Personalmaßnahmen bei gesundheitlich eingeschränkten Beschäftigten. Nicht berücksichtigt wird dadurch, dass Arbeitgeber in gewissen Fällen kranke Mitarbeitende über die gesetzlichen Schutzfristen hinausgehend weiterbeschäftigen und damit durch deren Erkrankung bedingte Mehrkosten zumindest in einem gewissen Rahmen in Kauf nehmen (Nadai et al. 2018, 2019). Gesundheitsprobleme von

---

[1] https://eur-lex.europa.eu/legal-content/DE/ALL/?uri=CELEX%3A31989L0391 [Zugegriffen am 07. November 2019].

[2] In der Schweiz gilt dies nicht nur für Gesundheitsförderung im breiten Sinn, sondern auch für Aktivitäten, die der Unterstützung und Wiedereingliederung erkrankter Beschäftigter dienen. Zumindest Letztere erfolgen bspw. in Deutschland auf gesetzlicher Grundlage.

Beschäftigten stellen für Arbeitgeber nicht nur eine Herausforderung des Kostenmanagements und der effizienten Allokation von Ressourcen dar. Darüber hinaus stellen sie sie vor das moralische Problem der Solidarität und der Wahrnehmung von Verantwortung. Anstatt einer Gegenüberstellung „altruistischer" Motive und rationaler Profitkalküle stellt sich empirisch die Frage, auf welche Weise Arbeitgeber diesen unterschiedlichen Anforderungen gerecht zu werden versuchen. Im vorliegenden Artikel möchte ich am Beispiel des betrieblichen Umgangs mit *psychisch erkrankten Beschäftigten* zeigen, dass Gesundheit und Krankheit der Belegschaft Gegenstand verschiedener betrieblicher Bewertungslogiken sind, die in Unternehmen koexistieren und auch, aber nicht ausschließlich, auf Kosten und Produktivität bezogen sind. Dies wird am Beispiel der *psychischen* Erkrankungen – so die These des Beitrags – besonders deutlich.

Vor dem Hintergrund der gesellschaftlichen Debatten um Burnouts (Neckel und Wagner 2013), gestiegene Krankheitsausfälle und Frühverrentungen aus psychischen Gründen, sowie die damit verbundenen volkswirtschaftlichen Kosten (OECD 2014; Ferreira 2015) sind psychische Erkrankungen in den Fokus des Personalmanagements gerückt. Als Ziel gelten die Prävention und Früherkennung, sowie die berufliche Reintegration psychisch erkrankter Beschäftigter. Dies geschieht über die Einrichtung eines betrieblichen Gesundheitsmanagements (BGM), das Führungskräfte und Beschäftigte schult, Betroffene berät und auffällige Verhaltensmuster definiert und überwacht (Riechert und Habib 2017). In diesem Zusammenhang, wie auch durch die zunehmende öffentliche Sensibilisierung für die Problematik psychischer Erkrankungen werden heute Verhaltensmuster von Beschäftigten als gesundheitlich bedingt eingeordnet, die früher nicht in diesem Kontext betrachtet worden wären (Baer et al. 2011). Personalentscheidungen, die die psychische Gesundheit von Beschäftigten in Rechnung stellen, sind besonders umstritten und eignen sich daher, die Pluralität der Logiken der Bewertung von Gesundheit bzw. Krankheit deutlich zu machen.

Im Fokus dieses Beitrags stehen die Einrichtung und Praktiken des betrieblichen Gesundheitsmanagements einerseits und andererseits dessen Interventionen bei Beschäftigten, denen aus psychischen Gründen eine eingeschränkte Leistungsfähigkeit attestiert wird. Vor diesem Hintergrund befasst sich der Beitrag mit der Frage, nach welchen Logiken die (psychische) Gesundheit bzw. Krankheit der Beschäftigten adressiert wird und welche Personalmaßnahmen mit welcher Rechtfertigung daraus abgeleitet werden. Zudem soll berücksichtigt werden, welche Rolle softwaregestützte Ansätze, wie die oben erwähnten Systeme des Absenzenmanagements oder die Auswertung von Gesundheitsdaten spielen. Als theoretischer Rahmen dient die Economie des conventions (im Folgenden als EC abgekürzt), die sich auf die Frage der Koordination und Rechtfertigung von (wirtschaftlichem) Handeln und darin erfolgende Qualitätskonstruktionen bezieht. Die EC geht davon aus, dass in einer Situation stets mehrere Rechtfertigungs- und Koordinationslogiken möglich sind und eignet sich somit dazu, die Pluralität der Logiken sichtbar zu machen, nach denen die Gesundheit bzw. Krankheit der Beschäftigten in Betrieben bewertet wird.

Der Beitrag ist wie folgt strukturiert: Abschnitt 6.2 dient der Darstellung der Grundkonzepte der EC. In Abschnitt 6.3 wird die empirische Grundlage des Beitrags dargestellt. Abschnitt 6.4 analysiert die Bewertungslogiken, die im betrieblichen Gesundheitsmanagement angelegt sind. In Abschnitt 6.5 wird auf die softwaregestützte Auswertung von Abwesenheitsmustern eingegangen, sowie die Rolle, die dies für die Adressierung *psychischer* Gesundheitsprobleme spielt. In Abschnitt 6.6 werden die Logiken der Rechtfertigung von Beschäftigungsentscheidungen in Bezug auf psychisch erkrankte Mitarbeitende untersucht. Abschnitt 6.7 dient einem Fazit.

6.2 Betriebliche Gesundheitspolitik aus der Perspektive der Economie des conventions

Die betriebliche Adressierung der Gesundheit von Beschäftigten wird sowohl in soziologischen als auch in ökonomischen Ansätzen als Problem eines rational kalkulierenden Arbeitgebers gerahmt, der den Profit für sein Unternehmen im Blick hat. Gesundheit ist jedoch, wie Philippe Batifoulier und andere mithilfe der EC-Perspektive aufzeigen, ein normativer Topos mit Bezug zu einer Pluralität gesellschaftlicher Werte. Dies zeigt sich an der Prioritätensetzung in der Gesundheitspolitik, die weder willkürlich noch nach Effizienzkriterien erfolgt, sondern an spezifischen Verständnissen des *Gemeinwohls* ausgerichtet ist (Batifoulier et al. 2013). Die EC geht von einer Pluralität der Konventionen aus, die in einer Situation als Koordinations- und Bewertungsprinzipien fungieren können und mit denen spezifische Vorstellungen des Gemeinwohls verbunden sind. Konventionen sind situationsübergreifende interpretative Rahmen, die AkteurInnen zur Koordination und Bewertung in Handlungssituationen heranziehen (Diaz-Bone und Thévenot 2010, S. 4). Batifoulier et al. analysieren den Wandel der zentralen Koordinationslogiken und der damit verbundenen Qualitätskonventionen im französischen Gesundheitswesen als eine Entwicklung der Vermarktlichung und Industrialisierung (Batifoulier et al. 2018; Da Silva 2018; Batifoulier et al. 2008; Batifoulier 2012). So hebt etwa die als Qualitätssteigerung intendierte Standardisierung medizinischer Leistungen vorwiegend auf deren „industrielle" Qualität ab, schwächt aber deren „häusliche" Qualität, indem sie die Distanz zwischen PatientInnen und medizinischen Leistungserbringern vergrößert. Die Konstruktion einer autonomen PatientIn mit einer Nachfrage nach medizinischen Leistungen verleiht Marktprinzipien im Gesundheitswesen ein stärkeres Gewicht. Betriebliche Gesundheitspolitik lässt sich ausgehend von dieser Perspektive nicht auf eindimensionale Kosten-Nutzen-Berechnungen von Arbeitgebern zurückführen, sondern auch hier muss eine Pluralität normativer Bezugsysteme berücksichtigt werden. Ebenso ist anzunehmen, dass sich die Maßnahmen betrieblicher Gesundheitsförderung nach einer Pluralität von Qualitätskriterien bewerten lassen.

In ihrem für die EC zentralen Grundlagenwerk *Über die Rechtfertigung* (2007) unterscheiden Luc Boltanski und Laurent Thévenot sechs Konventionen. Sie beschreiben diese als „Welten", auf die sich AkteurInnen in alltäglichen Rechtfertigungen beziehen und die als „idealtypische kulturelle Muster in westlichen Gesellschaften für die Begründung von „Qualität" und „Angemessenheit" des Handelns zur Verfügung stehen" (Diaz-Bone 2009, S. 179). Von den sechs bei Boltanski und Thévenot identifizierten Konventionen[3] haben sich für diesen Beitrag vier als empirisch relevant herausgestellt:

– Nach der *Konvention des Marktes* richtet sich die Koordination an den individuellen Bedürfnissen von AkteurInnen und aktuellen Produkten aus (Diaz-Bone 2018, S. 148). Die Welt des Marktes ist durch einen kurzfristigen Zeithorizont charakterisiert: Wertigkeit bemisst sich am aktuellen Preis, den ein Produkt auf dem Markt erzielen kann. Die Wesen in der Welt des Marktes sind durch Geschäftsbeziehungen miteinander verbunden (Boltanski und Thévenot 2007, S. 274); freier Wettbewerb und individueller geldvermittelter Tausch sind die gängigen Koordinationsformen. Ein Beschäftigungsverhältnis ist aus der Perspektive der Marktkonvention als Tausch von Lohn gegen Arbeitsleistung zu verstehen. Ist das Arbeitsvermögen durch Krankheit eingeschränkt, gerät das Tauschverhältnis aus dem Gleichgewicht. Entsprechende Personalmaßnahmen zielen darauf ab, dieses Missverhältnis zu korrigieren.

– Gemäß der *Konvention der Industrie* beruht die Koordination auf langfristiger, effizienter Planung der Produktion und Aufgabenteilung. Als Bewertungskriterien dienen Effizienz und Produktivität (Diaz-Bone 2018, S. 149). Die Konvention der Industrie ist auf einen langfristigen Zeithorizont ausgelegt, in dem Ziele durch den systematischen Einsatz wissenschaftlicher Expertise und Kompetenz, sowie geeigneter Werkzeuge und Methoden angestrebt werden (Boltanski

---

[3] Zu diesen sechs Qualitätskonventionen kamen seit dem Erscheinen des Grundlagenwerks von Boltanski und Thévenot weitere hinzu. Für eine Übersicht vgl. Diaz-Bone (2018, S. 146–163).

und Thévenot 2007, S. 280). Betriebliche Gesundheitsförderung und Personal-maßnahmen in Bezug auf erkrankte Beschäftigte lassen sich entsprechend darüber rechtfertigen, dass ihnen eine langfristige Planung zugrunde liegt, die darauf zielt, die durch Gesundheitsprobleme verursachten Kosten nachhaltig zu minimieren.

– Die *Konvention des Hauses* ist am Modell der Familie ausgerichtet. Die Koordination orientiert sich an Anerkennung und Reputation. Die Wertigkeit von Personen ergibt sich aus ihrem Rang in der Vertrauenshierarchie und ihrer Autorität. Das Gemeinwohl beruht auf der Stärke der Gemeinschaft. Die AkteurInnen der Welt des Hauses sind durch hierarchische Beziehungen persönlicher Abhängigkeit verbunden. Die Höhergestellten tragen Verantwortung für ihre Untergebenen (Boltanski und Thévenot 2007, S. 237), diese wiederum schulden ihnen Respekt und Loyalität. Gemäß der Konvention des Hauses ist die Verantwortung des Arbeitgebers für seine Beschäftigten Grundlage für Personalmaßnahmen. Die Verantwortung hängt jedoch davon ab, ob sich diese in der Vergangenheit loyal, leistungs- und anpassungsbereit verhalten haben.

– Nach der *staatsbürgerlichen Konvention* ist das Gemeinwesen selbst Repräsentant des Gemeinwohls (Diaz-Bone 2018, S. 154 f.). Personen von Größe sind Kollektive, Repräsentanten oder Delegierte. Wertigkeit kommt ihnen zu, insofern sie Kollektivinteressen vertreten und auf Partikularinteressen verzichten (Boltanski und Thévenot 2007, S. 260). Nach Diaz-Bone (2018, S. 155) artikuliert sich die staatsbürgerliche Konvention in Unternehmen über die Einforderung von Arbeitnehmerrechten. Der Arbeitgeber trägt soziale Verantwortung für alle Beschäftigten, unabhängig von persönlichen Beziehungen und individuellem Verhalten. Gesundheitsförderung und Entscheidungen über die Beschäftigung erkrankter Mitarbeitender sind nach der staatsbürgerlichen Konvention dann gerechtfertigt, wenn sie dem kollektiven Anspruch auf Arbeits- und Gesundheitsschutz Rechnung tragen und diesen höher gewichten als die Profitinteressen des Unternehmens.

AkteurInnen sind nach dem Verständnis der EC dazu in der Lage, die Pluralität der in einer Situation möglichen, auch widersprüchlichen, Koordinationslogiken reflexiv handzuhaben (Diaz-Bone 2009, S. 183). Sie können eine gewählte Herangehensweise kritisieren und andere Kriterien zur Beurteilung der Situation vorschlagen. Um zu entscheiden, welche Elemente der Situation relevant sind, können AkteurInnen eine konventionenbasierte *Prüfung* vorschlagen. Dabei handelt es sich um institutionalisierte Verfahren zur Feststellung von Wert und zur Klärung einer Situation (Knoll 2015, S. 12). Umgekehrt ermöglichen *Kompromisse* zwischen Konventionen Koordination, ohne dass entschieden werden muss, welcher Konvention in einer Situation Priorität zukommt. Kompromisse sind zwar instabil, können aber durch die Einrichtungen einer kognitiven oder materiellen Infrastruktur stabilisiert werden, die in der EC als *Formate* bezeichnet werden (Thévenot 1984). Zum Beispiel als Definitionen von Leistungsstandards, Klassifikationen oder materielle Ausstattung von Arbeitsplätzen können Formate Kompromisse zwischen unterschiedlichen Koordinationslogiken stabilisieren und so bestimmte Formen der Koordination auf Dauer stellen (Diaz-Bone 2018, S. 85–88).

Gesundheitliche Probleme von Beschäftigten stellen Arbeitgeber nicht nur vor die Frage, wie durch sie verursachte Kosten und Produktivitätsverluste gering gehalten werden können, sondern sie sind darüber hinaus Bewährungsproben für ihre Großzügigkeit und Fairness. Empirisch stellt sich folglich die Frage, auf welche Weise Arbeitgeber versuchen, diesen unterschiedlichen, teils widersprüchlichen Anforderungen gerecht zu werden. In den folgenden Abschnitten wird analysiert, mit welchen Konventionen die Interventionen des betrieblichen Gesundheitsmanagements gerechtfertigt werden. Dabei wird das betriebliche Gesundheitsmanagement (BGM) als betriebliches *Format* betrachtet, das einen Kompromiss zwischen verschiedenen Bewertungslogiken stützt. Zudem wird untersucht, über welche Konventionen die betrieblichen AkteurInnen Beschäftigungsentscheidungen begründen.

6.3   Forschungsdesign und Methoden

Als empirische Grundlage dient eine Studie, die in zwei Versicherungsunternehmen mit je ca. 4000 Beschäftigten und einem Industrieunternehmen mit ca. 1000 Beschäftigten durchgeführt wurde.[4] Insgesamt umfassen die erhobenen Daten 31 leitfadengestützte Interviews. Neun Beschäftigte, die aufgrund psychischer Probleme Unterstützung vom BGM erhielten, wurden um ausführliche Schilderungen ihres Falls gebeten. Die interviewten Beschäftigten sind als Kundenberater im Außendienst tätig, in der Buchhaltung, der IT, als SachbearbeiterInnen oder in der industriellen Produktion. In sieben Fällen war es möglich, mit der Einwilligung der Beschäftigten ihre direkten Vorgesetzten und die zuständigen BGM-Verantwortlichen zum Fallverlauf zu interviewen. Ergänzend wurden diese nach allgemeinen Beschäftigungspraktiken und Organisationsstrukturen gefragt. Zudem wurden fünf Personalverantwortliche zur Organisation und den

---

[4] Ein Teil der Datenerhebung erfolgte im Rahmen meiner Mitarbeit am Projekt „Berufliche Eingliederung zwischen Invalidenversicherung und Wirtschaft", das vom Schweizerischen Nationalfonds gefördert und von Prof. Dr. Eva Nadai geleitet wurde. http://p3.snf.ch/Project-153638

betrieblichen Abläufen im Zusammenhang mit der Krankschreibung und beruflichen Wiedereingliederung interviwt. Darüber hinaus sammelte ich betriebliche Dokumente zum BGM und habe bei einer BGM-Sitzung sowie bei einem betrieblichen Sensibilisierungsworkshop zur Früherkennung psychischer Belastungen für Führungskräfte teilnehmend beobachtet.

Die Datenanalyse erfolgte nach den Prinzipien der Grounded Theory (Strauss 1987). In enger Beziehung zum Datenmaterial wurden Konzepte erarbeitet, sukzessive weiterentwickelt und zu einer zusammenhängenden Theorie verdichtet. Als analytisches Grundprinzip diente das kontinuierliche Vergleichen von Daten, sowie drei Kodierverfahren: Beim offenen Kodieren wurde das Datenmaterial Zeile für Zeile mit vorläufigen, an weiterem Datenmaterial zu prüfenden Konzepten versehen. Die entwickelten Kodes bezogen sich im offenen Kodieren auf Praktiken, Handlungsprobleme und relevante Organisationsstrukturen. Zudem wurden auf der Grundlage der verschiedenen erhobenen Perspektiven Fallanalysen zu den betroffenen Beschäftigten verfasst, auf deren Grundlage Kodes zu den Fallverläufen entwickelt wurden. Im Schritt des axialen Kodierens wurden die Zusammenhänge zwischen den erarbeiteten Kodes untersucht, beim selektiven Kodieren fokussierte die Analyse dann auf die ausgewählten Schlüsselkategorien. Der theoretische Rahmen der EC wurde nicht subsumtionslogisch auf das Datenmaterial angewandt, sondern erst gegen Ende des Auswertungsprozesses im Sinne „sensibilisierender Konzepte" zu den Ergebnissen der Datenanalyse in Bezug gesetzt (vgl. Strübing 2014, S. 59 f.).

6.4 Konventionen des betrieblichen Gesundheitsmanagements

Seit den 1990er-Jahren haben viele größere Unternehmen ein BGM eingeführt (Ulich und Wülser 2018; Kratzer et al. 2011), das neben Aktivitäten der Prävention und Gesundheitsförderung die Koordination von Maßnahmen der Wiedereingliederung beinhaltet. Rechtfertigungen für das BGM fallen in den drei Unternehmen mehrdeutig aus. Die BGM-Leiterin der *Versicherung A* formuliert:

> Wir glauben einfach daran [an das BGM]. Und es beweist es auch mit unseren doch recht guten Analysen, auch mit Absenzenraten und den Umfragen. Motivierte Mitarbeiter sind wirklich auch sehr engagierte Mitarbeiter, die dem Unternehmen etwas bringen schlussendlich. [...] Wir werden da auch unterstützt von der Geschäftsleitung. Ich werde nie gequält, was bringt das, bring mir einen Business Case. [...] Weil viele Betriebe müssen immer Zahlen liefern oder sich rechtfertigen und ich *kann* es nicht messen. Aber es ist einfach der Glaube daran, dass es gut ist.

Während sich die BGM-Leiterin einerseits von einem Kosten-Nutzen-Kalkül (dem „Business Case") abgrenzt und das Gesundheitsmanagement als intrinsischen Wert – eine Frage des richtigen „Glaubens" – darstellt, zählt sie andererseits Argumente für seinen ökonomischen Nutzen auf, wie motivierte Beschäftigte und reduzierte Abwesenheitsraten. Im Folgenden soll das Absenzenmanagement, das ein zentrales Element des BGM ausmacht, als betriebliche *Formatierung* der „produktiven" Kapazitäten der Belegschaft (Dodier 2017, S. 122) analysiert werden. Systeme zur Erfassung, Nachverfolgung und statistischen Auswertung von Fehlzeiten wurden ab den 1990er-Jahren zunächst als Instrument des Kostenmanagements in Unternehmen eingeführt, um die im Zitat erwähnte Absenzrate unter Kontrolle zu halten. Sie lenkten den Blick der Vorgesetzten auf das Abwesenheitsverhalten ihrer Mitarbeitenden und hielten sie dazu an, nach jeder Abwesenheit sogenannte Rückkehrgespräche zu führen, mit denen eher disziplinierende als fürsorgliche Zwecke verfolgt wurden (Kiesche 2015). Das ins BGM integrierte Absenzenmanagement, wie es in den drei Unternehmen implementiert ist, geht über das Erfassen und Auswerten von Krankenabwesenheiten hinaus. Es definiert eine kritische Anzahl von Abwesenheitstagen pro Zeitraum[5], ab denen von Seiten der Vorgesetzten oder des BGM nähere Erkundigungen bei den Betroffenen über ihre gesundheitliche Situation einzuholen und angemessene Unterstützungsleistungen anzubieten sind.

Absenzraten lenken den Blick zunächst auf das Ausmaß bezahlter Arbeitszeit, in der keine entsprechende Arbeitsleistung erbracht wurde. Damit bringen sie einen finanziellen Verlust für das Unternehmen zum Ausdruck. Aus der Perspektive der *Marktkonvention,* nach der Beschäftigung als Tausch von Arbeitskraft gegen Lohn zu betrachten ist, stellen Absenzen ein Ungleichgewicht in diesem Tauschverhältnis dar. Eine BGM-Mitarbeiterin des Industriebetriebs erklärt: „jeder Mitarbeiter, der fehlt, da zahlen wir aus unserer Tasche diesen Krankenlohn."[6] Eine ärztliche Krankschreibung stellt aus dieser Perspektive einen gesetzlich legalen Weg für ArbeitnehmerInnen dar, den vereinbarten Tausch von Lohn gegen Arbeitskraft nicht einzuhalten. ÄrztInnen verfügen somit über die rechtliche Definitionsmacht, in welchen Fällen das Tauschverhältnis nicht einzuhalten ist. Im Datenmaterial lassen sich verschiedene Strategien identifizieren, wie betriebliche

---

[5] Die Spanne reicht in den drei Unternehmen von zehn bis 20 aufeinanderfolgenden Tagen.

[6] Die gesetzliche Lohnfortzahlungspflicht bei Krankheit beträgt in der Schweiz je nach Anstellungsdauer zwischen drei und 17 Wochen. Viele größere und mittlere Unternehmen haben auf freiwilliger Basis eine Krankentaggeldversicherung abgeschlossen und gewähren krankgeschriebenen Beschäftigten einen Anspruch auf 80 % des Lohnes während zwei Jahren.

AkteurInnen auf die ärztliche Definition von Arbeitsfähigkeit Einfluss zu nehmen versuchen. Ein Vorgesetzter des Industriebetriebs berichtet,

> früher habe er manchmal ein Arztzeugnis zurückgewiesen, wenn es ihn inhaltlich nicht überzeugte, und der Person gesagt, sie müsse für die Abwesenheitstage unbezahlten Urlaub nehmen (Feldnotizen).

Dies sei heute nicht mehr möglich, weil sich die Beschäftigten rechtlich zur Wehr setzen. Eine von BGM- und Personalverantwortlichen erwähnte Praxis besteht darin, mit den behandelnden ÄrztInnen Kontakt aufzunehmen, die Arbeit der erkrankten Beschäftigten näher zu beschreiben und abzuklären, ob für diese Tätigkeit nicht eine Teilarbeitsfähigkeit in Betracht zu ziehen wäre (vgl. Irvine 2011).

Das Anstreben einer möglichst geringen Absenzrate wird jedoch innerhalb der Unternehmen auch kritisch gesehen. So berichtet die BGM-Leiterin in *Versicherung B,* dass sie Führungskräften nahelege, sie sollten gegenüber Angestellten nicht „auf Krankheitszahlen herumreiten", denn die „Absenzquote auf null herunterzubringen" sei „das Gefährlichste, was man machen kann". Absenzen sind ihr zufolge nicht ein Problem an sich, sondern vielmehr ein „Notnagel", der zu erkennen hilft, „dass irgendetwas läuft". Nach dieser Betrachtung sind Absenzen also lediglich ein Indikator für tieferliegende (gesundheitliche) Probleme. So seien Absenzen das „einzige Frühwarnzeichen, das tragbar ist über ein System". Ihre Überwachung dient aus diesem Blickwinkel dazu, rechtzeitig sicherzustellen, dass kranke Beschäftigte medizinische Behandlung erhalten und ihre Arbeitsfähigkeit auf lange Sicht wiederhergestellt wird. Mit dem Ziel einer langfristigen „Verringerung" von „Störfällen und Ausfallzeiten" (Boltanski und Thévenot 2007, S. 279) lässt sich diese Bewertung von Krankheitsabwesenheiten der *industriellen Konvention* zuordnen. Im Gegensatz zur marktlogischen Bewertung werden hierbei unmittelbare Mehrkosten, Arbeitsausfälle und ggf. rehabilitative Maßnahmen, in Kauf genommen, um spätere Folgekosten zu vermeiden. Das Absenzenmanagement als betriebliches Format unterstützt mit dem Fokus auf das *Ausfallen von Arbeitsleistung* und der *Interpretation von Absenzen als Frühwarnzeichen* sowohl eine marktlogische als auch die industrielle Bewertung von Krankheitsabwesenheiten.

Darüber hinaus lässt das Absenzenmanagement auch Raum für eine Bewertung von Krankheitsabwesenheiten nach der *häuslichen Konvention.* BGM-Verantwortlichen ist es wichtig zu betonen, dass man in ihrem Unternehmen durchaus „krank sein darf". Rückkehrgespräche seien in erster Linie dazu da, „Wertschätzung und Anteilnahme" zu vermitteln (BGM-Leiterin *Versicherung A*). Absenzen erscheinen als Ausdruck von Unterstützungsbedürftigkeit und verweisen auf die Pflicht des Arbeitgebers, sich – gemäß der häuslichen Koordinationslogik – um die ihm Unterstellten zu kümmern. Diese Pflicht gilt jedoch nur für loyale Mitglieder der Betriebsgemeinschaft. Neben der fürsorglichen Funktion soll die spezielle Aufmerksamkeit für Krankheitsabwesenheiten potenzielle SimulantInnen spüren lassen, dass sie unter Beobachtung stehen: Das „System, soll wohlwollend sein, für den der es braucht und dem, der es ausnutzt, auf die Finger stehen" (BGM-Leiterin *Versicherung B*). Rückkehrgespräche dienen zum einen der Sorge um die „echten" Kranken und zum anderen sollen sie die marktlogisch motivierte Reduktion „illegitimer", da nicht auf einer „echten" Krankheit beruhenden Arbeitsausfälle ermöglichen. Sie verkörpern damit einen Kompromiss zwischen einer häuslichen und einer marktlogischen Bewertung von Krankheitsabsenzen, der auf der Idee einer Unterscheidung legitimer und illegitimer Krankheitsabwesenheiten beruht. Der Widerspruch zwischen einer disziplinierenden und einer fürsorglichen Ausrichtung von Personalmaßnahmen in Bezug auf erkrankte Beschäftigte (Cunningham et al. 2004) muss somit nicht aufgelöst werden.

6.5 Softwaregestützte Erfassung psychischer „Warnzeichen"

Die beiden Versicherungen verfügen über ein softwarebasiertes Absenzenmanagement. Nicht nur werden Absenzen elektronisch erfasst, auch die Auswertung läuft automatisch und löst bei einer kritischen Anzahl an Abwesenheitstagen eine Meldung an die Vorgesetzten bzw. das BGM aus. Potenzielle „Frühwarnzeichen" werden so systematisch bearbeitet, wodurch die industrielle Koordinationslogik in Bezug auf Krankheitsabwesenheiten gestützt wird. Die softwarebasierte Auswertung von Kurzabsenzen vereinfacht zudem, neben Langzeitabwesenheiten auch andere Muster im Abwesenheitsverhalten gezielt zu verfolgen. Dies spielt eine Rolle im Hinblick auf die verstärkte Aufmerksamkeit gegenüber psychischen Erkrankungen von Beschäftigten. Bei psychischen Erkrankungen gelten Langzeitabsenzen nämlich als unzureichendes Frühwarnzeichen (Baer et al. 2011). Ein Problembewusstsein bezüglich psychischer Erkrankungen ist in allen drei Unternehmen zu spüren: Im Industriebetrieb bezieht es sich auf die zunehmend „labilen Mitarbeitenden", die angesichts des strukturellen Wandels und steigender Qualifikationsanforderungen „in Existenzängste hineinkommen" – so ein Personalverantwortlicher. In den Versicherungsunternehmen stehen Burnouts oder „schwieriges Verhalten" im Fokus. Häufige Kurzabsenzen werden in den Absenzenmanagements der Versicherungen als Frühwarnzeichen erfasst: bei mehr als drei Abwesenheitstagen pro Jahr löst das System eine Meldung an die Vorgesetzten bzw. das BGM aus. Die BGM-Leiterin in *Versicherung B* berichtet, dass zudem die Auswertung der Ferienbezüge der Beschäftigten als Methode zur Früherkennung psychischer Probleme angedacht sei:

> … also die Leute, die alleine sind, die fast in der Vereinsamung sind, das sind die, die nicht in die Ferien wollen. Das sind solche, die Hochrisiko für mich sind, auf der psychischen Ebene.

Das Nichtbeziehen des Ferienanspruchs wird damit als mögliches Zeichen für psychische Auffälligkeiten interpretiert. Die Auswertung von Abwesenheitsverhalten und Ferienbezügen der Beschäftigten soll das frühzeitige Anbieten unterstützender Maßnahmen, sowie eine angemessene therapeutische und medizinische Begleitung sicherstellen und stützt somit eine industrielle Koordinationslogik in Bezug auf die Gesundheit der Beschäftigten, welche auf die langfristige Verminderung von Krankheitsausfällen und damit verbundener Kosten abzielt. In der praktischen Handhabung durch betriebliche AkteurInnen können gerade Abwesenheitsdaten jedoch auch anders interpretiert werden. So deutet eine Vorgesetzte im Sample die häufigen Kurzabsenzen eines Mitarbeiters als Zeichen für seine Unzuverlässigkeit und sein mangelndes Engagement und leitet daraus ab, dass seine Entlassung gerechtfertigt sei.

Darüber hinaus sind sich BGM-Verantwortliche einig, dass Absenzen allein als Frühwarnzeichen nicht genügen. Der Diskurs um das Problem des Präsentismus – also einer Anwesenheit am Arbeitsplatz trotz Krankheit und damit einhergehenden Produktivitätseinbußen (OECD 2012, S. 72) – ist in den BGM-Stellen bekannt. Die BGM-Leiterin in *Versicherung B* bringt das Problem in Schulungen für Vorgesetzte über ein „Eisbergmodell" auf den Punkt: so seien Absenzen nur die „Spitze des Eisbergs", wogegen ein wesentlich größerer Teil des Produktivitätsverlusts durch unproduktive Arbeitszeit entstehe. Ihre Empfehlung an Vorgesetzte lautet, durch „Wertschätzung" gegenüber ihren Mitarbeitenden das „Eis", also die unproduktive Zeit, „zum Schmelzen zu bringen". Direkte Beobachtungen des Verhaltens der Beschäftigten sind gemäß den BGM-Verantwortlichen unabdingbar, um insbesondere Anzeichen für psychische Gesundheitsprobleme zuverlässig zu erfassen. Wie solche Anzeichen aussehen können, bringen sie Vorgesetzten ebenfalls in Workshops näher, so etwa ein plötzlicher Leistungsabfall oder schwieriges Verhalten und präsentieren sich als für solche Fälle zuständige betriebliche Fachstelle. Dadurch wird die Zuständigkeit des BGM auf Fälle von Beschäftigten ausgeweitet, die ansonsten aufgrund von Leistungsproblemen oder Konflikten in den Fokus des Personalmanagements geraten wären und ggf. mit disziplinarischen Maßnahmen zu rechnen gehabt hätten. Wie im folgenden

Abschnitt gezeigt wird, kann sich dies auf die Logiken auswirken, nach denen Beschäftigungsentscheidungen begründet werden.

6.6   Beschäftigungsentscheidungen angesichts psychischer Gesundheitsprobleme

Es gehört zur Rolle des BGM, gesundheitlich eingeschränkte Beschäftigte bei der Wiederherstellung ihrer Arbeitsfähigkeit zu unterstützen und die Möglichkeiten einer weiteren Beschäftigung im Betrieb auszuloten. In diesem Abschnitt wird analysiert, mit Bezug auf welche Konventionen die involvierten AkteurInnen Entscheidungen über die weitere Beschäftigung von Angestellten mit psychischen Gesundheitsproblemen rechtfertigen, wobei unter dem Begriff Beschäftigungsentscheidungen nicht nur die Frage nach der weiteren Beschäftigung, sondern auch Anpassungen des Pensums, der Arbeitsaufgaben, sowie die Gestaltung allfälliger unterstützender Maßnahmen oder Leistungsauflagen verstanden werden. An den Beispielen zweier Kundenberater, beides BGM-Fälle in *Versicherung A*, lässt sich die Pluralität der mobilisierten Rechtfertigungsordnungen aufzeigen. Beide Fälle werden im Folgenden anhand von Eckdaten rekonstruiert:

Herr Müller[7] wird aufgrund von Depressionen krankgeschrieben. Nach mehreren Monaten Abwesenheit steigt er mit einem Teilzeitpensum an seinem Arbeitsplatz ein. Zur Erleichterung des Wiedereinstiegs befreit ihn sein Vorgesetzter von administrativen Aufgaben; er betont jedoch, es handle sich hierbei um eine „limitierte Auflage".

Herr Müller wird durch die Langzeitabsenz und die ärztliche Krankschreibung automatisch zum BGM-Fall. Seine Weiterbeschäftigung über die gesetzliche Schutzfrist hinausgehend steht (zunächst) außer Frage. In der Unterstützung der beruflichen Reintegration äußert sich gemäß BGM-Leiterin die soziale Verantwortung des Arbeitgebers gegenüber der Belegschaft, von der seine Reputation nach innen wie außen abhängt:

> wir begleiten und stützen unsere Mitarbeiter wie nur möglich [...], denn wir wollen eine gute Reputation und das setzt ja auch ein Zeichen nach innen, für die anderen Mitarbeiter, dass man sich sicher fühlt.

Als wertvoll wird hier eine betriebliche Gemeinschaft angesehen, die sich „um ihre Mitglieder ,sorgt' und diese schützt" (Diaz-Bone 2018, S. 151). Krankgeschriebene Beschäftigte über die Kündigungsfrist hinaus auf freiwilliger Basis

---

[7] Bei sämtlichen Namen handelt es sich um Pseudonyme.

weiter zu beschäftigen wird damit über die häusliche Konvention gerechtfertigt. Im Unterschied zu einer über die staatsbürgerliche Konvention begründeten Verantwortung des Arbeitgebers wird die Unterstützung der beruflichen Reintegration nicht als selbstverständliches, kollektives Arbeitnehmerrecht formuliert, sondern als ein durch den großzügigen Arbeitgeber freiwillig gewährter Schutz. Dieser Schutz ist jedoch „limitiert", wie Herr Müllers Vorgesetzter festhält. Er ist in der Regel auf die Zeit begrenzt, während der die Krankentaggeldversicherung ein Krankentaggeld ausrichtet. Gelingt es Herrn Müller nicht, innerhalb dieser Zeit die Anforderungen seines Jobs wieder voll zu erfüllen, ist seine Weiterbeschäftigung aus der Perspektive der Marktkonvention nicht mehr zu rechtfertigen und ihm droht die Entlassung (vgl. ausführlicher Nadai et al. 2018, 2019). Anders gestaltet sich die Situation von Herrn Aebischer:

Aufgrund wiederholten Verfehlens der Verkaufsziele wird Herr Aebischer von seinen Vorgesetzten zu einem Gespräch vorgeladen, als dessen Konsequenz Maßnahmen zur Leistungsverbesserung[8] drohen. Herr Aebischer kritisiert dieses Vorgehen:

> da habe ich gesagt, ich bin an einem Punkt angelangt, mit diesen vielen Veränderungen, die ihr machen wollt, die für mich momentan nicht tragbar sind. Es geht irgendwie nicht. Ich checke die Abläufe zum Teil nicht mehr.

Sein direkter Vorgesetzter Herr Roth berichtet, Herr Aebischer habe „eröffnet", „dass er überfordert ist, dass er nicht weiterkommt, dass er Hilfe braucht." Anstelle der geplanten Maßnahmen wird Herr Aebischer beim BGM angemeldet, dass ihm ein Resilienztraining finanziert.

Im Gegensatz zu Herrn Müller liegen bei Herrn Aebischer weder längere Absenzen noch eine ärztliche Krankschreibung vor. Vielmehr gerät er aufgrund verfehlter Leistungsziele auf den Radar seiner Vorgesetzten. Durch die Eröffnung, er sei „überfordert", ordnen sie seine schlechte Leistung im Kontext potenzieller Gesundheitsprobleme ein und melden ihn beim BGM an. Der problematische Sachverhalt wird mit diesem Schritt vom Leistungs- zum Gesundheitsproblem umcodiert. Herr Aebischer fällt nun in die Kategorie der Beschäftigten, für die der Arbeitgeber potenziell eine Schutzfunktion wahrzunehmen hat. Mit dem Verdacht auf psychische Probleme wird die häusliche Konvention für weitere

---

[8] Es handelt sich um ein Verfahren des Personalmanagements, bei dem die Beschäftigten in mehreren Etappen schriftlich auf das Verfehlen der Zielvorgaben hingewiesen werden und eine Vereinbarung unterschreiben müssen, dass sie die Konsequenzen, die bis zu einer Kündigung reichen, zur Kenntnis genommen haben.

Beschäftigungsentscheidungen mobilisiert. Dies bewirkt, dass von den geplanten Leistungsauflagen, mit denen eine Kündigungsandrohung verbunden gewesen wäre, vorerst abgesehen wird und Herr Aebischer stattdessen eine unterstützende Maßnahme erhält. Die Maßnahme lässt sich jedoch nicht, und darin unterscheidet sich sein Fall von demjenigen Herrn Müllers, aus der Perspektive der Marktkonvention rechtfertigen. Da eine offizielle Krankschreibung fehlt, wird die verminderte Arbeitsleistung nicht durch Krankentaggelder kompensiert. Zudem ist die Einordnung als BGM-Fall und die damit einhergehende Verantwortung des Arbeitgebers leichter anfechtbar. In Herrn Aebischers Fall tritt die angedrohte Maßnahme der Leistungsverbesserung nach wenigen Monaten doch in Kraft, dem Vorgesetzten zufolge, nachdem Herr Aebischer gesagt habe, es gehe ihm „psychisch besser".

In beiden Fällen werden die Beschäftigungsentscheidungen über die häusliche Konvention gerechtfertigt. Das Berücksichtigen der gesundheitlichen Situation der Beschäftigten ist für den Arbeitgeber gleichsam der Prüfstein, an dem er seine Qualität als schützende Betriebsgemeinschaft zu beweisen hat – selbst wenn nur ein Verdacht auf psychische Probleme vorliegt. Ein Kompromiss mit der marktlichen Rechtfertigungslogik findet sich in der zeitlichen Begrenzung dieses Schutzes und wird im Fall einer ärztlichen Krankschreibung durch das Format der Krankentaggeldversicherung stabilisiert, welche während maximal zwei Jahren den Krankenlohn übernimmt. Ohne ärztliche Krankschreibung ist der Schutz jedoch instabil und von kürzerer Dauer. Wenn ein Beschäftigter dauerhaft die seiner medizinisch-rechtlichen Arbeitsfähigkeit entsprechende Arbeitsleistung nicht erbringt, kann dies nicht mehr der Krankheit zugerechnet werden.

Die Maßnahmen der Leistungsverbesserung, die in Herrn Aebischers Fall doch in Kraft treten, dienen der Vorbereitung einer Kündigung, falls er die Leistungsziele nicht in vorgegebener Frist erreicht. Ihre Durchführung ist notwendig, um zu belegen, dass ihm noch eine Chance eingeräumt wurde. Der Ablauf einer Kündigung ist durch das Personalmanagement reglementiert. Man wolle „auch in der Trennung fair sein", besonders bei Personen, mit gesundheitlichen Problemen. Dabei geht es einerseits darum, schlechte Presse zu vermeiden und andererseits zu verhindern, dass Entlassene rechtlich gegen die Firma vorgehen. Wenn Vorgesetzte Beschäftigten mit gesundheitlichen Problemen kündigen wollen, versuchen HR- und BGM-Verantwortliche „sozialverträglichere" Austrittsvarianten auszuhandeln, wie z. B. die Aufhebung. Diese soll die Betroffenen dadurch besserstellen, dass sie eine längere Kündigungsfrist und allenfalls Unterstützung bei der Stellensuche erhalten und die Beendigung des Arbeitsverhältnisses als einvernehmlich deklariert wird. Auch hier zeigt sich ein Kompromiss der Konvention des Marktes mit der Konvention des Hauses: Wenn die Entlassung aus

Leistungsgründen angezeigt scheint, soll der Arbeitgeber seine schützende Rolle zumindest in einer für die Betroffenen vorteilhafteren Art der Entlassung wahrnehmen können. Wiederum wird diese Art der Entlassung nicht – wie es bei einer staatsbürgerlichen Begründung der Fall wäre – als kollektives Anrecht zugestanden, sondern individuell ausgehandelt und vom korrekten Verhalten der Betroffenen und der Glaubwürdigkeit ihres Leidens abhängig gemacht. Ein Personalverantwortlicher erläutert:

> Wenn ich ein gewisses Vertrauen habe, dass wirklich alles sehr echt ist, dann habe ich mehr Spielraum, wie lange wir zum Beispiel zahlen.

Die gewährte Frist bis zur Auflösung des Arbeitsverhältnisses wird somit darüber gerechtfertigt, dass die Betroffenen als wahrhaft Kranke einen legitimen Anspruch auf den Schutz des Arbeitgebers haben.

Gesundheitliche Probleme sind also aus Arbeitgebersicht nicht nur Produktivitätshemmnisse, sondern stellen (kurzfristig) Bewährungsproben für die sich sorgende Betriebsgemeinschaft wie auch die *Größe* des Arbeitgebers dar. Darüber hinaus können sie einen Anlass bieten, die Verträglichkeit von Arbeitsbedingungen zu thematisieren. Wie Herr Aebischer im Interview klarstellte, wollte er mit der geäußerten „Überforderung" nicht primär ein individuelles Gesundheitsproblem geltend machen. Vielmehr war es seine Absicht, auf die aus seiner Sicht problematischen Veränderungen der Arbeitsanforderungen in seinem Job hinzuweisen. So sei der Zeitdruck für Kundenberater in den letzten Jahren erheblich gestiegen, worunter neben der Qualität der Beratung auch die Gesundheit leide. Durch den Hinweis auf seine individuelle Überforderung habe er erreichen wollen, dass sich eine höhere betriebliche Instanz mit dem Problem befasst. Herr Aebischers Äußerung seiner „Überforderung" lässt sich als Versuch analysieren, die Arbeitsbedingungen seines Arbeitsbereichs als gesundheitliches Risiko für *alle* Kundenberater zu thematisieren und damit *Kollektivinteressen* geltend zu machen. Die ihm drohende Maßnahme der Leistungsverbesserung, und darüberhinausgehend die Arbeitsbedingungen in seinem Bereich wollte er gemäß seiner eigenen Deutung also aus der Perspektive der *staatsbürgerlichen Konvention* kritisieren. Mit der Zuweisung seines Falls zum BGM wird dieser Ansatz jedoch nicht weiter aufgegriffen. So beschreibt der zuständige BGM-Berater die Problematik als individuelle „Frustration" angesichts des erhöhten Leistungsdrucks sowie der „zahlenorientierten" und „unsensiblen Führung" im Versicherungsaußendienst und betont damit die *individuelle* Schwäche Herrn Aebischers. Die gesundheitliche Verträglichkeit von Arbeitsbedingungen zu thematisieren, gehört nicht zum Zuständigkeitsbereich des BGM. Vielmehr zeigt sich in Herrn Aebischers Fallbeispiel die „Tendenz zur Individualisierung" (Voswinkel 2019), die für das BGM charakteristisch ist.[9] Was als Kritik an den Arbeitsbedingungen gemeint war, wird in Herrn Aebischers Fall zum individuellen Problem umgedeutet. Im Datenmaterial liegt ein Fall vor, in dem ein Vorgesetzter die psychischen Gesundheitsprobleme eines Beschäftigten zum Anlass nimmt, gegenüber einer höheren Führungsebene die Leistungsstandards infrage zu stellen. Indem er auf die „Opportunitätskosten" verweist, die diese nach sich ziehen, argumentiert er aber nicht mit dem kollektiven Anrecht auf gesundheitsverträgliche Arbeitsbedingungen, sondern mit dem Ziel einer nachhaltigen Nutzung der Arbeitskraft der Beschäftigten.

6.7   Fazit

Der Beitrag ging von der Beobachtung aus, dass soziologische Analysen betriebliche Interventionen, die sich auf die Gesundheit oder Krankheit von Beschäftigten richten, oft als durch ökonomische Kosten-Nutzen-Überlegungen motiviert identifizieren. Ziel des Beitrags war es demgegenüber, am Beispiel des betrieblichen Gesundheitsmanagements und mit dem Fokus auf psychische Gesundheitsprobleme die Pluralität der Logiken sichtbar zu machen, nach denen entsprechende betriebliche Interventionen begründet werden. Gesundheitliche Probleme von Beschäftigten stellen für Arbeitgeber nicht nur Mehrkosten, sondern auch ein moralisches Problem dar, an dem sie ihre Qualitäten zu demonstrieren haben. Anhand des empirischen Beispiels dreier Unternehmen in der Schweiz wurde der Frage nachgegangen, auf welche Weise die Betriebe versuchen, diesen unterschiedlichen Anforderungen gerecht zu werden. Gesundheitliche Probleme von Beschäftigten werden in den betrieblichen Gesundheitsmanagements der drei Unternehmen sowohl als unmittelbarer oder langfristiger Kostenfaktor betrachtet, als auch als Grundlage einer sozialen Verantwortung. Damit sind jeweils widersprüchliche Handlungsorientierungen verbunden. Insbesondere die Orientierung an der sozialen Verantwortung als Arbeitgeber ist – entgegen dem Credo des „doing good is good for business", das mit dem Konzept der *corporate social responsibility* verbunden wird (Shamir 2008, S. 8) – nicht deckungsgleich mit der Wahrnehmung der Profitinteressen des Unternehmens.

---

[9] Die beforschten Unternehmen verfügen zwar über Stellen, die sich mit der Gesundheitsverträglichkeit von Arbeitsbedingungen befassen, diese sind aber vorwiegend auf physische Fehlbelastungen ausgerichtet und organisatorisch vom BGM getrennt.

Dies wurde am Beispiel des Absenzenmanagements näher gezeigt, das als betriebliches Format unterschiedliche Bewertungslogiken stützt. Absenzen lassen sich sowohl als Indikator für einen direkten finanziellen Verlust lesen, als auch als Frühwarnzeichen für gesundheitliche Probleme, die im Sinne der Vermeidung von Folgekosten möglichst schnell zu behandeln sind. Letztere Betrachtungsweise wird vor allem durch die BGM-Leitungen der beiden Versicherungsunternehmen vertreten. Durch das systematische, softwaregestützte Überwachen und Auswerten von Mustern im Absenzverhalten, die als Frühwarnzeichen für – insbesondere psychische – Gesundheitsprobleme definiert sind, wird die industrielle Bewertungslogik gestützt, die auf die langfristig effiziente und kostengünstige Nutzung der Arbeitskraft der Beschäftigten abzielt. Mit dem Gefäß der Rückkehr- und Beratungsgespräche lässt sich das Absenzenmanagement jedoch auch als fürsorgliches Instrument interpretieren.

Ein Kompromiss zwischen einer marktlogischen und einer häuslichen Bewertung von Gesundheitsproblemen zeigt sich darüber hinaus in der Praxis der vorübergehenden Weiterbeschäftigung von gesundheitlich eingeschränkten Beschäftigten, über die gesetzlichen Schutzfristen hinaus. Der Kompromiss besteht in der zeitlich begrenzten Gültigkeit der häuslichen Koordinationslogik und wird durch die Formate des ärztlichen Attests und der Krankentaggeldversicherung stabilisiert, die die Bewertung nach marktlogischen Gesichtspunkten vorübergehend aushebeln. Durch den Fokus des Gesundheitsmanagements auf psychische Krankheiten und den Diskurs um ihre Verborgenheit, etwa die Problematik des Präsentismus, erhält die häusliche Konvention in der Begründung von Beschäftigungsentscheidungen kurzfristig mehr Gewicht. Ein Schutzanspruch, an dessen Gewährung sich die Qualität eines Arbeitgebers zu bemessen hat, kann nun auch geltend gemacht werden, wenn nur ein Verdacht auf psychische Probleme vorliegt. Dieser Anspruch ist jedoch sehr instabil, da eine Bewertung nach marktlogischen Gesichtspunkten aufgrund des Fehlens entsprechender Formate jederzeit wieder Überhand nehmen kann. Ein weiterer schwacher Kompromiss zwischen einer häuslichen und einer marktlogischen Herangehensweise stellt das Vorgehen einer „sozialverträglichen" Entlassung dar.

Die stärkere Berücksichtigung der psychischen Gesundheit geht mit einer Stärkung der industriellen Bewertungslogik von Gesundheitsproblemen einher. Durch die Ausweitung des Bereichs potenzieller Frühwarnzeichen auf Kurzabsenzen und Verhaltensauffälligkeiten steigt der Bedarf an systematischer Beobachtung und Auswertung, mit dem Ziel einer langfristigen Kontrolle krankheitsbedingter Produktivitätseinbußen. In diesem Zusammenhang scheinen digitale Technologien zur Überwachung der entsprechenden Daten an Bedeutung zu gewinnen. Kurzfristig verleiht der Fokus auf die psychische Gesundheit der häuslichen

Konvention mehr Gewicht in der Rechtfertigung von Beschäftigungsentscheidungen. Gegenüber der marktlogischen Bewertung ist ihr Einfluss jedoch nur
schwach. Die staatsbürgerliche Konvention, die auf den Schutz der Kollektivinteressen abzielt, scheint dagegen fast gänzlich zu fehlen. Sie ist in den
drei Unternehmen hauptsächlich indirekt, nämlich über gesetzliche Bestimmungen, präsent. Dies entspricht der Feststellung Stephan Voswinkels (2017),
wonach problematische Arbeitsbedingungen im betrieblichen Gesundheitsmanagement ausgeklammert werden und bestätigt den Forschungsstand zu dessen
individualisierender Ausrichtung.

Literatur

Alsdorf, Nora/Engelbach, Ute/Flick, Sabine/Haubl, Rolf/Voswinkel, Stephan. 2017. *Psychi-
sche Erkrankungen und die Erwerbsarbeit. Schlaglichter auf den Forschungsstand.*
In: Alsdorf, Nora/Engelbach, Ute/Flick, Sabine/Haubl, Rolf/Voswinkel, Stephan (Hrsg.),
Psychische Erkrankungen in der Arbeitswelt Analysen und Ansätze zur therapeutischen
und betrieblichen Bewältigung. Bielefeld: transcript, S. 21–48.
Baer, Niklas/Fasel, Tanja/Frick, Ulrich/Wiedermann, Wolfgang. 2011. *„Schwierige Mitar-
beiter". Wahrnehmung und Bewältigung psychisch bedingter Problemsituationen durch
Vorgesetzte und Personalverantwortliche.* Bern: Bundesamt für Sozialversicherungen.
Batifoulier, Philippe. 2012. Le marché de la santé et la reconstruction de l'interaction patient-
médecin. *Revue Française de Socio-Économie* 2(10), S. 155–174.
Batifoulier, Philippe/Braddock, Louise/Latsis, John. 2013. Priority setting in health care:
from arbitrariness to societal values. *Journal of Institutional Economics* 9(1), S. 61–80.
Batifoulier, Philippe/Da Silva, Nicolas/Domin, Jean-Paul. 2018. *Économie de la santé.* Paris:
Armand Colin.
Batifoulier, Philippe/Domin, Jean-Paul/Gadreau, Maryse. 2008. Mutation du patient et con-
struction d'un marché de la santé. L'expérience française. *Revue française de socio-
économie* 1, S. 27–46.
Boltanski, Luc/Thévenot, Laurent. 2007. *Über die Rechtfertigung. Eine Soziologie der
kritischen Urteilskraft.* Hamburg: Hamburger Edition.
Brunnett, Regina. 2009. *Die Hegemonie symbolischer Gesundheit. Eine Studie zum Mehrwert
von Gesundheit im Postfordismus.* Bielefeld: transcript.
Brunnett, Regina. 2013. *Burnout und soziale Anpassung. Stress, Arbeit und Selbst im flexiblen
Kapitalismus.* In: Dellwing, Michael/Harbusch, Michael (Hrsg.), Krankheitskonstruk-
tionen und Krankheitstreiberei. Die Renaissance der soziologischen Psychiatriekritik.
Wiesbaden: Springer VS, S. 161–175.
Canonica, Alan. 2019. *Das Konzept der Freiwilligkeit.* In: Nadai, Eva/Canonica, Alan/Gonon,
Anna/Rotzetter, Fabienne/Lengwiler, Martin (Hrsg.), Werten und Verwerten. Konventio-
nen der Beschäftigung von Menschen mit Behinderungen in Wirtschaft und Wohlfahrts-
staat. Wiesbaden: Springer VS, S. 23–70.

Cunningham, Ian/James, Philip/Dibben, Pauline. 2004. Bridging the Gap between Rhetoric and Reality: Line Managers and the Protection of Job Security for Ill Workers in the Modern Workplace. *British Journal of Management* 15(3), S. 273–290.

Da Silva, Nicolas. 2018. L'industrialisation de la médicine libérale: une approche par l'économie des conventions. *Management Prospective* 1(3), S. 13–30.

Dale, Karen/Burell, Gibson. 2014. Being occupied: An embodied re-reading of organizational 'wellness'. *Organization* 21(2), S. 159–177.

Diaz-Bone, Rainer. 2009. Économie des conventions. Wirtschaftssoziologie. *Kölner Zeitschrift für Soziologie und Sozialpsychologie.* Sonderheft 49, S. 176–193.

Diaz-Bone, Rainer. 2018. *Die Économie des Conventions.* Wiesbaden: Springer VS.

Diaz-Bone, Rainer/Thévenot, Laurent. 2010. Die Soziologie der Konventionen. Die Theorie der Konventionen als ein zentraler Bestandteil der neuen französischen Sozialwissenschaften. *Trivium.* https://doi.org/10.4000/trivium.3557.

Dodier, Nicolas. 2017. La construction sociale des souffrances du corps dans les activités quotidiennes de travail. *Travailler* 37(1), S. 119–130.

Edwards, Paul K./Scullion, Hugh. 1984. Absenteeism and the Control of Work. *Sociological Review* 32(3), S. 547–572.

Ferreira, Cristina. 2015. *Invalides psychiques, experts et litiges.* Lausanne: Éditions Antipodes.

Foster, Deborah. 2017. The health and well-being at work agenda: good news for (disabled) workers or just a capital idea? *Work, Employment and Society* 32(1), S. 186–197.

Irvine, Annie. 2011. Fit for Work? The Influence of Sick Pay and Job Flexibility on Sickness Absence and Implications for Presenteeism. *Social Policy & Administration* 45(7), S. 752–769.

Junor, Anne/O'Brien, John/O'Donnell, Michael. 2009. Welfare wars: public service frontline absenteeism as collective resistance. *Qualitative Research in Accounting & Management* 6(1/2), S. 26–40.

Kiesche, Eberhard. 2015. *Krankenrückkehrgespräche: Eine überholte Sozialtechnologie.* In: Weber, Andreas/Peschkes, Ludger/de Boer, Wout E.L (Hrsg.), Return to Work – Arbeit für alle. Grundlagen der beruflichen Reintegration. Stuttgart: Gentner Verlag, S. 499–504.

Knoll, Lisa. 2015. *Einleitung. Organisationen und Konventionen.* In: Knoll, Lisa (Hrsg.), Organisationen und Konventionen. Die Soziologie der Konventionen in der Organisationsforschung. Wiesbaden: Springer VS, S. 9–34.

Kratzer, Nick/Dunkel, Wolfgang/Becker, Karina/Hinrichs, Stephan (Hrsg.) 2011. *Arbeit und Gesundheit im Konflikt. Analysen und Ansätze für ein partizipatives Gesundheitsmanagement.* Berlin: Edition sigma.

Kratzer, Nick/Dunkel, Wolfang. 2011. *Arbeit und Gesundheit im Konflikt. Zur Einführung.* In: Kratzer, Nick/Dunkel, Wolfgang/Becker, Karina/Hinrichs, Stephan (Hrsg.), Arbeit und Gesundheit im Konflikt. Analysen und Ansätze für ein partizipatives Gesundheitsmanagement. Berlin: Edition sigma, S. 13–33.

Mämecke, Thorben. 2016. *Benchmarking the Self. Kompetitive Selbstvermessung im betrieblichen Gesundheitsmanagement.* In: Duttweiler, Stefanie/Gugutzer, Robert/Passoth, Jan-Hendrik/Strübing, Jörg (Hrsg.), Leben nach Zahlen. Self-Tracking als Optimierungsprojekt? Bielefeld: transcript, S. 103–122.

Maravelias, Christian. 2016. Faster, harder, longer, stronger – management at the threshold between work and private life: The case of workplace health promotion. *Culture and Organization.* https://doi.org/10.1080/14759551.2016.1141414.

Nadai, Eva/Canonica, Alan/Gonon, Anna/Rotzetter, Fabienne/Lengwiler, Martin. 2019. *Werten und Verwerten. Konventionen der Beschäftigung von Menschen mit Behinderungen in Wirtschaft und Wohlfahrtsstaat.* Wiesbaden: Springer VS.

Nadai, Eva/Gonon, Anna/Rotzetter, Fabienne. 2018. Costs, risks and responsibility. Negotiating the value of disabled workers between disability insurance and employers. *Swiss Journal of Sociology* 44(3), S. 405–422.

Neckel, Sighard/Wagner, Greta (Hrsg.). 2013. *Leistung und Erschöpfung. Burnout in der Wettbewerbsgesellschaft.* Berlin: Suhrkamp.

OECD (Organization for Economic Co-operation and Development). 2012. *Sick on the job? Myths and realities about mental health and work.* Paris: OECD Publishing.

OECD. 2014. *Mental Health and Work: Switzerland.* Paris: OECD Publishing.

Riechert, Ina/Habib, Edeltrud. 2017. *Betriebliches Eingliederungsmanagement bei Mitarbeitern mit psychischen Störungen.* Heidelberg: Springer.

Shamir, Ronen. 2008. The age of responsibilization: On market-embedded morality. *Economy and Society,* 37(1), S. 1–19.

Strauss, Anselm L. 1987. *Qualitative Analysis for Social Scientists.* Cambridge: University Press.

Strübing, Jörg. 2014. *Grounded theory.* Wiesbaden: Springer VS.

Taylor, Phil/Cunningham, Kiran/Newsome, Kirsty/Scholarios, Dora. 2010. "Too scared to go sick" – reformulating the research agenda on sickness absence. *Industrial Relations Journal* 41(4), S. 270–288.

Thévenot, Laurent. 1984. Rules and implement: investment in forms. *Social Science Information* 23(1), S. 1–45.

Ulich, Eberhard/Wülser, Marc. 2018. *Gesundheitsmanagement in Unternehmen.* Wiesbaden: Springer VS.

Voswinkel, Stephan. 2017. *Psychisch belastende Arbeitssituationen und die Frage der „Normalität".* In: Alsdorf, Nora/Engelbach, Ute/Flick, Sabine/Haubl, Rolf/Voswinkel, Stephan (Hrsg.), Psychische Erkrankungen in der Arbeitswelt Analysen und Ansätze zur therapeutischen und betrieblichen Bewältigung. Bielefeld: transcript. S. 59–94.

Voswinkel, Stephan. 2019. Rückkehr in die Arbeit bei psychischen Erkrankungen. Herausforderungen für das Betriebliche Eingliederungsmanagement. *WSI-Mitteilungen* 72(5), S. 343–350.

Open Access Dieses Kapitel wird unter der Creative Commons Namensnennung 4.0 International Lizenz (http://creativecommons.org/licenses/by/4.0/deed.de) veröffentlicht, welche die Nutzung, Vervielfältigung, Bearbeitung, Verbreitung und Wiedergabe in jeglichem Medium und Format erlaubt, sofern Sie den/die ursprünglichen Autor(en) und die Quelle ordnungsgemäß nennen, einen Link zur Creative Commons Lizenz beifügen und angeben, ob Änderungen vorgenommen wurden.

Die in diesem Kapitel enthaltenen Bilder und sonstiges Drittmaterial unterliegen ebenfalls der genannten Creative Commons Lizenz, sofern sich aus der Abbildungslegende nichts anderes ergibt. Sofern das betreffende Material nicht unter der genannten Creative Commons Lizenz steht und die betreffende Handlung nicht nach gesetzlichen Vorschriften erlaubt ist, ist für die oben aufgeführten Weiterverwendungen des Materials die Einwilligung des jeweiligen Rechteinhabers einzuholen.

„Die beste Version meiner selbst" – Das unabschließbare Subjekt in der psychologischen Onlineberatung

7

Karin Scaria-Braunstein und Raffael Hiden

Zusammenfassung

Der Beitrag problematisiert die Wechselwirkungen zwischen Digitalisierung und (psychischem) Gesundheitsverhalten in einem gemeinsamen Wirkungsfeld und diskutiert dieses exemplarisch anhand der psychologischen Onlineplattform Instahelp. Unter der theoretischen Bezugnahme auf die Soziologie der Konventionen (EC) und des dafür zentralen Pluralitätspostulats werden situative Koordinationslogiken durch Regime und Konventionen gestützt. Der aktuell gesellschaftsübergreifende soziotechnische Wandel ist gleichzeitig ein Transformationsprozess im Umgang mit neuartigen sozio-technischen Materialitäten, die wir in unserem Beitrag besonders für das Feld der E-Mental-Health öffnen. Operationen des ständigen Relationierens sind in diesem Kontext entscheidende Parameter für die interaktiven Koordinationsleistungen der Akteure. Durch einen ethnografischen Selbstversuch wird dieser theoretische Referenzrahmen besonders im Kontext der Regime des Engagements am empirischem Material beforscht. Dabei zeigt sich, dass netzwerkartige Verweisungszusammenhänge im Kontext der psychologischen Onlineberatung als unabschließbares Projekt aufzufassen sind.

K. Scaria-Braunstein (✉)
Universität Graz, Graz, Österreich
E-Mail: karin.scaria-braunstein@uni-graz.at

R. Hiden
Universität Salzburg, Salzburg, Österreich
E-Mail: raffael.hiden@sbg.ac.at

© Der/die Autor(en) 2022
V. Cappel et al. (Hrsg.), *Gesundheit – Konventionen – Digitalisierung,*
Soziologie der Konventionen, https://doi.org/10.1007/978-3-658-34306-4_7

7.1   Einleitung

Digitalisierungsprozesse umgreifen sämtliche gesellschaftliche Sphären der Gegenwart und sind insofern als transformative Elemente des sozialen Wandels aufzufassen. Digitale Prozesse sind damit zu einem wesentlichen Konstituens menschlicher Sozialität geworden: „We have entered a digital society" (Régnier und Chauvel 2018). Dementsprechend intensiv ist auch die aktuelle Auseinandersetzung im sozial- und kulturwissenschaftlichen Feld sowie die Relevanz im öffentlich-medialen Diskurs. In unserem Beitrag wollen wir einen Spezialbereich dieses digitalen Wandels untersuchen; unsere Analyse zielt darauf ab, mit einem ethnografischen Blick das Phänomen der psychologischen Onlineberatung in seinen lebensweltlich-situativen Auswirkungen und institutionellen Rahmungen zu beforschen.

Wie generell im Zusammenhang mit großen gesellschaftlichen Transformationsprozessen, ist auch in der hier zu profilierenden Perspektivierung von Selbstvermessung, Selbstoptimierung und Subjektivierung zunächst danach zu fragen, welche Auswirkungen der gesellschaftsübergreifende digitale Wandel auf die Koordinationslogiken von Individuen mit ihrer Umwelt im Allgemeinen hat und inwiefern sich daraus (neue) Formen der praktischen Lebensführung konstituieren, die unter anderem als Regime stabile und dauerhafte Modi über flexible Situationsanforderungen hinweg organisieren können (Thévenot 2011). Allgemein gesprochen geht es dabei um den durch den digitalen Wandel evozierten soziotechnischen Wechsel in der Handlungskoordination im Umgang mit soziotechnischen Materialitäten. Der situativen Unsicherheit und Unübersichtlichkeit wird dabei mit Konventionen bzw. Regimen gegenübergetreten, die das jeweilige Handeln und Urteilen stützen.

Mit unserer Analyse verfolgen wir das Ziel, die Wechselwirkungen zwischen Digitalisierung und (psychischem) Gesundheitsverhalten in einem gemeinsamen Wirkungsfeld darzulegen und anhand der psychologischen Onlineplattform *Instahelp* exemplarisch zu erörtern. Denn – den gesamtgesellschaftlichen Entwicklungslinien entsprechend – Digitalisierungsprozesse beeinflussen die zentralen medizinischen Handlungsfelder der Prävention, Diagnostik und Therapie entscheidend. In unserem Fallbeispiel soll dieser Wandel insbesondere anhand der

Implementierung von Gesundheits-Plattformen und -Apps[1] diskutiert und im Kontext der Soziologie der Konventionen (EC) veranschaulicht werden.

Die theoretischen Grundlinien der EC und spezifisch die bisher wenig betrachteten Regime des Engagements (Diaz-Bone 2018, S. 406) dienen uns hierfür als wesentlicher Rahmen, um darzulegen, welche Regime, Konventionen und Konfliktlinien im Kontext des Gesundheitshandelns auftreten. Die Akteure sind im Sinne des Pluralitätspostulats der EC imstande, neben Konventionen auch Regime des Engagements als Koordinationsgrundlage für ihr Handeln heranzuziehen bzw. auf der Online-Plattform verankerte Konventionen zu reflektieren und situativ zwischen verschiedenen Konstellationen zu wechseln.

Anhand des exemplarischen Fallbeispiels der Gesundheits-Plattform[2] *Instahelp* wollen wir 1) den Begriff der Gesundheit im psychologischen Beratungsfeld problematisieren und 2) die daraus ableitbaren Koordinationsmodi von Gesundheitshandeln vor dem Hintergrund der Onlineberatung diskutieren. Aus soziologischer Perspektive interessieren wir uns für die Interdependenz der konstitutiven Praktiken von Gesundheit bzw. Krankheit und deren (wieder erstarkenden) institutioneller Einbettung am konkreten Beispiel der psychologischen Onlineberatung. Wir fokussieren dabei auf eine praxissoziologische Konturierung des Gesundheitsbewusstseins am Beispiel der psychologischen Onlineberatung und möchten mithilfe des theoretischen und methodischen Rahmens der EC die relevanten Regime des Engagements und Konventionen sichtbarmachen.

Unsere forschungsleitende Frage ist somit, wie sich Datafizierung auf die zunehmenden Selbststeuerungspotentiale in Koordinationsituationen der Akteure auswirkt, und inwiefern diese situativ-aktive Formen von „Gesundheit" herstellen. Durch die Kombination von soziologischer Theorie und empirischer Fallanalyse erhoffen wir uns einen bereits erprobten Forschungszugang fortführen zu können, der der Idee der Verknüpfung von Theorie und Praxis als zentrale Prämisse praxissoziologischen Forschens folgt.

---

[1] Siehe hierzu ein Fallbeispiel zu den Zukunftsplänen der deutschen Gesundheitspolitik: „Gesundheits-Apps sollen den Patienten künftig vom Arzt wie Arzneimittel verschrieben werden können. Mediziner werden finanziell motiviert, sich von Karteikarte und Faxgerät zu verabschieden und mehr Videosprechstunden anzubieten. Apotheken und Kliniken müssen sich ebenfalls bis zu einer vorgegebenen Frist in die Telematik-Infrastruktur einklinken. Und Ärzten, die sich solchem Digitalzugang verweigern, drohen harsche Sanktionen: Ab März 2020 soll ihnen das Honorar um 2,5 Prozent gekürzt werden." https://www.tagesspiegel.de/politik/gesetzentwurf-des-gesundheitsministers-spahn-will-aerzte-und-kassen-zu-dig italisierung-zwingen/24345002.html [Zuletzt abgerufen am 31.12.2019].

[2] Weiterführende Analysen zur zukünftigen Relevanz von Apps in der Medizin siehe: Albrecht, Urs-Vito (Hrsg.) (2016): Chancen und Risiken von Gesundheits-Apps (CHARISMHA). Medizinische Hochschule Hannover.

Das heißt, Theorie wird nicht nur um ihrer selbst willen betrieben, sondern vorwiegend als Werkzeug der empirischen Forschung verstanden. Die Theoriearbeit wird der empirischen Analyse weder vorgeschaltet noch nachgeordnet, sondern typischerweise in das empirische Forschen selbst integriert. (Schmidt 2012, S. 13)

Einleitend wird die inhaltlich-konzeptionelle sowie organisationale Ausrichtung von *Instahelp* dargestellt, während dann in den Abschnitten 7.2 und 7.3 die dafür wesentlichen theoretischen Anknüpfungspunkte unserer Argumentation dargelegt werden. Im Abschnitt 7.4 wird die Analyse ergänzt durch die Einbeziehung 1) der Nutzungsbedingungen der Plattform und 2) eines ethnografischen Selbstversuchs und empirischem Material. Dabei werden die interaktiven Koordinationsleistungen der Akteure vor dem Hintergrund der Regimes des Engagements und den auf der Online-Plattform verankerten Rechtfertigungsordnungen betrachtet und an ihren gesundheitssoziologisch relevanten institutionellen Kontext (Netzwerk) gekoppelt. In einem abschließenden Schritt werden die zentralen Argumentationsstränge noch einmal resümiert und thesenhaft ausformuliert. Ein darin enthaltener forschungsprogrammatischer Ausblick soll zudem zu weiteren empirischen Analysen anregen.

7.2 Die Onlineplattform *Instahelp*

Instahelp[3] präsentiert sich als Marktführer im DACH-Raum[4] in der psychologischen Onlineberatung. In der Unternehmensverflechtung handelt sich um eine 2015 gegründete Marke der Insta Communications GmbH, die wiederum ein Unternehmen der Up to Eleven Digital Solutions GmbH, ein „Company Builder" im Bereich Digitalisierung und Plattformkommunikation ist (siehe: Instahelp 2019e). Als Vorbild zur Gründung dienten psychologische Onlineberatungsplattformen in den USA, wo diese Unternehmensform bereits seit längerer Zeit äußerst erfolgreich wirtschaftlich agiert. Der positive Effekt dieser Dienstleistung sei anhand von Projekten und Evaluierungen ausreichend belegt, argumentiert etwa *Instahelp* Beiratsmitglied und Facharzt für Psychiatrie und Neurologie Ernst Berger (vgl. Der Standard 2015). Erklärtes Ziel von *Instahelp* – ausgezeichnet mit dem Born Global Champion Award 2019 in der Kategorie Sport und Gesundheit – ist es, neue Märkte zu erschließen (siehe dazu etwa Die Presse 2018). Detaillierter betrachtet, ist *Instahelp,* ein kostenpflichtiger Vermittlungsdienst bzw. eine Plattform oder ein Portal (siehe Instahelp 2016, AGB/Nutzungsbedingungen, Services

---

[3] In Kooperation mit der Sigmund Freud PrivatUniversität Wien.
[4] Der DACH-Raum umfasst den Dreiländerraum Deutschland, Österreich und die Schweiz.

von Instahelp), mit dem „Unternehmensgegenstand: Erbringung von digitalen Kommunikationsdiensten aller Art zur Vernetzung von Dienstleistungsangeboten mit potenziellen Kunden" (Instahelp 2019b).

Rechtlich gesehen bietet *Instahelp* die Vermittlung von psychologischer Onlineberatung an, die sich von einer psychologischen (Online)Therapie abgrenzen muss, wobei es sich als durchaus schwierig erweist, diese Grenzen eindeutig zu ziehen. *Instahelp* vermittelt zwischen KundInnen (im Weiteren auch als UserInnen bezeichnet) und klinischen PsychologInnen oder GesundheitspsychologInnen, die eine dreijährige Erfahrung in der Face-to-Face Beratung, eine methodische Ausrichtung nach der kognitiven Verhaltenstherapie sowie eine Zusatzausbildung in der Onlineberatung nachweisen müssen (Instahelp 2019c). Durch diese Profilierung wird ein dynamisches Ineinandergreifen verschiedener Ebene deutlich, die für die Etablierung und Repräsentation von *Instahelp* konstitutiv sind: *Instahelp* als Plattform, die BeraterInnen und deren spezifische Qualifikationen, die UserInnen und zum Teil auch die Unternehmen/Organisationen, die die Angebote für ihre MitarbeiterInnen in Anspruch nehmen. Zudem wirken in diesem sich formenden Netzwerk natürlich auch die Bildungsstätte Sigmund Freud PrivatUniversität Wien als auch die mediale Berichterstattung entscheidend mit. Die Beratungsleistung – auch im Vergleich zur Therapieform – wird von *Instahelp* wie folgt beschrieben:

> Bei Instahelp erhalten Sie klinisch-psychologische Beratung, welche u. a. folgende Bereiche beinhaltet: Problemanalyse, Erarbeitung von Ansätzen zur Problembewältigung, Förderung und Aufrechterhaltung der Gesundheit, Vermeidung des Wiederauftretens psychischer Störungen (Rückfallprophylaxe, Rehabilitation), Stärkung der Eigeninitiative und Hilfe zur Selbsthilfe. *Instahelp* ist ein Zusatzangebot zur klassischen Beratung und Therapie in einer Praxis. Eine Erstellung einer Diagnose mit darauffolgender Therapie wird aufgrund rechtlicher Rahmenbedingungen nicht angeboten. (Instahelp 2019c)

7.3 Digitale Gesundheit im Zusammenhang mit Selbstvermessung

Angebote im Feld der digitalen Gesundheit sind als komplementäre Leistungen zur allgemeinen Gesundheitsversorgung aufzufassen (obschon in krisenbedingten Ausnahmefällen – COVID-19 – Tendenzen einer totalen Verlagerung der medizinischen Versorgung in den digitalen Raum sichtbar und möglich werden). Diese sollen zudem die Selbstermächtigungsfähigkeiten der PatientInnen bestärken und fördern, was sich in weiterer Folge positiv auf das allgemeine Wohlbefinden auswirkt (vgl. Bundesvereinigung Prävention und Gesundheitsförderung e. V. 2019). Aus theoretischer Sicht steht dieser idealtypische Anspruch in enger Verbindung zu einer sanften Form von Paternalismus. Dieser führt in erster Linie zu einer Veränderung in der Beziehungskonstellation zwischen TherapeutInnen (ÄrztInnen) und KlientInnen, die sich zunehmend „von der Fremdverantwortung zur Selbstverantwortung" (Hurrelmann 2010: 230) wandelt und sich allgemein über einen gemeinsamen Problemhorizont – „Management [von] Gesundheitsstörungen und Krankheit" (ebd. 230) – der beiden Instanzen charakterisieren lässt. Digitale Gesundheit wird demnach als problemorientierte Hilfestellung zur allgemeinen Verbesserung des Gesundheits*gefühls* gefasst, dessen phänomenale Erscheinungsform noch im Detail besprochen wird. Der Anstoß geschieht demnach durch die institutionelle Ebene, die „Verbesserung" vollziehen die Akteure (vermeintlich) selbst; digitale Gesundheit wird dabei stillschweigend als eine unterstützende Praxis ausgewiesen. Deborah Lupton verweist auf diese unhinterfragten Verbindungslinien, die es ihres Erachtens nach vielmehr zu problematisieren gilt. Exemplarisch stehen hierfür die Attribuierungen, die digitaler Gesundheit zugeschrieben werden und dadurch gleichzeitig eingeschrieben zu sein scheinen: „helping people […] to engage in self-care and encouraging others to engage in activities to promote their health and well-being and avoid illness" (Lupton 2018, S. 1).

Diese Standortbestimmung von Digitaler Gesundheit verdeutlicht, dass hier nicht notwendigerweise von einem medizinisch-diagnostiziertem Krankheitswert die Rede ist, sondern vielmehr von einem *Gefühl* von Gesundheit, das eben in seiner *Qualität* intensiviert werden kann und überhaupt erst durch sogenannte Intermediäre hergestellt wird (Diaz-Bone 2018, S. 109). Hierbei schwingt ein suggestiver Gestus mit, denn die Möglichkeit zur selbstwirksamen Verbesserung des subjektiven Gesundheitsgefühls wird nicht bloß konstatiert, sondern vielmehr als erstrebenswert ausgewiesen, was offenkundig auf moralische Dimensionen in sozialen Beziehungen rekurriert, die gerade im Kontext der EC berücksichtigt werden. Wenn dabei von Konventionen „mit universellem Geltungsanspruch, spezifischer Allgemeinwohlorientierung und besonderer Rechtfertigungsform" (Florian 2015, S. 78) die Rede ist, dann können sich diese auch in Form von Kompromissen überlagern. Für das (zunehmend digital inspirierte) Gesundheitshandeln bedeutet dies demnach, dass neue sozio-technische Materialitäten auch neue Koordinationsleistungen in Bezug auf das Gesundheitshandeln herausfordern können oder neue Kompromisse erfordern.

Durch aktuelle Tendenzen der Quantifizierung des Selbst – Lifelogging,[5] Self-Tracking[6] etc., entsteht womöglich eine gesteigerte Pluralität an Koordinationslogiken. Insbesondere soziologische Forschungsarbeiten haben diese neuen Techniken des Selbst bereits im Kontext gesundheitsrelevanter Selbstregierungsformen problematisiert (vgl. Diaz-Bone sowie Noji et al. in diesem Band); Lupton spricht in diesem Zusammenhang beispielsweise von einem „health imperative of contemporary societies" (vgl. Lupton 1995).

Praktiken der Selbstvermessung (Quantified Self) kalibrieren somit die Modi der Lebensführung zusehends und machen diese dadurch vergleichbar, wenngleich dieses Relationieren nicht unmittelbar abbildbar ist, sondern im affektiven bzw. sozialen (eben nicht subjektiven) Sinne aufzufassen ist. Paradox bleibt dabei, dass dieser permanente Vergleichsprozess zu immer aufwendigeren Verbesserungsstrategien führt, die folgerichtig jedoch niemals zu einem finalen Ende führen (können) – und also nicht der Prämisse einer Perfektionierung folgen, sondern diese unerreichbar bleibt: „Der neoliberale Imperativ der Optimierung und Leistung lässt das Abschließen nicht zu." (Han 2019, S. 37) Die explizite Fokussierung auf die Psyche – auch wenn diese selbstverständlich immer schon Bestandteil von „Gesundheit" ist – und das Plausibilisieren ihrer Relevanz für die Lebensgestaltung unterstreichen diese Tendenz gerade durch die marketingstrategische Ausrichtung von *Instahelp* auf das Problemfeld „Psyche" bzw. „psychische/mentale Gesundheit". Diese begriffliche Schwerpunktsetzung von Gesundheitskompetenz auf den Bereich des Psychischen erwirkt dadurch Vergleichbarkeitskriterien im Sinne von quantifizierbaren Parametern. Dies führt in der Folge dazu, dass psychische Qualitäten im Kontext eines gesundheitsbewussten Lebensstils die *kuratorische* Praxis des Selbst bzw. der Selbstinszenierung in Koordinationssituationen beeinflussen und dadurch auch in neuen digitalen Umwelten verhandelt werden.

Diese Akzentuierung ist im Kontext der EC als Regime des Engagements von Belang, da die im Zusammenhang mit der Quantified-Self-Bewegung stehenden Praktiken der Selbstvermessung und Selbstoptimierung durchaus lebenspraktische Transformationsprozesse in Gang setzen. Da sie über ihre Repetitivität handlungs-

---

[5] Siehe hierzu auch: Selke, Stefan (Hrsg.) (2016): Lifelogging. Digitale Selbstvermessung und Lebensprotokollierung zwischen disruptiver Technologie und sozialem Wandel. Wiesbaden: Springer VS.

[6] Siehe hierzu insbesondere die umfassende Typologie zu den motivationalen Gründen und der tatsächlichen Praxis des maßlosen Datensammelns in Verbindung mit der Praxis des Selbstvermessens anhand der fünf Ebenen von Deborah Lupton: diese schlägt folgende Unterscheidung vor: Private self-tracking, pushed self-tracking, communal self-tracking, imposed self-tracking, exploited self-tracking (vgl. Lupton 2016, S. 115).

und wertorientierend wirken können, bieten sie den Akteuren zuvorderst ein „Ensemble von Praktiken und Orientierungen" (Wingert 1993, S. 174) für ihre Handlungsorientierungen. Aus Sicht der EC lassen sich Handlungsorientierungen, die sich auf alltägliche Routinehandlungen beziehen und damit keiner Rechtfertigung unterliegen, gut mit den Regimen des Engagements erklären. In unserem Fallbeispiel spielen insbesondere Auswirkungen der neuartigen sozio-technischen Materialitäten in der Koordination zum Gesundheitshandeln eine wesentliche Rolle. Sie können ausschlaggebend dafür sein, inwiefern eine das individuelle Gesundheitshandeln in den Zwang einer Rechtfertigung verfällt (Regime der Rechtfertigung/Konventionen) oder dem persönlichen Handeln unterliegt (Regime des Vertrauten, des Plans, der Exploration).

In einer kompetitiven Allgegenwart (vgl. Mämecke 2016), deren Etablierung überhaupt erst durch „legitime […] Vergleichsoperationen" (Mau 2017, S. 55) möglich wird, entfalten sich daraus Muster oder Formen, die wirksame Effekte auf die Handlungslogiken und deren Rechtfertigungsordnungen aufweisen. Sie etablieren dann verstärkt die Koordinationslogik der industriellen Konvention in alltäglichen sozialen Handlungssituationen. Für die „Wettbewerbsstruktur großer Teile des sozialen Lebens" (Reckwitz 2019, S. 210) ist die Kombination von Selbstquantifizierungs- und Selbstoptimierungsprozessen konstitutiv; die Akteure orientieren sich dabei zunehmend am Außen (vgl. Suchert 2019), wobei gleichzeitig die für die EC so zentrale methodologische Perspektive auf die Situationsorientierung fruchtbare Dienste erweist. Nutzen Akteure Selbstvermessungstechnologien und Vergleichsstrategien nur in ihrem persönlichen Gesundheitshandeln ohne die Notwendigkeit dieses Handeln vor anderen oder in bestimmten Situationen legitimieren zu müssen, ist im Sinne des Regimes des entdeckenden Handelns hierfür wohl der Reiz des Neuen prägend. Erst wenn dieses Handeln unter den Zwang einer Rechtfertigung gerät, beispielsweise durch Institutionalisierungstendenzen kann angenommen werden, dass ebendiese situative Praxis ein (kollektives) unabschließbares Projekt, mit einem unabschließbaren Ziel darstellt (vgl. Diaz-Bone 2018, S. 405). Aus solch einer Entwicklung kann ein Spannungsverhältnis von Selbstoptimierung und einem gleichzeitigen Gefühl der Unzulänglichkeit resultieren. Dieser allgemeine zeitdiagnostische Befund soll uns als Ausgangspunkt und Kontextfolie für ein spezielles Anwendungsbeispiel im Feld der psychologischen Onlineberatung dienen.

7.4 Konventionen und relevante Regimes in forschungsprogrammatischer Hinsicht

Die EC geht von der Annahme aus, dass Akteure über souveräne Handlungsmacht *(agency)* verfügen und deshalb dazu imstande sind, ihr eigenes Handeln zwischen differenten Kontexten und situativen Rahmungen zu koordinieren (vgl. Diaz-Bone 2018, S. 80 f.). Dabei wird zwar von einem „Akteurs- und Rationalitätsmodell" (Diaz-Bone 2009, S. 241) ausgegangen, wenngleich dieses jedoch um die aktive Auseinandersetzung mit der materiellen und sozialen Umwelt erweitert wird: Der methodologische Individualismus und die damit verbundenen handlungstheoretischen Intentionalitätskonzepte wandeln sich somit zu einem methodologischen Situationismus. Die Akteure orientieren sich dabei entlang von sogenannten Konventionen, die ihr Handeln stets als Adaptierungsleistungen bzw. im Kontakt mit der soziokulturellen Umwelt dynamisieren.

Konventionen können insofern

> als interpretative Rahmen aufgefasst werden, die durch Akteure entwickelt und gehandhabt werden, um die Evaluation von und Koordination in Handlungssituationen durchführen zu können. (Diaz-Bone und Thévenot 2010, S. 4)

Konventionen sind stets pragmatisch orientiert und betonen besonders die Koordinationsleistung im praktischen Umgang mit Objekten, Konzepten und Personen, die situativ ausverhandelt werden. Der Begriff der Situation wird wiederum vielschichtig verwendet und umschreibt im Rahmen der EC

> komplexe Konstellationen von Objekten, kognitiven Formaten, Koordinationserfordernissen (Probleme), institutionellen Arrangements (wie Organisationen), Personen und Konzepten (Diaz-Bone 2018, S. 374 ff.).

In der für die EC zentralen Schrift „Über die Rechtfertigung" (Boltanski und Thévenot 2007) werden sechs zentrale Konventionen bzw. Rechtfertigungsordnungen angeführt, die Menschen in ihren interaktiven Zusammenhängen aus- und aufführen und die schlussendlich eine allgemeine „Grammatik der Rechtfertigung" *im* situativen Handeln formieren. Im Anschluss daran gab es verschiedenste Versuche zur Erweiterung dieses Rasters, wobei für unser Erkenntnisinteresse insbesondere eine siebte Rechtfertigungsordnung von Belang ist: die projektbasierte, die „von Luc Boltanski und Ève Chiapello in „Der neue Geist des Kapitalismus" eingeführt" (Vogel 2019a, b, S. 79) wurde. Folgend werden die *Regime des Engagements* eingeführt und die für den Forschungskontext relevanten Ebenen präsentiert. Im darauffolgenden empirischen Abschnitt werden diese im Detail expliziert:

Mit der Einführung der Regimes des Engagements rekurriert Thevenot (2011) auf eine Verbindung zwischen selbstorganisiertem Handeln und der Umwelt, die stets ausverhandelt bzw. koordiniert wird. Sie sind als „Koordinationslogiken […]" zu verstehen,

> da sie die Koordination des Individuums mit den Bereichen seiner Umwelt betreffen, die es ermöglichen, die individuelle Persönlichkeit und praktische Lebensführung in eine Form zu bringen und zu konstruieren. (Diaz-Bone 2018, S. 352)

Hierbei sind demnach besonders plurale Formen der Handlungskoordination bedeutsam, die sichere und dauerhafte Orientierungslinien über vielgestaltige Situationsanforderungen hinweg organisieren. Thévenot unterscheidet zunächst drei Regimes, die wir an dieser Stelle kurz vorstellen möchten:[7] *(1) Regime des Handelns im Plan:* Hierbei geht es vor allem um einen der jeweiligen Handlung zugrunde liegenden Entwurf („Plan"), mit dem etwas umgesetzt werden soll. Darunter lassen sich in erster Linie routinisierte und standardisierte Handlungslogiken subsumieren, was in Bezug auf die Zeitlichkeit von Relevanz ist.

(2) Regime des Handelns im Vertrauen: In diesem Bereich handeln die Akteure in ihren (zumeist) unhinterfragten und funktionierenden Schemata, die ihnen eben „vertraut" sind und vorwiegend im Feld der Privatheit und Intimität verortet sind (vgl. Thèvenot 2011).

(3) Regime des entdeckenden Handelns: In diesem Kontext verschiebt sich die Zeitlichkeit hin zu einer Tendenz und Affinität für das Neue und dessen vollzugsorientierte Hervorbringung: „this regime is exclusively present-oriented". Ein ganz besonderes Augenmerk liegt dabei auf einem veränderungsoffenen, intuitiven und den habitualisierten Formen unterbrechenden Handeln, das bereit ist für einen „shock of newness". Nicht nur aus der theoretischen Grundierung dieser Perspektive heraus, die den spielerischen Zugang mit Objekten und das generelle Interesse am Neuen herausstreicht, ist diese Dimensionierung für unser

---

[7] Für eine ausführlichere Beschreibung der Regime des Engagements siehe: Thévenot, Laurent. 2011. Die Person in ihrem vielfachen Engagiertsein. In: Rainer Diaz-Bone (Hrsg.). Soziologie der Konventionen. Grundlagen einer pragmatischen Anthropologie. Theorie und Gesellschaft. Volume 73. Frankfurt am Main: Campus: S. 231–254;

Thévenot, Laurent. 2011. Die Pluralität kognitiver Formate und Engagements im Bereich zwischen dem Vertrauten und dem Öffentlichen. In: Rainer Diaz-Bone (Hrsg.). Soziologie der Konventionen. Grundlagen einer pragmatischen Anthropologie. Theorie und Gesellschaft. Volume 73. Frankfurt am Main: Campus, S. 255–317.

Sowie die Beiträge von Diaz-Bone, Noji et al. sowie Achatz und Selke in diesem Band.

gesundheitssoziologisches Praxisbeispiel besonders wichtig. Auch die bereits von Thévenot selbst angedachte mögliche Applikation dieses Regimes für den Bereich „elektronische[r] Lebenswelten" (Diaz-Bone 2018, S. 353) unterstreicht dessen methodologische Konturierung. Hier lässt sich die Annahme ableiten, dass deshalb gerade ein entdeckendes Handeln bei der Koordinationslogik der psychologischen Onlineberatung eine wichtige Rolle spielen könnte.

Dieses entdeckende Handeln in seiner Spezifität herauszuarbeiten, ist der Anspruch des anschließenden ethnografischen Selbstversuchs.

7.4.1 Konturen unabschließbaren Gesundheitspraktiken im Kontext der EC

Richard Sennett konstatiert in der Moderne Subjektivierungsweisen bzw. Lebensformen, die sich insbesondere durch ihren Charakter der Unabschließbarkeit auszeichnen und in einer möglichen Verbindung stehen zu historisch-lokalen Form von Narzissmus.

> Das Gefühl, ein Ziel erreicht zu haben, wird vermieden, weil dadurch das eigene Erleben objektiviert würde, es würde eine Gestalt, eine Form annehmen und damit unabhängig vom Selbst Bestand haben. […] Die Stetigkeit des Selbst, die Unabgeschlossenheit und Unabschließbarkeit seiner Regungen sind ein wesentlicher Zug des Narzissmus. (Sennett 2008, S. 581)

Aus Sicht der EC wäre die Unabschließbarkeit des Subjekts hingegen nicht als Zug eines Narzissmus zu verstehen, sondern als der Ausgangspunkt jedes individuellen Handelns und damit auch der flexiblen Konstitution von Persönlichkeit. Aus Sicht der EC besitzen Individuen keine feste und abgeschlossene Identität, sondern organisieren ihre „Persönlichkeit" durch jede Situation neu und situativ angepasst. Die EC teilt deshalb auch nicht die Perspektive moderner Subjektivierungsweisen im Zusammenhang mit Quantifizierungsprozessen. Anstatt die Unabschließbarkeit der Subjektivität zu monieren, setzt die EC diese Unabschließbarkeit ganz bewusst an den Anfangspunkt jeder Koordinationssituation. Auswirkungen im Feld der Gesundheitskompetenz und der performativen Hervorbringung von „Gesundheit" bzw. dem „Gesundheitsgefühl" betreffen somit immer neue Formen und Strategien, um diese überhaupt erst herstellen zu können. Da sich Gesundheitshandlungen zu einem großen Teil auch in privaten Alltagshandlungen abspielen, kann davon ausgegangen werden, dass gerade die Regime des Engagements ohne Rechtfertigungsdruck auch eine wichtige Rolle spielen. Die zentrale empirische Frage, die im konventionentheoretischen Kontext von und mit Gesundheit daher stets virulent ist, stellt sich daher folgendermaßen: Was kann bei den Handlungen und Anforderungen, die mit Gesundheitspraktiken zu tun haben, so kritisiert und gerechtfertigt werden, dass Akteure sich auf Rechtfertigungsordnungen beziehen können oder müssen (Konventionen) und was kann sich dem eine Zeit entziehen, da dies nicht als kritikwürdig oder als zu rechtfertigen erscheint (Regime).

Der hier angedachte theoretische Wissenstransfer legt nahe, dass Gesundheitskompetenz zunehmend im Diskurs der Industriealisierbarkeit sowie im Regime des planenden Handelns verortbar ist. Im Regime des planenden Handelns deshalb, weil die Quantifizierung der eigenen Alltagspraktiken oder die Nutzung eines Onlineplattform wie Instahelp eine gewisse Zielperspektive und Planung erfordert. Konfrontiert man diese konventionentheoretische Perspektive mit der Subjektivierungsform des unternehmerischen Selbst, so werden die Vorzüge der EC besonders evident. Denn während für diese (subjektiv empfundene) „Optimierungszwänge, die unerbittliche Auslese des Wettbewerbs und die nicht zu bannende Angst vor dem Scheitern" (Bröckling 2007, S. 17) konstitutiv sind, bilden sich in jenen neue bzw. situativ hergestellte Kompromissformen im Sinne des entdeckenden Handelns heraus. In Verbindung mit Gesundheitshandeln sind eben nicht ausschließlich Unabschließbarkeit, Prekarität und allgemeine Unsicherheitsfaktoren die (voluntaristischen) Folgen aus dieser Perspektivierung, sondern flexible bzw. situative Anpassungen in unterschiedlichen Handlungs- und Rechtfertigungslogiken. Krankheitsprävention und Gesundheitsförderung arrangieren sich dann in Koordinationslogiken situativ in einem neuen Netzwerk aus unterschiedlichen sozio-technischen Materialitäten, die gleichzeitig unterschiedlicher Kompromissbildungen bedürfen. Die Vermessung des Selbst im Kontext digitaler Transformationsprozesse ist dann zuallererst ein gesundheitsrelevantes Handeln im Regime der Entdeckung, der Planung und auch des Vertrauten. Man möchte etwas über sich herausfinden, durchaus auch unvoreingenommen und ungezwungen Gesundheitshandeln herstellen oder die eigene Gesundheit stärker kontrollieren und Verhaltensänderungen planen. Alle Praxisformen der drei Regime konvergieren demnach bei diesem Handeln.

7.4.2 Perspektivierung der Forschungsfrage im theoretischen Rahmen der EC

Mit dem Regime der Rechtfertigung und den damit verknüpften Konventionen wird eine situative Disposition beschrieben, in der sich Akteure auch immer in einer „Bewährungsprobe" befinden. Diese Bewährungsprobe fordert die normativen Gelingensbedingungen stets *in actu* heraus. Das heißt, dass in der konkreten Handlungssituation geklärt wird, ob die Geltung der normativen Standards in ihren spezifischen Kontexten bzw. Umwelten rechtfertigbar bzw. kritisierbar sind oder in die anderen drei Regime unterhalb des Regimes der Rechtfertigung fallen. Die EC geht dabei ganz allgemein davon aus, dass Handlungsorientierungen weniger an akteurszentrierten Zielvorstellungen orientiert sind, sondern sich als Resultat von wirkmächtigen Konventionen ergeben, die selbst unterschiedlichen Rechtfertigungslogiken folgen können. Für das hier zu besprechende Fallbeispiel *Instahelp* sind darüber hinausreichend die Regimes des Engagements von Relevanz, die keinem Rechtfertigungsdruck unterliegen. Mit der Ausdifferenzierung der Regime führt „die EC [die] grundlegenden Konzept[e] der doppelten Pluralität des Handelns, bzw. des Engagements [ein]" (Diaz-Bone 2018, S. 387 ff.). Aus Sicht der EC stellt *Instahelp* den Versuch dar, die Koordinationssituation des Gesundheitshandelns in einer bestimmten Weise zu stabilisieren, indem eine ständige Reaktualisierung der Arbeit an sich selbst und hier eben gerade in Hinblick auf Gesundheitshandeln befördert wird.

Am konkreten Fallbeispiel der psychologischen Onlineberatung bedeutet dieser forschungstheoretische Zugang einen Möglichkeitsraum der gesundheitsbewussten Inszenierung vom Selbst, die stets situativ und kontextgebunden hergestellt bzw. weiterverhandelt wird. Das Ineinandergreifen verschiedener Instanzen ist dann konstitutiv für das jeweilige Gesundheitshandeln, was bedeutet, dass dieses nicht akteurszentriert, sondern in relationalen Arrangements zu betrachten ist:) Unsere Forschungsperspektive zielt einerseits darauf ab, diesen theoretischen bzw. zeitdiagnostischen Dialog mit einer empirischen Erforschung der psychologischen Onlineberatungsplattform *Instahelp* zu verknüpfen. Andererseits wollen wir dadurch darlegen, dass unterschiedliche Selbst- und Lebensformen nicht als homogene Gebilde zu begreifen sind, sondern vielmehr in unmittelbarer Wechselwirkung zueinanderstehen und insbesondere durch stabilisierende oder sich etablierende Konventionen und Regime hervorgebracht werden. Im Sinne der EC bedeutet diese Akzentverschiebung in weiterer Konsequenz, dass heterogene Selbst- und Lebensformen stets als Ergebnisse von Koordinationsprozessen anzusehen sind. Mit der konventionentheoretischen Perspektive sollen die Koordinationsprozesse empirisch in den Vordergrund gerückt werden, die der plattformbezogenen, gesundheitlichen, dauerhaften Selbstoptimierung zugrunde liegen. Für unser Fallbeispiel bedeutet dies danach zu fragen, welche Konventionen und Regime mobilisiert werden, wenn Akteure ihr Gesundheitshandeln im Einklang mit der Onlineberatungsplattform *Instahelp* optimieren.

Gerade die durch den institutionellen Rahmen geschaffene „‚projektbasierte'
Welt" der Onlineberatungsplattform (Diaz-Bone 2009, S. 243) vermag es, die in
der Praxis entstehenden „Ungewissheiten" im Gesundheitshandeln zu rechtfertigen (Diaz-Bone und Thévenot 2010, S. 14). Diese konventionentheoretische
Konzeptualisierung des Zusammenwirkens verschiedener Koordinationsleistungen wird besonders am Beispiel von *Instahelp* offensichtlich, wenn diese als
projektbasierte Welt aufgefasst wird:

> Akteure sind qualifiziert, wenn sie Netzwerke bilden können und sich als „projektfä-
> hig" erweisen, d. h. strategisch Kooperation und Konkurrenz in einem Team für die
> Zwecke der Definition und Lösung von Aufgaben integrieren können, wobei sie sel-
> ber initiativ („aktiv") Projekte entwerfen und sich hier für das Projekt engagieren, sich
> für die Dauer des Projektes binden und den Projektmitarbeitern vertrauen. (Diaz-Bone
> 2009, S. 243)

Die Inanspruchnahme von psychologischen Onlineberatungen korrespondiert mit
dem Regime des entdeckenden Handelns, für das flexibles und kreative Orientierungen konstitutiv sind; Gesundheitshandeln wird hierbei sozusagen performativ
zum Ausdruck gebracht. Die Akteure orientieren sich am Reiz des Neuen, das in
der Auseinandersetzung mit der Umwelt hergestellt und verhandelt wird. Insofern
lassen sich auch in der Praxis von „Gesundheit" Koordinationsweisen beobachten, die sich einer Logik der Unabschließbarkeit verschreiben und im Übergang
zwischen Handlung und Organisation hervorgebracht werden. Unabschließbare
und vordergründig projektbasierte Koordinationsleistungen sind somit auch für
gesundheitssoziologische Forschungsarbeiten von Belang.

7.5 Psychologische Onlineberatungen und Ausbildungen im Überblick

Im deutschsprachigen Raum werden seit einigen Jahren psychologische Online-
dienste angeboten. Einzelne PsychologInnen oder Zusammenschlüsse mehrerer
PsychologInnen offerieren eine solche Dienstleistung vorwiegend als Zusatzleis-
tung, wobei insbesondere auf die Vorteile Anonymität und Flexibilität hingewiesen wird. Die Kommunikation zwischen PsychologIn und PatientIn erfolgt sodann
telefonisch, via Email, Messangerdienste oder via Online-Kontaktformular. Preis
und Leistungsumfang variieren dabei ebenso wie die Art der Durchführung
und die gebotene Schnelligkeit. Von manchen öffentlichen Stellen wird das
Service einer psychologischen Onlineberatung auch kostenlos zur Verfügung
gestellt, etwa von psychosozialen Diensten (siehe etwa Institut für Psychosomatik

und Verhaltenstherapie 2019 und Promente Steiermark 2019), oder von Sucht-Beratungsstellen wie der Steirischen Gesellschaft für Suchtfragen (b.a.s. 2019) sowie Achterbahn, der Plattform für Menschen mit psychischer Beeinträchtigung (Verein Achterbahn 2019).

Angesichts dieser neueren gesundheitspsychologischen Angebote gilt es für die weitere Analyse, den dafür verwendeten Beratungsraum „Internet" vorweg zu betrachten. Das Internet ist paradoxerweise derjenige Begegnungsraum, in dem die eigene Psyche von der Gesamtpersönlichkeit losgelöst wird: partielle Persönlichkeitsschichten, Teilidentitäten sind es, die dabei miteinander inter-agieren.[8] Insbesondere diese fehlende Ganzheit bei den Beratungsgesprächen und die Möglichkeit, sich dadurch noch weiter aus direkten sozialen Kontak-ten herauszunehmen, wird von einigen ExpertInnen, u. a. durch den Grazer Psycho-Therapeuten Alexander Sadilek, kritisiert (siehe beispielsweise Kurier 2019), weil, so die Argumentation, der in der face-to-face Situation vorhandene „Beziehungsaspekt" dadurch verloren gehe (Sadilek zitiert in Die Presse 2018).

Um PsychologInnen für psychologische Onlineberatungsangebote adäquat auszubilden, werden dennoch zunehmend entsprechende Kurse auch von den Fachverbänden angeboten. „Schreiben statt reden und lesen statt hören" – Psycho-logische Onlineberatung: „Grundlagen, Chatberatung, Blended Consulting" etwa wurde 2018 (und wieder im Programm 2020) in acht Einheiten von der Öster-reichischen Akademie für Psychologie als Fortbildungsangebot abgehalten (siehe ÖAP 2019). Vermittelt werden unter anderem didaktische Konzepte, rechtliche Rahmenbedingungen und die Kombinierbarkeit verschiedener Beratungsleistun-gen. Die Sigmund Freud PrivatUniversität offeriert des Weiteren bereits einen „Universitätslehrgang Online Beratung". Der Beschreibung ist zu entnehmen:

> Die Suche nach Gesundheitsinformationen ist einer der häufigsten Gründe zur Ver-wendung des Internets. Die Anonymität und Niederschwelligkeit, die das World Wide Web bietet, kann für Menschen eine Chance sein, erstmals in Kontakt mit BeraterIn-nen zu treten und Hilfe anzunehmen. (Sigmund Freud PrivatUniversität 2019).

Dieser Lehrgang ist in drei Ausbildungsmodule unterteilt (Basismodul, Rahmen-modul und Kompetenzmodul) und richtet sich an eingetragene PsychologInnen und/oder GesundheitspsychologInnen.

---

[8] Dabei ist auch an das Phänomen „Catfishing" zu denken, also der Annahme unterschied-licher Identitäten im virtuellen Raum zum Zwecke der Optimierung der Selbstdarstellung. Zur allgemeinen Charakteristik siehe: Harris, Aisha (18. Januar 2013). „Catfish meaning and definition: term for online hoaxes has a surprisingly long history". Letzter Zugriff am 23. September 2019.

Die psychologische Beratung gliedert sich über zunehmende Professionalisie-
rungsschritte und ihrer steigenden Verfügbarkeit in die neuen plattformisierten
Lebenswelten ein. Diese verbindet und behandelt Thévenot besonders mit dem
dritten *Regime des entdeckenden Handelns*. Trotzdem geht er davon aus, „dass
die neuen Kommunikationstechnologien auch ein Repertoire der beiden vorher-
gehenden Regimes sind" (Diaz-Bone 2018, S. 404). Das *Regime des entdeckenden
Handelns* erkennt Thévenot entsprechend verbunden mit dem *Regime des Handelns im Plan* und dem *Regime des Handelns im Vertrauen*. Die Regimes
des Engagements sind verortet in komplexen Umwelt-Konstellationen, die von
Machteffekten gekennzeichnet sind und diese auch hervorbringen. Desgleichen
ist es Akteuren aber auch möglich, nicht unmittelbar durch die Umwelt bestimmt
zu werden, sondern Regime aufrechtzuerhalten. Wenn jedoch Ereignisse die
Koordination in den Regimen stören, können Akteure auch auf die Rechtfertigungsordnungen und Qualitätskonventionen rückzugreifen, sodass wiederum
Bedingungen entstehen, die die Regimes des Engagements verhindern können
(vgl. Diaz-Bone 2018, S. 404 f.).

7.6 Nutzungsbedingungen: Situation der komplexen Verantwortlichkeiten

Der empirische Teil unseres Projekts gliedert sich in zwei Schritte. Wir identifizieren (1) Situationen der Verantwortlichkeiten in den Nutzungsbedingungen der
Onlineplattform *Instahelp*. Dies hat zum Zweck, einen tieferen Einblick in die
Beschaffenheit der Plattform und den damit verbundenen Koordinationslogiken
zu erhalten. Danach erfolgt (2) der ethnographische Selbstversuch, um die Dynamiken der aufgespürten Konventionen und Regime des Engagements im Kontext
der Plattform fassen zu können.

In den AGBs bzw. Nutzungsbedingungen von *Instahelp* lassen sich erste Spu-
ren finden, die das Wechselspiel zwischen situativer Macht und Ermächtigung
auf rechtlich-vertraglicher Basis bestimmen. Ein entsprechender Punkt, der die
Eigenverantwortung der *Instahelp*-UserInnen adressiert, ist unter 1.4. nachzulesen: „(…) Die Beurteilung der Kompetenz der Berater obliegt dem Kunden auf
eigene Verantwortung" (Instahelp 2016, AGB/Nutzungsbedingungen).

Durch die Nutzungsbedingungen der Plattform *Instahelp* verschieben sich
somit die Verantwortlichkeiten eindeutig hin zu den NutzerInnen. Diese Macht-
bzw. Autoritätsverlagerung verstärkt dadurch explizit die vielschichtige Tendenz
zur eigenverantwortlichen Nutzung von *Instahelp*. In den Nutzungsbedingungen
wird unter 1.5 nachfolgend dargelegt, wie auf der Webseite und im weiteren

Verlauf bei Anmeldung für den Dienst wiederholt, dass die UserInnen bei Notwendigkeit einer Therapie entsprechende Personen und/oder Stellen kontaktieren
sollen: „(…) Insbesondere ist die Registrierung eines Nutzers auf der Plattform
nicht geeignet, den Besuch bei einem Arzt oder Psychologen zu ersetzen. Es
wird daher jedem Nutzer dringend empfohlen, im Bedarfsfall einen Arzt oder
fachlich geeigneten Berater vor Ort zu konsultieren" (Instahelp 2016). Auch für
diese Situationsbewertung wird die Verantwortlichkeit den Akteuren übertragen.
Es ergibt sich daraus – noch vor Beginn der Onlineberatung – die Situation einer
komplexen Entscheidungsphase über die Definition des Gesundheitszustands bzw.
des Gesundheitsgefühls (ob vom Normalzustand abweichend, zu einem früheren
Zeitpunkt bereits einmal davon abweichend oder im Begriff zu stehen, davon in
absehbarer Zeit abzuweichen; oder sich präventiv vor einer solchen Abweichung
zu schützen, die jederzeit potenziell eintreten kann). Der Akteur hat zu ermes-
sen, ob eine Beratung noch ausreichend ist oder doch schon eine therapeutische
Maßnahme zu setzen wäre. Dies gilt insbesondere in Anbetracht der Tatsache,
dass sich der Akteur nach Hurrelmann (2010, S. 231) als Mitwirkende/r in der
Wiedererlangung seiner/ihrer gesundheitlichen Konstitution zu verhalten hat –
oder besser erst gar nicht so ernsthaft zu Schaden kommt und unabschließbar
an dieser Vermeidung arbeitet. Die Akteure haben sich zunächst (vor Beratungs-
oder Behandlungsbeginn) kritisch-reflexiv mit dem eigenen Gesundheitszustand
und möglichen Beurteilungen und Bewertungen anderer dazu auseinanderzusetzen und entsprechend zu handeln (vgl. Boltanski und Thévenot 2007, S. 367). In
dieser der eigentlichen Dienstleistung vorgelagerten Aufforderung durch die Plattform sind die Regimes des Engagements deutlich auszumachen, die im Sinne von
Thévenot

> (…) den Umgang mit dem Selbst (der privaten Umgebung, dem Planen, dem Ent-
> decken), das Selbstverhältnis und das Handeln in Bezug auf Dinge und den eigenen
> Körper regulieren, sodass Regimes auch ‚unterhalb der Ebene' der Interaktion mit
> anderen Personen vorhanden sind. (Diaz-Bone 2018, S. 36).

Das ständig zu verbessernde subjektive Gesundheitsgefühl ist hingegen als Projekt angelegt und entspricht insofern dem Regime der Rechtfertigung bzw. der
projektbasieren Konvention, die gerade nicht auf den individuellen Handlungs-
kontext rekurriert (vgl. Diaz-Bone, S. 11 f.). Vielmehr stellt sie das Projekt
„Gesundheit" als kollektive Logik des Handelns her und soll zur interaktiven
Einlösung führen.

Schließlich ist an dieser Stelle auch noch auf die datenschutzrechtlichen Bestimmungen hinzuweisen, die den Netzwerkcharakter und den institutionalisierten Charakter der Plattform in der Beziehung zwischen UserInnen und BeraterInnen beeinflussen. Dadurch verdeutlicht sich, welche Position im Netzwerk die Plattform *Instahelp* einnimmt und inwiefern sich diese Position gleichzeitig auf die Koordinationslogiken auswirkt.

Bereits im Zuge der Erst-Anmeldung stimmen die UserInnen den Datenschutzbestimmungen von *Instahelp* zu. Das bedeutet, so unter 3.3. nachzulesen, dass

> [...] [m]it der Registrierung, Einrichtung eines Nutzeraccounts sowie Inanspruchnahme der Services [...] sich der Nutzer mit der Erhebung, Verarbeitung und Nutzung seiner personenbezogenen Daten in Entsprechung mit den Datenschutzbestimmungen von Instahelp einverstanden [erklärt].

Auch hält sich *Instahelp* des Weiteren vor (siehe 3.10 der Nutzungsbedingungen), sensible Daten bzw. „Nutzerinhalte" bei gesetzlicher Legitimität oder Notwendigkeit für einen nicht näher definierten Zeitraum zu speichern (vgl. Instahelp 2016). In welcher Art Kontrolle und Überwachung sich Akteure damit in der Bekanntgabe höchstpersönlicher Informationen begeben, wo diese Daten sodann gespeichert werden und wer darauf Zugriff hat, wird an dieser Stelle nicht näher ausgeführt. Personen unter 16 Jahren ist die Nutzung von *Instahelp* nicht gestattet; mit der Zustimmung der Nutzungsbedingungen werden auch die Ethikbestimmungen akzeptiert. Die Online-BeraterInnen wiederum haben *Instahelp* über eine die Plattform hinausgehende Geschäftsbeziehung mit UserInnen zu informieren und eine entsprechende Genehmigung per anonymer „Berater-Meldung" bei *Instahelp* einzuholen (siehe Instahelp 2016, Punkt 3). *Instahelp* betont an mehreren Stellen mit Nachdruck, dass ein vertrauensvoller Umgang mit den Daten höchste Priorität habe, jegliche Kommunikation zwischen UserInnen und BeraterInnen über die „Instahelp-Verschlüsselung" mittels Zugangscodes erfolge und damit ein Zugriff durch Unbefugte ausgeschlossen werden könne, soweit es kein Einverständnis der KundInnen oder rechtlichen Voraussetzungen dafür gebe, etwa im Falle einer gesetzwidrigen Verwendung des Plattformdienstes (Instahelp 2016, Punkt 4.4). Diese datenrechtlichen Befunde entsprechen gemäß unserem theoretischen Bezugsrahmen der industriellen Konvention, da hier gewisse Standards eingeführt werden, wodurch Planbarkeit und Funktionalität entsteht. Diese Formalisierung erfolgt personenunabhängig. Der Standard wird dann gebrochen, wenn eine andere Koordinationslogik herangezogen wird – beispielsweise im Falle einer gesetzwidrigen Verwendung etwa (vgl. Diaz-Bone 2018, S. 224).

7.7 Sprachmodi und Attributionen in den Ebenen des Onlineberatungsangebots

In Anlehnung an Boltanski und Thévenot lassen sich auf der Plattform *Instahelp* das gleichzeitige Aufeinandertreffen unterschiedlicher Konventionen – marktwirtschaftlich, industriell, sowie projektbasiert – konstatieren. Diese handlungsleitenden Konventionen werden besonders im Sprachmodus des *Instahelp* Angebots für Unternehmen und deren MitarbeiterInnen deutlich. Für die Unternehmen des Businesssektors erfährt der psychologische Onlineberatungsservice die Zuschreibung von technischem Fortschritt, Markteinführung, Steuerung und Verwaltung. Der Slogan lautet: „Die besten Arbeitgeber vertrauen uns" und „Ihre Mitarbeiter sind bestens aufgehoben" (Instahelp 2019a), wodurch auch zusätzlich auf die familienweltliche Konvention angesprochen wird. Das Angebot umfasst die (anonymisierte) Erhebung (Analytics), die Onlineberatung (Measures) und das Reporting und Monitoring (Impact) (vgl. Instahelp 2019a). Die Beziehung zu den MitarbeiterInnen (verstanden in einer zusätzlichen Erweiterung des Netzwerks) kann im Umfang der angebotenen Leistungen an *Instahelp* als Vermittlungsplattform outgesourct werden. Mit Stand Dezember 2019 nicht zugänglich, Ende September 2019 aber noch online, wurde an die MitarbeiterInnen im Gegensatz zu den Unternehmen vermittelt, dass es sich beim Angebot von *Instahelp* um eine täglich mögliche Verbesserung und Übung des Gesundheitsgefühls, mit externer, professioneller Begleitung handle. Zu finden war der Slogan „Geht es Ihnen gut, geht es Ihrem Arbeitgeber gut". Das adressiert die Loyalität der MitarbeiterInnen, die dadurch nicht nur sich selber gegenüber Verantwortung zu tragen haben und sich in eine reflexive Beobachtung und entsprechende Handlungsweise begeben sollen, sondern ist zudem an eine Verantwortungsübernahme gegenüber dem/der DienstgeberIn gerichtet. Die Beziehung verschiebt sich dabei gleichzeitig weg von DienstgeberIn und MitarbeiterIn hin zu MitarbeiterIn und *Instahelp* beziehungsweise in weiterer Folge zu MitarbeiterIn und BeraterIn, wobei *Instahelp* weiterhin eine (mehr oder weniger sichtbare) kontrollierende und lenkende Position in dieser Konstellation einnimmt.

Hieraus lassen sich drei Konvention ableiten: Die Akteure haben sich der Marktlogik und dem aktuellen Angebot entsprechend – das DienstgeberInnen bereitstellen – über die Reflexion und Verbesserung der psychisch-mentalen Gesundheit an der Selbstoptimierung zu beteiligen bzw. sollen sie diese zugleich aktiv herstellen. Diese Optimierung wird über Beobachtungs- und Messwerte wissenschaftlich objektiviert. Und über die projektbasierte Konvention sind die Akteure zugleich situativ in ein Netzwerk eingebunden: Es geht nicht mehr nur um die eigene Person. Über die Ebene der drei Regimes des Engagements, die

keinem Rechtfertigungsdruck unterliegen, hinausgehend, sind die Akteure eingebettet in sich neuformierenden Netzwerken. Die neue Form der Onlineberatung
verlangt zunächst ein gemeinsames Vertrautmachen mit der Plattform. Es ist aber
auch im Sinne des Regimes des entdeckenden Handelns eine spielerische Form
des Engagements, das „[...] gemeinschaftlich angeeignet und kontrolliert oder zu
einer inspiratorischen Erfahrung stilisiert wird" (Thévenot 2010, S. 15).

Wenngleich die Plattform also genuin einen Beratungs-Raum des Vertrauens zwischen UserIn und Online-BeraterIn bieten soll, sind an der Entstehung
und Nutzung Kollektive beteiligt, die in der gemeinsamen Ausverhandlung diesen Raum gestalten und damit situativ unter einen Rechtfertigungsdruck setzen
können.

7.8   Ethnographischer Selbstversuch

Für einen tieferen Einblick in das Angebot und den Ablauf der psychologischen
Onlineberatung, auch zum Zwecke nachfolgender Forschungsarbeiten, haben
wir uns entschlossen, einen ethnographischen Selbstversuch mit Protokollierung
(siehe beispielsweise Bock 2019) durchzuführen. Hierfür wurde bei *Instahelp*
mit korrekten personalen Angaben ein Account angelegt; der Selbstversuch fand
vom 10.09.2019 bis 14.09.2019 statt. Im Nachfolgenden werden die wichtigsten
Stationen dieses ethnographischen Selbstversuchs skizziert und dann detailliert
wiedergegeben, besonders wenn es sich um wichtige Passagen im Hinblick auf
die Forschungsfrage handelt. Der Selbstversuch sollte durch die Plattform und die
Angebote von *Instahelp* geleitet werden. Die theoretischen Grundlagen wurden
bei den einzelnen Stationen zwar bereits in die Reflexion einbezogen, dennoch
versuchten wir, den Blick auf das Feld dadurch nicht zu verengen und neue
Eindrücke zuzulassen.

Im ersten Schritt wurden einige auf der Webseite zur Verfügung stehenden
psychologischen Online-Selbsttests durchgeführt (Instahelp 2019d), die zu unterschiedlichen Themengebieten angeboten werden, etwa zu sozialen Beziehungen,
Beruf und diversen Emotionszuständen. Dabei stellte sich heraus, dass das Problemfeld der Stresssymptome jenes war, das im Selbstversuch ohne Täuschung[9]

---

[9] Der ethnographische Selbstversuch wurde unter allen korrekten personalen und persönlichen Angaben durchgeführt. Die in den Versuch involvierte Beratungsperson wird nicht
namentlich genannt, auch werden keine weiteren Hinweise angeführt, die zur Identifikation
der Person führen können. Der Selbstversuch erfolgte ohne das Einsetzen von Provokationen
oder anderen unlauteren Mitteln zur Erreichung der Forschungsziele.

eingesetzt werden konnte. Bereits während dieser Testung erschien immer wieder der Instahelp-Welcome-Chat-Assistent als Pop-Up:

> Ich bin Ihr Welcome Assistant. Ich begleite Sie schrittweise bei der PsychologInnenauswahl und beantworte Ihre Fragen zum Ablauf bei Instahelp. Gemeinsam schaffen wir optimale Bedingungen für Ihr Beratungserlebnis.

Auf den letzten Begriff des Beratungserlebnisses sei an dieser Stelle besonders hingewiesen, da dieser zu ersten Irritationen im Rahmen des ethnographischen Selbsttests führte. Das psychologische Beratungsangebot wurde als *Beratungserlebnis* ausgewiesen, das es selber wiederum zu optimieren galt. Die Irritation ergab sich aus dem damit konstituierenden Dreieck: Selbstsorge, Unternehmensmarketing und Erlebnis-/Situationsmarketing, wodurch sich der Rahmen weiter formt.

Wir entschlossen uns, auf das Angebot des Welcome-Chat-Assistenten einzugehen – der die Beziehungskonstellation erweitert und der Anbahnung der UserInnen-BeraterInnen-Beziehung dienen soll – und damit den ersten Schritt in die psychologische Onlineberatung zu setzen. Der Chat-Assistent vermittelt dabei eine ambivalente Stellung: er argumentiert nicht normativ, sondern vordergründig objektiv vermittelnd (beruhend auf messbaren Kriterien), soll aber dennoch einen emotional-vertraulichen und mitunter verbindlichen Eindruck erwecken.

Wir beschreiben eine intensive Arbeitsphase und den daraus resultierenden Stress als belastend. Daraus erfolgte (nach Update der Chat-Version) mit dem Instahelp-Chat-Assistenten nachfolgende Kommunikation (teilweise verkürzt wiedergegeben), aus der sich wichtige Hinweise ableiten lassen, wie der Akteur zur Onlineberatung und an das im Weiteren unabschließbare Projekt herangeführt wird und welche Faktoren bzw. Parameter hierfür eingesetzt werden, die gleichsam als Projektbasis fungieren:

> Chat-Assistent: Möchten Sie die Unterstützung von einem Psychologen oder einer Psychologin in Anspruch nehmen? (Antwortmöglichkeiten Ja; Nein)
> Wir: Ja
> Chat-Assistent: Gerne helfe ich Ihnen dabei, einen Psychologen oder eine Psychologin zu finden. Auf welches Thema sollte Ihr Psychologe oder Ihre Psychologin spezialisiert sein? (Antwortmöglichkeiten: Partnerschaft & Sexualität; Familie; Beruf und Karriere; Selbstwert; Depression; Ängste und Phobien; weitere Themen)
> Wir: Beruf & Karriere
> Chat-Assistent: Sehen wir uns nun die auf das Thema „Beruf und Karriere" spezialisierten PsychologInnen an. Alle Instahelp PsychologInnen bringen zusätzlich zu ihrer universitären Ausbildung mindestens 3 Jahre an Berufserfahrung mit. Wie alt sollte Ihr Psychologe/Ihre Psychologin sein? (Antwortmöglichkeiten: jünger als 45 Jahre; älter als 45 Jahre; keine Präferenz)

Wir: keine Präferenz

Chat-Assistent: Wie alt sind Sie? (Antwortmöglichkeiten: jünger als 16; 16–24 Jahre; 25-29 Jahre; 30-39 Jahre; 40–49 Jahre; 50–59 Jahre; älter als 60 Jahre; keine Angabe, mind. 16 Jahre)

Wir: keine Angabe

Chat-Assistent: Möchten Sie die Beratung lieber mit einer Psychologin oder mit einem Psychologen durchführen? (Antwortmöglichkeiten: Psychologin; Psychologe; keine Präferenz)

Wir: keine Präferenz

Chat-Assistent: Geben Sie bitte Ihr Geschlecht an: (Antwortmöglichkeiten: männlich, weiblich, inter, keine Angabe)

Wir: weiblich

Chat-Assistent: Was erwarten Sie sich von der Beratung? Ich bevorzuge eher jemanden, der… (Antwortmöglichkeiten: mir zuhört.; mit mir aktiv arbeitet.; Ich weiß es nicht.)

Wir: Ich weiß es nicht

Chat Assistent: Haben Sie Erfahrung mit psychologischer Beratung oder Therapie? (Antwortmöglichkeiten: ja; nein; keine Angabe)

Wir: Nein

Chat-Assistent: In der Online-Beratung gibt es Grenzen. Ich möchte sicherstellen, dass Sie die richtige Ansprechperson finden und darf Ihnen daher die folgende Frage stellen: Denken Sie daran, Ihr eigenes Leben und/oder das Leben anderer Menschen unmittelbar in Gefahr zu bringen? (Antwortmöglichkeiten: nein; Mein Leben ist in Gefahr; Das Leben anderer ist in Gefahr)

Wir: Nein

Chat-Assistent: Bei Instahelp können Sie selber festlegen, wie Sie mit Ihrer Psychologin oder Ihrem Psychologen kommunizieren möchten. Sie können sich für eine Möglichkeit entscheiden (Video, Audio, Text) oder beispielsweise Textnachrichten mit Video-Anrufen kombinieren. Welche Form der Kommunikation sollte Ihr Psychologe/Ihre Psychologin unbedingt anbieten? (Antwortmöglichkeiten: Videotelefonie; Audiotelefonie; Text-Chat (mit/ohne Termin); flexibel (alle Möglichkeiten); Ich weiß es noch nicht.)

Wir: Text-Chat

Chat-Assistent: Abschließend möchte ich auf Ihre zeitliche Verfügbarkeit eingehen. Um die Terminvereinbarung zu erleichtern, können Sie nachfolgend Ihre gewünschten Beratungstermine angeben. Diese sind nicht verbindlich. Wann sind Sie für die Beratung verfügbar? (Antwortmöglichkeiten: Ich bin flexibel; bevorzugte Beratungszeiten)

Wir geben ein paar Beratungstermine an.

Chat-Assistent: Ich werde Ihnen eine Liste an Psychologen und Psychologinnen zeigen, die auf Basis Ihrer ausgewählten Kriterien sortiert sind. Sie können durch die Liste der PsychologInnen scrollen und sich auch weitere Vorschläge anzeigen lassen. Hier geht es zu Ihren empfohlenen Psychologen oder Psychologinnen.

Die Auswahl der BeraterIn – siehe dazu Situation der komplexen Verantwortlichkeiten – fiel besonders schwer, da wir als UserIn schließlich selbst dafür verantwortlich sind, die geeignete Person aus dem Auswahlfilter zu identifizieren. Für uns war es nicht möglich, auf Basis der bereitgestellten Angaben eine BeraterIn auszusuchen, von der wir mit Gewissheit sagen könnten, dass er/sie die garantiert passende Person für unser Anliegen ist. Für die Auswahl stand uns zur Verfügung: ein Foto, teilweise eine Videobotschaft, eine kurze Beschreibung der Tätigkeitsfelder und Erfahrungen sowie ein Matchabgleich mit unseren Angaben in Form einer Sternebewertung und die Bewertungen in selber Darstellung durch andere UserInnen. Wir entschieden uns für eine Beraterin, die wir aufgrund der Sympathie des Fotos auswählen.

In dieser Phase der Beratungsanbahnung wurden wir durch den Chat-Assistenten geleitet, der die Richtung und die Kriterien zur Identifikation der Beziehungsbildung klar strukturierte. Die Möglichkeitsbäume geben eine gewisse Anzahl und Variation an Angaben und Entscheidungen vor, und führen damit mittels eines Algorithmus zu berechenbaren Ergebnissen. Durch den Chat-Assistenten wird den UserInnen also vermittelt, dass die Beratung auf einer sicheren Basis steht, die aber gleichzeitig in den definierten Grenzen immer noch Spielraum für den Akteur belassen, der/die sich damit nicht völlig der digitalen, für den Akteur weitgehend intransparenten Berechnung ausliefern muss.

Schritt 3 zur psychologischen Onlineberatung umfasste die Registrierung anhand einer Email-Adresse, Passwort und Anzeigenahme. Der Chat-Assistent informierte: „Sie sind nur noch einen Schritt von der der Beratung mit Ihrem Psychologen/ihrer Psychologin entfernt"; es folgten Schritt 4 – die Eingabe eines Verifizierungscods – gefolgt von der Bezahlung im fünften Schritt, wobei auch hierfür völlige Anonymität zugesichert wurde. Mit Schritt 6 konnten wir die Dienstleistung des Chat-Assistenten bewerten, woraufhin dieser informierte: „Ich übergebe Sie nun an Ihren Psychologen." Damit ist die Beziehung UserIn-Chat-Assistent abgeschlossen. Ab diesem Punkt übernimmt die Plattform *Instahelp* eine Position im Beziehungsgeflecht, die sich vornehmlich im Hintergrund abspielt. *Instahelp* wird von da an relevant, wenn im weiteren Ablauf unvorhersehbare Bedürfnisse oder Probleme auftauchen.

Laut Auskunft sollte sich die Beraterin innerhalb von 24 Stunden melden. In der Zwischenzeit wurden wir vom Chat-Assistenten abschließend aufgefordert, bereits unser Anliegen zu formulieren und in eine dafür vorgesehene Eingabemaske einzufügen. Nach bereits vier Stunden erhielten wir Nachricht von der Beraterin. Schritt 8 brachte die größte Herausforderung mit sich: eine Terminfindung für die Erstberatung. Daraus resultierte die Erkenntnis: Ein BeraterInnen-Wechsel muss über den Instahelp-Support erfolgen. Und auch die Frage, ob eine asynchrone Erstberatung (wir und die Beraterin chatten nicht zur gleichen Zeit) stattfinden kann, musste die Beraterin mit *Instahelp* besprechen.

Im 9. Schritt konnte die Erstberatung nach Abklärung als asynchrone Beratung durchgeführt werden. Dazu wurden uns 3–4 Nachrichten zugesichert. Nach der Erstberatung erhielten wir nachstehende Anfrage der Beraterin:

> Zur Organisation und um die Erstberatung abschließen zu können, wollte ich Sie fragen, ob Sie die Beratung weiterführen wollen und ob Sie 40 (3–4 Nachrichten pro Woche) oder 60 Minuten pro Woche (5–6 Nachrichten pro Woche) dafür wählen möchten.

Aus diesem ethnographischen Selbstversuch ergeben sich folgende Aspekte Schlussfolgerungen im Hinblick auf die Verbindung mit der EC:

- Für die Koppelung von UserInnen und BeraterInnen sind spezifische, vorgegebene Angaben und Faktoren ausschlaggebend, die soziographische Daten, krankheitsbezogene und therapeutische Erfahrungen und persönliche Präferenzen zur Person (Alter, Geschlecht, Spezialisierung) und den Kommunikationsmitteln umfassen. Die Zusammenführung erfolgt über objektiv-messbare Parameter, wodurch eine sichere und längerfristig haltbare Beratungsbasis vermittelt wird (industrielle Konvention). Gleichzeitig wird aber auch ein Handeln im *Regime des Plans* sowie im *Regime des Vertrauens* mobilisiert. Über die Fähigkeit der Autonomie mit einem Projekt eröffnet sich nämlich gleichzeitig die Fähigkeit der Verbundenheit durch Intimität.
- Die Erstberatung erweist sich als nur eingeschränkte Erkenntnisquelle zur weiteren Ausrichtung des Projekts: Nach der Erstberatung wissen wir nicht, wie an den von uns gesetzten Zielen gearbeitet werden könnte. Methoden und Herangehensweisen sind unklar. Wenngleich die Beraterin sehr bemüht ist, weiter Vertrauen (im Anschluss an die gelegte objektiv-ermittelte Basis) aufzubauen. Der bemühte Vertrauensaufbau sollte sukzessiv über ein direktes Interaktionsverhältnis zwischen UserIn und Beraterin im geschützten Online-Raum erfolgen und verweist damit auf die häusliche/familiäre Konvention. Der Beraterin kommt „Qualität und Wertigkeit […] zu, wenn sie einen Status und Rang aufgrund dieser Art von Beziehung einnimmt und so Autorität innehat." (Diaz-Bone 2018, S. 151) Die industrielle Konvention, die die Basis der Onlineberatung bildet, wird dadurch in der Beratungssituation überlagert und durch die „private Form der Kommunikation" (Diaz-Bone 2018, S. 151.) fortgeführt: Den Standards folgen Routinen und eine über die Beraterin vermittelte „Besorgnis" (Diaz-Bone 2018, S. 151) verdeutlicht sich.
- Der für das Onlineberatungsangebot ins Treffen geführte Vorteil der Flexibilität zeigt sich in der Praxis als schwierig: Das Konzept von 3 bis max. 6

Nachrichten (je nach Tarif/49,00 € oder 69,00 €) sind für uns nicht überzeugend (Transformation in eine Zeitrechnung). Das Versprechen von *Instahelp*, 24 h am Tag und ohne Termin beraten zu werden, ließ sich zumindest in der Erstberatung nicht einhalten. In der praktischen Koordinationssituation entsteht so das Moment einer Kritik im Sinne der Marktkonvention, da es zu einer Instabilität der Produktqualität und zu einer unzureichenden Befriedigung der Nachfrage kommt (vgl. Diaz-Bone 2018, S. 162).

- Die Plattform *Instahelp* nimmt eine zentrale Rolle im Beziehungsnetzwerk ein, insbesondere wenn organisatorische Fragen auftreten: Die Verwaltungseinheit *Instahelp* wirkt über die Standardisierung auf die Situation ein, wobei aber auch umgekehrt der Akteur Veränderungen in der Verwaltungseinheit bewirken kann, beispielsweise wenn Fragen und Begehrlichkeiten auftreten, die zuvor nicht eingeplant bzw. unvorhersehbar waren. Auf der Ebene des *Regimes des entdeckenden Handelns* zeigt sich der spielerische Umgang *in* der Situation, welcher insbesondere im Zusammenhang mit soziotechnischen Kommunikationsmedien über die Reize des bzw. am Neuen hervorgerufen und transformiert wird. Es entsteht so ein Wechselspiel zwischen Konventionen und Regimen, zwischen Standardisierung, aufbauender Vertrautheit sowie Planung und Entdeckung.

- Aus all den Punkten ergibt sich, dass sich die Kommunikation im Projekt-Netzwerk zwischen Plattform, UserIn und BeraterIn trotz – oder vielmehr gerade aufgrund – einer hochspezialisierten Digitalisierung durchaus schwierig und herausfordernd gestaltet und in den unterschiedlichen Situationen dieses Spannungsfeld zwischen Regimen des Engagements und den Konventionen sichtbar wird.

Daraus lässt sich konstatieren: Die Plattform wird auch durch die UserInnen geformt, insofern, als bisher noch nicht bedachte Anforderungen und hiernach ein Ausbau der Flexibilität gestellt werden können. Damit erweist sich die psychologische Onlineberatung formal als ein dynamisches Unterfangen. Dadurch wird der Handlungsraum der UserInnen sichtbar, der nicht nur durch den Vermittlungsdienst vorgegeben werden kann, sondern auch durch die Akteure mitgestaltet wird. Dabei wäre aber ein etwaiger Diskurs zur Ausverhandlung nur zwischen zwei der drei involvierten Parteien möglich. Wenn das *Regime des planenden Handelns* gestört wird, muss die Plattform reagieren und diese Störung beachten, indem gegebenenfalls Konventionen weiter abgeschwächt werden. Auch ist es möglich, dass andere Kombinationen eingeführt werden müssen, damit eine gelingende Koordination in Folge überhaupt bestehen kann. In der Beziehung zwischen UserIn und BeraterIn nimmt *Instahelp* durchgehend sowohl eine verwaltende als auch eine organisatorische Position ein und rahmt die Beziehung – die „Allianz zwischen Arzt und Patient" – auf eine digitale, spezifische Weise. Die Koordination der Akteure zielt dabei immer noch darauf ab, die Gesundheit aktiv zu erhalten, zu verbessern und zu optimieren. Über die Plattform *Instahelp* wird eine objektiv-messbare Vorgehensweise für dieses Ziel vermittelt, wodurch ein mittel- bis langfristiger Vorgang legitimiert und Planbarkeit suggeriert wird. Der Akteur tritt so zwar in einen bereits durch Konventionen, Materialitäten und Regimen vorstrukturierten Raum ein, der aber auch Dynamik und Flexibilität zulässt. Diese Vorstrukturierung befördert eine Koordinationssituation, in der Gesundheit als unabschließbares Projekt mobilisiert wird. Der begehrenswerte Aspekt der Gesundheit in zeitgenössischen Lebensformen wird über dieses (vermeintlich) objektiv-wissenschaftsbasierte Angebot so zur endlosen begehrenswerten Nachfrage für das sich fortwährend zu profilierende Selbst im Austausch mit der Umwelt.

7.9   Schlussfolgerungen

Die Unabschließbarkeit in der psychologischen Onlineberatung wird sowohl durch Regime als auch durch Konventionen in mannigfaltiger Weise geprägt – und wirkt gleichzeitig auf dieses formende Feld zurück. In diesem Sinne haben wir versucht, das Zusammenspiel zwischen einer Gesundheitsplattform und dem individuellen Gesundheitshandeln anhand der EC und der relevanten Konventionen und Regimes von („psychischer"/„mentaler") Gesundheit zu öffnen. In diesem Zusammenhang verschieben sich handlungstheoretische Parameter dann 1) vielmehr auf die Kompetenzen, die spezifische Koordinationslogiken (Konventionen) in Situationen beurteilen zu können und 2) darauf auch beurteilen zu können, ob diese angemessen sind. Je nach Ergebnis rücken dann Kritik und Rechtfertigung in den Vordergrund und können erklären, warum eine Gesundheitsplattform im Gesundheitshandeln an Relevanz gewinnen oder verlieren kann. Aus einer konventionentheoretischen Perspektive heraus lässt sich dann aufzeigen, dass diese handlungsleitenden Rahmen durch diskursiv hervorgebrachte Rechtfertigungsordnungen legitimiert werden, die selbst dynamisch und flexibel konturiert sind. Die daraus resultierende (Gesundheits-)Praxis zeichnet sich jedoch durch den grundlegenden Aspekt der Unabschließbarkeit aus. Aus Sicht der EC bildet die Unabschließbarkeit oder auch die Unsicherheit jeder Koordinationssituation eine Herausforderung für ein erfolgreiches kollektives Handeln. Die beschriebene Konstellation von Regimen und Konventionen in Situation der Onlineberatung und dem diskursiven Appell zur Selbstoptimierung hat zur Folge, dass erfolgreiches kollektives Handeln auf die Herstellung von Unsicherheit abzielt, anstatt sie zu beseitigen. In unserer Analyse wurde ebendieses Spannungsfeld deutlich, das sich insbesondere zwischen Engagement der Regimes und den Konventionen in ihrer Pluralität konstituiert. Das unabschließbare Selbst entfaltet seine psychische Gesundheit flexibel, bringt diese eigenverantwortlich und mit kreativen Inszenierungsformen hervor, was jedoch nur durch die institutionelle bzw. organisationale Rahmung möglich ist. Die selbstzentrierte Konstitution von Gesundheit unterliegt somit auch einem gesellschaftlichen Kreativitätsdispositiv (vgl. Reckwitz 2016), das ständig darum bemüht ist, Neues hervorzubringen und dieses zugleich performativ her- wie darzustellen.

Mit dem unabschließbaren Selbst geht ein unabschließbares Projekt einher, wobei sich der Akteur beziehungsweise seine/ihre psychische Gesundheitseinschätzung anhand von Konventionen beständig selber infrage zu stellen hat. In unserem ethnographischen Selbstversuch konnten wir außerdem aufzeigen, dass im Kontext der EC insbesondere die Beziehungsmuster bzw. Umweltbeziehungen in den Blick zu nehmen sind, die die Handlungen leiten und das unabschließbare Projekt in der psychologischen Onlineberatung substituieren. In diesem Projektnetzwerk können unterschiedliche Sozial-Konstellationen entstehen, wobei die Hauptlinie zwischen UserIn, Plattform und Online-BeraterIn verläuft. Die Plattform wirkt auf die „Patient-Arzt-Beziehung" verwaltend und organisatorisch ein. Der Akteur trägt Verantwortung für die Bewertung des psychischen Gesundheitszustandes sowie für die Möglichkeit dessen Vermessung und die Auswahl der korrekten Maßnahmen und Beratungspersonen, allerdings wird dieser Auswahl ein Algorithmus vorgelagert, der zum Online-„Beratungserlebnis" hinführt und die Basis dafür schafft. Innerhalb dieses Möglichkeitsraums eröffnen sich Entscheidungsbäume, etwa in Bezug auf die Auswahl der Kommunikationsmedien für die Beratung. In der direkten Kommunikation zwischen BeraterIn und Akteur wiederum können Begehrlichkeiten auftreten, die eine Änderung des Ablaufs und damit einen Eingriff in die vorgefertigten Verläufe bewirken.

Die Schwerpunktverschiebung auf die EC akzentuiert den methodologischen Situationismus als wesentlichen forschungsprogrammatischen Baustein im Verständnis von gegenwärtigen Gesundheitspraktiken. Nicht die rational bzw. intentional agierenden Akteure sind hierfür die analytische Bezugsgröße, sondern vielmehr die sich im Wirkungsfeld „Gesundheit" konstituierenden (digitalen) Koordinationslogiken und diese legitimierenden Rechtfertigungsordnungen.

Literatur

Albrecht, Urs-Vito (Hrsg.). 2016. *Chancen und Risiken von Gesundheits-Apps (CHA-RISMHA)*. Hannover: Medizinische Hochschule Hannover.

b.a.s. Steirische Gesellschaft für Suchtfragen. 2019. Onlineberatung. https://www.suchtf ragen.at/online-beratung.php. Zugegriffen: 14. Dezember 2019.

Boltanski, Luc/Thévenot, Laurent. 2007. *Über die Rechtfertigung. Eine Soziologie der kritischen Urteilskraft*. Hamburg: Hamburger Edition.

Bock, Katharina. 2019. *Ethnografisches Protokollieren – Erkenntnisabsichten und sprachlich-stilistische Gestaltungsprinzipien*. Forum Qualitative Sozialforschung / Forum: Qualitative Social Research, 20(1), Art. 6, doi: http://dx.doi.org/10.17169/fqs-20.1.2933.

Bröckling, Ulrich. 2007. *Das unternehmerische Selbst. Soziologie einer Subjektivierungs-form*. Frankfurt am Main: Suhrkamp.

Bundesvereinigung Prävention und Gesundheitsförderung e. V. 2019. Mobile Apps als digitale Präventionshelfer. https://www.bvpraevention.de/cms/index.asp?inst=newbv&snr= 12611 Zugegriffen: 30. Dezember 2019.

Chauvel, Louis/Régnier, Faustine. 2018. Digital Inequalities in the Use of Self-Tracking Diet and Fitness Apps: Interview Study on the Influence of Social, Economic, and Cultural Factors. *JMIR Mhealth Uhealth* 6(4), e101. https://mhealth.jmir.org/2018/4/e101/ Zugegriffen: 18. Mai 2020.

Der Standard. 2015. Start-up macht psychologische Beratung zu Onlinegeschäft. https://www.derstandard.at/story/2000027855768/problem-chat-startup-bietet-psychologische-onlineberatung. Zugegriffen: 14. Dezember 2019.

Diaz-Bone, Rainer. 2018. *Die „Economie des conventions". Grundlagen und Entwicklungen der neuen französischen Wirtschaftssoziologie*. 2. Auflage. Wiesbaden: Springer VS.

Diaz-Bone, Rainer/Thévenot, Laurent. 2010. Die Soziologie der Konventionen. Die Theorie der Konventionen als ein zentraler Bestandteil der neuen französischen Sozialwissenschaften. *Trivium* 5. http://journals.openedition.org/trivium/3557. Zugegriffen: 17.02 2020.

Diaz-Bone, Rainer. 2009. Konvention, Organisation und Institution: der institutionentheoretische Beitrag der „Économie des conventions". *Historical Social Research* 34(2), S. 235–264.

Die Presse. 2018. *Grazer Start-up „Instahelp" will Europa erobern*. https://www.diepresse. com/5377494/grazer-start-up-instahelp-will-europa-erobern. Zugegriffen: 14. Dezember 2019.

Florian, Michael. 2015. *Vertrauen und Konventionen. Pluralitäten, Paradoxien, und Kompromisse in der Koordination von Organisationen*. In: Knoll, Lisa (Hrsg.), Organisationen und Konventionen. Die Soziologie der Konventionen in der Organisationsforschung. Wiesbaden: Springer VS, S. 61–89.

Han, Byung-Chul. 2019: *Vom Verschwinden der Rituale. Eine Topologie der Gegenwart*. Berlin: Ullstein.

Harris, Aisha. 2013. Catfish meaning and definition: term for online hoaxes has a surprisingly long history. *Slate*. https://slate.com/culture/2013/01/catfish-meaning-and-definitionterm-for-online-hoaxes-has-a-surprisingly-long-history.html. Zugegriffen: 30. Dezember 2019

Hurrelmann, Klaus. 2010. *Gesundheitssoziologie. Eine Einführung in sozialwissenschaftliche Theorien von Krankheitsprävention und Gesundheitsförderung.* 7. Auflage. Weinheim, München: Juventa.

Instahelp. 2016. AGB/Nutzungsbedingungen. https://instahelp.me/at/agb/. Zugegriffen: 13. Dezember 2019.

Instahelp. 2019a. Business. https://instahelp.me/at/business/. Zugegriffen: 14. Dezember 2019

Instahelp. 2019b. Impressum. https://instahelp.me/ch-de/impressum/. Zugegriffen: 13. Dezember 2019.

Instahelp. 2019c. Online-Psychologen. https://instahelp.me/at/online-psychologen/. Zugegriffen: 13. Dezember 2019.

Instahelp. 2019d. Selbsttest. https://instahelp.me/at/selbsttest/. Zugegriffen: 14. Dezember 2019.

Instahelp. 2019e. Über uns. https://instahelp.me/at/ueber-uns/. Zugegriffen: 13. Dezember 2019.

Institut für Psychosomatik und Verhaltenstherapie. 2019. Online Beratung. http://www.psychosomatik.at/index.php?page=online-beratung. Zugegriffen: 14. Dezember 2019.

Kurier. 2019. „2 Minuten 2 Millionen": Drei Millionen für Plattform Instahelp. https://kurier.at/gesund/drei-millionen-euro-fuer-psychologische-online-beratung/400412801 Zugegriffen: 14. Dezember 2019.

Lupton, Deborah. 2016. *The diverse domains of quantified selves: self-tracking modes and dataveillance.* In: Economy and Society, Volume 45(1), S. 101–122.

Lupton, Deborah. 2018. *Digital Health: Critical and Cross-Disciplinary Perspectives.* New York: Routledge.

Lupton, Deborah. 1995. *The Imperative of Health: Public Health and the Regulated Body.* London: Sage Publications.

Mämecke, Thorben. 2016. *Benchmarking the self. Kompetitive Selbstvermessung im betrieblichen Gesundheitsmanagement.* In: Duttweil, Stefanie/Gugutzer, Robert/Hendrik, Passoth/Strübing, Jörg (Hrsg.), Leben nach Zahlen. Self-Tracking als Optimierungsprojekt? Bielefeld: transcript, S. 253–270.

Mau, Steffen. 2017. *Das metrische Wir. Über die Quantifizierung des Sozialen.* Berlin: Suhrkamp.

ÖAP – Österreichische Akademie für Psychologie: Fortbildung für PsychologInnen. 2019. https://www.psychologieakademie.at/fortbildung-fuer-psychologinnen?seminar_id=S-01-11-0088%2F5. Zugegriffen: 14. Dezember 2019.

Promente Steiermark. 2019. Online-Beratung. https://www.promentesteiermark.at/hilfsangebote/online-beratung/. Zugegriffen: 14. Dezember 2019.

Reckwitz, Andreas. 2019. *Das Ende der Illusionen. Politik, Ökonomie und Kultur in der Spätmoderne.* Berlin: Suhrkamp.

Reckwitz, Andreas. 2016. *Das Kreativitätsdispositiv und die sozialen Regime des Neuen.* In: Rammert, Werner/Windeler, Arnold/Knoblauch, Hubert/Hutter, Michael (Hrsg.), Innovationsgesellschaft heute. Perspektiven, Felder und Fälle. Wiesbaden: Springer VS, S. 133–153.

Sennett, Richard. 2008. *Verfall und Ende des öffentlichen Lebens.* Berlin: S. Fischer.

Schmidt, Robert. 2012. *Soziologie der Praktiken. Konzeptionelle Studien und empirische Analysen.* Berlin: Suhrkamp.

Sigmund Freund PrivatUniversität. 2019. Universitätslehrgang Online Beratung. https://psy chologie.sfu.ac.at/de/studienangebot-psy/universitaetslehrgaenge/ulg-online-beratung/. Zugegriffen: 18. Februar 2020.

Suchert, Vivien. 2019. *Das vermessene Ich. Von Selbstkontrolle, Optimierungswahn und digitalen Doppelgängern.* Salzburg: Ecowin.

Tagesspiegel. 2019. *Gesetzentwurf des Gesundheitsministers.* https://www.tagesspiegel.de/ politik/gesetzentwurf-des-gesundheitsministers-spahn-will-aerzte-und-kassen-zu-digita lisierung-zwingen/24345002.html. Zugegriffen: 17. Mai 2020.

Thévenot, Laurent. 2010. Die Person in ihrem vielfältigen Engagiertsein. In: *Trivium 5.* https://doi.org/10.4000/trivium.3573.

Thévenot, Laurent. 2011. *Die Person in ihrem vielfältigen Engagiertsein.* In: Diaz-Bone, Rainer (Hrsg.), *Soziologie der Konventionen. Grundlagen einer pragmatischen Anthro- pologie.* Frankfurt am Main: Campus, S. 231–253

Verein Achterbahn. 2019. *Online Beratung.* https://www.achterbahn.st/online-beratung.html Zugegriffen: 14. Dezember 2019.

Vogel, Raphael. 2019a. *Die erweiterte Perspektive der Economie des conventions.* In: Survey- Welten. Soziologie der Konventionen. Wiesbaden: Springer VS, S. 65–126.

Vogel, Raphael. 2019b. *Survey-Welten. Eine empirische Perspektive auf Qualitätskonventio- nen und Praxisformen der Umfrageforschung.* Wiesbaden: Springer VS.

Wingert, Lutz 1993. *Gemeinsinn und Moral. Grundzüge einer intersubjektivistischen Moral- konzeption.* Frankfurt am Main: Suhrkamp.

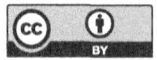

Picturing Food. Zum Verhältnis von situativer Health Literacy und subjektiver Selbstinszenierung auf Instagram

Ramón Reichert, Valeska Cappel und Karolin Kappler

Zusammenfassung

Die globale Verbreitung sozial geteilter Bildinhalte und die konzernorientierte Ausrichtung von Online-Plattformen, Messenger-Diensten und Sozialen Medien haben den Stellenwert der Ernährungskultur weitreichend verändert. Der vorliegende Beitrag untersucht das Ernährungshandeln und das Ernährungsverhalten in online vernetzten Kommunikationsräumen unter anderem vor dem Hintergrund einer gesundheitssoziologischen Wissensintervention. Dabei liegt ein besonderes Augenmerk auf der Gegenüberstellung zweier Perspektiven der Bildkommunikation von Nahrungsmitteln. Aus einer medientheoretischen Perspektive bildet ein subjektorientierter Ansatz einen gängigen Ausgangspunkt, da er die Bildkommunikation von Nahrungsmitteln anhand neuer Medien, wie Instagram, untersuchen soll. Da sich in diesem Kontext allerdings zeigt, dass die situative Ausgestaltung der Bildkommunikation an Relevanz gewinnt, soll diesem Ansatz eine zweite Perspektive erweiternd gegenübergestellt werden, die beleuchtet, welche Bildkommunikation überhaupt für alle Beteiligten, warum an Relevanz gewinnen kann. Dazu soll der

R. Reichert (✉)
Universität Mozarteum, Salzburg, Österreich
E-Mail: ramon.reichert@univie.ac.at

V. Cappel
Universität Luzern, Luzern, Schweiz
E-Mail: valeska.cappel@unilu.ch

K. Kappler
FernUniversität in Hagen, Hagen, Deutschland
E-Mail: karolin.kappler@fernuni-hagen.de

V. Cappel et al. (Hrsg.), *Gesundheit – Konventionen – Digitalisierung,*
Soziologie der Konventionen, https://doi.org/10.1007/978-3-658-34306-4_8

subjektzentrierten Perspektive die der EC gegenübergestellt werden, die von einem zugrunde liegenden Situationalismus ausgeht. Im ersten Ansatz, dem sich auch Pierre Bourdieus Habitustheorie zuordnen lässt, ist Wissen an Gruppen oder Personen gebunden. Im zweiten Ansatz der EC wird die Gültigkeit von Wissen und die Wertigkeit von Personen, Objekten und Kommunikation hingegen immer an die Situation gebunden. Ziel dieser spezifischen situations- und konventionenbezogenen Sichtweise soll es sein, die Perspektive der Medientheorie dahingehend zu erweitern, dass insbesondere auch die Pluralität der Anwendung von Medien und der Gültigkeit ihrer Inhalte situativ und bei der gleichen Person erklärt werden kann.

Im Beitrag wird schließlich aufgezeigt, dass die technisch-medialen Dispositive der Online-Plattform Instagram auch dazu beitragen, dass sich Konventionen dauerhaft fixieren können. In diesem Sinne bildet das mediale Dispositiv soziale Konventionen aus, die auf situative Erfahrungen einwirken und diese prägen. Es sind nicht die situativen Erfahrungen der beteiligten Anwender, die das mediale Dispositiv individualisieren, sondern die technisch-medialen Dispositive generieren eine neue Erfahrbarkeit von situativen Erfahrungen, die als grundsätzlich medialisiert wahrgenommen werden.

8.1   Einleitung

Für viele Besucher von Restaurants kann ein Essen nicht beginnen, ohne vorher ein Foto des Essens zu machen und es in den sozialen Medien zu teilen. Das heute weitverbreitete Schlagwort „Camera eats first" beschreibt das globale Phänomen, bei dem Menschen Fotos von ihren Mahlzeiten mit Smartphone-Kameras machen, bevor sie selbst essen, gefolgt vom Hochladen ihrer Fotografien in die sozialen Medien. Wenn Akteure Fotos machen, bevor sie essen, dann entstehen daraus spezifische (Handlungs-)Situationen, in denen sie sich auf bestimmte Objekte und Konventionen beziehen. Diese stützen eine legitime und verwertbare Inszenierung, Ästhetisierung und Medialisierung eines „gelungenen Essens" und verweisen gleichzeitig auf einen kollektiven Raum, wobei sie über die Zuweisung von Wertigkeiten die Regeln sozialer Anerkennung und medialer Aufmerksamkeit beeinflussen (Thévenot 1984, S. 1–45). Digitale Medien bieten neue Wege zur Erzeugung und Verteilung von Bildern der Herstellung, der Zubereitung und des Konsums von Nahrungsmitteln und Essen. Heute ist die Vielzahl von lebensmittelbezogenen Blogs, Vlogs, Diskussionsforen, mobilen Apps, Social-Media-Kanälen und Sharing-Plattformen beinahe unübersehbar. Auf der anderen

Seite haben sich globale Kommunikationsräume herausgebildet, die ein extrem weites und breit gestreutes Publikum erreichen können. Eine dieser weltweit agierenden Bildplattformen ist Instagram, das heute als eines der beliebtesten Portale für die Bildkommunikation der digital vernetzten Ernährungskultur gilt (Hjorth 2007, S. 227–238; Sandbye und Larsen 2013). Das Fotografieren von Nahrungsmitteln und Essen und das Hochladen dieser Bilder in den sozialen Medien werden heute häufig mit dem Neologismus „Foodstagramming" umschrieben. Damit wird auf den Online-Dienst *Instagram* verwiesen, der Elemente des Mikrobloggings und der Fotoplattform verbindet. 2019 wurden nach Angaben des Unternehmens durchschnittlich 95 Millionen Fotos pro Tag hochgeladen, die mit Filtern, Hashtags und einem kurzen Beschreibungstext versehen werden können. Mit seiner leichten Bedienbarkeit und der Reduktion auf die Postingformate Foto und Video lukriert *Instagram* im Jahr 2019 mehr als eine Milliarde Nutzer auf seiner Plattform.[1] 500 Millionen Menschen nutzen die Instagram-Stories täglich.[2] Instagram hat nicht nur die Art und Weise, wie wir essen, mit seinen weltweit hohen Verbreitungs- und Nutzungszahlen geprägt, das Portal ist auch zum soziologischen Indikator von Essgewohnheiten geworden und damit zum Forschungsgegenstand der Ernährungs-, Konsum- und Gesundheitssoziologie. Soziale Medien wie Instagram bieten eine Fülle von Informationen für die Erforschung der öffentlichen Gesundheit, indem sie eine umfassende Mischung aus persönlichen Daten, Standorten, Hashtags und netzwerkanalytische Informationen bereitstellen.

Bevor konkret einzelne Forschungsansätze zur Einschätzung der digitalen Essenskommunikation herausgearbeitet werden, soll vorher 1) der Stellenwert des *Bildes* und des *Hashtagging* in der Online-Kommunikation aufgezeigt werden, 2) die visuelle Inszenierung von *Status* und *Prestige* methodologisch verortet werden, um 3) in einem weiteren Schritt *Prozesse der sozialen Differenzierung* auf Instagram zu demonstrieren. In diesem Zusammenhang kann eine vielschichtige Theorieperspektive erarbeitet werden, die es ermöglicht, handlungsorientierende Bildwirkungen der auf Instagram geteilten Inhalte zu beschreiben. In einem weiteren Schritt kann die Foto-Sharing-App Instagram als technisch-mediales Management-Tool zur Sichtbarmachung persönlicher Alleinstellungsmerkmale und zur Herstellung von sozialer Vertikalität problematisiert werden. Damit ist gemeint, dass Instagram im vorliegenden Aufsatz als Marktplatz rivalisierender Bildangebote betrachtet wird, auf welchem mittels Bildinszenierung und Bildkommunikation unterschiedliche Konventionen aufeinandertreffen. Die

---

[1] Online-Quelle: https://techcrunch.com, gesehen am 28.11.2019.

[2] Online-Quelle: https://instagram-press.com, gesehen am 28.11.2019.

vorliegende Analyse der Essensdarstellung auf Instagram integriert eine konventionentheoretische Perspektivierung von Gesundheit und digitalen Medien. Sie setzt eine kollektive Handlungslogik voraus und operiert daher mit dem Begriff der Konvention.

Die Studien der *Health Informatics* untersuchen den Körper als Medienobjekt geregelter Gestaltung von biometrischen Daten und zielen mithilfe der gesammelten und aufbereiteten Daten und Informationen auf die Veränderung des gesundheitsbezogenen Verhaltens (Mejova et al. 2016). In unserem Fall wird Instagram als Schauplatz von Essensgewohnheiten wahrgenommen. Zahlreiche StudienautorInnen zur digitalen Essensinszenierung auf Instagram sprechen davon, mithilfe von medienpädagogisch motivierten Bildinszenierungen auf das Ernährungsverhalten situativ einzuwirken (Petit et al. 2016, S. 251–255). Auf Konventionen greifen Akteure zurück, wenn sie ihre eigenen Handlungen rechtfertigen oder die Handlungen von anderen beurteilen oder kritisieren (vgl. das Grundlagenwerk von Boltanski und Thévenot 2007). Besonders komplex gestaltet sich die Legitimität von Konventionen, wenn sie in den Situationen, in denen sich Akteure und Objekte befinden, nicht etabliert sind und damit weiterhin offen und veränderlich. Im Fall der digitalen Medialisierung des Essens auf Online-Sharing-Plattformen wie Instagram überlagern sich unterschiedliche Konventionen, die zusammenfassend mit den von Luc Boltanski und Laurent Thévenot klassifizierten Konventionen der Industrie, der Ökologie und des Netzwerkes in Korrespondenz gebracht werden können (vgl. Boltanski und Thévenot 1999, S. 369–373; Boltanski und Chiapello 1999). Wenn die Nutzer von Instagram Essensbilder posten, dann tun sie das auch, um Konventionen in reflexiver Weise zu sondieren und aktiv zu thematisieren. Sie sind in der Lage, die Angemessenheit ihrer Darstellungsweisen von Essen und Nahrungsaufnahme zu beurteilen und ihre Dokumentationen situativ zu verwenden (Boltanski und Thévenot 2007). Im Fall der digitalen Veröffentlichung von Nahrung und Essen auf dem Online-Portal Instagram kann über die Konvention der Meinung etabliert werden, was ein „gutes" Essen ist, indem eine bestimmte Qualität des Essens quantitativ über Zustimmungsbuttons fixiert (neuhochdeutsch: „geliked") wird. In den Prozessen kollektiver Beteiligung, die durch eine Sichtbarmachung von kollektiver Teilhabe, Zustimmung und Abstimmungsverhalten Signalwert erhält, kann sich die Konvention der Meinung als legitimierend und normativ etablieren. Die technisch-medialen Dispositive der Plattform tragen also auch dazu bei, dass sich Konventionen dauerhaft fixieren können (vgl. Diaz-Bone 2007, S. 495–497). Auf Instagram müssen die beteiligten Akteure also gemeinsam herausfinden, nach welcher „Logik" sie ein Essen posten können, das Zustimmung erfährt, auch wenn es mit bestimmten Normen der Essensdarstellung brechen sollte. Indem sie sich mit den Zustimmungswerten (den Aufrufen, den Likes und den Kommentaren) auseinandersetzen, versuchen sie, die Konventionen zu ermitteln, welche die Wertigkeit ihrer Inhalte beeinflussen. Akteure auf Instagram treten als BeobachterInnen auf und sie werden von der Plattform mit zusätzlichen Medien der Beobachtung unterstützt, die ihre Aktivitäten statistisch evaluieren und mit bestimmten Wissensmanualen (Datenbanken, Infoästhetik etc.) in Verbindung setzen. Zusätzlich verfügen die Plattformen über eine Reihe von Versuchsanordnungen und Testreihen, welche die Akteure nutzen können, um legitime Konventionen einzuschätzen und auf ihre Situationen anzuwenden zu können (vgl. auch zum Begriff des Tests Boltanski und Thévenot 2007, S. 65 f.).

Die globale Verbreitung sozial geteilter Bildinhalte und die konzernorientierte Ausrichtung von Online-Plattformen, Messenger-Diensten und Sozialen Medien haben den Stellenwert der *Ernährungskultur* weitreichend verändert. Diese prägende Wirkung von Medien auf Inhalte wird vom Medienwissenschaftler Lorenz Engell mit dem Begriff des medialen Dispositivs umschrieben. Mit dem Begriff des Dispositivs umschreibt er die „Strukturen möglicher Handlungen und Verhaltensweisen, die ein Medium nahelegt oder gar erzwingt" (Engell 2000, S. 282).[3] Genauer gefasst kann man rückblickend festhalten, dass der Aufstieg der Sozialen Medien Facebook (2004), YouTube (2005), Twitter (2006) und Instagram (2010) von einer tief greifenden Zäsur der Bildkommunikation begleitet wurde, die im vorliegenden Fall im Stande war, das Verhältnis von Esskultur und Gesellschaft maßgeblich zu beeinflussen. In diesem Zusammenhang hat sich nicht nur die kollektive Wahrnehmung von Nahrungsmitteln und Ernährung verschoben, sondern auch die wissenschaftliche Forschung hat die netzbasierte und rechnergestützte Medialisierung des Essens zum Anlass genommen, ihre Problemstellungen und Methoden neu auszurichten (siehe grundsätzlich: Pennell 2018, S. 255–270). Plattformen wie Instagram schaffen heute ein „All-in-one-Medium", das für die Digital Natives der postdigitalen Gesellschaft zum bevorzugten Erfahrungs-, Wissens-, Erinnerungs- und Interaktionsraum wird (Helmond 2015). In diesem Sinne sprechen zahlreiche Theoretiker von Instagram als einem neuen „Betriebssystem des Internets". Anbieter wie Instagram zielen auf die Errichtung von „Walled Gardens", um das Prinzip der geschlossenen („walled") Nutzung zwischen dem Anbieter der Netzwerkplattform und dem Profilinhaber als eine langfristige Beziehung aufzubauen. Dieses Prinzip meint, dass Nutzer alle Kommunikationsmedien (Telefon, TV, Radio, Zeitung, Bibliothek, Datenbanken) auf

---

[3] Siehe für den Dispositiv-Begriff auch Fußnote 35 im Beitrag von Rainer Diaz-Bone in diesem Band.

einer Plattform finden – sie sollen in dieser Filterblase leben und von ihr abhängig (gemacht) werden. Politische, soziale und kulturelle Prozesse werden auf das Front-End verwiesen. Das Front-End meint die Benutzeroberfläche für Computernutzer, die zwar Inhalte generieren können, aber nicht mehr wissen können, was die Plattformbetreiber genau mit ihren Daten im Back-End machen. Dort verdichtet sich die digitale Kommunikationskultur, die neue Formen der kulturellen Ausdifferenzierung hervorgebracht hat. Um gut vernetzt zu sein, müssen Nutzer also permanent in Verweise und Zitate investieren, um Aufmerksamkeit auf sich zu lenken und eine Gemeinschaft von Followern aufzubauen. Damit einhergehend ist die Ausbildung von Professionalisierungstendenzen auf Community-Portalen wie Instagram und anderen Portalen zu beobachten. Aufgrund der intrinsischen Rivalitätsbeziehungen sozial geteilter Inhalte auf Online-Plattformen und Sozialen Medien kann das kulinarische Bilderhandeln als Aushandlungsprozess um die „richtigen" und „falschen" Darstellungsweisen betrachtet werden. Der entscheidende Punkt der Bildkommunikation auf Instagram ist, dass Lebensmittel weniger als Nahrung anerkannt werden, sondern vielmehr als situative Kommunikation, die entsteht, wenn sich jemand zu Tisch begibt und eine kommunikative Situation eröffnet. Vor dem Hintergrund transnational und -kulturell wirksamer Online-Inhalte bietet sich ein intersituational untersuchender Methodenrahmen an, der in der Lage sein kann, die Vielzahl ähnlicher Bildsujets, paratextueller Narrative und Kommentare der Essensinszenierung auf Instagram als „interlinked situations" aufzufassen (vgl. Hedtke et.al. 2017, S. 2–15).

Der vorliegende Beitrag untersucht das Ernährungshandeln und das Ernährungsverhalten in online vernetzten Kommunikationsräumen unter anderem vor dem Hintergrund einer *gesundheitssoziologischen Wissensintervention*. Dabei liegt ein besonderes Augenmerk auf der Gegenüberstellung zweier Perspektiven der Bildkommunikation von Nahrungsmitteln. Aus einer medientheoretischen Perspektive bildet ein subjektorientierter Ansatz einen gängigen Ausgangspunkt, da er die Bildkommunikation von Nahrungsmitteln anhand neuer Medien, wie Instagram, untersuchen soll. Da sich in diesem Kontext allerdings zeigt, dass die situative Ausgestaltung der Bildkommunikation an Relevanz gewinnt, soll diesem Ansatz eine zweite Perspektive erweiternd gegenübergestellt werden, die beleuchtet, welche Bildkommunikation überhaupt für alle Beteiligten, warum an Relevanz gewinnen kann. Dazu soll der subjektzentrierten Perspektive die der EC gegenübergestellt werden, die von einem zugrunde liegenden Situationalismus ausgeht. Im ersten Ansatz, dem sich auch Pierre Bourdieus Habitustheorie zuordnen lässt, ist Wissen an Gruppen oder Personen gebunden. Im zweiten Ansatz der EC wird die Gültigkeit von Wissen und die Wertigkeit von Personen, Objekten und Kommunikation hingegen immer an die Situation gebunden (Boltanski und

Thévenot 2007, S. 33). Ziel dieser spezifischen situations- und konventionenbezogenen Sichtweise soll es sein, die Perspektive der Medientheorie dahingehend zu erweitern, dass insbesondere auch die Pluralität der Anwendung von Medien und der Gültigkeit ihrer Inhalte situativ und bei der gleichen Person erklärt werden kann.

8.2 Instagram als gesundheitspolitisches Steuerungsregulativ

Mit seiner geolokalisierenden Softwarearchitektur erfasst Instagram weltweite Ernährungstrends und gilt in zahlreichen Studien zum Gesundheitsmanagement als aussagekräftiger Indikator der empirischen Sozialwissenschaft. In ihrer Studie „Can food porn make us slim?" (2016, S. 251–255) haben sich Olivia Petit, Adrian Cheok und Olivier Oullier mit der bildbasierten Essensinszenierung auf Instagram befasst und dabei sowohl Veröffentlichungen als auch Communities (wie FeedFeed.info und seine fast 700.000 Follower auf Instagram) untersucht. In diesem Zusammenhang haben sie argumentiert, dass die online verbreiteten Bildinhalte und ihre Rezeptionsgemeinschaften Potenziale für gesundheitssoziologische Steuerungsregulative bereithalten. Konkret haben sie die Förderung eines gesünderen Lebensmittelkonsums und den Kampf gegen Fettleibigkeit im Blick und vertreten dabei einen mehrfachen Stakeholder-Ansatz, bei dem politische EntscheidungsträgerInnen, ErnährungswissenschaftlerInnen, Verbraucherverbände, InfluencerInnen und die Nahrungsmittelindustrie zusammenwirken. In ihrer Schlussfolgerung plädieren sie dafür, digitale Plattformen und Umgebungen als gesundheitspolitisch relevante Medien zur Verhaltensbeeinflussung und Verhaltenssteuerung von Ernährungsgewohnheiten zu betrachten.

Yelena Mejova, Sofiane Abbar und Hamed Haddadi haben in ihrer 2016 veröffentlichten Studie „Fetishizing food in digital age: #foodporn around the world" die Frage aufgeworfen, ob das Hashtag #foodporn eine ungesunde Beziehung zu Lebensmitteln fördert. Dabei haben sie annähernd 10 Millionen Instagram-Posts von mehr als 1,7 Millionen Nutzern in 72 Ländern weltweit untersucht. Generell haben sie in ihrer Analyse der Social-Media-Datensätze herausgearbeitet, dass die #foodporn-Posts mehrheitlich mit hohen Kalorien assoziiert werden und dass eine überwältigende Mehrheit der visuellen Inszenierungen zucker- und fetthaltige Desserts darstellen. Das Hashtag #foodporn ist aber auch mit Emotionen und gesundheitsbezogenen Themen konnotiert, was für die AutorInnen der Studie nahelegt, dass Essen als Motivation für einen gesunden Lebensstil dienen

kann. Sie extrapolieren diese These mit der Vermessung der sozialen Anerkennung der gesunden Posts, deren Accounts durchschnittlich 1000 Follower mehr
aufweisen, als Nutzer mit ungesunden. Die Studie kumuliert zahlreiche Belege,
um Möglichkeiten und Chancen der gesunden Lebensführung aufzuzeigen. Dabei
kommt es zu einer Verurteilung ungesunder Lebensweisen und zu einer normativen Bevorzugung gesunder Essensinszenierungen, die als Möglichkeit positiver
Steuerungsanreize angesehen werden.

Die meisten sozialwissenschaftlichen Instagram-Studien haben sich bisher fast
ausschließlich auf das Hashtag und die Struktur sozialer Netzwerke konzentriert.
Die Studie von Jaclyn Rich, Hamed Haddadi und Timothy Hospedales erweitert
diese Forschungsperspektive mit einer Inhaltsanalyse von Instagram-Posts, die
sowohl das Bild als auch die zugehörigen Hashtags inkludiert. Ziel der Inhaltsanalyse ist es, das datengesteuerte Erkennen von Bildinhalten von Lebensmitteln
mittels maschinenbasierter Intelligenz zu erlernen und dabei sowohl die Kategorien von Lebensmitteln als auch deren Erkennung anhand von Daten aus sozialen
Netzwerken zu ermitteln.

In diesem Sinne befürwortet die Studie von Michael Pennell (2018, S. 255–
270) die Einführung sozialer und mobiler Medien in die Pädagogik der
Lebensmittelforschung. Insbesondere beschreibt er die pädagogischen Herausforderungen, die digitalen Medienarenen von #food, #foodporn, #foody, #instafood,
#foodtopography, #yammi, #foodstagram oder #delicious in Berührung mit alter-
nativen Nahrungsmitteln und lebensreformerischen Ernährungskonzepten zu bringen. Das Problem aller genannten Ansätze der steuerungsregulativen Essenssso-
ziologie besteht darin, dass das normative Wissen, was richtige und fehlgeleitete
Ernährung ist, voraussetzungslos ist und nicht innerhalb der Forschungsthesen
legitimiert werden muss.

Häufig geht daher die sozialregulative Forschung von normativen Prämissen
aus und verspricht in ihren Studien, Fehlentwicklungen und Unzulänglichkeiten
objektiv einschätzen und pädagogisch ausgleichen zu können. Dabei kommt oft
die verstehende Seite der Forschung zu kurz, die nach den Wechselbeziehungen
zwischen Bildwirkung und Lebensführung fragt. In diesen Studien wurde jedoch
nur begrenzt darauf geachtet, inwiefern Bildgestaltung, Referenzbilder, Bildmo-
tive und -sujets, visuelle Stereotypen und Adressierungen zur Bildbedeutung
beitragen und wie normativ festgelegt wird, was als Fehlentwicklung und was als
positive Entwicklung zu verstehen sei. Die Studie von Nathan Taylor und Megan
Keating (2018, S. 307–323) untersucht die bildnerischen Elemente der populä-
ren Bildgebung von Lebensmitteln und fasst das eigene Ernährungsverhalten als
Ausdruck der Persönlichkeit auf und stellt daher die Frage nach dem Stellenwert
von Bildern von Mahlzeiten für die ernährungsbezogene Selbstthematisierung.

Sie fragen konkret: Was machen die Bilder mit uns? Wie wirken sich Bilder auf die Lebenswirklichkeit des Betrachters aus? Die Forschungen von Claudia Riesmeyer, Julia Hauswald und Marina Mergen verknüpfen diese Ansätze zur kulinarischen Bildforschung mit einem biografischen Interviewansatz und beschreiben, basierend auf 15 qualitativen Interviews mit Mädchen im Alter von 13 bis 19 Jahren, die Relevanz von Medienkompetenz, Hintergrundinformationen, sozialen Rollen- und Körperbildern für das persönliche Ernährungsverhalten (2019, S. 160–168).

Einen ähnlichen Ansatz verfolgt Josefin Larsson (2018), welche die visuelle Darstellung von Lebensmitteln auf dem Videoportal YouTube und dem journalistischen Online-Magazin-Portal Buzzfeed untersucht. Ziel seiner Arbeit war es, zu untersuchen, auf welche Weise Lebensmittelerlebnisse in dieser Reihe als begehrenswerte Konsumprodukte inszeniert werden. Seine These ermöglicht ein tieferes Verständnis darüber, wie wir Lebensmittel immer mehr visuell konsumieren.

Eine schwerwiegende Problematik von Studien zur Essensdarstellung auf Instagram besteht in der Selektion des Forschungsgegenstandes. Die meisten Arbeiten nutzen Hashtags, um eine von der Online-Plattform selbst getroffene Kategorisierung des Bildmaterials zu übernehmen. Beliebte und global gebräuchliche Hashtags werden untersucht, um von der dementsprechenden Materialfülle „repräsentative", „globale", „internationale" oder „nationale" Tendenzen und Entwicklungen abzuleiten. Häufig werden dabei Aussagen über den „Ernährungszustand" oder das „Gesundheitsbewusstsein" der „Bevölkerung" getroffen, ohne sich ein Gesamtbild über vergleichbare oder divergierende Hashtags zu machen. Dadurch besteht die Gefahr der Verallgemeinerung und der Homogenisierung des Forschungsgegenstandes. In ihren zahlreichen Arbeiten zu Essenskulturen im Netz haben die Kulturwissenschaftlerinnen Kate Cairns, Josée Johnston und Shyon Baumann schon früh auf unterschiedliche Praktiken einer „karnevalistischen" Essensinszenierung aufmerksam gemacht, die sich in einem parodierenden, ironisierenden Bezug zur Darstellung von Nahrungsmitteln, Essen und Kochen im Internet situiert (2010, S. 591–615). Die in diesen Bildern und Videos geteilte Kritik an digitalen Esskulturen ist vielschichtig und bezieht alle möglichen Formen der Gesellschafts-, Konsum- und Geschlechterkritik mit ein. So geht es nicht nur um eine Kritik an der visuellen Inszenierung, sondern auch um eine kritische Sondierung der sozialen, geschlechtlichen, politischen, ethischen und ökonomischen Rolle von Nahrungsmitteln und ihrer Zubereitung (vgl. auch Dejmanee 2016, S. 429–448). Vor diesem Hintergrund hat sich auf Instagram eine antikulinarische Fanbase etabliert, die mit ihrer visuellen Kritik am kulinarischen Bildermarkt und seiner inhärenten Kapitalisierung und Kommerzialisierung des Essens neue Spiel- und Reflexionsräume eröffnet. #cookingforbae hat eine Gemeinschaft von mehr als 160.000 RezipientInnen aufgebaut, die regelmäßig Bilder von ekeligen, verbrannten und mangelhaft designten Essen liken, weil sie sich von der Welt der Hochglanzbilder und der Welt der gelungenen Essensfotografie distanzieren möchten.

In ihren feministischen Untersuchungen der digitalen Essenskultur spricht sich die Soziologin Deborah Lupton dafür aus (2017), die lebensweltliche Beziehung zwischen weiblichen Online-Nutzerinnen, digitalen Medien und Essen in biografischen Kontextualisierungen sichtbar zu machen, die zwischen Off- und Onlinegesellschaft oszillieren. Ihre Arbeit verfolgt den Anspruch, eine Analyse der Online-Identitätssuche von Frauen im Spannungsfeld von Instagram-Posts, medialer Reflexion und extrinsischer Motivation herauszuarbeiten. Sie leitet von Food Pics auch die Problematik traditioneller Vorstellungen von Weiblichkeit ab und versteht diese nicht als neutrale Bildkulturen, sondern in Macht- und Herrschaftsbeziehungen eingebundene Kulturtechniken, die patriarchale Werte und Normen auch implizit weiterführen. Daraus folgert sie eine Doppelmoral, in der sich Frauen wiederfinden, die trotz der scheinbaren Demokratisierung der sozialen Medien Bilder stereotyper Geschlechterrollen reproduzieren. So zeigt die Arbeit von Lupton, dass es für die Überwindung einer naiven Sicht auf das Phänomen #foodporn, #foodstagram, #instafood, #foodphotography oder #foodlover wichtig ist, ein besseres Verständnis für die Rolle der digitalen Essenskultur bei der Erzeugung, Bewahrung und kritischen Distanzierung von Identitätsskripten zu entwickeln. Diese Ansätze bilden wichtige Anschlüsse für unsere eigene These, die von der sozialregulativen Medienpädagogik abrückt und weder falsches Essen anprangert noch richtiges Essen normativ anordnet, sondern nach dem Zusammenhang von Essen, Medien, Gesellschaft und Lebensführung fragt. Aus diesem Grund soll die typisch subjekttheoretische Perspektive der Medientheorie durch eine situationsspezifische Perspektive der EC erweitert werden. Durch die Annahme unterschiedlicher Wertigkeiten in einer Situation, die nicht per se an eine Person gebunden sind, sondern erst Teil eines Aushandlungsprozesses, lässt sich dann über eine flexible Identitätskonstruktion hinaus, auch erklären, wie sich normative Vorstellungen von (gesunder) Ernährung und der geduldeten Kommunikation darüber, durchsetzen können.

8.3   „Phone eats first" – Essen als mediale Adressierung

Die breite Popularität und die hohe Verbreitungsdichte der mobilen Aufnahme-
und Verbreitungsmedien von Smartphone und der Online-Plattform Instagram
haben maßgeblich dazu beigetragen, dass Essen in der digitalen Gesellschaft ein
medialer Vorgang ist, mit welchem das Essen mit Abwesenden geteilt wird.

Die Mediengeschichte der zeitbasierten Bildmedien – von der Erfindung der
Camera Obscura bis zur massenhaften Verbreitung der Action Cam – zeigt, dass
das Leben, der Alltag und das Selbst immer wieder aufs Neue von Medien erfasst,
geformt und verändert wird (Doy 2004). Medien erschöpfen sich nicht nur in
ihrem Gebrauch, sondern werden Teil der eigenen Lebensführung und durchdringen weite Bereiche des privaten Alltags. Sie durchdringen die sozialen und
diskursiven Felder und erlauben „kapillare Machtausübungen" (Foucault 1983,
S. 171) bis in die elementarsten Handlungssituationen und intimsten Bereiche
des Lebens.

Den Medien dieser neuartigen Vermessung des Alltagslebens, das sind die
audiovisuellen Medien Fotografie, Film, Video, wurde lange Zeit der Anspruch
der Dokumentation von Objektivität, Neutralität und Faktizität zugeschrieben
(Daston und Galison 1992, S. 81–128). Sie wurden als Medien dokumentari-
scher Strategien angesehen und zur Authentifizierung und Evidenzverstärkung der
Erfahrungswelt des Einzelnen eingesetzt. Die Verbreitung der mobilen Amateur-
kameras, Instant-Kameras und der Digitalkamera am Ende des 20. Jahrhunderts
sorgte dafür, dass immer mehr banale Dinge und Situationen des Alltags foto-
grafiert wurden (van Dijck 2008, S. 58). Die Schnappschussfotografie formte die
Bildkultur der Gegenwart und stieg zum „eye of the century" (Skrein 2004) auf.
Eine als „spontan" und „intuitiv" titulierte Schnappschussfotografie wurde mit
referentieller Autorität aufgeladen und diente oft zur Legitimation von Lebens-
nähe und Wirklichkeitsbezug (Starl 1995). Der Aufstieg des Web 2.0 war eng
mit der Aufwertung authentischer Medienerfahrung und der Schnappschussäs-
thetik verknüpft, weil sich Online-Plattformen wie YouTube oder MySpace
hauptsächlich als Produktionsorte von Amateurästhetik verstanden und sich
vom professionellen Erscheinungsbild traditioneller Medien abgrenzen wollten
(Reichert 2008). Mit der umstandslosen Bedienung und ihrer hohen Integra-
tionsfähigkeit in den Alltag können die mobilen Smartphone-Kameras heute
große Mengen an Bildern aufnehmen und in Echtzeit auf die Community-Portale
verteilen.

Die enge Verflechtung von Smartphone und Sozialen Medien hat diese Praxis
der Schnappschussfotografie aber um eine entscheidende Dimension erweitert.
Denn sie hat dazu geführt, dass die Handyfotografie als ein soziales Metamedium

eingesetzt werden konnte. Versehen mit Technologien der Vernetzung konnte sich der Stellenwert von Fotografien und Videos maßgeblich ändern:

> Our new relationship is less about witness, evidence and document and much more about experience, sharing and streaming (Mayes 2012).

Heute werden die mit automatischer Pixeltechnologie und optischer Bildstabilisierung aufgenommenen Handyfotos in erster Linie als „communicative tools" (Brook 2013) für einen neuen digitalen Mittelstand eingesetzt. Wer heute sein Smartphone als fotografischen Apparat benutzt, sieht sich mit neuen Erwartungshaltungen und Rollenmodellen konfrontiert, die aus dem Umstand entstehen, dass Fotos heute auf Online-Plattformen in Echtzeit sozial geteilt werden können:

> We think about how we will share something, and whom we will share it with, as we consume it (Konnikova 2013).

Indem Aspekte des Social Sharing in die Aufnahme, Auswahl und Bearbeitung der Fotomotive einfließen, haben sich die Rollenverhältnisse der Bildmedien und ihr Bezug zur Dokumentation des Lebens des Einzelnen maßgeblich verändert.

Um die Anschlusskommunikation sozial geteilter Bilder zu optimieren, zielt das Hashtagging (das ist die Verschlagwortung des audiovisuellen Materials) auf eine publikumswirksame Kontextualisierung des Bildmaterials:

> Was *html*-links für das statische Web sind #*Hashtags* (+ @*persönlicher Adressierung*) für Social Media – erst sie verbinden die Postings zu einem Ganzen, machen *social* sozial (Janowitz 2016).

Mit den Hashtags wird die öffentliche Kommunikation und Wahrnehmung in Echtzeit kodiert und in Speichermedien archiviert. Das Hashtagging verspricht als „Gradmesser des öffentlichen Interesses" (Janowitz 2016) einen Zugriff auf das kollektive Gedächtnis digitaler Kommunikationsgemeinschaften. Die Praxis des Hashtagging zeigt auf, dass sich in der digitalen Moderne die Möglichkeiten der Anschlusskommunikation wesentlich erweitert haben und kosoziale Environments geschaffen haben, die mithilfe der technischen Infrastruktur sozialer Medien neue Praktiken digitaler Vergemeinschaftung geschaffen haben (Kozinets 2015, S. 23–52).

Durch die Verbreitung von Smartphones, die Alltagsfotografie, die Vernetzung und das Hashtagging von Lebensmittelbildern auf Instagram, lässt sich die damit verbundene Ernährungskommunikation aus Sicht der EC als eine Situation begreifen, die ihre räumliche und zeitliche Ausdehnung (Diaz-Bone 2018, S. 374 ff.) insbesondere über die Hashtags erhält. Trotzdem ist die Situation von einer gewissen Unsicherheit gekennzeichnet und Akteure müssen darüber verhandeln, welche Ernährungskommunikation als „richtig" und „falsch" bewertet wird. Studien der Medientheorie, die einem subjektzentrierten Ansatz folgen, betonen, dass das jugendkulturelle Hashtagging auf Instagram zu Verschiebungen in den biografischen Kernnarrationen führe (Highfield und Leaver 2015). Die Ästhetisierung des Essens und seine Einbettung in lebensweltliche Kontexte individueller Selbsterfahrungen könne dann als Indiz dafür genommen werden, dass die Suche nach Distinktionsvorteilen eine feststehende Orientierungsgröße der jugendlichen Identitätsarbeit darstellt (McDonnell 2016, S. 239–265). So lässt sich dann auch das Hochladen und Tagging von Essensbildern auf Instagram und die damit verbundenen Gegenreaktionen als alltägliche Identitätsarbeit von Jugendlichen interpretieren, die die Plattform im Sinne Bourdieus für den Erwerb von distinktiven Merkmalen verwenden.

Aufbauend auf der Bedeutung „dialogischer Beziehungen" (Taylor 1996, S. 54) für die Entdeckung der eigenen Identität setzt die individuelle Identitätsentwicklung die Anerkennung der anderen mittels ihrer normativ-evaluativen Überzeugungen, Normen und Bewertungen voraus.

Identität kann hier als ein individuelles Rahmenkonzept verstanden werden, innerhalb dessen Individuen ihre Erfahrungen interpretieren und die dabei in Gang gesetzte Selbstreflexion die Basis für die Identitätsarbeit bildet. Im Rahmen dieser Identitätsarbeit

> versucht das Subjekt, situativ stimmige Passungen zwischen inneren und äußeren Erfahrungen zu erzählen und unterschiedliche Teilidentitäten zu verknüpfen (Keupp 1999, S. 60).

Im Unterschied zur Ontologie der Identitätsfindung haben konstruktivistische Ansätze ihren Ausgangspunkt in der Identitätserfindung und behaupten, dass eine gelungene Identitätsfindung auf einem narrativen oder situativen Projekt beruhe. Konstruktivistische Subjekttheorien wie sie von Heiner Keupp (1999) und Günter Burkart (2006) vorgeschlagen werden, setzen theoretischen Ansatz, wird hier deutlich, dass dem Akteur zum einen eine stärkere Reflexivität zugesprochen wird, zum anderen aber eine Dezentrierung der Agency über die Medien (Instagram, Smartphone, Internet), Objekte (Hashtags, Fotos) und Konventionen (Lebensmittel als etwas Natürliches und Gesundes, Lebensmittel als Konsumgüter, Lebensmittel als Prestigeobjekte, Lebensmittel gut und günstig zubereitet, Lebensmittel als ästhetische Aufbereitung) deutlich.

8.4   Bildkontrolle und Blickregime auf Instagram

Bilder und Videos gelten als eine maßgebende soziale Währung mobiler und sozial vernetzter MediennutzerInnen (Rainie et al. 2012) und damit auch als relevante Objekte in einer Situation. Aus einer subjektzentrierten Perspektive lassen sich heute Bildmedien mittels der Community-Bildung als ökonomisches Kapital akkumulieren und bilden die neuen Machtregeln im Social Net. Die mit den digitalen Aufzeichnungs-, Speicherungs-, Verbreitungs- und Kommunikationsmedien entstandene Möglichkeit, ästhetische Formen der kollektiven Selbstinszenierung massenhaft zu erschließen, kann mit Kaja Silverman als ein digitales Bildrepositorium aufgefasst werden:

> Der Bildschirm oder das kulturelle Bildrepertoire ist jedem von uns eigen – ganz ähnlich wie die Sprache. Also folgt unsere Wahrnehmung eines anderen Menschen oder eines Objekts zwangsläufig bestimmten Darstellungsparametern, deren Anzahl zwar hoch, aber letztlich doch begrenzt ist. Mit dem Begriff ‚Bildschirm' bezeichne ich die ganze Bandbreite der zu einem bestimmten Zeitpunkt verfügbaren Darstellungsparameter; diejenigen unter ihnen, die sich fast zwangsläufig aufdrängen, nenne ich das ‚Vor-Gesehene' (Silverman 1997, S. 58).

Damit meint Silverman kollektive Wahrnehmungsmuster, die das Bild einer gelungenen Essensinszenierung prägen: die Produktion und Reproduktion dieses kollektiv verbindlichen Blickregimes verläuft aber nicht nach dem Muster top-down, sondern verlangt von den Nutzern die andauernde Bereitschaft, sich an der Herstellung kulinarischer Bilder andauernd aktiv zu beteiligen, gültige Konventionen auszuhandeln und zu verstehen. Die sozialen Medien im Internet haben Beteiligungsformen und -chancen vervielfältigt und existieren nur dann, wenn (möglichst) viele Nutzerinnen und Nutzer bereitwillig ihre Inhalte als Zeichen sozialer Anerkennung hochladen. Auch wenn soziale Medien die Formen der sozialen Gratifikation formalisieren und regeln, kann das Ansehen, die Begünstigung und die Geltung von Dingen, Stil und Verhalten sozialer Distinktion nur dann erfolgreich eingesetzt werden, wenn diese Elemente vor dem Hintergrund eines gemeinsam geteilten Repertoires von Darstellungsparametern in Szene gesetzt werden. Als Grundlage eines solchen geteilten Repertoires von Darstellungsparametern können Konventionen verstanden werden.

Aus einer situativen Perspektive bilden dann die Erstellung von Bildern und Videos per se keine besondere Fähigkeit oder Eigenschaft eines Akteurs, sondern ein relevantes Objekt, das in der Koordination für eine gelingende Ernährungskommunikation mit anderen in einer bestimmten situativen Art und Weise

gehandhabt werden muss. Je nach Situation und gültigen Konventionen etablieren die Bilder und Videos neue Formen von digitaler Visibilität oder einen
Wahrnehmungsverlust, sie ermöglichen die Herausbildung digitaler Aufmerksam-
keitszentren und sie schaffen neue Möglichkeiten, gesellschaftlichen Einfluss und
politische Wirksamkeit herzustellen. Wie genau NutzerInnen ihr Essen auf Bildern inszenieren, mit ihrer Filtersoftware stylen und anschließend in Instagram
veröffentlichen, unterliegt dann immer bestimmten Regeln und Normerwartungen
anstatt distinktiven Eigenheiten. Hier zeigt sich ein starker Unterschied zwischen
einem subjektorientierten Ansatz und einem situativen Ansatz, indem Wertigkeiten permanent ausgehandelt werden. Individuelle Distinktionsvorteile können
in einer situativen Perspektive nicht bestehen, da Personen keine feste, sondern
eine flexible Identität besitzen, die sich je nach legitimer Konvention anpasst.
Ziel von Akteuren ist es dann auch nicht über ihre Ernährungskommunikation
einen Distinktionsvorteil zu erhalten, sondern die normativ gemeinsam ausge-
handelte und gültige Handlungsgrundlage in einer Situation zu verstehen und
diese umzusetzen. Situationsbezogen betrachtet bietet Instagram daher verschiedene alternative Bildinhalte an, durch die Menschen, wenn sie essen und posten,
die Wertigkeit von Essen über das Medium Bild aushandeln. Zur Ermittlung
der virtuellen Wertigkeit hat Instagram mit dem Hashtagging eine Forminvestition entwickelt, um die Bildernachfrage und den Bildern eingeschriebene
Rechtfertigungsordnungen zu verhandeln. Weltweit waren die fünf häufigsten
verwendeten Lebensmittel mit Instagrammen und Hashtags Pizza, Sushi, Steak,
Burger, Bacon.[4]

Aus der akteursbezogenen Perspektive bewegt sich der Distinktionsvorteil
von bestimmten Instagram-Profilen innerhalb eines kulturellen Musters, das von
einem Kollektiv als verbindlich festgelegt wird, nämlich durch Formen der forma-
lisierten Zustimmung, welche die Plattform sichtbar macht. William J.T. Mitchell
weist in seiner vielzitierten Bildkulturtheorie „Showing Seeing. A Critique of
Visual Culture" darauf hin, dass sich Visuelles nicht auf Bilder beschränken
lässt, sondern auch die performativen Prozesse des Darstellens und des Sehens
mit einbezieht (Mitchell 2002, S. 231–250). Vor diesem Hintergrund erweisen
sich die auf Instagram geteilten *Food Pics* als eine Bedingung ihrer medialen
Ermöglichung und gesellschaftlichen Kodierung. In diesem Sinne firmiert das auf
Instagram *mediatisierte* Essen als ein gemeinsam geteilter Schauplatz von Strategien der Subjektivierung, die um den Erwerb und die Ausverhandlung bestimmter
Distinktionsvorteile ringen.

---

[4] Online-Quelle: https://www.telegraph.co.uk, zuletzt gesehen am 28.11.2019.

Vor diesem Hintergrund der akteurszentrierten Perspektive kann in enger Anlehnung an die Theorie der sozialen Unterscheidung von Pierre Bourdieu der Frage nachgegangen werden, wie Distinktion medial konstruiert und im sozialen Aneignungsprozess auf Online-Plattformen reproduziert wird. Aus der situationsspezifischen Perspektive der EC würde man alternativ hier die Frage stellen, wie sich Konventionen im Umgang mit Essensbildern und Forminvestitionen wie Hashtagging situativ manifestieren und welche Konflikte auftreten.

Um die Unterschiede zwischen der Theorie der Distinktion und der EC herauszuarbeiten und dadurch auch praktisch mögliche Differenzen und Gemeinsamkeiten aufzuzeigen, soll die Fragestellung der Reproduzierbarkeit von Online-Inhalten, beziehungsweise der Aushandlung von Konventionen über Bilder näher untersucht werden. Unseres Erachtens eröffnet der Begriff der Reproduktion einen Spielraum von möglichen Anwendungen und Weiterentwicklungen und meint nicht zwingend eine Art der mechanischen Duplizierung einer Referenzbeziehung. Wenn der kulturellen Reproduktion ein Spielraum von Rezeptionsfreiheit inhäriert ist, dann kann auch im Reproduzieren von Konventionen und Rechtfertigungen ein Handlungsraum entstehen, der angelehnt an das soziale Feld bei Bourdieu, als Koordinationsbasis dient.

8.5   Distinktion und soziales Kapital

In ihrer Studie „Tasting the digital: New food media" macht Isabelle Solier darauf aufmerksam, dass Food-Bilder in sozialen Medien einen starken Fokus auf Werbeästhetik aufweisen. Sie argumentiert, dass die werbeaffine Food-Fotografie ihre Funktion der informativen, sachlichen Repräsentation verloren hat, um Wissen mit Gemeinschaften zu teilen. Ihrer Ansicht nach werden Lebensmittel nicht mehr als Nahrung geschätzt, sondern vorrangig als Symbol für den sozialen Status (Solier 2018, S. 54–65, vgl. auch Flowers und Swan 2018).

In Anlehnung an die theoretischen Überlegungen Pierre Bourdieus, der in seiner großangelegten Sozialstudie *La distinction* (Die feinen Unterschiede) die konkreten Ausprägungen von geschmacklichen Präferenzen als Folge des jeweiligen sozialen Status thematisierte (Bourdieu 1979), kann die gestalterische Aufwertung von Bildinhalten auf Instagram untersucht werden, mit der das rivalisierende – aus Sicht der EC vielmehr konfliktbehaftete – Bildgut „Nahrung"/„Essen" mit kulturellen Distinktionen verknüpft wird. Wenn Bourdieu festhält, dass „das Streben nach Distinktion Trennungen schafft" (Bourdieu 1985, S. 21), dann deutet er damit nicht die Gefahr eines brüchiger werdenden sozialen Bandes an, sondern spricht damit eine spezifische Qualität der Vernetzung an, die gegeben sein muss, wenn Distinktion als legitim und plausibel anerkannt werden möchte.

Boltanski und Thévenot haben ihre Theorie der Konventionen und Rechtfertigung in Bezug auf und als Kritik an Bourdieu entwickelt (Boltanski und Thévenot 2000, S. 211–212; Silber 2003, S. 435, 442; Thévenot 2001, S. 66; Thévenot 2004). Sie kritisieren an Bourdieu, dass er einen körperlich eingebetteten Habitus, selbstverständliches und unbewusstes Handeln nun Gruppenzugehörigkeiten als Analysegrundlage heranzieht, um zu erklären wie sich Menschen erfolgreich koordinieren (Dahlberg 2010, S. 52). Sie schreiben dem Individuum eine wesentlich breitere Flexibilität zu als dies Bourdieu tut. Für sie kann nicht von einem kohärenten Habitus einer Person ausgegangen werden, sondern vielmehr von einer Vielfalt von Situationsbezügen, bei denen sich Individuen ganz flexibel auf unterschiedliche Felder, deren Logiken und Interpretationsweisen beziehen können. Sie können dann sowohl innerhalb als auch in verschiedenen Situationen auf unterschiedliche Felder und damit auch moralische und ästhetische Werthaltungen Bezug nehmen (Dahlberg 2010, S. 55). Aus Sicht Laurent Thévenots (2009) und damit der EC können die Distinktion und die dieser zugrunde liegenden Bourdieuschen Konzepte der Praktiken und des Habitus als „die blinden Seiten des Regimes des Vertrauten"[5] (Vogel 2019, S. 73) verstanden werden,

> da sie auf unbewusste Praktiken fokussieren. Im Gegensatz zu Bourdieu sieht Thévenot im Regime des Vertrauten aber zusätzlich auch ein aktives Engagement zum Erreichen von Annehmlichkeit (Vogel 2019, S. 73).

Die EC integriert in diesem Sinne die Distinktion in die vertikale Pluralität ihrer verschiedenen Handlungsregime, womit der Fokus auf die Pluralität von strukturierenden Logiken (Diaz-Bone 2018, S. 380 ff.) deutlich wird. Die EC betrachtet somit die Bourdieuschen Konzepte als eine Verkürzung und Vereinfachung komplexer Rechtfertigungs- und Kritikhandlungen von Akteuren (Boltanski und Thévenot 2007). An deren Stelle führt die EC die Konventionen, die Reflexivität von Akteuren sowie die Fokussierung auf Koordinationssituationen ein. Somit ist einerseits die Kluft zwischen Bourdieu und den Konzepten der Konvention gar nicht so unüberbrückbar, wie sie scheint. Die Theorie der Konvention moniert, dass Konventionen keine inkorporierten Strukturen sind, die das Handeln als eine automatische Ausführung von sozialen Regelwerken begreifen. Entgegen der Bourdieuschen Akteurszentrierung und der Rückführung der verschiedenen Kapitalien auf einen sozialen Raum, dezentriert die EC die Handlungsträgerschaft der

---

[5] Siehe zu theoretischen und empirischen Ausführungen der Konzepte der Regime in diesem Band im Beitrag von Rainer Diaz-Bone in Kap. 4 Regime des Engagements.

Akteure über verschiedene Entitäten in einer Situation, wie Objekte, Formen, Konventionen und Akteure (Diaz-Bone 2011, S. 27). Da der Situationsbegriff in der EC nicht mit face-to-face Situationen gleichgesetzt wird und „komplexe Konstellationen von Objekten, kognitiven Formaten, Koordinationserfordernissen (Probleme), institutionellen Arrangements (wie Organisationen), Personen und Konzepten" (Diaz-Bone 2018, S. 374 ff.) beschreibt, lässt sich das regelmäßige Erstellen, Hochladen, Teilen, Interpretieren und Bewerten von Essensbildern und Videos auf Instagram, als eine Situation verstehen, die von Unsicherheit und Koordinationserfordernissen gekennzeichnet ist.

Die Plattform Instagram schafft dann mit spezifischen Objekten (beispielsweise Smartphones zur Aufnahme der Essensbilder), Forminvestitionen (Hashtags, etc.) und Akteuren und Konventionen spezifische Koordinationserfordernisse.

Auch wenn sich die Online-Plattform Instagram als eine Institution mit Regeln der Online-Veröffentlichung verstehen lässt, macht gerade die situationsgebundene Perspektive der EC deutlich, dass Regeln nicht automatisiert von den Nutzenden reproduziert werden. Die Regeln sind als unvollständig aufzufassen, und müssen erst über die Interpretation der Akteure in ihrem jeweiligen Einsatzbereich erweitert und so auch über neue Vernetzungen und Verschiebungen vervollständigt werden. Diese situative Perspektive erlaubt es dann das anfangs im Artikel aufgeworfene Defizit der jeweils gültigen Moral in der subjekttheoretischen Perspektive zu überwinden und auch erklären zu können, wie moralische Werthaltungen darüber entstehen, was „was gutes" bzw. „gesundes Essen" ist.

Bourdieu folgend würde man vielmehr auf die netzbasierte Distinktion verweisen, die aus der situativen Vernetzung mit anderen Inhalten/Akteuren, die den eigenen Inhalt aufwerten können, besteht. Ein Follower mit einem hohen Distinktionswert wertet den eigenen Inhalt auf und verschafft ihm mehr Aufmerksamkeitswert. In diesem Sinne schafft die *Distinktionsarbeit,* mit „ihrer Fähigkeit, sich durch Entscheidungen, Inszenierungen und Innovationen als selbstbewusstes Praxisfeld zu konstituieren" (Kelleter 2014, S. 32), eine spezifische Qualität der Netzwerkbeziehung. Ein erfolgreicher Influencer verfügt über ein Wissen der Vernetzung mithilfe situativ konformer Bildsujets und Bildnarrative. Dieses Wissen kann aus Sicht der EC so verstanden werden, dass ein Akteur mit seinen reflexiven Kompetenzen versteht, welche Konventionen und damit welche Art und Weise der Bilddarstellung von Essen in diesen Netzwerken als legitim anerkannt werden und welche aus welchen Gründen kritisierbar sind. Aus dieser Perspektive bezieht sich das Wissen in erster Linie auf eine gelingende Koordination, also eine für alle Beteiligten akzeptable und legitime Ernährungskommunikation über Bilder und Videos auf Intergram. Aus einer subjektzentrierten Perspektive hingegen, lässt sich die Frage nach dem Nutzen und dem Grund der Akteure für die Ernährungskommunikation über Bilder und Videos stellen. In diesem Sinne interpretiert Bourdieu das gesellschaftliche System als einen „sozialen Raum" (Bourdieu 1985, S. 13 f.) und grenzt sich mit dieser Konzeption von der Vorstellung säuberlich getrennter Sozialgruppen ab. Insofern sind der soziale Raum und seine Regeln der Zugehörigkeit und der Abgrenzung wichtiger als die Annahme einer Gruppenmentalität, welche den Raum ihrer Identitätsbildung überdauert. Für Bourdieu besteht der soziale Raum aus unterschiedlichen Dimensionen, die er als drei unterschiedliche Ausprägungen definiert (Bourdieu 1998, S. 98 f.): 1) Kapital*volumen* (herrschende, mittlere und untere Klasse verfügen über unterschiedliches ökonomisches Kapital); 2) Kapital*art* (neben dem erwähnten *ökonomischen* Kapital unterscheidet Bourdieu zwischen dem *kulturellen,* das er als verinnerlichtes Kapital der Bildung, als objektives Kapital der Bücher und als institutionalisiertes Kapital der Diplome und Zeugnisse versteht und dem *sozialen* Kapital als Zugehörigkeit zu einer Gruppe und dem *symbolischen* Kapital); 3) Die Kapitalarten werden schließlich in gesellschaftlichen Bereichen eingesetzt, die Bourdieu soziale Felder nennt, in denen ein beständiger Kampf um Bedeutung, Wert, Anerkennung und Konvertierbarkeit vorherrscht. Das symbolische Kapital meint die Legitimierung des kulturellen Kapitals, d. i. Prestige, Reputation, Gratifikation. Das symbolische Kapital meint in unserem Sinne auch das Beziehungsgefüge zwischen sozialen Positionen und Lebensstilen.

Selbstdarstellungen auf Online-Plattformen und Community-Portalen können ökonomisches und kulturelles Kapital entweder als Mitnahmeeffekte (z. B. Gourmet-Essen) oder in Form eines Mehrwerts an Wissen kommunizieren (z. B. die mit dem Essen verknüpften Botschaften wie etwa Ernährungsphilosophie, Gesundheitsbewusstsein etc.). Indem sowohl Bourdieu als auch die EC von einem „sozialen Raum" bzw. einer zu koordinierenden und potenziell konfliktreichen Situation ausgehen, beziehen sich beide auf komplexe Situationen, wobei gerade die gegensätzlich gewählte Perspektive zentrale Unterschiede in der Beschreibung der Abläufe mit sich bringt.

Nach Bourdieu bewegt sich die Relevanz der Stellung innerhalb sozialer Netzwerkbeziehungen für die gewöhnlichen Inszenierungen von Status und Prestige im Spannungsfeld von sozialem und symbolischem Kapital. Für die Aufrechterhaltung des *sozialen Kapitals* sind kontinuierliche Investitionen zur Produktion und Reproduktion des Beziehungsnetzes notwendig. Das *symbolische Kapital* entsteht mit der expliziten oder impliziten Anerkennung der Überhöhungen des Lebensvollzugs, wenn Bildinszenierungen gelikt, positiv kommentiert, verlinkt oder auch nur geklickt werden. Aus der Sicht der EC transportieren die medialen

Essensinszenierungen unterschiedliche Konventionen,[6] so beispielsweise wenn die handwerkliche Fertigkeit bei der Zubereitung thematisiert wird und somit auf die häusliche Konvention zurückgegriffen wird. Anders sieht dies wiederum bei besonders innovativen und kreativen Speisen (inspirierende Konvention) oder standardisierten Fertigprodukten oder Systemgastronomie (industrielle Konvention) aus. Interessant ist hier zum einen die mediale Darstellung und Vermittlung dieser Konventionen, d. h. die jeweilige spezifische Ausprägung der Forminvestitionen, zum anderen mögliche auftretende Konflikte zwischen Konventionen, beispielsweise „gesundes" vs. „leckeres" Essen. Die zentrale Frage ist dabei immer die nach der Wertigkeit des Essens, das heißt, was ist „gutes" Essen?

Nach Bourdieu werden hingegen im Raum der sozialen Netzwerke die sozialen Differenzen mittels Distinktionen kommuniziert – übertragen auf die Bildkommunikation handelt es sich um Bildinhalte, mit denen ein spezifischer Abstand, ein Unterschied mittels spezifischen Lebensstilen (kulturelle Vorlieben, Freizeitverhalten, Markenbekenntnisse, kulinarische Präferenzen etc.) markiert wird. Ihre Setzung muss nicht zwingend absichtsvoll geschehen, denn die

> Distinktion impliziert nicht notwendig […] ein bewusstes Streben nach Distinktion. […] Jede Praxis ist sichtbar, gleichviel ob sie vollzogen wurde, um gesehen zu werden, oder nicht; sie ist distinktiv, Unterschied setzend, gleichviel ob jemand mit ihr die Absicht verfolgt oder nicht, sich bemerkbar zu machen, sich auffällig zu benehmen, sich abzusetzen, distinguiert zu handeln. (Bourdieu 1985, S. 21)

Die Annahme, dass Distinktionen und Konventionen außerhalb der Welt von Instagram immer schon existiert haben und mit dem Online-Dienst bloß eine neue Bühne vorfinden, blendet die maßgebliche Rolle von Medien als Konstrukteure von sozialer Differenz und pluraler Rechtfertigungsordnungen aus. Daher distanziert sich die folgende Analyse gerade durch die Gegenüberstellung einer subjektorientierten und einer pragmatisch-situativen Perspektive von der Annahme einer hypostasierten Selbstbezüglichkeit, worin Medien lediglich als Werkzeuge zur Darstellung eines lebensweltlich bereits gegebenen Subjekts betrachtet werden und thematisiert den medialen Konstruktionsprozess von kommunikativen Prozessen, die ein Spannungsverhältnis zwischen Technologie und Kultur aufbauen.

---

[6] Zur Übersicht der unterschiedlichen Konventionen siehe Diaz-Bone, Kap. 3 („Die Pluralität der Konventionen") in diesem Band.

8.6   Fazit

In Anlehnung an die Forschungsansätze zu konventionstheoretischen Analyserahmen von Gesundheit und digitalen Medien kann Instagram eine konstituierende
Bedeutung im Prozess situativer und sozial koordinierender Handlungsräume
zugestanden werden, in denen Wissen zu und um Gesundheit und die dazugehörige Health Literacy verhandelt werden. In den Vordergrund rücken dann die
Koordinationsprozesse selbst, die dem Aufnehmen, Speichern und Verbreiten von
legitimen Essensbilden zugrunde liegen (vgl. Boltanski und Thévenot 2007). Eine
ernährungskulturelle und gesundheitspolitische Identitäts- und Subjektforschung
hingegen lenkt den Blick auf das, was in den medialen Analysen der Subjektivität mit den Analysenbegriffen „Dispositiv" (Engell 2000, S. 282), „mediale
Reflexivität" (Mersch 2008) oder „Mediatisierung" (Hepp 2014, S. 191–196)
beschrieben wird. Sie lenkt den Blick auf die Medialität des Mediums und untersucht die Ermöglichung von sozialen Bildkulturen mittels medialer Anordnungen,
Verfahren und Formate. In unserem Beitrag haben wir herausgearbeitet, dass die
technisch-medialen Dispositive der Online-Plattform Instagram auch dazu beitragen, dass sich Konventionen dauerhaft fixieren können (vgl. Diaz-Bone 2007,
S. 495–497). In diesem Sinne bildet das mediale Dispositiv soziale Konventionen aus, die auf situative Erfahrungen einwirken und diese prägen. Es sind nicht
die situativen Erfahrungen der beteiligten Anwender, die das mediale Dispositiv individualisieren, sondern die technisch-medialen Dispositive generieren eine
neue Erfahrbarkeit von situativen Erfahrungen, die als grundsätzlich medialisiert
wahrgenommen werden.

Vor dem Hintergrund der Problematik einer grundsätzlich ambivalenten Dynamik der digitalen Essenskultur geht allerdings die pragmatische Medientheorie
davon aus, dass soziale und kulturelle Distinktionen nicht einfach gegeben
sind, sondern sich in einem offenen Prozess widerstreitender Ausverhandlungen
und Bedeutungsverschiebungen befinden, der Essen mehr in die Nähe digitaler
Literacy rückt, was zur Folge hat, dass Food Pics ihren Nimbus eines unmittelbaren Genießens körperlicher Einverleibung nicht mehr erfüllen können. In
der Gegenüberstellung und dem Vergleich der akteurs- und situationszentrierten
Perspektive wurden verbindende aber auch gegensätzliche Momente aufgezeigt.
Zum einen konnte gezeigt werden, dass sich das Habituskonzept als unbewusster
Teil des Regimes des Vertrauten integrieren lässt und damit die Kluft zwischen
subjektorientiertem und situativem Ansatz nicht unüberwindbar ist. Zum anderen
muss aber aus Sicht der EC anerkannt werden, dass wenn man von so etwas
wie einem Habitus sprechen möchte, dieser nur in einer reflexiven und situativen Gebundenheit denkbar ist. Der Habitus kann dann nicht das Ergebnis einer

Position im sozialen Raum sein und auch nicht von den damit zusammenhängenden Sozialisationserfahrungen. Vielmehr konstituiert er sich immer weniger
als Habitus und mehr als kognitives Format aus den entsprechenden Koordinationsprozessen. Beide Ansätze eigenen sich um die mikrologischen Praxisformen
der Bildproduktion mit den allgemeinen Rahmensetzungen des Medialen (Dispositiv) und des Visuellen (Bildrepertoire) auf Instagram zu untersuchen. Neben
Distinktionsvorsteilen oder den Auswirkungen auf die persönliche Identitätsbildung anhand subjekttheoretischer Ansätze, wird es aber erst durch die situative
Perspektive der EC möglich zu verstehen, wie kollektive Übereinkünfte zur
„richtigen" Darstellungsweise von Essenbildern erreicht werden. Der methodologische Situationalismus der EC bietet sich somit für einen medientheoretisch
akteursdezentrierten Blick an.

Literatur

Boltanski, Luc/Chiapello, Ève. 1999. *Le nouvel esprit du capitalisme.* Paris: Gallimard.
Boltanski, Luc/Thévenot, Laurent. 1999. The sociology of critical capacity. *European Jour-
nal of Social Theory* 2(3), S. 359–377.
Boltanski, Luc/Thévenot, Laurent. 2000. The Reality of Moral Expectations: A Sociology of
Situated Judgement. *Philosophical Explorations* 3(3), S. 208–231.
Boltanski, Luc/Thévenot, Laurent. 2007. *Über die Rechtfertigung. Eine Soziologie der
kritischen Urteilskraft.* Hamburg: Hamburger Edition.
Bourdieu, Pierre 1979: *La distinction. Critique sociale du jugement.* Paris: Minuit.
Bourdieu, Pierre. 1985. *Sozialer Raum und ‚Klassen'. Leçon sur la leçon. Zwei Vorlesungen.*
Frankfurt am Main: Suhrkamp.
Bourdieu, Pierre. 1998. *Praktische Vernunft. Zur Theorie des Handelns.* Frankfurt am Main:
Suhrkamp.
Brook, Pete. 2013. "Photography Is the New Universal Language, and It's Changing Every-
thing". *Wired,* 20. August 2013, http://www.wired.com/2013/08/raw-meet-marvin-heifer
man/. Zugegriffen: 28. November 2019.
Burkart, Günter. 2006. *Einleitung. Selbstreflexion und Bekenntniskultur.* In: Burkart, Günter
(Hrsg.), Die Ausweitung der Bekenntniskultur – neue Formen der Selbstthematisierung?
Wiesbaden: VS Verlag für Sozialwissenschaften, S. 7–40.
Cairns, Kate/Johnston, Josée/Baumann, Shyon. 2010. Caring about food: doing gender in the
foodie kitchen. *Gender & Society* 24(5), S. 591–615.
Dahlberg, Caroline. 2010. Picturing the public. Advertising self-regulation in Sweden and the
UK. *Stockholm studies in sociology* (48). Stockholm: Acta Universitatis Stockholmiensis;
Department of Sociology, Stockholm University.
Daston, Lorraine/Galison, Peter. 1992. The Image of Objectivity. *Representations* 40, S. 81–
128.
Dejmanee, Tisha. 2016. "Food porn" as postfeminist play: digital femininity and the female
body on food blogs. *Television & New Media,* 17(5), S. 429–448.

Diaz-Bone, Rainer. 2007. Qualitätskonventionen in ökonomischen Feldern. *Berliner Journal für Soziologie* 17(4), S. 489–509.

Diaz-Bone, Rainer. 2011. *Einführung in die Soziologie der Konventionen.* In: Diaz-Bone, Rainer (Hrsg.). Soziologie der Konventionen. Grundlagen einer pragmatischen Anthropologie. Frankfurt am Main: Campus, S. 9–42.

Diaz-Bone, Rainer. 2018. *Die „Economie des conventions". Grundlagen und Entwicklungen der neuen französischen Wirtschaftssoziologie.* 2. Auflage. Wiesbaden: Springer VS.

Doy, Gen. 2004. *Picturing the Self: Changing Views of the Subject in Visual Culture.* New York: I.B. Tauris.

Engell, Lorenz. 2000. *Ausfahrt nach Babylon. Die Genese der Medienkultur aus Einheit und Vielheit.* In: Engell, Lorenz (Hrsg.), Ausfahrt nach Babylon. Essais und Vorträge zur Kritik der Medienkultur. Weimar: VDG Weimar, S. 263–304.

Flowers, Rick/Swan, Suzanne. 2018. *The Welcome Dinner Project: Food Hospitality Activism and Digital Media.* In: Phillipov, Michelle/Kirkwood, Katherine (Hrsg.), Alternative Food Politics from the Margins to the Mainstream. London: Routledge, S. 89–102.

Foucault, Michel. 1983. *Der Wille zum Wissen. Sexualität und Wahrheit I,* Frankfurt am Main: Suhrkamp.

Hedtke, Reinhold/Proeschel, Claude/Szukala, Andrea. 2017. The Transformation of Civic and Citizenship Education: Challenges to Educational Governance, Agency and Research-An Introduction. *JSSE-Journal of Social Science Education* (4), S. 2–16.

Helmond, Anne: The Platformization of the Web. 2015. Making Web Data Platform Ready. *Social Media + Society* 1(2), S. 1–11.

Hepp, Andreas. 2014. *Mediatisierung/Medialisierung.* In: Schröter, Jens (Hrsg.), Handbuch Medienwissenschaft. Stuttgart: J.B. Metzler, S. 191–196.

Highfield, Tim/Leaver, Tama. 2015. A methodology for mapping Instagram hashtags. *First Monday* 20(1). https://firstmonday.org/article/view/5563/4195. Zugegriffen: 28. November 2019.

Hjorth, Larissa. 2007. Snapshots of Almost Contact: The Rise of Camera Phone Practices and a Case Study in Seoul, Korea. *Continuum* 21(2), S. 227–238.

Janowitz, Klaus. 2016. Consociality – Eine Hashtag Soziologie, 29.3.2016. http://www.klaus-janowitz.de/wordpress/consociality-eine-hashtag-soziologie/. Zugegriffen: 28. November 2019.

Kelleter, Frank. 2014. *Populäre Serialität. Eine Einführung.* In: Kelleter, Frank (Hrsg.), Populäre Serialität: Narration – Evolution – Distinktion. Zum seriellen Erzählen seit dem 19. Jahrhundert. Bielefeld: transcript.

Keupp, Heiner (Hrsg.). 1999. *Identitätskonstruktionen: Das Patchwork der Identitäten in der Spätmoderne.* Reinbek bei Hamburg: Rowohlt Taschenbuch Verlag.

Konnikova, Maria. 2013. *Mastermind. How to Think Like Sherlock Holmes.* London: Penguin.

Kozinets, Robert V. 2015. *Netnography. Redefined.* London: SAGE.

Larsson, Josefin. 2018. *Worth it? – A visual reading of spectacle, food porn and culinary capital in YouTube food media.* Lunds University: Department of Arts and Cultural Sciences,

Lupton, Deborah/Feldman, Zeena. 2017. Digital Food Cultures. London: Routledge.

Mayes, Stephen. 2012. Photography are no longer things, they are experiences. *Wired,* 15. November 2012. http://www.wired.com/2012/11/stephen-mayes-vii-photography/. Zugegriffen: 28. November 2019.

McDonnell, Erin Metz. 2016. *Food Porn: The Conspicuous Consumption of Food in the Age of Digital Reproduction.* In: Bradley, Peri (Hrsg.), Food, Media and Contemporary Culture. London: Palgrave Macmillan, S. 239–265.

Mejova, Yelena/Abbar, Sofiane/Haddadi, Hamed. 2016. Fetishizing food in digital age: #foodporn around the world. In: Tenth International AAAI Conference on Web and Social Media, 17.–20. Mai 2016, Köln, S. 2–10.

Mersch, Dieter. 2008. *Was sich zeigt. Materialität, Präsenz, Ereignis.* München: Wilhelm Fink.

Mitchell, William J.T. 2002. *Showing Seeing: A Critique of Visual Culture.* In: Holly, Michael Ann/Moxey, Keith (Hrsg.), Art History, Aesthetics, Visual Studies. Williamstown: Art Institute and Yale University Press, S. 231–250.

Pennell, Michael. 2018. (Dis) comfort food: connecting food, social media, and first-year college undergraduates. *Food, Culture & Society* 21(2), S. 255–270.

Petit, Olivia/Cheok, Adrian D./Oullier, Olivier. 2016. Can food porn make us slim? How brains of consumers react to food in digital environments. *Integral Food Nutrition Metab* 3(1), S. 251–255.

Rainie, Lee/Brenner, Joanna/Purcell, Kristen. 2012. *Photos and videos as social currency online.* In: Pew Internet & American Life Project 2012, http://www.pewinternet. org/2012/09/13/photos-and-videos-as-social-currency-online/. Zugegriffen: 28. November 2019.

Reichert, Ramón. 2008. *Amateure im Netz. Selbstmanagement und Wissenstechnik im Web 2.0.* Bielefeld: transcript.

Sandbye, Mette/Larsen, Jonas. 2013. *Digital Snaps: The New Face of Photography.* New York: I.B. Tauris.

Riesmeyer, Claudia/Hauswald, Julia/Mergen, Marina. 2019. (Un) Healthy Behavior? The Relationship between Media Literacy, Nutritional Behavior, and Self-Representation on Instagram. *Media and Communication* 7(2), S. 160–168.

Silber, Ilana Friedrich. 2003. Pragmatic Sociology as Cultural Sociology. *European Journal of Social Theory* 6(4), S. 427–449.

Silverman, Kaja. 1997. *Dem Blickregime begegnen.* In: Kravagna, Christian (Hrsg.), Privileg Blick: Kritik der visuellen Kultur. Berlin: Edition ID-Archiv, S. 58–71.

Skrein, Christian (Hrsg.). 2004. *Snapshots. The eye of the century.* Ostfildern-Ruit: Hatje Cantz.

Solier, Isabelle. 2018. *Tasting the digital: New food media.* In: Lebesco, Karin/Naccarato, Peter (Hrsg.), The Bloomsbury Handbook of Food and Popular Culture. London: Bloomsbury Academic, S. 54–65.

Starl, Timm. 1995. *Knipser. Die Bildgeschichte der privaten Fotografie in Deutschland und Österreich von 1880 bis 1980.* München: Koehler & Amelang.

Taylor, Charles. 1996. *Quellen des Selbst. Die Entstehung der neuzeitlichen Identität.* Frankfurt am Main: Suhrkamp.

Taylor, Nathan/Keating, Megan. 2018. Contemporary food imagery: food porn and other visual trends. *Communication Research and Practice* 4(3), S. 307–323.

Thévenot, Laurent. 1984. Rules and implements: Investment in forms. *Social Science Information* 23(1), S. 1–45.

Thévenot, Laurent. 2001. *Pragmatic Regimes Governing the Engagement With the World.* In: Knorr-Cetina, Karin; Schatzki, Theodore; Savigny von Eike (Hrsg.), The Practice Turn in Contemporary Theory. London: Routledge, S. 56–73.

Thévenot, Laurent. 2004. The French Convention School and the Coordination of Economic Action (Interview by Søren Jagd). *Economic Sociology – European Electronic Newsletter* 5(3), S. 10–18.

Thévenot, Laurent. 2009. Governing Life by Standards: A View from Engagements. *Social Studies of Science* 39(5), S. 793–813.

van Dijck, José. 2008. Digital Photography: Communication, Identity, Memory. *Visual Communication* 7(1), S. 57–76.

Vogel, Raphael. 2019. *Survey-Welten. Eine empirische Perspektive auf Qualitätskonventionen und Praxisformen der Umfrageforschung.* Wiesbaden: Springer VS.

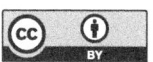

Situierte Konventionen: Transformationen, Ungenauigkeiten und die Grenzen der Messung im Feld der Selbstvermessung

9

Eryk Noji, Karolin Eva Kappler und Uwe Vormbusch

Zusammenfassung

Wie wird Gesundheit in eine messbare Größe verwandelt? Basierend auf empirischen Untersuchungen werden wir die Quantifizierung von Gesundheit in zwei verschiedenen Bereichen analysieren: Diet- und Mood-Tracking. Aus der Perspektive der Ökonomie der Konventionen (Économie des Conventions, EC) betrachtet, investieren SelbstvermesserInnen hier in neue Formen und Messungen der Äquivalenz, wobei sich ihnen drei bedeutende Hindernisse stellen: die *Ungenauigkeit* des Messens, die sperrige *Materialität* von Objekten und alltäglichen Praktiken sowie das *unscharfe Verhältnis* von alltäglichem Tun und Quantifizierung. Einerseits streben SelbstvermesserInnen nach der Herstellung eines praktischen Konsenses, wie eine „genaue" Messung aussehen sollte bzw. in welchen Fällen Ungenauigkeiten nicht toleriert werden können. Auf der anderen Seite stützen sich SelbstvermesserInnen auf je feldspezifische Kriterien für eine angemessene Genauigkeit, je nachdem, wie sie ihre Vermessungspraktiken in den Alltag integrieren. In der EC kommt Objekten konzeptionell eine zentrale Rolle zu, indem sie kompetente Alltagsakteure

---

Dieser Beitrag basiert auf einer Übersetzung und Bearbeitung von Noji et al. (2021).

E. Noji (✉) · K. E. Kappler · U. Vormbusch
FernUniversität in Hagen, Institut für Soziologie, Hagen, Deutschland
E-Mail: eryk.noji@fernuni-hagen.de

K. E. Kappler
E-Mail: karolin.kappler@fernuni-hagen.de

U. Vormbusch
E-Mail: uwe.vormbusch@fernuni-hagen.de

bei ihren Koordinationsbemühungen sowie bei der Bewältigung normativer und ethischer Fragen unterstützen. Wir schlagen eine Sichtweise vor, in der Technologien wie Sensoren, mHealth-Anwendungen und Smartphones als intermediäre Objekte in variierenden Engagements und Aushandlungsprozessen in den Alltag des Selbstvermessens eingebunden werden. In beiden genannten Feldern der Selbstvermessung entsteht so eine ganz eigene Konfiguration von Messungen, Objekten, Widerständen und Engagements, welche die gegenwärtigen Konventionen von Gesundheit schwer fassbar und fragmentiert und damit für Gesundheitsorganisationen, politische EntscheidungsträgerInnen und NutzerInnen gleichermaßen unverfügbar machen.

9.1   Einleitung

Im letzten Jahrzehnt beobachten wir eine beeindruckende Ausbreitung „soziokalkulativer Praktiken" (Vormbusch 2012), am sichtbarsten wahrscheinlich an der Hervorbringung von Taxonomien und Berechnungspraktiken, die den menschlichen Körper, das Subjekt und seine Alltagsroutinen rahmen. Obwohl bereits aus der Vergangenheit relevante Quantifizierungs- und Vermessungsbemühungen bekannt sind (Zillien et al. 2016; Fröhlich 2019), hat die Digitalisierung des (Selbst-)Vermessens deren Tiefe und Umfang dramatisch erweitert und Diskussionen über den Nutzen, die Angemessenheit und die Ethik der damit verbundenen Messverfahren und Taxonomien angeheizt (Vormbusch 2020).

Auch wenn die Geschichte der Moderne mit der Geschichte eines zunehmenden instrumentellen Wissens über den menschlichen Körper und seinen „Gesundheitszustand" in inniger Weise verbunden ist – das Werk von Michel Foucault stellt in diesem Zusammenhang sicherlich die bekannteste Referenz dar –, so blieb dieses Wissen doch immer vom lebenden Körper und den subjektiv erlebten Vorstellungen von Wohlbefinden und Gesundheit durch einen tiefen epistemischen Graben getrennt. Die Ursache ist darin zu suchen, dass dieses Wissen in einem idealen Sinne ein formales Wissen blieb, das mit dem Erleben und der Alltagspraxis des Individuums nur durch logische Annahmen, formale Regeln und wissenschaftliche Verfahren verbunden ist, ähnlich dem, was Alain Desrosières und Laurent Thévenot (1979) „logical classifications" nennen. Sie weisen darauf hin, dass solche logischen Klassifikationen und Kategorien erst dann zu wirklich gültigen Beschreibungen des Geschehens werden, wenn sie in den alltäglichen Klassifikationspraktiken verwurzelt sind, mit denen gewöhnliche Akteure beschäftigt sind. Rainer Diaz-Bone (2016, S. 52) drückt es so aus:

No social classification can be built only on logical principles alone and no social classification can be built on empirical data alone.

Man könnte argumentieren, dass die moderne Medizin seit Generationen ihr Bestes gibt, um dies zu widerlegen, und dass die sich abzeichnende Selbstquantifizierung der Gesundheit ein Ansatz ist, um die verlorengegangene Autonomie des Wissens um sich selbst durch die selbstbewusste Vermittlung von quantifiziertem Wissen, verkörperten Erfahrungen und alltäglicher Praxis wiederzuerlangen. Um dies zu erreichen, müssen notwendigerweise neue Formen zur Messung von Gesundheit entwickelt werden, die sich mit dem tiefen Graben zwischen leibgebundenen menschlichen Empfindungen und kalkulatorischem Wissen befassen. Aus der Sicht der Praxis ist die Übersetzung eines kognitiv weitgehend unzugänglichen Körperleibes eine der wichtigsten Herausforderungen der Selbstquantifizierung. Dies gilt vor allem für unseren lebendigen Körper, wie das folgende Zitat veranschaulicht:

> Die meisten Menschen wissen, wie sich Hunger anfühlt. Aber wissen sie auch, wie sich ein Kaloriendefizit von 500 Kalorien anfühlt – im Vergleich zu einem Defizit von 750 Kalorien? (Sophie)
> Und was bedeutet ein Unterschied in ihrer Stimmung, wenn sie ihr Glück auf einer Skala von 1 bis 10 mit 7 vs. 8 bewerten? (Anna)[1]

Im Zusammenhang von Selbstvermessungspraktiken tauchen typischerweise genau solche Fragen auf. Sie weisen auf ein zentrales Thema in diesem Bereich hin: die Entstehung und Etablierung von Konventionen für die Zuordnung von Zahlenwerten zu Körpern, Verhaltensmustern und – nicht zuletzt – Emotionen von Menschen. Im Folgenden wird beleuchtet, wie Forminvestitionen innerhalb spezifischer Communities of Practice der Selbstquantifizierung eingeführt werden. Dabei befassen wir uns mit dem Problem, wie Gesundheitskonventionen im Alltag der einzelnen Akteure *situiert* sind, und gehen dabei auf Koordinationsprobleme ein, die für heutige Gesellschaften charakteristisch sind. Die Ökonomie der Konventionen (Économie des Conventions, EC) betont generell die praktischen Fähigkeiten von Akteuren, die in Konventionen verstrickt sind (Desrosières 2011; Diaz-Bone und Salais 2011; Diaz-Bone und Didier 2016). Konventionen im Sinne der EC und der Soziologie der Kritik (Boltanski und Thévenot 2007) sind „Logiken der Koordination". Gleichwohl dürfen diese nicht als schlichte Instrumente für gegebene Zwecke betrachtet werden; sie haben vielmehr starke normative Wurzeln und Implikationen. Daher sind Konventionen mindestens ebenso sehr

---

[1] Aus Gründen der Anonymisierung und zum besseren Verständnis sind die Namen der befragten Personen fiktiv.

moralische Rahmen für Interpretationen und Bewertungen wie sie rechtliche und kognitive Rahmen darstellen.

Im Folgenden verfolgen wir die These, dass im Feld der Selbstvermessung gesellschaftlich etwas Neues ausgehandelt und ins Leben gerufen wird: kollektiv gültige Wertordnungen für individuelle Alltagsaktivitäten, für an den Körper und seine Geschichte gebundene Kompetenzen, d. h. für an das Subjekt gebundenes immaterielles Kapital, für dessen vielfältige Aspekte bisher keine allgemein akzeptierten Formen der Repräsentation und Bewertung gefunden wurden. Die Selbstvermessung kann somit als ein gigantisches, über den Globus verteiltes Laboratorium verstanden werden, in dem Menschen technische Verfahren und normative Kriterien integrieren, anpassen oder entwickeln, anhand derer sie ihre konkreten Unterschiede kategorisieren und vergleichen. Selbstvermessungspraktiken beruhen einerseits auf der nachdrücklichen Betonung der eigenen Unverwechselbarkeit („N = 1!"), andererseits könnten sie aber letztlich auch kollektiv verbindliche Taxonomien des Selbst hervorbringen. Selbstvermessung impliziert also eine spezifische Forminvestition (Thévenot 1983), die die Subjekte in einer geteilten Praxis hervorbringen, um miteinander und mit der zeitgenössischen Wirtschaft und Kultur im Allgemeinen in Verbindung zu treten. Obwohl die Aktivitäten der SelbstvermesserInnen oft privat bleiben, sind sie dennoch soziologisch relevant. Insbesondere Laurent Thévenot

> enlarged the notion of coordinative powers to personal capacities or abilities that imply coordinating with oneself and are a prerequisite for coordination with others (Thévenot 2014, S. 11).

Damit soziale Koordination überhaupt möglich ist, müssen die Erwartungen an das Verhalten anderer berücksichtigt werden. Auf einer anderen Ebene beziehen sich Erwartungen aber auch darauf, wie sich die Akteure mit sich selbst koordinieren. Nach Thévenot (2002, S. 69) erfordert die öffentliche Rechtfertigung *sowohl* eine emotionale Beteiligung *als auch* eine moralische Infrastruktur. Thévenot führt hier – in einem konzeptionellen Schritt zur Differenzierung spezifischer Regime der Interaktion mit der Welt – eine „duale Sichtweise" ein: Die eine konzentriert sich auf Rechtfertigungen in der Öffentlichkeit und stützt sich dabei auf obligatorische, wenn auch in der Regel unbewusst angewendete Konventionen, die andere auf Formen der Koordination mit sich selbst:

> Such a dual view is needed if we want to account for the interrelated metamorphoses of modes of government and of selves ... (Thévenot 2014, S. 9).

Macht und Selbst müssen miteinander verknüpft werden und Thévenots „Regime des Engagements" kann man so verstehen, dass sie die verborgenen Formen enthüllen, wie das Selbst mit sich selbst interagieren kann, was wiederum eine – ebenso wichtige wie oftmals übersehene – Voraussetzung dafür ist, sich überhaupt öffentlich engagieren zu können. Diese Engagements basieren „on a variety of relations to the world" (Thévenot 2014, S. 11). Die Akteure können sich auf einen individuellen *Plan* einlassen, in dessen Verlauf sie die Welt funktional sehen, um ein gesetztes Ziel zu erreichen. Sie können sich auf *Vertrautes* einlassen, was bedeutet, dass sie die Welt im Hinblick auf Merkmale wie Einfachheit oder Bequemlichkeit schätzen. Hier entwickeln die Akteure eine Bindung, wie in engen Freundschaften oder in Bereichen der Intimität. Oder sie können sich auf das *Entdecken* einlassen, eine spielerische Annäherung an die Welt, die Spannung und Überraschung mit sich bringt (Thévenot 2014). Die Betonung liegt – wie bei allen Arten des konventionellen Denkens – nach wie vor auf der Kompetenz der Akteure, insofern sie ihr Engagement je nach Situation verändern können. Die Möglichkeiten des Engagements wie auch die Kontinuität des Selbst hängen jedoch von spezifischen Umwelten ab, die vorbereitet bzw. formatiert sein müssen (Thévenot 2014, S. 12). Aber solche „Formen" und „Formate" zur Koordinierung von Aktionen treten nicht in Kraft, ohne die Welt zu verändern. Tatsächlich besteht ihr eigentlicher Zweck darin, die Entitäten der sozialen Welt so umzugestalten, dass eine Koordination überhaupt erst möglich wird:

> Shaping people and things in conventional forms produces capacities – or powers – to communicate and coordinate, that are needed for living in human communities. (Thévenot 2014, S. 10)

Dementsprechend werden wir in unseren Fällen feldspezifische Forminvestitionen analysieren, indem wir uns auf diesen Prozess der Neuordnung konzentrieren. Wir betrachten dies als eine „doppelte Transformation" von Materialitäten und Handlungen in Zahlen und Berechnungen. Wir werden zwei spezifische Praktiken analysieren: das „Diet-Tracking" und das „Mood-Tracking", die sich in Bezug auf die Standardisierung der entsprechenden Forminvestition unterscheiden. Anhand der spezifischen Forminvestitionen im Feld des Diet- und Mood-Trackings untersuchen wir die Widerständigkeit von Körpern und Objekten. Insbesondere thematisieren wir hierbei die Ungenauigkeit des Messens, die sperrige Materialität von Objekten und Alltagspraxis und das unscharfe Verhältnis von alltäglicher Messpraxis. Forminvestition bedeutet vor allem, in die Kohärenz der beteiligten Entitäten zu investieren, damit Menschen und Objekte „in homogenous ways across contexts" behandelt werden können (Thévenot 2002, S. 56). Erst die in der Auseinandersetzung mit solchen Widerständigkeiten gefundenen praktiksche Kompromisse erlauben es, die Grenzen der Bewertung auf immaterielle Kapazitäten (Gesundheit) auszudehnen und damit die bestehenden „margins of accounting" zu verschieben (Miller 1998).

In diesem Sinne spielen Werte und die Quantifizierung von Gesundheit eine zentrale Rolle in der aktuellen institutionalistischen Forschung zur Gesundheitsökonomie (z. B. Batifoulier et al. 2013; Batifoulier 2018; Da Silva 2018). Dabei wird z. B. eine Verschiebung von wohlfahrtsstaatlichen hin zu marktwirtschaftlichen Organisationsprinzipien beobachtet, insbesondere in französischen und anderen europäischen Gesundheitssystemen (Da Silva 2018; Batifoulier 2018). Zentral hierfür ist die Einführung einer evidenzbasierten Medizin in den 1980er Jahren, in Form von klinischer Erfahrung (practicioners' clinical experience), modernster klinischer Forschung und Datenerhebung über aktuelle Behandlungen als Faktengrundlage (Staii 2018, S. 199). Diese kontinuierlichen Standardisierungsbemühungen (Da Silva 2011) auf Grundlage statistischer Verteilungen und unter Einbeziehung kollektiver Daten (Staii 2018, S. 200) zur Generierung medizinisches Wissens wurden kontinuierlich ausgebaut und auf politischer Ebene durch Standardisierungsbemühungen schrittweise erweitert (Da Silva 2011).

Dieser epistemologische Wandel durch die Datafizierung von Gesundheit (Ruckenstein und Schüll 2017) geht mit neuen Dateninfrastrukturen einher. Die Vernetzung von neuen (individualisierten) Daten mit alten Gesundheitsdaten fördert insbesondere die individualisierte, prädiktive und präventive Medizin. Als mündige PatientInnen werden so die Akteure zunehmend in die Verantwortung für ihre Gesundheit genommen (Staii 2018, S. 199), gleichzeitig wird aber ihre Orientierung am Gemeinwohl nicht berücksichtigt (Batifoulier et al. 2011, S. 153; Ruckenstein und Schüll 2017, S. 272). Darüber hinaus werden – unter dem Deckmantel der Patientenermächtigung oder der „digitally engaged patients" (Lupton 2013) – aktive, gut informierte PatientInnen gefördert und mit Marktmacht ausgestattet und somit Gesundheit als Markt zugänglich gemacht (Batifoulier et al. 2011). Swan charakterisiert diese patientenorientierte Gesundheitsdienste als

> having an increased level of information flow, transparency, customization, collaboration and patient choice and responsibility-taking, as well as quantitative, predictive and preventive aspects (Swan 2009, S. 492).

Dabei werden die gesundheitlichen Folgen bzw. Ergebnisse je nach diskursiver und taxonomischer Zuordnung als Heilung, Verbesserung, Normalisierung, Prävention beziehungsweise Selbstdarstellung verstanden. Auf Selbstvermessung basierende patientengenerierte Inhalte tragen zu patientenorientierten Gesundheitsmodellen bei, die nicht nur die Rolle der PatientInnen, sondern auch die der ÄrztInnen, der Krankenkassen, der Wissenschaft oder den Gesundheitsbegriff verändern (Swan 2009; Lupton 2013). Mit der neu entstehenden Datenökonomie wird daher der Mangel an offenen Aushandlungsprozessen über gemeinsame Ziele, Werte und Qualitäten im Gesundheitsbereich weiter verschärft (Ajana 2017): Zum einen wegen der neuen Akteure und Infrastrukturen im Gesundheitssektor (Staii 2018, S. 202) und zum anderen, weil deren Anliegen durch die Datenverarbeitungsprozesse und -technologien noch stärker verdeckt werden.

Tamar Sharon (2018) zeigt auf, wie die gegenwärtige Gesundheitsforschung großer Konsumgütertechnologiekonzerne verschiedenen moralischen Logiken folgt und dementsprechend unterschiedliche Vorstellungen vom Gemeinwohl integriert. In diesem Zusammenhang ist in den letzten Jahren eine ganze Reihe von weitgehend standardisierten Produkten zur angeblichen Verbesserung der individuellen Gesundheit durch Selbstquantifizierung populär geworden (z. B. Google Fit, Apple Health, Samsung S-Health, etc.). Dabei stützen sich diese Produkte auf eine Kombination von Konventionen, die nach Sharon für die Gesundheitsforschung dominant sind. Einerseits wird Gesundheit im vitalistischen Register als Allgemeingut hochgehalten, sowohl für den Einzelnen als auch für soziale Gruppen und die Menschheit als Ganzes:

> Here, good health, life and vitality are upheld as the highest values, (human) life and its proliferation is understood as having intrinsic value, the pursuit of the good life is framed in terms of the quest for Health. (Sharon 2018, S. 7)

Andererseits soll dieses Streben nach Gesundheit nun mit quantitativen Mitteln ermöglicht werden und damit werden industrielle Logiken der Effizienz und Optimierung in den Alltag der Anwender transportiert:

> The industrial repertoire is a dominant one in the context of healthcare today, where digital technologies promise to propel medicine forward through early diagnosis, the development of precision treatments and the rendering efficient of inefficient healthcare systems. (Sharon 2018, S. 6)

Hierbei entsteht durch Selbstvermessung ein neues Moment, denn es sind nicht die ÄrztInnen, die über klinische Messmethoden Wissen über Patienten generieren, sondern es sind die SelbstvermesserInnen selbst, die Wissen über sich hervorbringen und damit zu Experten von sich selbst werden.

Mit der Frage, inwieweit diese industrielle Logik durch Quantifizierung Eingang in den Alltag der AnwenderInnen findet, folgen wir der von Rainer Diaz-Bone und Emmanuel Didier (2016) vorgeschlagenen internalistischen Perspektive als Ausgangspunkt für eine Soziologie der Quantifizierung. Diese geht davon aus, dass Kategorien und Quantifizierungen von kompetenten Akteuren interpretiert und angewendet werden und somit diese Entitäten nur in Situationen entstehen können. Oder wie Robert Salais es ausdrückt: „Quantification is plural" (Salais 2016, S. 132). Das bedeutet, dass

> any quantification process has to be situated, for the choices of what and how to quantify depend of the situation, the activity, the people, and their principles of justice. (Salais 2016, S. 132)

In der Praxis bedeutet dies, dass NutzerInnen zwar direkt von einem vitalistischen Aufruf zu individueller Gesundheit betroffen sein können, Messtechniken jedoch Vorstellungen von Genauigkeit und Effizienz transportieren, deren Integration in das tägliche Leben sich als recht mühsam gestalten kann. Dementsprechend müssen NutzerInnen ein angemessenes Gleichgewicht zwischen der Genauigkeit der Messungen und der Vitalität des Alltagslebens finden. Oder anders ausgedrückt: ein Gleichgewicht zwischen den Konventionen, die durch die Objekte vermittelt werden, und ihren persönlichen Möglichkeiten, sich zu engagieren, z. B. sich auf einen individuellen Plan einzulassen oder sich mit Vertrautem zu beschäftigen. Der Begriff der Angemessenheit steht dabei in direktem Zusammenhang mit normativen Vorstellungen darüber, wie und warum die Messung durchgeführt werden soll. Während sich die NutzerInnen von Anwendungen im Diet-Tracking auf eine Reihe von bereits standardisierten Maßen wie Kalorien und Gewicht stützen können, ist dies beim Mood-Tracking nicht der Fall, da verschiedene Ansätze miteinander konkurrieren und es unklar ist, wie Gefühle am besten in Zahlen übersetzt werden können. Daher gehen Unsicherheiten über die richtige Art und Weise der Messung und Darstellung mit Unsicherheiten über das richtige Maß für Gefühle und Wohlbefinden im Allgemeinen einher.

9.2 Methodischer Ansatz: Transformationsprobleme und die Grenzen des Messens

Das methodische Design folgt den Prinzipien der Grounded Theory (Strauss 1987; Strauss und Corbin 1996), um die entstehenden und sich verändernden Praktiken und Taxonomien der Selbstvermessung in einem flexiblen und methodisch offenen Verfahren zu untersuchen. Die zugrunde liegende induktive Forschungslogik und die abwechselnden Phasen der Datenerhebung und Datenanalyse erlaubten eine kontinuierliche Anpassung des methodischen Vorgehens, der Daten (-sättigung) und – in Grenzen – auch der zugrunde liegenden Forschungsfrage. Insofern hat sich die Grounded Theory als das geeignete Instrument zur Untersuchung eines sich mitunter rasant entwickelnden Forschungsgegenstandes erwiesen, der sich nicht nur durch die teilweise recht volatilen, kurzfristigen und wechselnden Selbstvermessungspraktiken, sondern auch durch die steigende Einbindung von Sensoren in Alltagsgegenstände wie Uhren oder Mobiltelefone auszeichnet. Den Gütekriterien der Gegenstandsangemessenheit und der theoretischen Durchdringung (Strübing et al. 2018) folgend wurden dafür immer wieder neue Forschungsfragen aus dem empirischen Material generiert.

Insgesamt wurden mehr als 100 Daten gesammelt, darunter Interviews und Gruppendiskussionen mit SelbstmesserInnen, Beobachtungen ihrer Selbstvermessungspraktiken sowie ExpertInneninterviews mit InteressenvertreterInnen (wie z. B. EntwicklerInnen von Selbstvermessungsgeräten) und teilnehmende Beobachtungen in der Quantified-Self-Bewegung in Deutschland. Sie decken verschiedene Bereiche der Selbstvermessung – wie Fitness, Leistung, Sport, Gefühle und Gesundheit – sowie verschiedene Ebenen der Selbstvermessungsexpertise ab – von Gelegenheits- bis zu professionellen SelbstvermesserInnen. Die folgenden Beschreibungen und Ergebnisse basieren hauptsächlich auf Interviews und einer Gruppendiskussion mit Kraftsportlern zum Thema Diet-Tracking sowie auf Interviews und Show-and-Tell-Talks der Quantified-Self-Bewegung zum Thema Mood-Tracking.

Auf der Grundlage dieser empirischen Forschung stellen wir zwei Anwendungsbereiche der Selbstvermessung gegenüber: Diet-Tracking und Mood-Tracking. Beide Bereiche nehmen Einfluss auf die Gesundheit. Sie unterscheiden sich jedoch in vielen Aspekten stark voneinander. Während Diet-Tracker auf eine lange Geschichte des Messens im Sport- und Gesundheitsbereich zurückblicken und weitgehend unhinterfragt standardisierte Größen wie Kalorien oder Kilogramm verwenden können, ist dies bei Mood-Trackern nicht der Fall, da Versuche, Gefühle zu quantifizieren, als recht neu und unerforscht gelten können (Vormbusch und Kappler 2014). Mit anderen Worten: Diet-Tracker können auf Forminvestitionen zugreifen, die für Mood-Tracker (noch) nicht zur Verfügung stehen. Daraus folgt, dass wir ganz unterschiedliche Ansätze zur Transformation von Materialität und „doings" in Zahlen beobachten können. Einerseits ist beim Diet-Tracking von einer doppelten Transformation auszugehen, da es in den meisten Fällen darum geht, den Input und den Output zu berücksichtigen. Dementsprechend versuchen Diet-Tracker sowohl für die Nahrungsaufnahme als auch für durch Aktivität verbrauchten Kalorien Rechenschaft abzulegen. Mood-Tracker hingegen sind mit einer großen Vielfalt von Werten und Maßeinheiten konfrontiert, da die quantifizierende Messung der Gefühle noch nicht standardisiert ist. Was wir im Folgenden als Transformationsproblem charakterisieren, ist aus der Perspektive der TeilnehmerInnen eine Herausforderung, mit verschiedenen Formen von Ungenauigkeiten umzugehen oder, wie im Falle des Mood-Trackings, die Frage, was überhaupt gemessen werden kann und soll. Ausgehend von diesen Transformationsproblemen zeigt sich, wie die NutzerInnen im Alltag Forminvestitionen begegnen (Diaz-Bone und Didier 2016; Thévenot 1983; Desrosières 2007) und, je nach deren Grad der Standardisierung sowie den dabei auftretenden materiellen und praktischen Hindernissen, wie sie damit umgehen, wie sie sie ausweiten oder anpassen oder auch wie sie damit brechen.

9.3 Diet-Tracking: die Widerständigkeit etablierter numerischer Forminvestitionen in alltäglichen Gesundheitspraktiken

Beim Diet-Tracking messen Menschen ihre Ernährung anhand verschiedener Parameter wie Kalorien, Mikro- und Makronährstoffe. Damit können unterschiedliche Ziele verfolgt werden. Einige NutzerInnen möchten sich einen Überblick über ihre Ernährung verschaffen. Andere wollen sich einem gesünderen Lebensstil oder einem Aussehen annähern, das sie für attraktiver oder leistungsfähiger halten. Solche Ziele sind in der Regel mit dem Parameter Gewicht als abhängige Variable verbunden. Gleichzeitig dient das Gewicht als Test für die Wirksamkeit der Vermessungspraktiken, da es das Gewicht ist, das sich ändern soll. Eine häufig verwendete Formel, um Gewichtsveränderungen berechenbar zu machen, ist die Berechnung und Bilanzierung der aufgenommenen und verbrannten Kalorien. Sie wird als „calories in, calories out" (CICO) bezeichnet. Die meisten verbreiteten Anwendungen zum Diet-Tracking funktionieren nach diesem Prinzip, z. B. MyFitnessPal oder FoodDataBase. Aber nicht nur die Apps haben dies populär gemacht. Die Karriere der Kalorien begann Ende des 19. Jahrhunderts, als Wilbur Olin Atwater begann, Ernährungsstudien mit einem Kalorimeter durchzuführen:

> a device previously used to measure the combustive efficiency of explosives and engines (Cullather 2007, S. 340).

Dieses Gerät, das so groß wie ein Raum war, ermöglichte die energetische Messung der Nahrungsaufnahme und des Energieverbrauchs durch Aktivitäten. Hunderte von ähnlichen Experimenten folgten:

> Proceeding from a Taylorist conception of a mechanomorphic body, Atwater led an effort by manufacturers, municipalities, and the federal government to set scientific

'standards of living' that could be used to contain wage levels while maintaining a healthy, contented workforce. (Cullather 2007, S. 343)

Die Quantifizierung von Nahrung und Aktivitäten fand ihr Gegenstück in der Messung des Körpergewichts in Kilogramm (Zillien et al. 2016, S. 125). Ratgeber wie *Diet and Health* von Lulu Hunt Peters griffen das Konzept der Kalorien auf und popularisierten bereits 1918 die Kalorienzählung. Obwohl es nie frei von Kritik war, wurde das Kalorienzählen zu einer zunehmend empfohlenen Methode, Gewicht zu verlieren. Um jedoch verlässliche Aussagen über das Gewicht zu machen, ist in der Regel eine Waage erforderlich, die wiederum auf eine Geschichte der Domestizierung zurückgeht, die mit den Waagen an öffentlichen Orten zu Beginn des 20. Jahrhunderts ihren Anfang nahm. Um ihre normalisierende Kraft zu entwickeln, bedurfte es jedoch einer weiteren Ergänzung, nämlich Tabellen, die das Körpergewicht im Verhältnis zur Körpergröße normalisierten:

Together, the scale and the height and weight chart became a powerful dual technology for defining normalcy. (Crawford et al. 2015, S. 483)

Zusammengenommen deuten diese Entwicklungen darauf hin, dass sich Diet-Tracker auf erhebliche Forminvestitionen verlassen können, da sich die Apps auf wissenschaftlich ausgearbeitete Klassifikationen und Berechnungen beziehen. Während das Grundprinzip einfach zu sein scheint, treten bei der Umsetzung Schwierigkeiten auf.

Eine Seite des – wie wir es nennen – doppelten Transformationsproblems beim Diet-Tracking besteht also darin, eine angemessene Schätzung der aufgenommenen Kalorien zu erhalten. Einerseits müssen die NutzerInnen herausfinden, wie viel Gramm eines bestimmten Lebensmittels sie essen, meist durch das Wiegen jeder einzelnen Zutat mit einer Küchenwaage. Zum anderen müssen sie Informationen über die Kaloriendichte und andere relevante Inhaltsstoffe haben. Um diese Informationen zur Verfügung zu stellen, umfassen die Anwendungen zum Diet-Tracking Datenbanken. Diese Datenbanken können von den NutzerInnen selbst befüllt werden (womit die NutzerInnen sowohl als Produzent als auch als Konsument relevanter Daten fungieren), sodass fehlende Zutaten laufend aktualisiert werden können, z. B. indem die entsprechenden Informationen von der Verpackung abgelesen oder im Internet recherchiert und anschließend in die Datenbank eingespeist werden. Einige Apps bieten die Möglichkeit, Barcodes zu scannen, sodass Nährwertdaten zeitsparend ergänzt werden können. Es ist jedoch nicht ungewöhnlich, dass es für eine bestimmte Zutat oder ein Fertiggericht unterschiedliche Informationen gibt, was auf einen Mangel an Standardisierung hinweist. Die meisten NutzerInnen entscheiden sich für eine dieser Optionen aus dem Bauch heraus, es sei denn, sie halten die Packung mit den Nährwerttabellen gerade in der Hand. Hinzu kommt, dass die Datenbanken in der Regel nur online verfügbar sind, sodass eine Nachverfolgung nicht möglich ist, wenn kein Internetzugang vorhanden ist. Die NutzerInnen müssen diese dann später eingeben. Wenn ihnen die Nährwertinformationen und -mengen nicht mehr vorliegen, schätzen sie diese oft.

Die andere Seite der doppelten Transformation besteht darin, dass diese Kalorienaufnahme für eine Gewichtszunahme/-abnahme höher/niedriger sein muss als die Summe des Kalorienverbrauchs durch tägliche Aktivitäten und des Grundumsatzes. Folglich müssen diese Aktivitäten auch in Kalorien umgerechnet werden, um sie mit den tatsächlich aufgenommenen Kalorien in Beziehung setzen zu können. Gängige Diet-Tracking-Applikationen versuchen, den Prozess der Bilanzierung so einfach wie möglich zu gestalten. Zur Berechnung des Grundumsatzes müssen Geschlecht, Alter und Körpergewicht angegeben werden. Abhängig von diesen Parametern werden Schritte, die über Schrittzähler aufgezeichnet wurden, in zusätzlich verbrauchte Kalorien umgerechnet. Um das Zählen von Schritten zu vereinfachen und weil die NutzerInnen nicht immer ihr Smartphone dabeihaben, können die Apps mit Wearables gekoppelt werden, die die Schritte und manchmal auch die Herzfrequenz unabhängig vom Smartphone erkennen. Die Pulsmessung erhöht zwar die Genauigkeit, verringert aber auch die Lebensdauer der Batterie, weshalb viele NutzerInnen die Pulsmessung ausschalten. Es stellen sich auch Fragen über die Position des Sensors am Körper. Wearables am Handgelenk oder das Smartphone in der Hosentasche an der Hüfte, die Pulsmessung am Handgelenk oder der Brustgurt, sie alle haben unterschiedliche Vor- und Nachteile im Hinblick auf Präzision und Alltagstauglichkeit. Beispielsweise haben optische Pulsmessungen am Handgelenk oft mit dem Problem zu kämpfen, dass sie durch den Schweiß zwischen Sensor und Haut immer ungenauer werden. Das Zusammenspiel von Schrittzählung und Pulsmessung zeigt auch, dass diese Anwendungen meist für das alltägliche Gehen und Laufen entwickelt wurden. Sportarten, die nicht im Wesentlichen auf Beinbewegungen basieren, können auf diese Weise nicht dargestellt werden. Ein von uns interviewter Kraftsportler berichtet, dass sein Fitbit sein Bankdrücken nicht aufzeichne. Er erzählt uns, dass das Fitbit den Puls nur in längeren Zeitintervallen überprüfe, sodass es die kurzen Belastungsphasen nicht bemerke, es sei denn, sie gingen mit einem schnellen Anstieg der Schrittfrequenz einher, der dem Gerät als Signal diene. Grundsätzlich können demnach nur Laufsportarten automatisch gemessen werden. Um andere Aktivitäten zu verfolgen, müssen NutzerInnen die Art der Aktivität aus einer Liste auswählen, die Dauer der Aktivität eingeben und manchmal eine Intensitätsbewertung vornehmen. Letztere kann alternativ auch durch die Pulsmessung ersetzt werden. Die App berechnet dann eine Schätzung auf der Grundlage des metabolischen Äquivalents der Aktivität (engl. Metabolic Equivalent of Task, MET), d. h. auf Grundlage des Energieaufwands im Verhältnis zur Masse einer Person – ein MET entspricht in etwa ruhigem Sitzen (Ainsworth et al. 1993).

In diesem Zusammenhang sind materielle Widerständigkeiten, die Messprozesse erschweren, in unseren Daten allgegenwärtig. Die NutzerInnen unterscheiden sich deutlich in der Art und Weise, wie sie praktisch solche Schwierigkeiten handhaben, d. h. wie sie mit Ungenauigkeiten, mit widerständigen Materialitäten und mit dem Messprozess umgehen. Um dies zu demonstrieren, konzentrieren wir uns auf eine Gruppe von Kraftsportlern, deren Ziel der Muskelaufbau und in dieser Hinsicht die Gewichtszunahme ist. Ihre Motivation ist sehr sport- und leistungsorientiert. Einige unter ihnen haben jedoch aus gesundheitlichen Gründen mit dem Diet-Tracking begonnen – von latentem Untergewicht bis hin zu starkem Übergewicht. Wir kontrastieren ihre Aussagen zudem mit den Praktiken des Diet-Trackings gesundheitsorientierter SelbstvermesserInnen, die besonders auf ihre Ernährung achten, eine Ernährungsumstellung überwachen oder Gesundheitsprobleme durch Gewichtsreduktion und -kontrolle angehen. Im Laufe unserer Interviews tauchen sehr unterschiedliche Bewertungen von Messungenauigkeiten auf, die in widersprüchlichen Konstruktionen wie „annähernd genau" (Alex) gipfeln. Einerseits scheint es für einige Befragte und in manchen Perioden des Diet-Trackings wichtig zu sein, dass z. B. Kalorienmessungen möglichst genau durchgeführt werden, da sie die Grundlage für die Nahrungsaufnahme unter veränderten Bedingungen (z. B. für die Kraftsportler Tage, an denen man hart trainiert hat) sind. Andererseits finden wir in den Interviews etliche Aussagen, die sich auf – wie man es nennen könnte – „akzeptable Messungenauigkeit" beziehen. Alex stellt zum Beispiel fest, dass „Brokkoli ohnehin nur 20 Kalorien" (Alex) habe und insofern eine vernachlässigbare Kalorienmenge darstelle. Trotzdem wird Brokkoli „schnell gewogen" (Alex) und daher in die Messung einbezogen. Derselbe Kraftsportler akzeptiert jedoch auf der anderen Seite der CICO-Formel eine grobe Schätzung von 500 verbrannten Kalorien für sein Krafttraining. Obwohl Krafttraining nicht automatisch verfolgt werden kann, erscheint es dennoch als ein ungewöhnliches Ungleichgewicht in der Genauigkeit im Gegensatz zu dem, was nach einer industriellen Bewertungslogik erwartet werden könnte, insofern eine solche Logik tendenziell verlangt, dass alle relevanten Parameter mit höchster Präzision erfasst werden. Wäre dies nicht möglich, könnte man erwarten, dass die Legitimität der Praxis infrage gestellt wird. Tatsächlich rechtfertigt eine unserer gesundheitsorientierten SelbstvermesserInnen den Verzicht auf die Selbstvermessung unter anderem mit diesem Gedanken:

> Du musstest ja vorher auch alles abwiegen und dann überlegen, ja, nehme ich das bisschen jetzt noch dazu und dann hast du dir gedacht: Ach, scheiß drauf, das sind bloß 10 Kalorien wahrscheinlich und dadurch wurde es überhaupt nicht exakt. Das hat auch an Sinn verloren. (Barbara)

Während Barbara nicht in der Lage war, die Selbstvermessung mit ihrem Anspruch auf angemessene Genauigkeit und ihrer Vorstellung von einer gesunden Ernährung in Einklang zu bringen, zweifelt die Gruppe der Kraftsportler trotz offensichtlicher Ungenauigkeiten nicht an der Nützlichkeit der Selbstvermessung. Wie also rechtfertigen die Athleten solche Unausgewogenheiten zwischen der Genauigkeit der Messungen und teilweise recht groben Schätzungen? Zunächst ist anzumerken, dass die Gruppe der Kraftsportler digitales Diet-Tracking als eine enorme Erleichterung und Zeitersparnis auffasst, da sie seit langem Ernährungsbilanzen mit Papier und Bleistift durchgeführt und Trainings- und Ernährungspläne in Excel-Tabellen erstellt haben, an die sie sich ihrem Selbstverständnis nach strikt zu halten hatten. Durch ihre langjährige Auseinandersetzung mit den Themen Sport, Ernährung, Muskelaufbau und Fettabbau haben sie sich viel Fachwissen angeeignet. Vor diesem Hintergrund begründen sie ihre Selbstvermessungspraktiken zunächst damit, dass sie ihnen die Arbeit erleichtern:

> Interviewer: Und du sagst, du hast dich schon vorher mehr damit beschäftigt. Was ist denn, also wie kann man dein Vorwissen beschreiben?
> Max: Ähm ich habe das zum Beispiel tabellarisch dann halt einfach und mit einem Taschenrechner ausgerechnet. Wieviel ich jetzt gegessen habe und dann Vergleiche angestellt beziehungsweise halt einen Plan oder Plan nachvollziehen können oder eine Entwicklung. Und das ist jetzt natürlich mit der App wesentlich leichter, weil die berechnet einfach alles automatisch. Also man gibt nur das ein, was man jetzt zu sich genommen hat, dann wird das direkt umgerechnet und dann auf den Tagesbedarf ausgelegt. Und das ist eine Rechenarbeit von, weiß ich nicht, einer Viertelstunde oder etwas mehr, die mir jeden Tag oder jeden Abend dann halt einfach genommen wird. (Max)

Es sei angemerkt, dass andere NutzerInnen, die wenig Erfahrung mit der CICO-Rechnung haben, die Praxis, jede Mahlzeit zu messen, recht mühsam finden können, wie im Fall von Barbara. Die Kraftsportler schätzen jedoch die Mobilität und die Flexibilität, die die Ernährungsvermessung auf dem Smartphone bietet. Besonders auf das Echtzeit-Feedback wird dabei Wert gelegt, das im Vergleich zu einem Ernährungsplan und der handschriftlichen Notation der Mahlzeiten eine flexible Anpassung des individuellen Tagesablaufs an die Kalorienbilanz ermöglicht:

> So sonst, sonst bleibt dir halt nur die vorgerechnete Menge, die irgendwer dir aufschreibt. Ja, du kannst 100 Gramm Reis essen, zwei Stücke Pute, einen Quark und dann kannst du dich in den Schlaf weinen. Weißte? Und wenn du das halt flexibel machst mit einer Tracking App, kannst du halt, wenn du es selber überwachst, kannst du es dir aussuchen. Kannst mit Leuten ein Stück Kuchen essen gehen, weißt es passt noch so viel, und dann kannst du, kannst den restlichen Tag anpassen. Mit mehr Umsatz also mehr Aktivität. Das ist halt viel, viel, viel besser. (Alex)

Wie genau das Gleichgewicht ausfallen muss, hängt von der spezifischen Phase ab, in der sich die Kraftsportler gerade befinden. Sie wechseln zwischen Phasen des Muskelaufbaus – was nach ihrer Aussage ohne Gewichts- und Fettzunahme unmöglich ist – und Phasen der Fettabnahme. So wechseln sie periodisch zwischen einem Kalorienüberschuss, in dem sie Muskeln, aber zwangsläufig auch Fett aufbauen, und einem Kaloriendefizit, in dem sie das Fett wieder loswerden. In Überschussphasen werden beide Seiten des Transformationsproblems vergleichsweise ungenau gemessen, weil den Kraftsportlern zufolge nur das Vorhandensein eines Bilanzüberschusses wichtig ist:

> Also im Überschuss ist mir das egal. Im Überschuss tracke ich auf jeden Fall kein Gemüse, weil das macht zwar 300 [Kilokalorien] aus und ob ich jetzt äh in der Woche 1 oder 1,5 kg zu mir nehme, ist mir dann letzten Endes auch Wurst. (Alex)

In Defizitphasen wird jedoch „alles über der Kaloriendichte einer Zwiebel" (Alex) gemessen. Es werden also viel strengere Genauigkeitsanforderungen gestellt – zumindest was die Gewissenhaftigkeit der Vermessung von Lebensmitteln betrifft, da die Schätzungen des Trainings unverändert bleiben. Zudem ist es der Körper selbst, der auf beiden Seiten des Transformationsproblems Ungenauigkeiten ins Spiel bringt, weshalb sich Ungenauigkeiten ohnehin nicht vermeiden lassen. Einerseits hängt der Kalorienverbrauch der Aktivitäten von der allgemeinen Fitness der SelbstvermesserIn ab, die ohne größeren Aufwand nur grob geschätzt werden kann. Zum anderen hängt die Kalorienaufnahme vom Stoffwechsel ab. In diesem Sinne fasst einer unserer Kraftsportler zusammen:

> Man hat sowieso, Lebensmittel haben sowieso eine Schwankung, Training hat eine leichte Schwankung, alles ist Schwankungen unterworfen. Deswegen man kann es nicht 100% machen. Man muss dann auch entscheiden für sich selber wie viel Aufwand man darein stecken will, ne? (Alex)

Für die Kraftsportler ist der Anspruch auf Genauigkeit dem untergeordnet, was sie für sinnvoll oder akzeptabel halten, um in ihren Alltag integriert zu werden. Auch wenn das Engagement in ihren individuellen Plan wichtig ist (genaue Nachverfolgung, um Gewichtsziele zu erreichen), so muss es doch gegen das Engagement im Vertrauten abgewogen werden. Dementsprechend würde der höchstmögliche Grad an Präzision – der Logik der industriellen Konvention folgend (Boltanski und Thévenot 2007) – zu viel Aufwand erfordern. Daher impliziert die Praxis des Diet-Trackings eine ständige Abwägung von Aufwand und Präzision der Selbstvermessungspraktiken. Der Test, der den oben geschilderten Prozess der Bilanzierung leitet, besteht für die Kraftsportler in der Tatsache, dass die Selbstvermessung „einfach funktioniert" bzw. dass das Ergebnis trotz aller Ungenauigkeiten dem angestrebten Ergebnis entspricht. So schildert Alex:

> Also, wo ich auf Erhaltungskalorien war, habe ich auf jeden Fall nicht zugenommen, deswegen denke ich mal, habe ich das erstens akribisch genau gemacht und zweitens funktioniert die App auch ganz gut mit der Einschätzung. (Alex)

Dieses „gut genug" zeigt auch, dass die Kraftsportler auf das Ergebnis und nicht so sehr auf die Zahlenwerte selbst achten. Dementsprechend stellen die Kraftsportler in der Gruppendiskussion ihre Vermessungspraktiken und die Beziehung zu Ungenauigkeiten der Messung wie folgt dar:

> Wenn man das nimmt und dann sagt okay mit dem Wert habe ich jetzt ein bisschen abgenommen, aber nicht das was ich möchte, ich möchte schneller abnehmen, dann erhöhe ich das ein bisschen. Man kann die halt gut nutzen, vor allen Dingen kann man die nehmen, nicht unbedingt um den genauen Kalorienbedarf zu sehen, aber zum Beispiel äh seine Aktivität zu vergleichen, wenn man weiß wie die funktionieren ne. Die sind ja auch zum Beispiel ähm anfällig für Handbewegungen und wenn ich äh gucke, dass ich das da nicht bescheiße, habe ich ein Feedback darüber wie aktiv bin ich. Das heißt, wenn ich nicht mehr abnehme, war ich vielleicht weniger aktiv, so. Aber dafür nutzen das glaube ich nur ganz, ganz wenige. (Peter)

Die Kraftsportler nutzen die Selbstvermessung, um in einer Art Trial-and-Error-Verfahren Vergleiche mit sich selbst anzustellen und so Erfahrungen über ihren Kalorienhaushalt zu sammeln, mit denen sie möglichst zielsicher die Kontrolle über Gewichtszunahme und -abnahme gewinnen. Der Test für die CICO-Formel besteht darin, „genau genug" zu sein, um das Ziel zu erreichen. Dies ist die Mindestanforderung und alle darüberhinausgehenden Ungenauigkeiten scheinen toleriert zu werden. In diesem Sinne wird die Forminvestion im Rahmen der industriellen Konvention durch eine ständige Schleife zwischen Test und Nachjustierung gedämpft.

In diesen permanenten Feedbackschleifen setzen sich die Diet-Tracker mit Widerständen und den damit verbundenen Ungenauigkeiten auf beiden Seiten des Transformationsproblems auseinander, oft durch die Entwicklung von Gegenpraktiken. Zum Beispiel meiden die Kraftsportler gastronomische Angebote, wie Mensen oder Restaurants, da es manchmal schwierig ist, die richtigen Kalorieninformationen zu erhalten. Eine andere Anpassung ist der zunehmende Verzehr von Fertiggerichten, da das Scannen der entsprechenden Barcodes Ungenauigkeiten reduziert und Zeit bei der Messung spart. In ähnlicher Weise tendieren andere Diet-Tracker dazu, schlicht ganze Packungen von Lebensmitteln zu essen, z. B. einen ganzen Beutel von tiefgefrorenem Brokkoli, und bevorzugen verpacktes Gemüse gegenüber Frischgemüse. Dies führt im Extremfall zu einer Standardisierung von Lebensmitteln, wie sie aus der Systemgastronomie bekannt ist. Insofern können die Messmethoden in den Alltag eingreifen. Dies steht im Einklang mit Thévenots Feststellung, dass

> an environment has to be prepared or shaped within proper 'formats' to support a particular regime of engaging with it (Thévenot 2014, S. 12).

Meistens zeigen sich jedoch Aushandlungsprozesse, in denen ein Gleichgewicht zwischen den Anforderungen der Messmethoden und den Erfordernissen des eigenen Lebensstils, zwischen dem planvollen, vertrauten oder auch entdeckenden Engagement hergestellt wird.

9.4 Mood-Tracking: Widerständigkeit bei der Etablierung numerische Forminvestitionen in alltäglichen Gesundheitspraktiken

Mood-Tracking ist eine Praxis, bei der Menschen ihre Gefühle messen, entweder durch proaktive Eingabe ihres aktuellen subjektiven Gefühlsempfindens oder durch die automatische Erkennung physiologischer Parameter, die als Annäherung an den Gefühlszustand genommen werden. Die Motivation, die eigene Gefühle zu vermessen und passendere Formen dafür zu finden, ergibt sich entweder aus medizinischen und klinischen Bedürfnissen, wie der Beurteilung und Kontrolle emotionaler Störungen, oder aus dem Interesse und dem Streben nach Glück.

Historisch gesehen hat die Art und Weise, wie Menschen sich auf sich selbst und ihre Gefühle beziehen, eine Vielzahl von Formen angenommen, insbesondere bevor Zahlen und Berechnungen zum Messen des Selbst angewandt wurden

(Noji und Vormbusch 2018). So wurde zum Beispiel im Rahmen der Beichte eine der ersten Institutionen der Selbstinspektion geschaffen (Hahn 1982). In diesem Zusammenhang erfolgten zwei wichtige Entwicklungsschritte der Beichte als frühe gesellschaftliche Institution der Selbstthematisierung: Erstens verlagerte sich der Schwerpunkt der Sündenanalyse im 12. Jahrhundert. Es waren nun nicht mehr äußere Handlungen, die im Fokus standen, sondern innere Absichten und Motive, wodurch Gefühle sozialisiert (Hahn 2000) und der Sinn für die eigene Subjektivität gesteigert wurden; zweitens wurden seit der Zeit der europäischen Reformation die Beobachtung und Beichte auf den gesamten Lebenszusammenhang ausgeweitet, systematisiert und in den Alltag integriert, meist in Form von Tagebüchern, was sich auch seit dem 18. Jahrhundert im Genre des Romanschreibens widerspiegelt. Folglich ist die Praxis der Beichte und der Selbstthematisierung schon seit längerem institutionalisiert und lenkt die Aufmerksamkeit auf die Erforschung des eigenen Innenlebens, der eigenen Emotionen, Gefühle und Stimmungen. Diese Verbindung zwischen Selbstbefragung und Selbstkontrolle findet sich auch im Mood-Tracking (Pritz 2016, S. 131). Trotz dieser Geschichte der Selbstthematisierung sowie der Beschreibung und Aufzeichnung von Gefühlen und im Gegensatz zu den Kraftsportlern, die sich mit Kalorien und Gewichtsangaben (sowohl als Körpergewicht als auch als Gewicht in Bezug auf die Leistung, z. B. beim Bankdrücken) auf standardisierte Messgrößen beziehen, enthält das Mood-Tracking eine Reihe tief greifender Unsicherheiten. Da Gefühle meist in Form von Sprache thematisiert werden, bleibt die Frage offen, was die angemessenen Messgrößen sein können und in welchen Verfahren und Darstellungsformen diese Messgrößen angewendet werden können.

In diesem Sinne lassen sich eine Vielzahl unterschiedlicher Formen des Messens und der Reflexion von Gefühlen beobachten (Pritz 2016). Auf der einen Seite gibt es viele Anwendungen, die die aktive Mitarbeit ihrer Nutzer erfordern. Diese Apps bitten die SelbstvermesserInnen – manchmal proaktiv, ein paar Fragen zu ihrem aktuellen Gefühlszustand zu beantworten. Je nach App können die Gefühle beschrieben werden, indem man den passenden Begriff aus einer Reihe vorgegebener Wörter auswählt, einen Wert aus einer Ordinalskala auswählt (von 1 bis 8, 1 bis 10 oder sogar 1 bis 100 wie im Fall der App „trackyourhappiness" (www.trackyourhappiness.org)) oder den entsprechenden „Smiley" oder Emoticon auswählt (siehe Pritz 2016, S. 132; Vormbusch und Kappler 2014). Als Faustregel gilt, dass die niedrigen Werte mit „unglücklich" und die hohen Werte mit „glücklich" assoziiert werden. Ausgereiftere Dienste erlauben eine komplexere Abbildung des Glückszustandes, beispielsweise durch Kreuztabellen, die zwei Dimensionen kombinieren: Auf der einen Seite wird der Grad der

„Erregung" abgetragen, der von „wütend" bis „entspannt" reicht. Auf der anderen Seite wird das „Gefühl" eingetragen, das zwischen „traurig" und „glücklich" variieren kann (vgl. Interview mit Steve). Je nachdem, wo die SelbstvermesserInnen ihre Gefühle auf diesem xy-Achsensystem abtragen, ändert sich die Farbe des gesamten Quadrats und dem jeweiligen Glückszustand wird ein spezifisches Adjektiv, wie beispielsweise „frustriert", zugeordnet.

Auf der anderen Seite gibt es erste Ansätze, die versuchen, Gefühle automatisch zu messen, indem sie Körperinformationen durch Sensoren erkennen und aus dem gemessenen Körperwert einen Gefühlszustand ableiten (Oh und Lee 2015, S. 54). Wearables ermöglichen die sofortige Erfassung physiologischer Daten, beispielsweise neuronale Aktivitäten, Herzfrequenzvariabilität (engl. heart rate variability, HRV) oder Hautleitfähigkeit (Malhi et al. 2017, S. 104). Mithilfe dieser automatisierten Messtechniken werden Veränderungen ermittelt, die dann analytisch mit Gefühlen assoziiert werden (Vormbusch und Kappler 2018, S. 220). Andere Ansätze nutzen von Smartphones erfasste Aktivitätsdaten – beispielsweise die Anzahl besuchter Orte, Kommunikations- oder Bewegungsmuster, Telefonnutzungsaktivitäten, die Anzahl an Telefonaten, den Grad der körperlichen Aktivität – um die Gefühle der NutzerInnen und insbesondere das Vorliegen und den Schweregrad einer depressiven Phase abzuleiten (Servia-Rodríguez et al. 2017; Malhi et al. 2017).

Ziel dieser Vielfalt von Ansätzen ist ein meist grafisch dargestellter statistischer Überblick über die eigene Gefühlswelt und Befindlichkeit in Form von Wortwolken, Progressionskurven oder Häufigkeitsverteilungen, die mittels spezieller Software auf dem Computer, Tablet oder Smartphone benannt und dokumentiert werden (Pritz 2016, S. 133). Aus unseren Interviewdaten und Beobachtungen der Quantified-Self-Bewegung lässt sich jedoch kein Konsens oder Standard über angemessene Messgrößen, Verfahren und Darstellungsformate erkennen. Eine unserer Interviewpartnerinnen beschreibt, wie Emoticons zur Messung der Gefühle verwendet werden, da es offensichtlich unsicher ist, welchen Punkt auf einer Skala man wählen soll:

[…] and then I have this slider, which goes from zero to… I think it is actually divided in the middle, so you get five points to the left and then that is the best mood, for example, and to the right, and it is a good mood. And I also have this little smiley feedback. So, I put the slider and then I can see the smiley and it helps me to adjust, I think 'No, not that happy, or…', you know, so that gives me kind of feedback to see, if I scored right on the scale. […] it is just on the continuum happy versus not happy. (Sandra)

Ein weiterer Indikator für den mangelnden Konsens beim Mood-Tracking sind die kontroversen Debatten unter den Mood-Trackern über die jeweiligen Vorteile einer numerischen oder einer textbasierten Darstellung ihrer Gefühle:

> [...] I also feel very reductionist if I would do it by numbers, so if I would score it. I am just curious if other people have experiences with things that are a bit more elaborated than a number, but not as free flow as words or things. [...] The structure does not help you with emotions, because it is a structure, you do not need a structure but a flow. (Deborah)

Was hier öffentlich diskutiert wird, ist die Frage, wie Gefühle angemessen erfasst werden können. Die bisher etablierten Erzählformate wie Tagebücher scheinen für Deborah zu frei und unstrukturiert. Zahlen hingegen scheinen zu viel Struktur zu geben und sind dementsprechend zu reduzierend. Stattdessen sucht sie nach einem Format, das einen „flow" ermöglicht, sodass Gefühle nicht unterdrückt und dennoch in irgendeiner Weise strukturiert werden. Offensichtlich scheinen ihr die bisher etablierten Formate nicht geeignet, deshalb sucht sie nach neuen Formen.

Neben der Zuweisung eines Wertes zu einem wahrgenommenen „Glückszustand" erlauben die meisten Apps, diesen mit weiteren Informationen über den sozialen Kontext, z. B. wo man sich befindet, was man tut oder mit wem man zusammen ist, zu verknüpfen. Zusätzlich ist es üblich, den wahrgenommenen Gefühlszustand mit anderen Messdaten zu korrelieren, um herauszufinden, welche Faktoren das empfundene Glück beeinflussen. John verknüpft seine Gefühlsdaten mit psychologischen Theorien, um Informationen über Faktoren zu erhalten, die seinen emotionalen Zustand beeinflussen könnten:

> So what I am trying to do is to derive my personal formula that includes all the different variables and factors in my life that kind of influence and define happiness. Last December, I started tracking data points in my everyday life in order to test some psychological and behavioral theories of happiness. (John)

Die Beziehung zwischen seinem Tagesablauf und seinem Gesundheitszustand testet John mit Hilfe psychologischer und Verhaltenstheorien. Er verfolgt dabei den Ansatz, eine Art Glücksformel zu finden. Dies könnte analog zur Suche und Herleitung der CICO-Formel verstanden werden, aber John scheint hierbei an Grenzen zu stoßen:

> So, my theory was, I will see how the way I live my life, by everyday activities, is related to my happiness. I put together a list of activities that I usually do during the day, about fourteen or fifteen, and at the end of each day, I took a look on how much time I spend on these activities in minutes. And then I also computed an average happiness level for that day. And then I just ran the correlations, [...] The problem with

this model is, it is kind of difficult, even for me, [...] it is kind of hard to say, sometimes, what variable is the cause and which is the effect. Did I feel unhappy because I worked hard/too much or did I have to work much because I was not happy. [...] So, based on this formula, based on these results I kind of derived a partial formula. It was inconclusive. [...] So, at this point, what I know is there is no solid conclusion yet, there is no final product, there is no data, there is no formula of happiness. But I did learn that happiness can be quantified and so can be the factors that influence the happiness. (John)

John erklärt, dass es selbst für ihn schwierig wäre festzustellen, welche Variable tatsächlich welchen Effekt verursache. Interessanterweise scheinen diese Misserfolge John nicht dazu zu veranlassen, den Glauben an die Möglichkeit, Glück zu messen, aufzugeben. Im Gegenteil, John glaubt gelernt zu haben, dass man Glück quantifizieren könne, nur habe er es versäumt, die notwendige Forminvestition zu leisten. Dennoch wird die Frage, ob sich Glückserlebnisse mithilfe einer integrierten „world happineess formula" (John) – analog zur CICO-Formel beim Diet-Tracking – berechnen lassen, von vielen SelbstvermesserInnen bezweifelt. Auch das Ziel einer konsistenten Quantifizierung von Gefühlserfahrungen ist höchst umstritten.

Folglich und trotz vieler Bemühungen und Absichten gibt es derzeit keine einheitlichen Modelle in Form von Metriken, Praxisformen und Regeln, um Gefühle oder Glück zugänglich, bewertbar und damit auch optimierbar zu machen (Vormbusch und Kappler 2018, S. 208). Die derzeitige Form des „Gefühlsschreibens" ist daher sehr volatil, instabil und wenig standardisiert, mit weiterhin ganz unterschiedlichen dazugehörigen Forminvestitionen. Diese Schwierigkeiten bei der Suche nach der richtigen „Formel" und geeigneten Formen im Allgemeinen deuten auch darauf hin, dass der immaterielle Gegenstand der Messung weit weniger eindeutig zu sein scheint, als es beim Diet-Tracking mit Kalorien der Fall ist. Dazu gehört auch die weitreichende Unsicherheit über den Gegenstand des Mood-Trackings selbst. Für die von uns interviewten Mood-Tracker ist nicht einmal klar, was, d. h. welcher Gegenstand, gemessen werden soll und was dadurch sichtbar gemacht werden kann:

What I measured was happiness and I sort of wondered, is it really happiness or should I be measuring satisfaction, or accomplishments or, you know. (Deven)
To me, that is more like looking at the level of frustration or some sort of... like the level of how liberated I am every day. (Marc)

Zufriedenheit, das Erreichen von Zielen, Frustration und Freiheit, all diese Gefühle werden mit dem Begriff „Glück" assoziiert. Die Mood-Tracker scheinen sich also nicht sicher zu sein, was sie messen sollen: Glück, Zufriedenheit, Frustration und viele andere Möglichkeiten. Dies könnte etwas damit zu tun haben, dass, wie der nächste Interviewausschnitt zeigt, Glück offenbar nicht gemessen werden kann, ohne den Glückszustand selbst zu beeinflussen:

> What I learnt – I can't measure happiness without affecting it. (Deven)

Es scheinen somit noch keine geeigneten „konventionellen Formen" gefunden worden zu sein, die eine Selbstkoordination in Bezug auf Gefühle ermöglichen. Dennoch hat der Versuch, Gefühle zu messen, performative Effekte – zumindest auf die zu messende Gefühle selbst. Im Gegensatz zum Diet-Tracking, bei dem einige Akteure ihre Praktiken mehr oder weniger bewusst ändern, indem sie z. B. keine Restaurants mehr besuchen, scheint dies beim Mood-Tracking aufgrund der unsicheren Form weit weniger kontrollierbar zu sein.

9.5   Diskussion

Vergleicht man Diet- und Mood-Tracking, so kann hier in unterschiedlichem Maße auf etablierte Forminvestitionen zurückgegriffen werden. Während die Vermessungspraxis von Diet-Trackern über weitgehend standardisierte Maße wie Kalorien oder Gewicht in Relation zur Körpergröße verfügt, ist im Bereich des Mood-Trackings noch unklar, welche Form der Quantifizierung sinnvoll ist, mit welchen Variablen sie in Beziehung gesetzt werden soll und welche repräsentativen Formate dafür verwendet werden sollen. Dies ist einer der Gründe, warum in der Quantified-Self-Bewegung das Diet-Tracking als relativ unspektakulär gilt und viele Diskussionen sich eher noch nicht etablierten Feldern wie dem Mood-Tracking zuwenden. Da die Maßeinheit und das Messverfahren noch nicht standardisiert sind, sind Fragen zur Integration in den Alltag und damit zu Widerständen und (Un-)Genauigkeiten – wie sie bei der Ernährungsvermessung diskutiert werden – hier weniger naheliegend, weil zunächst einmal geklärt werden muss, was überhaupt gemessen werden soll und wie. Während die Grenzen des Messens beim Diet-Tracking vor allem in der Bequemlichkeit und einer widerständigen Materialität liegen, die nicht wie gewünscht gemessen werden kann und manchmal performativ angepasst wird, geht es beim Mood-Tracking immer noch um Fragen wie die, ob das Glück aufgrund seiner Immaterialität und Flüchtigkeit überhaupt messbar ist (Vormbusch und Kappler 2014). Nichtsdestotrotz gibt es ein ständiges Bemühen, Gefühle einer Quantifizierung zugänglich zu machen – bis hin zum Versuch, eine Art Glücksformel zu erstellen, wie wir am

Beispiel von John gesehen haben. Wir erwarten, dass mit zunehmender Standardisierung auch vermehrt Fragen der adäquaten Umsetzung im Alltag aufkommen werden, so wie dies beim Diet-Tracking bereits der Fall ist.

Dementsprechend variiert, was in den jeweiligen Bereichen des Diet- und Mood-Trackings als angemessen angesehen wird. Wir betrachten die diesbezüglichen Überlegungen jedoch nicht nur als private Angelegenheit. Thévenot (2014, S. 13) argumentiert, dass es die etablierten Unterscheidungen zwischen öffentlich und privat sowie zwischen individuell und kollektiv schwierig machen, die Komposition bzw. Identität und das Engagement einer Person vollständig zu erfassen. Unter Bezugnahme auf das Konzept des Engagements und um es weiter voranzutreiben, schlagen wir vor, dass Individuen auch im Privaten öffentliche Bewertungen in Betracht ziehen. Für das Regime des individuellen Plans bedeutet dies zum Beispiel abzuschätzen, welche Ziele es wert scheinen, ausgewählt zu werden, und welche Mittel dafür erlaubt oder seriös sind. Für das Regime des Handelns im Vertrauten bedeutet dies, sich zu fragen, welche Personen und Gegenstände in intime Beziehungen integriert werden können oder dürfen und welche Formen der Anerkennung dadurch möglicherweise verletzt werden. Auch SelbstvermesserInnen beschäftigen sich mit den öffentlichen Diskursen, die ihr Tun und Wirken begleiten. Viele SelbstvermesserInnen nehmen dementsprechend schon fast routinemäßig mögliche Kritik vorweg und spielen die Rigidität ihrer Aktivitäten aktiv herunter oder stellen umgekehrt die Selbstvermessung als die richtige Lösung für Probleme dar, die andere nicht richtig angehen. Die Kraftsportler in unserer Gruppendiskussion sprachen sich zum Beispiel gegen invasive Formen der medizinischen Intervention (z. B. Magenverkleinerung) aus. Wenn man an der Selbstvermessung festhalte und sich nicht selbst etwas vormache, so das Argument, könne man mit kleinen Änderungen in der Lebensführung viel erreichen, auch ohne einen starren Ernährungsplan, der den Willen vieler übersteige.

Tatsächlich handelt es sich bei Selbstvermessungs-Apps um flexible Technologien. Wir verstehen sie als intermediäre Objekte, d. h. als Objekte, die verschiedene Koordinationssituationen miteinander verbinden und dadurch „die raumzeitliche Reichweite und Kohärenz der Koordination stützen" (Diaz-Bone 2019, S. 81). Intermediäre vermitteln zwischen unterschiedlichen Bewertungslogiken. Wir denken dabei nicht nur an eine Vermittlung in Rechtfertigungssituationen, sondern auch an eine Vermittlung unterhalb von Rechtfertigungsordnungen. Wenn die Kraftsportler sich von starren Ernährungsplänen distanzieren und stattdessen betonen, dass die Selbstvermessung es ihnen erlaube, ihren Plan zu verfolgen und gleichzeitig flexibel zu bleiben, um vertrauten oder spontanen Alltagsgeschehnissen zu folgen, zeigt dies, wie diese Technologien zwischen

ihrem Engagement im planenden Handeln und ihrem Wunsch vermitteln können, nicht alles andere diesem Plan unterzuordnen, sondern Raum für Einfachheit
und Spontaneität zu lassen. Gleichzeitig könnten sie als jene Art von souveränen
Akteuren klassifiziert werden, die ihre zukünftigen Ziele mithilfe der Technologie
und der in sie integrierten Standards erreichen. Insbesondere im Gesundheitsbereich überschneiden sich die institutionellen Anforderungen an die Befähigung
der PatientInnen mit den Bestrebungen zur Selbstermächtigung der NutzerInnen
entsprechender Apps und in diesem Sinne überschneiden sich die kollektiven mit
den individuellen Koordinationslogiken. Im Bestreben, gesund zu sein, vermischen sich öffentliche Forderungen nach der Übernahme von Verantwortung für
die eigene Gesundheit mit individuellen Bemühungen, Ziele zu verfolgen, sowie
mit dem Alltagsleben, in dem Vertrauen und Vertrautheit eine große Rolle spielen.
An unserer Analyse kann man sehen, inwiefern Technologien in diesem Prozess
Intermediäre sind, die einerseits in sie eingeschriebene Logiken und Standards in
den Alltag der Akteure tragen, andererseits diese Akteure in ihren verschiedenen
Engagements unterstützen. Diese Logiken müssen jedoch situiert werden. Dies
wiederum hängt von den Fähigkeiten der Akteure und ihrer Bereitschaft ab, die
Technologien in ihren Alltag zu integrieren. Dies wird zum Beispiel bei Barbara
deutlich, die ihre Vermessung mit einem gesunden Lebensstil rechtfertigt. Für sie
ist die Vermessung eine Maßnahme zur Überwachung einer Ernährungsumstellung, die ihr helfen soll, ihre Gesundheit und Energie zu verbessern. Aber ihrer
Meinung nach erfordert die App eine hohe Messgenauigkeit, die mit dem, was
sie als angenehm und machbar empfindet, stark kollidiert, sodass sie schließlich
sogar vollständig mit der Vermessung aufhört. Die Technologie hätte eine große
performative Anpassung ihrer Alltagsgewohnheiten und dessen, was sie als angenehme Alltagsroutine empfindet, bedeutet. Die Kraftsportler begnügen sich damit,
ihre Messungen nicht so präzise wie möglich durzuführen. In einem Trial-and-
Error-Verfahren finden sie heraus, wie viel Präzision erforderlich ist, um sich
zumindest in die grobe Richtung ihrer Ziele zu bewegen. Für jeden Messvorgang
können die Kraftsportler Argumente dafür vorbringen, wie viel Präzision notwendig ist oder warum es gerade ausreicht, hier und da nicht so präzise zu sein und
sich mit einer Schätzung zufrieden zu geben, weil z. B. alles andere zu komplex
und zu lästig wäre. Am Ende ist nicht das Wichtigste, dass es perfekt funktioniert, sondern dass es „gut genug" funktioniert. Für viele SelbstvermesserInnen
ist das Handeln im Vertrauten ein legitimer Grund, ihre Vermessungsbemühungen
einzuschränken. In diesem Fall liegt der Schwerpunkt auf dem Engagement im
Vertrauten (das alltägliche Leben mit Leichtigkeit zu leben). Wir finden aber auch
explorative Momente in der Selbstvermessung (spielerisches Ausprobieren) sowie
öffentliche Rechtfertigungen (Kraftsportler sprechen/diskutieren mit anderen, um

ihnen den richtigen Weg zu zeigen) (Kappler et al. 2018). SelbstvermesserInnen haben es regelmäßig mit widersprüchlichen moralischen Anforderungen zu tun, wie z. B. selbstevidente Sorgen um die eigene Gesundheit, verschiedene Leistungsanforderungen, industrielle Logiken der Effizienz, Genauigkeit und Planung sowie die Auseinandersetzung mit den verschiedenen Anforderungen des Alltags.

Als Community of Practice verschieben SelbstvermesserInnen die etablierten Arten und Weisen, mit sich selbst umzugehen und sich so für andere zugänglich zu machen. Da „different objects [...] support distinct modes of coordination" (Thévenot 2002, S. 60), ist zu erwarten, dass Techniken der Selbstvermessung spezifische und neue Formen der Koordination mit sich selbst und anderen ermöglichen. Zahlen und Berechnungen als Mittel der Selbstbeobachtung erlauben andere Zugänge zu sich selbst und zu anderen als dies durch Erzählungen der Fall ist (Noji und Vormbusch 2018). Damit kommen wir zu der von Thévenot (2014) vorgeschlagenen doppelten Sichtweise. Als intermediäre Objekte lenken Selbstvermessungstechnologien die Aufmerksamkeit der AnwenderInnen auf bestimmte Fakten – während andere verborgen bleiben. Intermediäre entfalten ihre eigenen repräsentativen Formate, ihre eigene Sprache des Denkens und Kommunizierens über Körper, Gefühle, Absichten usw. – und damit andere Möglichkeiten, sich auf sich selbst zu beziehen. Sie ermöglichen es den Menschen, sich auf spezifische Weise zu koordinieren. Wie Sophie im einleitenden Zitat andeutet, macht es einen Unterschied, ob man das Hungergefühl spürt oder ob man Hunger in quantitativer Form erfassen kann, zum Beispiel 500 Kalorien oder 750 Kalorien, denn Sophie hat offensichtlich gelernt, wie sich 500 Kalorien Hunger anfühlen. Die Taxonomien der Selbstvermessung definieren, was als relevanter Unterschied gilt. Und gleichzeitig manifestieren sie koordinierende Kräfte mit all ihren potenziell ermächtigenden oder unterdrückenden Implikationen. Aus der Perspektive der Gouvernementalität könnte die Selbstvermessung als eine neue Form des „Schreibens des Körpers" interpretiert werden (Vormbusch 2020).

Diese neue Form des Schreibens von Wert fällt nicht einfach vom Himmel. Vielmehr drücken sich in ihr vielfältige, historisch gewachsene Ambitionen aus, die Welt auf neue Weise zu messen und zu „schreiben". In diesem Zusammenhang könnte es hilfreich sein, daran zu erinnern, dass die gesellschaftliche Form des Wertschreibens seit Beginn des 12. Jahrhunderts grundlegende Transformationen erfahren hat (vgl. Hoskin und Macve 1986). Es begann mit Neuerungen auf dem Gebiet der räumlichen Strukturierung von Texten. Diese wurden zunehmend durch die Gliederung in Kapitel und Abschnitte, durch Kapitelüberschriften und Akzentuierungen sowie durch die Etablierung von Anhängen, Inhaltsverzeichnissen und Registern strukturiert. In der Folge schrumpfte die gesellschaftliche

Flexibilität bei der Interpretation dieser Texte (Vormbusch 2012, S. 110). Insbesondere in der Wirtschaft und im Finanzwesen stellt die doppelte Buchführung den Höhepunkt dieser Entwicklung dar, die in hohem Maße durch Rechtsnormen geregelt ist. Man könnte argumentieren, dass die Repräsentation von Gefühlen, Körperempfindungen und Alltagshandlungen im Bereich der Selbstvermessung analog als eine Praxis der Repräsentation „in the making" verstanden werden kann. Im Gegensatz zu den seit langem etablierten Normen des Schreibens von ökonomischem Wert ist z. B. die Repräsentation von Gefühlen derzeit noch sehr experimentell im Hinblick auf ihr Wissensobjekt, das kognitive Interesse, die Metrik und die Institutionalisierung; SelbstvermesserInnen kombinieren oft entsprechende Repräsentationen aus verschiedenen Zeichensystemen. Es wird buchstäblich in kleinen sozialen Gruppen mit neuen „Schreibweisen" des Glücks experimentiert. Folglich kann die Selbstvermessung auf der Ebene der Analyse zeitgenössischer Gesellschaften als eine sich herausbildende Praxis beschrieben werden, in der die Akteure auf grundlegende, wirtschaftliche wie kulturelle Unsicherheiten reagieren (Vormbusch 2016). Vor dem Hintergrund einer wachsenden Verunsicherung versuchen sie, sich auf Normen und Kriterien zu verständigen, nach denen sie selbst und ihre Lebenspraxis kollektiv beurteilt und verändert werden könnten. Gesellschaftlich innovativ an der Selbstquantifizierung ist die Art und Weise, wie neue Formen der Koordination verteilten Handelns entstehen. Sie folgen dabei durchaus etablierten Vorstellungen vom Selbst, von Individualismus, Authentizität und Optimierung, aber gleichzeitig transformieren sie diese Vorstellungen durch neue Formen einer quantifizierten Identitätspolitik. Technologie und Kalkulation sind nicht nur in die Art und Weise eingeschrieben, wie Selbstquantifizierer mit sich selbst und der Welt umgehen. Da das Selbst davon abhängt, wie es angesprochen und „geschrieben" wird, argumentieren wir, dass SelbstquantifiziererInnen die Bedeutung von Identität, Selbst und Gesundheit regelrecht „umschreiben", indem sie Bedeutung in numerische Werte umwandeln – was sie nicht ersetzen, sondern beides auf innovative Weise vermischen soll. In diesem Zusammenhang müssen wir die erhebliche Freiheit berücksichtigen, die die Menschen haben, wenn sie auf Handlungsprobleme der heutigen modernen Gesellschaften reagieren, indem sie spezifische Wege zur Koordination ihrer Handlungen wählen. In diesem Sinne führen sie nicht einfach nur ein klar umrissenes Programm aus oder reproduzieren unbewusst einen bestimmten Diskurs. Was sie tun, ist, auf bestimmte Forderungen zu antworten (die Forderung nach Freiheit, die Forderung nach Optimierung oder, was in unserem Kontext wichtig ist, die Forderung, mit sich selbst in einer gesunden und nachhaltigen Weise umzugehen), indem sie sich auf Konventionen und – insbesondere – auf ihre Engagements mit der Welt stützen.

Literatur

Ainsworth, Barbara/Haskell, William/Leon, Arthur/Jacobs, David/Montoye, Henry/Sallis, James/Paffenbarger, Sallis. 1993. Compendium of physical activities: classification of energy costs of human physical activities. *Medicine & Science in Sports & Exercise* 25(1), S. 71–80.

Ajana, Btihaj. 2017. Digital health and the biopolitics of the Quantified Self. *Digital Health* 3, S. 1–18.

Batifoulier, Philippe/Domin, Jean-Paul/Gadreau, Maryse. 2011. Market Empowerment of the Patient. The French Experience. Review of Social Economy, 69(2), S. 143–162.

Batifoulier, Philippe/Braddock, Louise/Latsis, John. 2013. Priority setting in health care: from arbitrariness to societal values. *Journal of Institutional Economics* 9(1), S. 61–80.

Batifoulier, Philippe. 2018. Réformes de la santé: une diversité de privatisations. *L'Économie politique* 80(4), S. 50–61.

Boltanski, Luc/Thévenot, Laurent. 2007. *Über die Rechtfertigung. Eine Soziologie der kritischen Urteilskraft.* Hamburg: Hamburger Edition.

Crawford, Kate/Lingel, Jessa/Karppi, Tero. 2015. Our metrics, ourselves: A hundred years of selftracking from the weight scale to the wrist wearable device. *European Journal of Cultural Studies* 18(4–5), S. 479–496.

Cullather, Nick. 2007. The Foreign Policy of the Calorie. *American Historical Review* 112(2), S. 337–364.

Da Silva, Nicolas. 2011. Motivations médicales et politiques d'incitations. La motivation intrinsèque contre la théorie de l'agence? *Journal de gestion et d'économie médicales* 29, S. 351.

Da Silva, Nicolas. 2018. L'industrialisation de l'économie libérale: une approche par l'économie des conventions. *Management & Avenir Santé* 1(3), S. 13–30.

Desrosières, Alain. 2007. Surveys versus administrative records: Reflections on the duality of statistical sources. *Courrier des statistiques. English series* 13, S. 7–19.

Desrosières, Alain. 2011. The economics of convention and statistics: the paradox of origins. *Historical Social Research* 36(4), S. 64–81.

Desrosières, Alain/Thévenot, Laurent. 1979. Les mots et les chiffres: les nomenclatures socio-professionnelles. *Economie et Statistique* 110, S. 49–65.

Diaz-Bone, Rainer. 2016. Convention Theory, classification and quantification. *Historical Social Research* 41(2), S. 48–71.

Diaz-Bone, Rainer. 2019. *Valuation an den Grenzen von Datenwelten: Konventionentheoretische Perspektiven auf Quantifizierung und Big Data.* In: Kropf, Jonathan/Laser, Stefan (Hrsg.), Digitale Bewertungspraktiken: Für eine Bewertungssoziologie des Digitalen. Wiesbaden: Springer VS, S. 71–96.

Diaz-Bone, Rainer/Didier, Emmanuel. 2016. The Sociology of Quantification – Perspectives on an Emerging Field in the Social Sciences. *Historical Social Research* 41(2), S. 7–26.

Diaz-Bone, Rainer/Salais, Robert. 2011. Economics of convention and the history of economies: towards a transdisciplinary approach in economic history. *Historical Social Research,* 36(4), S. 7–39.

Fröhlich, Gerrit. 2019. *Medienbasierte Selbsttechnologien 1800, 1900, 2000. Vom narrativen Tagebuch zur digitalen Selbstvermessung.* Bielefeld: transcript.

Hahn, Alois. 1982. Zur Soziologie der Beichte und anderer Formen institutionalisierter Bekenntnisse: Selbstthematisierung und Zivilisationsprozess. *Kölner Zeitschrift für Soziologie und Sozialpsychologie* 34(3), S. 407–434.

Hahn, Alois. 2000. *Konstruktionen des Selbst, der Welt und der Geschichte. Aufsätze zur Kultursoziologie.* Frankfurt am Main: Suhrkamp.

Hoskin, Keith W./Macve, Richard H. 1986. Accounting and the Examination: A Genealogy of Disciplinary Power. *Accounting, Organizations and Society* 11(2), S. 105–136.

Kappler, Karolin/Krzeminska, Agnieszka/Noji, Eryk. 2018. *Resonating self-tracking practices? Empirical insights into theoretical reflections on a "sociology of resonance".* In: Btihaj, Ajana (Hrsg.), Metric Culture: Ontologies of Self-Tracking Practices. Bingley: Emerald Publishing, S. 77–96.

Lupton, Deborah. 2013. The digitally engaged patient: Self-monitoring and self-care in the digital health era. *Social Theory & Health* 11(3), S. 256–270.

Malhi, Gin S./Hamilton, Amber/Morris, Grace/Mannie, Zola/Das, Pritha/Outhred, Tim. 2017. The promise of digital mood tracking technologies: are we heading on the right track? *Evidence-based mental health* 20(4), S. 102–107.

Miller, Peter. 1998. *The margins of accounting.* In: Callon, Michel (Hrsg.), The Laws of the Markets. Oxford: Blackwell Publishers, S. 174–193.

Noji, Eryk/Vormbusch, Uwe. 2018. Kalkulative Formen der Selbstthematisierung und das epistemische Selbst. *psychosozial* 41(2), S. 16–34.

Noji, Eryk/Kappler, Karolin/Vormbusch, Uwe. 2021. Situating conventions of health. Transformations, Inaccuracies and the limits of measuring in the field of self-tracking. Erscheint in: *Historical Social Research.*

Oh, Jeungmin/Lee, Uichin. 2015. Exploring UX issues in Quantified Self technologies. *Eighth International Conference on Mobile Computing and Ubiquitous Networking (ICMU),* S. 53–59.

Pritz, Sarah M. 2016. *Mood Tracking. Zur digitalen Vermessung der Gefühle.* In: Selke, Stefan (Hrsg.), Lifelogging. Digitale Selbstvermessung und Lebensprotokollierung zwischen disruptiver Technologie und kulturellem Wandel. Wiesbaden: Springer VS, S. 127–150.

Ruckenstein, Minna/Dow Schüll, Natasha. 2017. The Datafication of Health. *Annual Review of Anthropology* 46, S. 261–278.

Salais, Robert. 2016. Quantification and objectivity: from statistical conventions to social conventions. *Historical Social Research* 41(2), S. 118–134.

Servia-Rodríguez, Sandra/Rachuri, Kiran K./Mascolo, Cecilia/Rentfrow, Peter J./Lathia, Neal/Sandstrom, Gillian M. 2017. *Mobile Sensing at the Service of Mental Well-being.* In: Barrett, Rick/Cummings, Rick/Agichtein, Eugene/Gabrilovich, Evgeniy (Hrsg.), Proceedings of the 26th International Conference on World Wide Web – WWW '17. The 26th International Conference. Perth, Australia, 03.04.2017 – 07.04.2017. New York: ACM Press, S. 103–112.

Sharon, Tamar. 2018. When digital health meets digital capitalism, how many common goods are at stake? *Big Data & Society* 5(2), S. 1–12.

Staii, Adrian. 2018. *Connected health. Between common aspirations and specific interests.* In: Paganelli, Céline (Hrsg), Confidence and legitimacy in health information and communication (1). New York: Wiley, S. 195–221.

Strauss, Anselm. 1987. *Qualitative Analysis for Social Scientists.* Cambridge: Cambridge University Press.

Strauss, Anselm/Corbin, Juliet. 1996. *Grounded Theory: Grundlagen Qualitativer Sozialfor-schung.* Weinheim: Psychologie Verlags Union.

Strübing, Jörg/Hirschauer, Stefan/Ayaß, Ruth/Krähnke, Uwe/Scheffer, Thomas. 2018. Güte-kriterien qualitativer Sozialforschung. Ein Diskussionsanstoß. *Zeitschrift für Soziologie* 47(2), S. 83–100.

Swan, Melanie. 2009. Emerging Patient-Driven Health Care Models: An Examination of Health Social Networks, Consumer Personalized Medicine and Quantified Self-Tracking. *International Journal of Environmental Research and Public Health* 6(2), S. 492–525.

Thévenot, Laurent. 1983. L'économie du codage social. *Critiques de l'économie politique* 23/24, S. 188–222.

Thévenot, Laurent. 2002. *Which Road to Follow? The Moral Complexity of an "Equip-ped" Humanity.* In: Law, John/Mol, Annemarie (Hrsg.), Complexities. Social Studies of Knowledge Practices. Durham/London: Duke University Press, S. 53–87.

Thévenot, Laurent. 2014. Voicing concern and difference: from public spaces to common-places. *European Journal of Cultural and Political Sociology* 1(1), S. 7–34.

Vormbusch, Uwe. 2012. *Die Herrschaft der Zahlen. Zur Kalkulation des Sozialen in der kapitalistischen Moderne.* Frankfurt am Main/New York: Campus.

Vormbusch, Uwe. 2016. *Taxonomien des Selbst. Zur Hervorbringung subjektbezogener Bewertungsordnungen im Kontext ökonomischer und kultureller Unsicherheit.* In: Dutt-weiler, Stefanie/Gugutzer, Robert/Passoth, Jan-Hendrik/Strübing, Jörg (Hrsg.), Leben nach Zahlen: Self-Tracking als Optimierungsprojekt? Bielefeld: transcript, S. 41–58.

Vormbusch, Uwe/Kappler, Karolin Eva. 2018. „‚Value-veillance': opening the black box of surveillance in emergency management". In: Boersma, Kees; Fonio, Chiara (Hrsg.), Big Data, Surveillance and Crisis Management. New York: Routledge, S. 179–197

Vormbusch, Uwe. (erscheint in 2020). *Accounting for who we are and could be. Inven-ting Taxonomies of the Self in an Age of Social Unrest.* In: Mennicken, Andrea/Salais, Robert (Hrsg.), The New Politics of Numbers. Quantification, Administrative Capacity and Democracy. London et al.: Palgrave Macmillan.

Vormbusch, Uwe/Kappler, Karolin. 2014. „Froh zu sein bedarf es wenig …?" Quantifizie-rung und der Wert des Glücks. *Sozialwissenschaften und Berufspraxis* 37(2), S. 267–281.

Zillien, Nicole/Fröhlich, Gerrit/Kofahl, Daniel. 2016. *Ernährungsbezogene Selbstvermes-sung. Von der Diätetik bis zum Diet Tracking.* In: Duttweiler, Stefanie/Gugutzer, Robert/Passoth, Jan-Hendrik/Strübing, Jörg (Hrsg.), Leben nach Zahlen: Self-Tracking als Optimierungsprojekt? Bielefeld: transcript, S. 119–136.

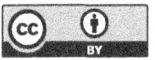

Teil III
Dynamiken im Gesundheitsfeld: Transformationen, Spannungen und Kritiken

.

Zwischen Medizin und Ökonomie. Erwerbsbiografische Studien zu Veränderungen im schweizerischen Gesundheitswesen

Peter Streckeisen

Zusammenfassung

Der Beitrag deutet den Erkenntniswert der Biografieforschung für wirtschafts-soziologische Analysen des Gesundheitswesens an. Gerade die Ökonomie der Konventionen könnte sich dadurch um ein Forschungsinstrumentarium anreichern, das sich zur Erforschung der Akteure ökonomischer Koordination ebenso eignet wie zur Analyse der Bedeutung ökonomischer Wissensformen im Rahmen bestimmter Konventionen. Die Ausführungen stützen sich auf eine explorative Studie zur Ökonomisierung des Gesundheitswesens in der Schweiz. Mit 14 einflussreichen Experten und Verantwortungsträgern wurden erwerbsbiografische Interviews geführt. Die Biografien von vier befragten Ärzten mit ausgeprägter Berufung zur Gestaltung des öffentlichen Gesundheitswesens werden diskutiert. In der abschließenden Diskussion werden die Erkenntnisse im Vergleich mit wirtschaftssoziologischen Untersuchungen des Gesundheitswesens in den USA und Frankreich eingeordnet. Es zeigt sich, dass durch die erwerbsbiografische Perspektive zusätzliche Aspekte in den Blick kommen, die mit den herkömmlichen Konzepten und Methoden der Wirtschaftssoziologie nicht erfasst werden können.

Dieser Beitrag basiert auf einer Übersetzung und Bearbeitung von Streckeisen (2021).

P. Streckeisen (✉)
ZHAW Soziale Arbeit, Zürich, Schweiz
E-Mail: stci@zhaw.ch

© Der/die Autor(en) 2022
V. Cappel et al. (Hrsg.), *Gesundheit – Konventionen – Digitalisierung,*
Soziologie der Konventionen, https://doi.org/10.1007/978-3-658-34306-4_10

10.1 Einleitung

Die Einführung der obligatorischen Krankenversicherung Mitte der 1990er Jahre wird gemeinhin als wichtiger Ausbauschritt in der Geschichte des schweizerischen Sozialstaats betrachtet. Dieser Beitrag geht auf Distanz zur vorherrschenden politikwissenschaftlichen Perspektive und situiert das neue Krankenversicherungsgesetz (KVG) im Kontext der Ökonomisierung des Gesundheitswesens. Unterschiedliche Facetten dieses Prozesses wurden durch erwerbsbiografische Interviews mit Schlüsselakteuren explorativ erforscht (Streckeisen 2017). Im vorliegenden Beitrag werden ausgewählte Ergebnisse präsentiert und aus wirtschaftssoziologischer Perspektive diskutiert. Der folgende Teil erläutert die erwerbsbiografische Forschungsperspektive und bezieht diese auf das Thema der Ökonomisierung (Abschn. 10.1). Danach wird die Einführung der obligatorischen Krankenversicherung im Kontext der Ökonomisierung verortet (Abschn. 10.2). Es folgt eine exemplarische Vertiefung der Analyse am Beispiel von vier Ärzten, die im Rahmen dieser Studie befragt wurden (Abschn. 10.3). In der vergleichenden Diskussion werden die Ergebnisse anhand von ausgewählten Publikationen zum Gesundheitswesen in den USA und Frankreich gespiegelt (Abschn. 10.4). Der Beitrag schließt mit einem kurzen Plädoyer, wirtschaftssoziologische Untersuchungen durch erwerbsbiografische Studien zu bereichern. Für die Ökonomie der Konventionen würde daraus ein doppelter Gewinn resultieren: Sie gewänne sowohl einen Ansatz zur Untersuchung der Akteure ökonomischer Koordination als auch ein Instrumentarium zur Ausdifferenzierung der ökonomischen Wissensformen, welche für einzelne Konventionen von Bedeutung sind.

10.2 Erwerbsbiografische Studien über Ökonomisierung

Die Ausgabe 22 des 91. Jahrgangs der Schweizerischen Ärztezeitung enthält einen eindrücklichen Nachruf auf einen außergewöhnlichen Arzt. Verstorben war Hans Heinrich Brunner, seines Zeichens ehemaliger Präsident der ärztlichen Standesgesellschaft FMH und Vizedirektor des Bundesamts für Gesundheitswesen BAG. Dass es sich hierbei nicht um eine ganz gewöhnliche Existenz gehandelt hatte, lassen die folgenden Sätze anklingen:

> Gedanken an Leben und Tod Hans Heinrich Brunners spannen die Assoziation an ein antikes Drama. Heroische, in unerbittliche Kämpfe verwickelte Gestalten, übermenschliche Kraftanstrengungen, Mut, Zorn, List und Tücke, das Streben nach dem Absoluten, mythische Überhöhungen und die Konfrontation mit den unverrückbaren

Wahrheiten des Menschseins: Von alldem war auch dieses Leben gefüllt (Heuss 2010, S. 843).

Der Nachruf zeichnet das Bild eines Mannes, „der auch in der Körperlichkeit ein Titan [war]. Ein Fels von einem Mann" (Heuss 2010, S. 843). Als Standespolitiker und Spitzenbeamter prägte er das Gesundheitswesen entscheidend mit, ohne seinen über alles geliebten Beruf zu verlassen:

> Er war mit Leib und Seele Arzt. Sowohl als FMH-Präsident wie auch als Vizedirektor des BAG behielt er ein Teilzeitpensum als Oberarzt auf der Notfallstation des Inselspitals. […] Ein übermenschliches Pensum hat er sich oft zugemutet: tagsüber politische Verhandlungen, nachts Dienst auf der Notfallstation, dazwischen vier Stunden Schlaf, zur Entspannung die Lektüre von Heidegger und am Wochenende eine Bergtour (Heuss 2010, S. 845).

Angetrieben war Brunner von dem Ziel, „die Unabhängigkeit und Handlungskompetenz der Ärzteschaft im politischen Raum zu erhalten und zu stärken" (Heuss 2010, S. 844). Die Zeichen der Zeit brachten ihn allerdings dazu, der Ärzteschaft auch unpopuläre Medizin zu verordnen, etwa die Einführung des Ärztetarifs TARMED, der dazu dienen sollte, das gesamte Tarifwesen auf eine „rationale, betriebswirtschaftliche Basis zu stellen" (Heuss 2010, S. 844). Das Engagement des Verstorbenen für den TARMED, dessen Aushandlung sich über ein Vierteljahrhundert hinzog, und der im Nachruf als Brunners eigentliches Lebenswerk bezeichnet wird, wurde von zahlreichen Ärzten nicht verstanden.

> Das Generieren, Vergleichen und Kompilieren von Datenströmen schien gelegentlich zu einer ‚idée fixe' zu werden, die seine Umgebung zunehmend vor den Kopf stiess (Heuss 2010, S. 845).

Brunner aber ließ sich nicht beirren.

> Nein, er wollte, er suchte das Ganze. In gewissem Sinn war er ein später Nachfolger der Aufklärung, der versuchte, der Vernunft Raum zu schaffen, indem er dem unübersichtlichen Chaos des Gesundheitswesens eine gewiss nicht göttliche, aber zumindest innere Ordnung zu entlocken versuchte. So vertiefte er sich in Studium und Entwicklung von medizinischen Leistungs-, Qualitäts- und Versorgungssystemen, untersuchte das ‚medical decision making' und absolvierte in den USA nebenher ein Masterstudium an der Harvard School of Public Health, um sich den theoretischen und auch akademischen Unterbau seiner gesundheitsökonomischen Visionen zu verschaffen (Heuss 2010, S. 844-845).

Der zitierte Nachruf enthält wohl alle notwendigen Elemente, um die gegenwärtigen Transformationen des Gesundheitswesens an Hand des Schicksals der praktizierenden Ärzteschaft erzählen zu können. Noch einmal scheint die heroische Figur des Arztes als Einzelkämpfer auf, der im Praxis- und Spitalalltag, und erst recht natürlich im politischen Kampf um die Stellung der organisierten Ärzteschaft, übermenschliche Leistungen vollbringt. Zugleich klingt ein neues Zeitalter an, in dem das gesamte Gesundheitswesen auf eine betriebswirtschaftliche Basis und das ärztliche Handwerk auf den Prüfstein der großen Datenströme und des „medical decision making" gestellt wird. Brunner verkörperte beides, und gerade dies führte dazu, dass er in der Ärzteschaft ebenso bewundert wie missverstanden wurde. Wenn es denn wahr ist, dass in Nachrufen Angehörige einer Generation nicht nur über die verstorbene Person, sondern zwischen den Zeilen auch über sich selbst und die eigene Gruppe sprechen, so dürfen wir dennoch das Bild des Titanen nicht als repräsentativ für die heutige Ärzteschaft betrachten. Es ist eine offene Frage, in welchem Ausmaß sich gerade jüngere Angehörige der Profession mit einer Figur wie Hans Heinrich Brunner noch identifizieren wollen und können. Dies gilt insbesondere mit Blick auf die Tatsache, dass inzwischen eine ausgeprägte Feminisierung des Berufs stattgefunden hat und immer mehr Ärzte und Ärztinnen in Gruppenpraxen tätig sind.

Wäre Brunner nicht 2010 verstorben, hätte ich selbstverständlich versucht, ein erwerbsbiografisches Interview mit ihm zu führen. Der vorliegende Beitrag beruht auf solchen Interviews mit 14 Personen, die als ProtagonistInnen im schweizerischen Gesundheitswesen betrachtet werden können und meist seit dreißig, vierzig oder sogar mehr Jahren in diesem Bereich tätig sind: VerantwortungsträgerInnen in staatlichen Abteilungen, Spitälern oder Krankenkassen ebenso wie bekannte ExpertInnen, BeraterInnen oder PolitikerInnen (Streckeisen 2017). Deren Erzählungen beleuchten unterschiedliche Facetten der Veränderungen der letzten Jahrzehnte. Da sich in einem relativ kleinen Land wie der Schweiz ab einer gewissen Stufe des Einflusses alle persönlich kennen, nehmen sie auch oftmals Bezug aufeinander. Dennoch entsteht nicht einfach ein einheitliches Bild, wenn die Erzählungen zusammengefügt und verglichen werden. Während die im obigen Nachruf zitierte Lebensgeschichte etwa auf die ökonomische Infragestellung des freien Ärzteberufs verweist, steht in der Erzählung des Krankenkassendirektors die Verwandlung der einstmals gemeinnützigen Versicherungseinrichtungen in betriebswirtschaftlich geführte Wirtschaftsunternehmen im Fokus. Während sich der ehemalige Vizedirektor des Bundesamts für Sozialversicherungen erinnert, wie ab den 1970er Jahren die ersten Ökonomen in seiner Verwaltungsabteilung eingestellt wurden, erzählt der heute renommierte Gesundheitsökonom, dass sich früher unter den Ökonomen kaum jemand für das Gesundheitswesen interessierte. Während der aus der Privatwirtschaft kommende Spitaldirektor behauptet, dass er sich als erster weit und breit CEO nennen und unternehmerisch wie kein Zweiter agieren konnte, erinnert sich seine Kollegin vom Universitätsspital an einen Aufstand der Ärzte, der sie beinahe zum Rücktritt gezwungen hätte. Und während der emeritierte Professor für Gesundheitsökonomie klagt, die längst bekannten notwendigen Reformen im Gesundheitswesen würden immer noch nicht umgesetzt, berichtet die Präsidentin des Berufsverbands der Pflegekräfte vom drastischen, an ökonomischer Rationalisierung orientierten Wandel des Spitalbetriebs, der das Berufsethos der Pflege grundlegend infrage stelle.

Die Aufzählung verweist darauf, dass das Gesundheitswesen ein Feld darstellt, in dem die Akteure sich auf unterschiedliche Konventionen beziehen[1]. Die Biografieforschung hält das notwendige Instrumentarium bereit, solche Erzählungen methodisch kontrolliert auszuwerten. Insbesondere gilt es zwischen Erleben, Erinnern und Erzählen zu unterscheiden (Rosenthal 2010) und die Produktionsweisen der biografischen Illusion (Bourdieu 1998) offenzulegen, welche die Erzählenden etwa dazu verleiten können, ihr Leben als kohärente Geschichte zu erzählen oder wichtige Weichenstellungen stets als Ergebnisse von Zufall, Glück oder Pech darzustellen. Zudem ist es natürlich notwendig, die Interviewforschung durch Politik-, Medien- und Dokumentenanalysen zu ergänzen, um weitere Informationen zu gewinnen, welche für die Interpretation der Interviews hilfreich sind und es erlauben, Aussagen der Befragten einzuordnen und gegebenenfalls zu relativieren oder zu hinterfragen. Doch stellt sich darüber hinaus die Frage, ob diese unterschiedlichen Erzählungen etwas Gemeinsames aufweisen, das es uns erlauben würde, sie als verschiedene Facetten desselben Prozesses zu interpretieren. Der vorliegende Beitrag stützt sich auf die Hypothese, dass ein gemeinsamer Nenner durch den Begriff der Ökonomisierung gefasst werden kann.

Im Anschluss an Foucaults Untersuchungen zum Verhältnis von Macht und Wissen, auf deren Basis sich die Governementalitätsstudien als eigenständiger Forschungsansatz entwickelt haben (Bröckling 2012), lässt sich Ökonomisierung als ein Prozess bestimmen, in dessen Verlauf ökonomische Wissensformen in den vorherrschenden Machtdispositiven an Bedeutung gewinnen. Dies kann sich zum Beispiel in einer Ausdehnung des Felds der ökonomischen Expertise zeigen, aufgrund derer ökonomisches Wissen in Handlungsfeldern relevant wird, in denen es früher keinen wesentlichen Einfluss hatte. Dieses Phänomen, das auch als ökonomischer Imperialismus bezeichnet wird (Radnitzky und Bernholz 1987), lässt sich heute im Gesundheitswesen gut beobachten. In einem umfassenderen Sinne kann Ökonomisierung darüber hinaus als Prozess untersucht werden, der

---

[1] Vergleiche hierzu den Beitrag von Diaz-Bone in diesem Sammelband.

Dinge, Handlungen oder Zusammenhänge erst als ökonomische Phänomene hervorbringt, der also zum Beispiel Gegenstände in Waren verwandelt, Menschen als ökonomische Akteure handeln lässt oder Organisationen zu Unternehmen macht (Diaz-Bone 2018, S. 142 f.). In dieser Perspektive nennen etwa Koray Çaliskan und Michel Callon (2010, S. 5) fünf unterschiedliche „types of framing" in der Herausbildung von Märkten, die bei der Analyse fokussiert werden können: die Objektivierung von Gütern (pacifying goods), die Aktion wertkalkulierender Agenturen (marketizing agencies), die Strukturierung der Orte und Momente des Austauschs (market encounters), die Festsetzung der Preise (price-setting) sowie die Entwicklung und Pflege des Marktes (market design and maintenance).

Erwerbsbiografische Studien bieten ein Potenzial zur Analyse von Ökonomisierungsprozessen, das bislang noch kaum ausgeschöpft wurde. Sie bieten Einblicke in handlungsleitende Wissensformen, welche insbesondere im Verlauf der Berufsausbildung und/oder des Studiums erworben wurden. Darüber hinaus ist davon auszugehen, dass diese sekundäre Sozialisation, welche auf die primäre Sozialisation in der Familie aufbaut, über die beruflichen Kenntnisse und Kompetenzen hinaus auch emotionale, körperliche und habituelle Prägungen hervorbringt, die sich zum Beispiel in gewissen Wahrnehmungs- und Kommunikationsformen ebenso äußern wie in der Ausdifferenzierung von Lebensstilen. Schließlich sind erwerbsbiografische Interviews geeignet um herauszufinden, was die befragten Personen in ihrer beruflichen Tätigkeit antreibt und welche Ziele sie anstreben. Gerade bei Personen, die in leitender Stellung tätig sind und/oder im Rampenlicht der Öffentlichkeit stehen, ist oftmals eine stark ausgeprägte Berufung zu erkennen, die nicht zuletzt darauf zielt, einer bestimmten Sicht auf die Welt zum Durchbruch zu verhelfen. Die Zusammenhänge zwischen Ausbildung und Berufung hat etwa Pierre Bourdieu (2004) am Beispiel der französischen Eliteschulen untersucht.

Wenn es hier nun darum geht, die zunehmende Bedeutung ökonomischer Wissensformen zu untersuchen, dann braucht sich die Analyse aber keineswegs auf die ÖkonomInnen als prädestinierte TrägerInnen dieses Wissens zu beschränken, im Gegenteil. Wie Callon (2007) an Hand des Konzepts „economics at large" betont, wird ökonomisches Wissen insbesondere in der Zusammenarbeit zwischen SpezialistInnen und Laien, im Austausch zwischen ForscherInnen und PraktikerInnen, zwischen ÖkonomInnen und Angehörigen anderer Berufe und Disziplinen, sowie letztlich auch in der Alltagspraxis der unterschiedlichsten sozialen Gruppen wirksam. In diesem Sinne muss Ökonomisierung als ein weit ausgreifender Prozess verstanden werden, an dem zahlreiche unterschiedliche AkteurInnen beteiligt sind, die dabei mitunter sehr unterschiedliche Ziele verfolgen können (vgl. Diaz-Bone und Hartz 2017). In der vorliegenden Studie interessierte sowohl die Rolle ökonomischer ExpertInnen im Gesundheitswesen als auch die Aneignung und Verwendung ökonomischen Wissens durch andere AkteurInnen. Einer nominalistischen Logik folgend definiere ich diesbezüglich ökonomisches Wissen als die Gesamtheit jener Wissensformen, die den Wirtschaftswissenschaften entspringen. Diese stellen natürlich kein homogenes Feld dar, sondern teilen sich in unterschiedliche Subdisziplinen auf, wobei im deutschsprachigen Raum vor allem die Unterscheidung zwischen Volkswirtschaftslehre und Betriebswirtschaftslehre[2] von zentraler Bedeutung ist. Das ökonomische Denken umfasst unterschiedliche theoretische und methodische Ansätze, selbst wenn dieser Pluralismus kleiner sein mag als in anderen sozial- und kulturwissenschaftlichen Disziplinen. Die Pluralität ökonomischer Wissensformen korrespondiert mit der zentralen Erkenntnis der Ökonomie der Konventionen, dass es verschiedene Formen des Ökonomischen gibt. Ökonomisierung muss deshalb auch keineswegs bedeuten, dass die Pluralität der handlungsleitenden Konventionen abnimmt oder sogar verschwindet; vielmehr verweist der Begriff auf eine Zunahme der Bedeutung ökonomischer Wissensformen.

Bevor die erwerbsbiografische Analyse anhand von vier Ärztebiographien exemplarisch vertieft wird, folgt nun aber zuerst eine knappe Kontextualisierung des Untersuchungsfelds mit Bezug auf die Bedeutung des schweizerischen Krankenversicherungsgesetzes von 1994.

10.3 Die obligatorische Krankenversicherung im Kontext der Ökonomisierung

Die Einführung der allgemeinen Versicherungspflicht weist in der Schweiz eine lange Vorgeschichte auf. Bereits Ende des 19. Jahrhunderts wurde ein Kranken- und Unfallversicherungsgesetz entworfen, welches ein Obligatorium für die tieferen Einkommensklassen vorsah. Dieses Gesetz, die sogenannte Lex Forrer, wurde 1900 in einer Volksabstimmung abgelehnt. In der Folge legte die Regierung ein neues Gesetz vor, das weiterhin die beiden Risiken Unfall und Krankheit gemeinsam umfasste, aber deutlich unterschiedliche Regelungen brachte. 1918 wurde auf dieser Grundlage die obligatorische Unfallversicherung eingerichtet, die bis heute von einer zentralen staatlichen Kasse verwaltet wird, der Schweizerischen Unfallversicherungsanstalt SUVA. Die Krankenversicherung hingegen blieb freiwillig

---

[2] Studien aus dem angelsächsischen Raum stellen meist nicht diese Einheit der Wirtschaftswissenschaften ins Zentrum, sondern fokussieren nur Economics, d. h. die Volkswirtschaftslehre, und trennen diese zum Vornherein von der Betriebswirtschaftslehre, die als Management oder Business bezeichnet wird.

und wurde weiterhin durch die bereits bestehenden Krankenkassen angeboten. Der Staat begann allerdings diese Kassen mit Subventionen zu unterstützen, und einige Städte und Kantone bauten eigene öffentliche Krankenkassen auf. Im Verlauf des 20. Jahrhunderts scheiterten mehrere Versuche, den Wechsel von der freiwilligen zur obligatorischen Krankenversicherung herbeizuführen. Dies gelang erst mit dem neuen Krankenversicherungsgesetz KVG von 1994.

Die beinahe hundertjährige Zeitspanne zwischen der Lex Forrer und dem KVG wurde in Geschichte und Politikwissenschaften immer wieder als typisches Beispiel der rückständigen oder nachholenden Sozialstaatsentwicklung in der Schweiz betrachtet. Eine solche Perspektive kann sich allerdings in zweifacher Hinsicht als irreführend erweisen. Zum einen wird unter der Hand ein bestimmtes Modell von entfalteter Sozialstaatlichkeit als Norm gesetzt, an dem die verschiedenen Länder gemessen werden, wie wenn es eine Selbstverständlichkeit wäre, dass alle Länder sich eben diesem Modell eigentlich annähern sollten. Zum anderen besteht die Gefahr, eine bestimmte sozialpolitische Problemstellung, die um 1900 von zentraler Bedeutung gewesen sein mag, auf einen späteren Zeitraum zu projizieren und dessen spezifische Dynamiken und Herausforderungen aus diesem Grund zu übersehen. Trotz Freiwilligkeit war um 1990 praktisch die ganze Bevölkerung des Landes gegen Krankheit versichert; laut Bundesamt für Sozialversicherungen (BSV 1996, Tab. A.01) hatte die Versicherungsdichte hundert Prozent erreicht. Es ging also nicht mehr, wie ein Jahrhundert zuvor, um einen elementaren Ausbau der Risikoabsicherung. In der Zwischenzeit hatte sich ein komplexes und staatlich subventioniertes Versicherungssystem entwickelt, das insbesondere nach dem Zweiten Weltkrieg stark gewachsen war. Ab den 1970er Jahren setzte sich zudem in der Gesundheitspolitik eine neue Diskurskonstellation durch, welche vor allem durch zwei Problemstellungen geprägt war: die Eindämmung der steigenden Kosten sowie die Einführung vornehmlich aus den USA bekannter neuer Versorgungsmodelle wie Managed Care oder HMO[3], die eine Erhöhung der Leistungsqualität sowie eine Stärkung der Patientenrechte versprachen. Zwei konkrete Ereignisse markieren die Etablierung der neuen Diskurskonstellation: die Gründung der Schweizerischen Gesellschaft für Gesundheitspolitik 1976, welche für längere Zeit zur wichtigsten Plattform der reformorientierten Kräfte avancieren sollte, sowie die Nationale Sparkonferenz

---

[3] Managed Care ist ein Steuerungsmodell im Gesundheitswesen, das die freie Arztwahl der PatientInnen zu Gunsten von geplanten Behandlungsabläufen einschränkt. Dieses Modell stützt sich meistens auf integrierte LeistungsanbieterInnen, welche verschiedene Dimensionen oder das gesamte Spektrum medizinischer Dienstleistungen abdecken und auch als HMO (Health Maintenance Organization) bezeichnet werden.

im Gesundheitswesen von 1982, an der sich KostenträgerInnen, LeistungserbringerInnen und ExpertInnen auf Einladung der Regierung versammelten, um
Lösungen zur Eindämmung der Kostenentwicklung zu diskutieren.

Im neuen Gesetz von 1994 ging es also nicht um die Einführung einer
neuen Sozialversicherung, wie oftmals behauptet wurde, sondern vielmehr um
die Veränderung der politischen Regulierung eines reifen, weitgehend gesät-
tigten Systems. Die Einführung der Versicherungspflicht verlieh dem Staat
eine stärkere Legitimation als bis anhin, das System umfassend zu regulieren.
Entscheidend war der Wechsel vom Subventionsregime zum Modell des regulierten Wettbewerbs: Der Staat hörte auf, die Krankenkassen zu subventionieren,
und errichtete stattdessen ein System mit Prämienverbilligungen für Haushalte
mit bescheidenen Einkommen. Die bis anhin übliche Praxis der Krankenkassen, für Frauen und ältere Personen höhere Versicherungsprämien zu setzen,
wurde untersagt. Es wurde den Versicherten erleichtert, die Kasse zu wechseln, was den Wettbewerb zwischen den Versicherern begünstigen sollte. Um
dessen möglicherweise schädliche Auswirkungen (Stichwort „Jagd auf gute Risiken") aufzufangen, wurde ein Risikoausgleich zwischen den Kassen eingerichtet.
Ein weiteres zentrales Element war die Unterscheidung zwischen Grundversicherung und Zusatzversicherung: Es wurde ein obligatorischer Leistungskatalog
definiert, den alle Krankenkassen anbieten müssen; denselben Kassen steht es frei,
den Versicherten zusätzliche Leistungspakete zu verkaufen (z. B. sind Kosten
für Zahnbehandlungen nicht in der Grundversicherung enthalten). Die Finanzierung der Krankenversicherung durch einkommensunabhängige Kopfprämien
wurde beibehalten, nachdem frühere Versuche zur Einführung der Versicherungspflicht am Widerstand gegen Lohnabzüge mit paritätischen Arbeitnehmer- und
Arbeitgeberbeiträgen gescheitert waren. Das neue Gesetz machte Vorgaben zur
Einführung einheitlicher Leistungstarife auf schweizweiter Ebene im stationären
und ambulanten Bereich, die in den 2000er Jahren umgesetzt wurden: Der Ärz-
tetarif TARMED[4] wurde 2004 eingeführt, der Spitaltarif Swiss DRG[5] im Jahr
2012.

Die Orientierung am Ziel der Kosteneindämmung sowie das neue Wett-
bewerbsmodell haben eine Omnipräsenz ökonomischer Begriffe und Daten
hervorgebracht, die das Gesundheitswesen der Schweiz heute prägen. Das neue

---

[4] TARMED ist ein Einzelleistungstarif für ambulante medizinische Behandlungen.

[5] Swiss DRG ist ein System zur Finanzierung der medizinischen Leistungen von Spitälern, das auf Fallkostenpauschalen für Diagnosegruppen (diagnosis related groups = DRG)
beruht.

Gesetz legte die politischen und rechtlichen Grundlagen für den Aufbau umfassender elektronischer Datensysteme, mit denen die Kosten, der Nutzen und die
Qualität der medizinischen Leistungen verglichen werden sollen. Während das
Bundesamt für Gesundheit die Entwicklung, Erhebung und Publikation von Qua-
litätsindikatoren vorantreibt (zunächst vor allem im Spitalbereich) (BAG 2019),
wurden zentrale Aufgaben der Kostenkontrolle an Santésuisse, den führenden
Krankenkassenverband, delegiert. In dessen Händen bzw. in der Verantwortung von Tochtergesellschaften wie SALIS AG und Tarifsuisse AG liegt heute
sowohl das Monitoring der seit 1997 ausgewiesenen Kostenentwicklung in der
Krankenversicherung (MOKKE) wie auch die Wirtschaftlichkeitsprüfung der
ambulanten medizinischen Leistungen. Letztere basiert auf statistischen Verfahren, durch deren Einsatz statistisch auffällige ÄrztInnen ermittelt werden können,
die zu einer Stellungnahme aufgefordert werden; können sie die auffällige Kos-
tenstruktur ihrer Praxis nicht begründen, wird von ihnen eine Kostenkorrektur
verlangt unter Androhung der Möglichkeit, die Übernahme der Kosten durch
die Krankenkassen einzustellen. Bisher sind nur wenige Konfliktfälle bekannt
geworden, in denen die Beteiligten Rechtsmittel ergriffen haben; Santésuisse
geht davon aus, dass diese Wirtschaftlichkeitsprüfungen vor allem präventiv
wirken, das heißt die ÄrztInnen zu einem kostenbewussten Verhalten erziehen
(Santésuisse 2019). Ebenso erlebt das breite Publikum eine nie dagewesene
öffentliche Diffusion gesundheitsökonomischen Wissens. Die Entwicklung der
Krankenkassenprämien wird jedes Jahr als massenmediales Ereignis inszeniert
und dramatisiert. Informationsdienstleister wie Comparis[6] bieten den Versicherten Preis-Leistungs-Vergleiche an und fordern sie zur Wahl des günstigsten
Angebots auf, sei es durch Kassenwechsel oder nicht: Die Stimulierung des
Wettbewerbs ist ihr eigentliches Geschäftsmodell. Die obligatorische Krankenversicherung setzt darüber hinaus ziemlich starke monetäre Anreize für die
Versicherten, die Inanspruchnahme von Pflegeleistungen sowie die Wahl der Ver-
sicherungsangebote ökonomischen Kalkülen zu unterwerfen (Streckeisen 2013;
siehe auch Abschn. 10.4.3 dieses Beitrags). Und einige Krankenkassen haben
begonnen Handy-Applikationen zu entwickeln, mit denen die Versicherten ihr

---

[6] Die Firma Comparis ist heute der schweizweit führende Anbieter von Informationsdienst-
leistungen im Versicherungsbereich. 1996 durch einen Ökonomen und einen Informatiker
gegründet, griff Comparis die im neuen Krankenversicherungsgesetz von 1994 verankerte
Idee des regulierten Wettbewerbs auf und versuchte die Versicherten zur Wahl der jeweils
günstigsten Krankenkasse zu animieren. Inzwischen bietet Comparis viele weitere Dienstleistungen an, darunter auch ein ÄrztInnenverzeichnis sowie einen Spitalvergleich.

eigenes Gesundheitsverhalten messen können; Prämienreduktionen für gesundes Verhalten sind allerdings noch nicht erlaubt[7].

Seit Einführung des neuen Gesetzes sind die Kosten im Gesundheitswesen weiter angestiegen. Diese Feststellung verleitet zum Trugschluss, der permanente politische Diskurs über Kosteneindämmung und Reformen sei wirkungslos verpufft. In Wirklichkeit hat dieser Diskurs entscheidend dazu beigetragen, das Gesundheitswesen in einen Markt und medizinische Leistungen in ökonomische Güter zu verwandeln, deren Wert berechnet und deren Qualität verglichen werden kann. In diesem Sinne hat das „ökonomische Tribunal" (Foucault 2004, S. 342) das Gesundheitswesen immer mehr seiner Gerichtsbarkeit unterworfen. In der Folge soll am Beispiel von vier Erwerbsbiographien diskutiert werden, wie ÄrztInnen mit Berufung zur Gestaltung des Gesundheitswesens sich in diesem Feld bewegen können.

10.4 Vier Ärzte zwischen Medizin und Ökonomie

Vier der 14 Personen, die im Rahmen der vorliegenden Studie befragt wurden, haben Medizin studiert. In diesem Abschnitt wird die Analyse anhand ihrer Erzählungen vertieft. Angesichts der Tatsache, dass die Ärzteschaft praktisch durch alle anderen Befragten mehrheitlich als die wichtigste konservative Kraft dargestellt wird, die notwendige Reformen im Gesundheitswesen verhindert, ist eine Auseinandersetzung mit der Sichtweise von ÄrztInnen von besonderem Interesse. Bereits Gerhard Kocher (1967) beschrieb die organisierte Ärzteschaft vor über 50 Jahren als eine Kraft, deren Ideologie in erster Linie darauf gerichtet war, unliebsame Neuerungen zu verhindern (wobei die Krankenkassen damals noch als sozialistische Organisationen gebrandmarkt wurden). Vor dem Hintergrund stellt sich die Frage, ob die Ökonomisierung am Widerstand der ÄrztInnen einfach abprallt, oder ob sie eine mehr oder weniger weitreichende Transformation der Ärzteschaft einleitet. Ebenso geht es darum herauszufinden, ob die Ökonomisierung der Ärzteschaft ausschließlich von außen begegnet, oder ob dieser Prozess vielmehr auch in ihrem Innern Wurzeln geschlagen hat. Dabei können die vier Ärzte, um die es in der Folge gehen wird, keineswegs als repräsentativ für die gesamte Ärzteschaft betrachtet werden. Was sie bei allen Unterschieden vereint, ist die Berufung, die Reformen des Gesundheitswesens aktiv mitzugestalten und den Schwerpunkt ihres beruflichen Engagements deshalb nicht (mehr) in der

---

[7] Vergleiche dazu auch die Beiträge von Cappel, Noji et. al., Meidert und Scheermesser sowie Achatz und Selke in diesem Band.

Arztpraxis oder in der Klinik zu setzen. Wie schwer ein solcher Entscheid einem Arzt fallen kann, wurde eingangs mit Bezug auf den Nachruf zu Hans Heinrich Brunner thematisiert, der selbst als Präsident der FMH sowie als Vizedirektor im Bundesamt für Gesundheit nebenher noch praktizierte.

10.4.1 Der Präventivmediziner

Geboren Ende der 1940er Jahre, entstammt der Präventivmediziner einer humanistischen Lehrerfamilie. Trotz ausgeprägten philosophischen und geisteswissenschaftlichen Interessen entschied er sich für das Studium der Medizin. Bei einem Studienaufenthalt in Südostasien „fiel es [ihm] wie Schuppen von den Augen", dass Gesundheit sich nicht als rein individuelles Phänomen verstehen lässt, sondern im Kontext gesellschaftlicher Rahmenbedingungen untersucht werden muss. Im Gegensatz zu einigen Zeitgenossen, die sich in einer solchen Perspektive auf die so genannte Tropenmedizin spezialisierten, setzte er sich zum Ziel, diese Erkenntnis auch auf die westlichen Industrieländer anzuwenden. Ab diesem Zeitpunkt war der (werdende) Präventivmediziner von der Frage fasziniert, wie die individuellen und kollektiven Aspekte von Gesundheit miteinander verknüpft sind und was notwendig wäre, um die Bevölkerungsgesundheit zu fördern. Auf eigene Initiative entdeckte er die Möglichkeit, einen Master an der Harvard School of Public Health zu absolvieren. Er war einer der ersten Mediziner aus der Schweiz, der einen solchen Abschluss in den USA erwarb. Obwohl er von der US-amerikanischen akademischen Welt fasziniert war, kehrte er in der zweiten Hälfte der 1970er Jahre in die Schweiz zurück, wo er die Gelegenheit erhielt, im Rahmen des ersten Nationalen Forschungsprogramms des Schweizerischen Nationalfonds eine pionierhafte Studie zur Prävention von Herz-Kreislauf-Krankheiten maßgeblich mitzugestalten. Dies erschien ihm viel erstrebenswerter als eine sehr gut bezahlte Stelle in der Pharmaindustrie, die ihm damals angeboten wurde. Nach der Habilitation führte ihn seine akademische Laufbahn dazu, nacheinander Direktor zweier universitärer Institute für Präventivmedizin zu werden. In den 1980er Jahren leitete der Präventivmediziner zudem auch das erste gesundheitsökonomische Forschungsprogramm des Landes, welches sich mit der Wirksamkeit und Effizienz des Gesundheitswesens auseinandersetzte. Durch Beiträge zur Gesundheitsprävention sowie zur Entwicklung einer liberalen Drogenpolitik wurde er einer breiten Öffentlichkeit bekannt. Bereits seit Jahren politisch aktiv, wurde er Ende der 1990er Jahre ins Bundesparlament gewählt, wo er über 15 Jahre lang als einer der wenigen „Ärzte im Bundeshaus" tätig war. Neben der akademischen und politischen Tätigkeit nahm der Präventivmediziner eine beträchtliche Zahl von Verwaltungsratsmandaten in verschiedenen Wirtschaftszweigen wahr, wofür er in der Öffentlichkeit, aber auch durch FachkollegInnen mitunter kritisiert wurde.

In den Erzählungen des Präventivmediziners lässt sich eine ausgeprägte Berufung erkennen, die Medizin interdisziplinär zu öffnen und insbesondere Public Health als eigenständiges medizinisches Fachgebiet zu etablieren. Zudem engagierte er sich auch außerhalb der akademischen Welt für Reformen im Gesundheitswesen, zum Beispiel indem er lange Zeit als Präsident der Schweizerischen Gesellschaft für Gesundheitspolitik (SGGP) agierte. Er beschreibt die 1970er und 1980er Jahre als Zeit einer Aufbruchstimmung im Gesundheitswesen, als neue Konzepte wie Managed Care entdeckt und wichtige Diskussionen angestoßen wurden. Im Kreis der MedizinerInnen stieß sein Engagement oft auf Skepsis und Unverständnis: Zahlreiche ÄrztInnen standen der Einführung sozialwissenschaftlicher und ökonomischer Konzepte im Gesundheitswesen ablehnend gegenüber. Sie waren keineswegs geneigt, dem Aufruf des Präventivmediziners zu folgen, nicht nur Gesundheit und Krankheit, sondern auch das Gesundheitswesen selbst, einschließlich der Ärzteschaft, zum Gegenstand wissenschaftlicher Forschung zu machen. Auf Anhieb verstand er sich hingegen mit Fachpersonen aus anderen Berufen und Disziplinen, die sich ebenfalls als ReformerInnen verstanden und in Foren wie der SGGP engagierten, um den neuen Konzepten zum Durchbruch zu verhelfen. Zu seinen natürlichen Verbündeten zählten insbesondere einige der ersten GesundheitsökonomInnen der Schweiz. Der Präventivmediziner bezeichnet die ökonomische Denkweise als eine ebenso faszinierende wie unverzichtbare Perspektive für das heutige Gesundheitswesen. Die meisten ÄrztInnen hätten aber leider Probleme wie Ressourcenknappheit, Wirtschaftlichkeit, politische Regulierung oder das Zusammenspiel von Angebot und Nachfrage „nicht im Kopf". Während seiner Zeit in den USA hat der Präventivmediziner verschiedene ökonomische Kurse und Weiterbildungen besucht, nicht nur zum Thema Gesundheitsökonomie, sondern auch allgemeiner zu Fragen ökonomischer Theorie und Forschung, und hat dies als sehr bereichernd erlebt.

10.4.2 Der Gesundheitsexperte

Der Gesundheitsexperte kam Ende der 1960er Jahre mit seinen Eltern, einem Chemiker und einer Chemikerin, in die Schweiz. Er integrierte sich rasch und erfolgreich, etwa durch das Engagement bei den Pfadfindern, und studierte Medizin, weil er sich nicht für etwas Anderes entscheiden konnte. Im Studium fühlte er sich durch die handwerklichen Aspekte angezogen: Die verkopfte Medizin der

Internisten war nicht sein Ding, aber chirurgische Operationen machten Spaß. Er arbeitete einige Jahre im Spital in der chirurgischen Abteilung, doch empfand er die Arbeitszeiten zunehmend als Zumutung, da sie nur schwer mit dem Familienleben zu vereinbaren waren. Als sich die Möglichkeit eröffnete, für eine große Krankenkasse im Aufbau von Hausarztnetzwerken und Managed Care Modellen tätig zu werden, verließ er die klinische Tätigkeit. Diese Kasse war eine der ersten in der Schweiz, welche mit den aus den USA bekannten Modellen experimentierten. Sie suchte unter anderem ÄrztInnen, die andere ÄrztInnen von deren Nützlichkeit überzeugen konnten. Auf dieser Stelle genoss der (angehende) Gesundheitsexperte sehr große Freiheiten und konnte sich in fachliche Fragen des Gesundheitswesens vertiefen. Er absolvierte einen Master of Public Health und begann sich insbesondere für die Möglichkeiten einer Spitalfinanzierung durch Fallkostenpauschalen zu interessieren. Zum Abschluss seines Nachdiplomstudiums veröffentlichte er eine Arbeit zu dieser Thematik, die als pionierhaft gilt und in der Schriftenreihe der SGGP veröffentlicht wurde. Mitte der 2000er Jahre wurde der Gesundheitsexperte ins Bundesamt für Gesundheit (BAG) berufen, wo er knapp fünf Jahre lang als Vizedirektor für die obligatorische Krankenversicherung zuständig war. Heute ist er als Leiter der Gesundheitsversorgung eines Kantons tätig, der als gesundheitspolitisch innovativ gilt. Er sieht sich als einen der Väter der DRG-Spitalfinanzierung in der Schweiz. Der Gesundheitsexperte bezeichnet sich auch als ärztlichen Gesundheitsökonomen. Er sei immer noch einer der Wenigen, die sowohl die Sprache der Medizin als auch jene der Ökonomie verstehen.

Nach dem roten Faden seines beruflichen Engagements befragt, antwortet der Gesundheitsexperte mit einem Spruch aus der Pfadfinder-Zeit, dem zu Folge es die Aufgabe eines jeden sei, die Welt in einem besseren Zustand zu verlassen als er sie angetroffen habe. Im Gespräch ist eine ausgeprägte Berufung zu spüren, durch eine intelligente Regulierung das Gesundheitswesen als Ganzes zu verbessern. Letztlich geht es ihm um Fragen des sozialen Ausgleichs und des sozialen Friedens, zu denen ein gerechtes System viel beitragen könne. Seine Stärken sieht der Gesundheitsexperte insbesondere im analytischen Denken, das es ihm erlaubt, die Herausforderungen in ihre einzelnen Aspekte zu zerlegen – ähnlich wie der Handwerker oder der Chirurg, der die Teile (wieder) richtig zusammensetzt. Zudem sei er ein Teamworker, der nicht der beste Spezialist von allen sein wolle, sondern seine Mitarbeiter dabei unterstütze, sich selbst weiter zu entwickeln; damit stellt er sich deutlich in Kontrast zur traditionellen Figur des ärztlichen Einzelkämpfers. In fachlicher Hinsicht hat sich der Gesundheitsexperte ökonomisches Wissen, insbesondere im versicherungswirtschaftlichen Bereich, autodidaktisch beigebracht. Immer wenn er sich überlegt habe, eine Weiterbildung im Finanz- und Wirtschaftsbereich zu absolvieren, sei er zur Einschätzung gelangt, dass er den entsprechenden Stoff eigentlich bereits beherrsche. Obwohl er einen Master in Public Health erworben hat, sieht er sich nicht als Spezialist für Prävention und Bevölkerungsgesundheit, sondern als Versicherungsexperte und Fachmann für Fragen der Regulierung von Versorgungssystemen. Dafür ist ökonomisches Wissen aus seiner Sicht offensichtlich von zentraler Bedeutung. Er betont aber zugleich, den meisten GesundheitsökonomInnen fehle das Verständnis für die ärztliche Sichtweise, und deshalb würden sie von den Ärzten oftmals nicht ernst genommen. Selbst bezeichnet sich der Gesundheitsexperte als ‹letzten Arzt im Bundesamt für Gesundheitswesen›. Seit seinem Abgang sei in der Geschäftsleitung des BAG keine einzige Person mit medizinischer Ausbildung mehr vertreten – eine Tatsache, die er als äußerst problematisch erachtet. Ein Blick auf die über hundertjährige Geschichte des Amtes zeigt zudem, dass 2010 erstmals überhaupt ein Direktor eingesetzt wurde, bei dem es sich nicht um einen Arzt handelt.

10.4.3 Der Medizin-Informatiker

Geboren Ende der 1960er Jahre, hat der Medizin-Informatiker als einziger der vier porträtierten Ärzte sein Medizinstudium nicht in der Schweiz absolviert, sondern in Deutschland. Schon früh erkannte er, dass ihn die ärztliche Tätigkeit im klassischen Sinne nicht allzu sehr reizte. Ein großes Interesse an Mathematik und Statistik führte ihn in das Feld der medizinischen Informatik. Die Mitarbeit in einer ländervergleichenden Onkologie-Studie einer deutschen Universität ermöglichte ihm erste Erfahrungen in der Zusammenarbeit mit InformatikerInnen. In der Folge spezialisierte er sich in medizinischer Informatik und verfasste seine Habilitationsschrift in diesem Bereich. Parallel dazu absolvierte er ein Fernstudium in Betriebswirtschaftslehre. Ein Informatik-Mandat für den Schweizerischen Spitalverband H+führte ihn erstmals aus beruflichen Gründen in das südliche Nachbarland. Dieser Verband stellte ihn in der Folge als Leiter der Abteilung Informatik und Statistik ein. Mit der Zeit entwickelten sich seine Aufgabengebiete zunehmend in die Richtung wirtschaftlicher Fragen. Schließlich wurde er Anfang der 2000er Jahre zum Delegierten der Spitäler in dem Prozess, der zur Entwicklung des neuen Systems der Spitalfinanzierung mit Fallkostenpauschalen führte. Aktuell ist der Medizin-Informatiker als Direktor der gemeinnützigen Aktiengesellschaft tätig, welche mit der Pflege und Weiterentwicklung des geltenden Tarifierungssystems betraut ist. Er sieht sein Unternehmen primär als technischen Dienstleister für die Leistungserbringer und Kostenträger des Gesundheitswesens. Seit deren Gründung im Jahr 2005 engagiert er sich außerdem in der Schweizerischen Gesellschaft für Medizincontrolling, in der sich vor allem SpezialistInnen aus Spitälern (Medizincontrolling, Qualitätsmanagement, Betriebswirtschaft), Krankenversicherungen (Rechnungskontrolle) sowie Kantonen (Leistungsplanung, Vertragsmanagement) treffen.

Im Gespräch ist der Medizin-Informatiker sehr bemüht, die technische und die politische Seite des Tarifsystems auseinanderzuhalten. Auf der einen Seite geht es um Datenqualität, Beschreibung von Leistungen und transparente Kalkulationsmodelle; auf der anderen Seite stehen ökonomische Interessen, regionale Unterschiede oder Besonderheiten der verschiedenen Spitäler auf dem Spiel. Die technische Pflege und Weiterentwicklung des Systems erachtet er als Voraussetzung dafür, dass die politischen Fragen fair geregelt werden können. Dafür braucht es ein tarifliches Regelwerk, das durch Leistungserbringer und Kostenträger gemeinsam ausgehandelt wird und die wichtigsten Fragen der Anwendung des Tarifsystems klärt. Der Medizin-Informatiker warnt zum Beispiel vor einem allzu aggressiven Benchmarking, welches zu nicht nachhaltigen Geschäftspraktiken und ruinösem Preiswettbewerb zwischen den Spitälern führen würde. Anderseits biete das neue Tarifsystem in Verbindung mit einem klugen Regelwerk große Potenziale, die Spitäler dazu zu bringen, sich unternehmerischer zu verhalten. Dazu seinen primär technischen Beitrag zu leisten erweist sich als zentrale Berufung des Medizin-Informatikers, der fest davon überzeugt ist, dass unternehmerisches Verhalten zu einer Verbesserung der Leistungsqualität und zu einem kundenfreundlicheren Angebot führen wird. Dies verlange zum Beispiel von den Spitälern, sich stärker auf jene Leistungen zu spezialisieren, die sie besonders gut und effizient erbringen können, und andere Behandlungen dagegen einzustellen oder nur noch in Kooperation mit anderen Spitälern zu erbringen. Der Medizin-Informatiker spielt die Bedeutung seines Wirtschaftsstudiums für seine aktuelle Tätigkeit herunter. Betriebswirtschaftliche Kenntnisse seien zwar immer hilfreich, für diese Stelle aber nicht unbedingt erforderlich. Genau so wäre es auch möglich, die aktuelle Funktion zu besetzen, ohne Medizin studiert zu haben. Gleichwohl betont der Medizin-Informatiker, es sei schon ein großer Vorteil, dass er den ÄrztInnen aufgrund seines Studiums auf Augenhöhe begegnen könne und von ihnen ernst genommen werde. Insgesamt kommt in seinen Erzählungen das Ethos eines Technikers mit ausgeprägter Berufung zum Dienst an der Allgemeinheit zum Ausdruck, der auf der Grundlage differenzierter und vielfältiger Fachkenntnisse in Medizin, Informatik und Ökonomie eine sachliche Diskussion mit allen beteiligten Stakeholdern führen möchte.

10.4.4 Der Standespolitiker

Der Standespolitiker wurde Anfang der 1950er Jahre als Sohn eines Arztes geboren. Er entschied sich als junger Erwachsener zunächst gegen ein Studium der Medizin, weil ihn dessen allzu lange Dauer sowie die gesellschaftlichen Erwartungen an die permanente Verfügbarkeit eines Arztes abgeschreckt hatten und er zudem kein fleißiger Schüler gewesen war, der mit Spitzenleistungen brilliert hätte. Nach einer kaufmännischen Ausbildung mit Handelsdiplom arbeitete er zunächst einige Jahre bei einer Bank und bei einer Fluggesellschaft. Die eigentlich immer schon präsente Faszination für den Arztberuf ließ ihn aber nach einigen Jahren die gymnasiale Maturität auf dem zweiten Bildungsweg nachholen sowie das Medizinstudium absolvieren. Er spezialisierte sich auf Chirurgie und arbeitete als Oberarzt in einem Regionalspital, dessen Leitung er von einem Tag auf den anderen übernehmen musste, wie er sagt, nachdem die beiden leitenden Ärzte entlassen worden waren und sich der eine sogar das Leben genommen hatte. Mitte der 1990er Jahre eröffnete er mit einem Partner eine Praxis für Viszeralchirurgie. In dieser Praxis war er zum Zeitpunkt des Interviews immer noch tätig, wenn auch mit reduziertem Pensum aufgrund seines sukzessive auf- und ausgebauten standespolitischen Engagements. Ab Beginn der 2000er Jahre engagierte er sich in der kantonalen Ärztegesellschaft, die er bald schon präsidieren sollte. Zu seinen wichtigsten Errungenschaften zählt er die Gründung der Konferenz der Kantonalen Ärztegesellschaften KKA, die der Ärzteschaft auf Bundesebene mehr politische Durchsetzungskraft verleihen sollte. Die KKA war aus einem Gremium hervorgegangen, das beauftragt war, den erst gerade politisch vereinbarten TARMED-Tarif kostenneutral einzuführen: das so genannte Kostenneutralitätsbüro. 2012 wurde der Standespolitiker in den Zentralvorstand der Schweizerischen Ärztevereinigung FMH gewählt. Nach dem plötzlichen Tod eines Vizepräsidenten erbte er einige Jahre später das Tarif-Departement und war in dieser Funktion zuständig für die (erfolglosen) Versuche der letzten Jahre, den TARMED zu erneuern. Zusätzlich präsidiert er den Verwaltungsrat zweier durch die FMH gegründeter Firmen; die eine Firma ist auf die sichere digitale Kommunikation von Gesundheitsdaten spezialisiert, während die andere Firma auf der Grundlage des ärztlichen Datenpools gesundheitsökonomische Expertisen für die Ärzteschaft erstellt.

Viel eher als die anderen drei Erwerbsbiografien weist jene des Standespolitikers damit eine gewisse Ähnlichkeit zum Lebenslauf des außergewöhnlichen Arztes Hans Heinrich Brunner auf, der im ersten Abschnitt dieses Beitrags thematisiert wurde. Dies gilt nicht nur für die Kombination von politischem

Engagement und praktischer ärztlicher Tätigkeit, sondern klingt auch in den Ausführungen zu jenen geradezu heroischen Momenten an, als er zwei Mal nach
dem plötzlichen Tod eines Kollegen quasi über Nacht eigentliche Herkulesauf-
gaben übernehmen musste. Der Standespolitiker äußert im Gespräch auch seine
Bewunderung für Brunner, den er natürlich persönlich kannte. Er hält ihn nicht
zuletzt für einen der wenigen Ärzte, dem es gelungen war, Medizin und Ökonomie auf sinnvolle Weise zu verbinden. Insbesondere habe Brunner die Bedeutung
von Internet und e-Health antizipiert und verstanden, dass die Zukunft in den Zahlen liegt und die Ärzteschaft eigene Datensysteme und evidenzbasierte Expertisen
braucht, um ihre Interessen in Tarifverhandlungen und politischen Auseinandersetzungen um Reformen im Gesundheitswesen erfolgreich zu vertreten. Deshalb
habe er die Initiative zur Gründung von Firmen durch die FMH ergriffen, von
denen der Standespolitiker nun zwei präsidiert. Wie Brunner sieht er seine Berufung in der Verteidigung des freien Arztberufs. Er gibt sich davon überzeugt,
dass es den PatientInnen nur gut geht, wenn die ÄrztInnen ihren Beruf lieben
und unter guten Bedingungen ausüben können. Zugleich äußert er sich durchaus kritisch über seinen Berufsstand. Er ärgert sich darüber, dass die ÄrztInnen
meistens reflexartig gegen alles Neue sind, und tadelt sie dafür, dass sie zu
wenig Interesse an ökonomischen und politischen Fragen zeigten. Ohne ökonomische Kenntnisse stehe man heute auf verlorenem Posten; ihm selbst sei seine
kaufmännische Ausbildung im Kontext der Tarifverhandlungen immer wieder
zugute gekommen. Vor allem aber plädiert der Standespolitiker für neue Wege
in der Ausbildung: Ganz im Gegensatz etwa zum Rechtsstudium biete die Medizin den AbsolventInnen noch kaum Möglichkeiten, sich über die medizinischen
Fachgebiete hinaus in unterschiedliche Richtungen zu spezialisieren. Wer sich
heutzutage dafür entscheide, nicht (mehr) zu praktizieren, sondern zum Beispiel
eine Managementausbildung zu machen oder sich in medizinischer Informatik
zu spezialisieren, werde von den KollegInnen immer noch belächelt; hinter vor-
gehaltener Hand heiße es dann, der oder die habe als Arzt oder Ärztin halt
nicht reüssiert. So lässt sich zwischen den Zeilen seiner Ausführungen das Bild
einer Medizin erkennen, die sowohl als Wissenssystem wie auch als Berufsethos
allzu geschlossen und starr ist, um den gegenwärtigen Herausforderungen des
Gesundheitswesens gerecht zu werden.

10.4.5 Zwischenfazit

Die Kurzporträts der vier Ärzte lassen unterschiedliche Beispiele erkennen, wie medizinisches und ökonomisches Wissen miteinander verbunden werden können, um heute die Entwicklung des Gesundheitswesens mitzugestalten. Der Präventivmediziner setzt ökonomisches Wissen ein, um die Medizin interdisziplinär zu öffnen und Public Health als eigenes Fachgebiet zu etablieren. Für den Gesundheitsexperten dient ökonomisches Wissen der Regulierung des Gesundheitswesens. Der Medizin-Informatiker stützt sich auf die Verbindung von ökonomischem und medizinischem Wissen, um die datentechnische Infrastruktur der Spitalfinanzierung herzustellen. Und der Standespolitiker hat erkannt, dass die Ärzteschaft über eigene ökonomische Daten und Analysen verfügen muss, um heute eine erfolgreiche Verbandspolitik umzusetzen. Selbstverständlich sind mit diesen Beispielen die Möglichkeiten der Verbindung von Medizin und Ökonomie nicht abschließend aufgezählt. In den Interviews wird beispielsweise eine weitere Figur erwähnt, bei der es sich heute noch um eine allzu rare Erscheinung handle: der oder die SpitaldirektorIn mit Medizinstudium und ökonomischer Weiterbildung, vorzugsweise ein Master of Business Administration (MBA). Die Spitaldirektorin und der Spitaldirektor, mit denen ich je ein Interview durchführen konnte, verfügen beide nicht über eine medizinische Ausbildung. Während die Autorität der Direktorin durch die Chefärzte bisweilen offen und öffentlich herausgefordert wurde, gelang es dem Direktor vor allem durch den Einsatz ökonomischer Anreize und die Belohnung unternehmerischen Verhaltens, die leitenden Ärzte zur Kooperation zu bewegen.

Diese explorative Studie beschäftigte sich nicht mit den Erfahrungen und Sichtweisen der großen Mehrheit der praktizierenden ÄrztInnen ohne leitende Funktion oder „höhere Berufung". Auch dies wäre zweifellos ein ertragreiches Feld für erwerbsbiografische Untersuchungen, die unterschiedliche Verbindungen von Medizin und Ökonomie zutage fördern könnten. Verwiesen sei an dieser Stelle nur auf zwei Entwicklungen, welche den Berufsalltag der ÄrztInnen wesentlich verändert haben. Die Umstellung von der analogen Krankengeschichten-Kartei zu den elektronischen PatientInnendossiers ist Teil der Entwicklung umfassender Datensysteme (e Health), die von zentraler Bedeutung für die Ökonomisierung des Gesundheitswesens sind. Die einzelne Praxis wird in diesem Zusammenhang in die Rechnungssysteme der Krankenkassen eingebunden, die unter anderem die Wirtschaftlichkeit der medizinischen Leistungen überprüfen sollen. Genauso könnten zukünftige Forschungen ihr Augenmerk auf die zunehmende Verbreitung von Gruppenpraxen legen. In diesen Einrichtungen verwandelt sich der Arzt bzw. die Ärztin vom/von der FreiberuflerIn entweder zum/r Angestellten oder aber zum/r UnternehmerIn. Zwar weist die Ärzteschaft gerade in der Schweiz eine lange politische Tradition des Liberalismus auf, die den praktizierenden Arzt immer schon auch als Unternehmer darstellte. Es darf aber nicht darüber hinweggesehen werden, dass FreiberuflerIn und UnternehmerIn zu sein keineswegs einfach dasselbe ist, und dass die traditionelle Einzelpraxis der unternehmerischen Tätigkeit enge Grenzen setzte, insbesondere betreffend die Möglichkeiten des ökonomischen Wachstums und der Zusammenschlüsse von MarktakteurInnen.

10.5 Vergleichende Diskussion aus wirtschaftssoziologischer Perspektive

Der folgende Abschnitt löst sich von der Diskussion einzelner Biographien und vergleicht einige Erkenntnisse der explorativen Studie mit wirtschaftssoziologischen Untersuchungen zum Gesundheitswesen in den USA (Abschn. 10.4.1) sowie in Frankreich (Abschn. 10.4.2, 10.4.3 und 10.4.4).

10.5.1 Profession, Staat und Management im Gesundheitswesen

In einem wirtschaftssoziologischen Standardwerk beschreibt Richard W. Scott (2004) die Entwicklung des US-amerikanischen Gesundheitswesens anhand des Konzepts institutioneller Logiken. Ihm zu Folge lässt sich im Verlauf des 20. Jahrhunderts eine schrittweise Ablösung zuerst der professionellen Logik durch die staatliche Logik, sowie danach der staatlichen Logik durch die Logik des Managements als vorherrschende Kraft beobachten. Jede Logik ist ein Glaubenssystem, welches das Selbstverständnis der AkteurInnen prägt und deren Handeln anleitet. Zugleich stützt sich jede Logik auf die Vorherrschaft spezifischer Organisationen: Bei der professionellen Logik ist es die Berufsorganisation, das heißt die organisierte Ärzteschaft; bei der staatlichen Logik die bürokratische Organisation; und bei der Logik des Managements das Unternehmen. Der Aufstieg der staatlichen Logik in den USA war mit der Einführung von Medicare und Medicaid verbunden, welche dazu führte, dass die Bundesregierung in den 1960er Jahren praktisch über Nacht zur größten Einkäuferin medizinischer Dienstleistungen wurde (Scott 2004, S. 278). Ein vergleichbarer staatlicher Eingriff hat in der Geschichte des schweizerischen Gesundheitswesens nie stattgefunden. Wird der im zweiten Abschnitt dieses Beitrags skizzierten Analyse des KVG-Gesetzes von

1994 gefolgt, wäre für das letzte Vierteljahrhundert weniger von einer Ablösung der staatlichen durch die Managementlogik als von einer zunehmenden Verschränkung dieser beiden Logiken zu sprechen, die sich im Konzept des regulierten Wettbewerbs äußert. Deutlich ist die Stärkung der Management-Logik in den Spitälern sowie bei den Krankenkassen zu erkennen; bei den ambulanten Arztpraxen könnte das Wachstum der Gruppenpraxen in dieselbe Richtung deuten. Die zunehmende Dominanz des Managements geht aber keineswegs zulasten der staatlichen Regulierung, sondern wird durch diese gefördert. Zudem hat die Ärzteschaft ihren Einfluss auf das Gesundheitswesen keineswegs verloren. Hier sei etwa auf die Volksabstimmung vom Juni 2012 verwiesen, als eine Gesetzesänderung zur Förderung von Managed Care Modellen vor allem aufgrund des Widerstands der Hausärzte deutlich abgelehnt wurde.

Die Untersuchung von Ökonomisierungsprozessen an Hand von erwerbsbiografischen Interviews erlaubt es darüber hinaus, den Ansatz von Scott zu hinterfragen. Es zeigt sich insbesondere, dass sowohl Profession als auch Staat und Management nicht starre oder einheitliche Realitäten sind, deren Logik oder Wesen ein für alle Mal fixiert werden könnte. Stattdessen sind sie in Veränderung, und dies zeigt sich zum Beispiel daran, dass ökonomisches Wissen heute in allen drei Bereichen an Bedeutung gewonnen hat, wenn auch auf je spezifische Weise. In den Krankenkassen und Spitälern wurde zum Beispiel nicht ein seit jeher bestehendes Management gestärkt; vielmehr wurden Managementstrukturen und betriebswirtschaftliche Steuerungssysteme im eigentlichen Sinne des Wortes erst im Rahmen der jüngsten Transformationen des Gesundheitswesens aufgebaut. Ein Spitaldirektor war früher kein CEO, der das Spital wie ein Unternehmen führte; er hatte eine verwaltende und repräsentative Funktion inne, während die Chefärzte direkt den politischen Verantwortungsträgern unterstellt waren (Streckeisen 2017, S. 8–10). Als irreführend können sich zudem Gegenüberstellungen zwischen Staat und Management sowie zwischen bürokratischer Organisation und Unternehmen erweisen. Heute gibt es ManagerInnen in staatlichen Spitälern, und jedes größere Unternehmen ist eine bürokratische Organisation. Interessanterweise zeigen zahlreiche Untersuchungen, so auch die vorliegende Studie, dass Ökonomisierung wesentlich durch staatliche Instanzen vorangetrieben wird und zu einer deutlichen Zunahme bürokratischer Strukturen und Abläufe führt.

10.5.2 Solidarische Einrichtungen und der Sozialstaat

In einem aktuellen Beitrag untersuchen Philippe Batifoulier, Nicolas Da Silva und Mehrdad Vahabi (2019) am französischen Beispiel die Beziehungen zwischen solidarischen Einrichtungen, die auf Bürgerinitiative entstanden sind („citizen welfare"), und dem modernen Sozialstaat („welfare state"). Sie argumentieren, die sozialstaatlichen Einrichtungen seien aus den Anforderungen der Kriegswirtschaft im Verlaufe des 20. Jahrhunderts entstanden. Der Sozialstaat sei demnach integraler Bestandteil jenes räuberischen oder plündernden Staates („predatory state") gewesen, der die europäischen Nationen in zwei Weltkriege geführt und dabei im engen Interesse nationaler Eliten agiert habe. Insbesondere habe die staatliche Sozialpolitik auf die Vermehrung und Stärkung der Bevölkerungskräfte gezielt, die im Konzept der totalen Kriegsführung als entscheidender militärischer Faktor anerkannt worden waren. Solidarische Einrichtungen zur gegenseitigen Unterstützung und Absicherung sozialer Risiken sind den Autoren zu Folge hingegen vor dem Sozialstaat entstanden, in Frankreich insbesondere zur Zeit der Pariser Kommune. Sie erlebten nach dem Zweiten Weltkrieg auf der Grundlage des Programms der Résistance eine Renaissance, als das umfassende „Régime général de la Sécurité sociale" gegründet und nicht etwa durch den Staat, sondern durch gesellschaftliche Kräfte, allen voran die Gewerkschaften, verwaltet wurde. Darin liegt den Autoren zu Folge die Besonderheit der französischen Entwicklung: Der Zweite Weltkrieg brachte keinen unmittelbaren Ausbau des Sozialstaats, sondern eine Wiederbelebung der „citizen welfare" hervor. In der Folge beschreiben sie, wie sich der französische Staat Schritt für Schritt diese solidarischen Einrichtungen unterwirft und die Grundlagen der Selbstverwaltung aushöhlt.

Auf den ersten Blick fällt es schwer, Parallelen zwischen diesem Narrativ und der Entwicklung des schweizerischen Gesundheitswesens zu erkennen. Dies liegt nur schon an der Tatsache, dass die Schweiz sich militärisch nicht an den beiden Weltkriegen beteiligt hatte und die Mobilisierung für den Krieg deshalb kein vergleichbares Ausmaß angenommen hatte. Nach dem Zweiten Weltkrieg erfolgte zwar ein gewisser Ausbau des Sozialstaates mit der Einführung der Alters- und Hinterlassenen-Versicherung (AHV); Krankenversicherung und Gesundheitspolitik erfuhren damals hingegen keine grundlegenden Veränderungen (Lengwiler 2009). Interessant ist aber der Verweis auf die Existenz solidarischer Bürgerversicherungen vor der Entstehung des Sozialstaats. Denn in der Schweiz wird die obligatorische Krankenversicherung auch heute noch oft durch Kassen getragen, deren historische Wurzeln zurückreichen in die Zeit der zumeist lokalen solidarischen Einrichtungen aus dem Umfeld der Arbeiterbewegung oder philanthropischer und kirchlicher Kreise. Diese historisch gewachsene Welt der Krankenkassen hat im Zuge der Ökonomisierung eine dramatische Umwälzung erfahren (Streckeisen 2017, S. 6–8). Dies lässt sich nur schon daran erkennen, dass von den ungefähr Tausend Kassen der 1960er Jahre heute nur noch etwa fünfzig übriggeblieben sind. Es handelt sich dabei nicht nur um einen Konzentrationsprozess durch Konkurse, Fusionen und Übernahmen, sondern zugleich um eine qualitative Veränderung in zweifacher Hinsicht: Die Kassen entwuchsen ihrer historischen Verwurzelung im lokalen Milieu, was sich wirtschaftssoziologisch als Entbettung beschreiben lässt; und die Kassen änderten ihre Organisationsstrukturen und oftmals auch die Rechtsform, sodass aus Vereinen oder Stiftungen erst Versicherungsunternehmen im eigentlichen Sinne entstehen konnten. Das neue Krankenversicherungsgesetz förderte diesen Prozess, indem es vom Subventionsregime auf eine Wettbewerbsordnung umstellte, die keinen gemeinnützigen Charakter der Versicherungsträger mehr voraussetzte. Im Vergleich mit Frankreich steht im schweizerischen Gesundheitswesen damit nicht die Unterwerfung der solidarischen Einrichtungen unter den Sozialstaat im Fokus, sondern die tief greifende Transformation der Krankenkassen, die sich zu Unternehmen im ökonomischen Sinne des Begriffs entwickelt haben.

10.5.3 Stärkung der PatientInnen durch den Markt

Philippe Batifoulier, Jean-Paul Domin und Maryse Gadreau (2011) untersuchen den Zusammenhang zwischen Maßnahmen zur Stärkung der PatientInnenrechte und der Durchsetzung von Marktmechanismen im französischen Gesundheitswesen. Sie beziehen sich auf zwei Gesetzesnovellen zu Beginn der 2000er Jahre, von denen die erste auf den Schutz der Grundrechte der PatientInnen zielte und die zweite die PatientInnen als KonsumentInnen, das heißt als ökonomische AkteurInnen auf dem Gesundheitsmarkt, stärken sollte. Sie rekonstruieren die gesundheitsökonomische Logik, die insbesondere hinter dem zweiten dieser beiden Gesetze steckt: Damit das Gesundheitswesen als Markt funktionieren kann, muss die einseitige Abhängigkeit der PatientInnen von den ÄrztInnen durchbrochen werden. Dies ruft zum einen danach, die Informationsasymmetrie zwischen diesen beiden Typen von AkteurInnen abzubauen, indem den PatientInnen mehr und bessere Informationen zur Verfügung gestellt werden, auf die sie selbst zurückgreifen können (einschließlich Informationen über ÄrztInnen und andere LeistungserbringerInnen). Zum anderen müssen die PatientInnen echte Wahl- und Entscheidungsmöglichkeiten erhalten, denn der Homo oeconomicus definiert sich gerade dadurch, dass er Entscheidungen auf der Grundlage von rationalen Kalkülen fällen kann. So wurde den PatientInnen die Möglichkeit gegeben, sich zwischen einem Behandlungspfad-Modell oder der freien Arztwahl zu entscheiden, ebenso wie für oder gegen den Abschluss einer Zusatzversicherung.

Diese Stärkung der PatientInnen als KonsumentInnen geht einher mit einer stärkeren Kostenbeteiligung derselben sowie mit wirtschaftlichen Anreizen, die zum Beispiel für die Wahl des Behandlungspfad-Modells sprechen.

Die schweizerische Krankenversicherung zeichnet sich im internationalen Vergleich unter anderem durch eine hohe Beteiligung der Versicherten an den Gesundheitskosten aus: Diese war etwa im Jahr 2012 mit 25,1 % doppelt so hoch wie in Deutschland und den USA sowie mehr als drei Mal so hoch wie in Frankreich (Streckeisen 2013, S. 39). Zusätzlich zu den oben für Frankreich genannten Instrumenten (Behandlungspfad und optionale Zusatzversicherung) kennt das schweizerische System eine allgemeine Kostenbeteiligung sowie einen Freibetrag, unterhalb dessen die Versicherung keine Kosten übernimmt. Durch die Wahl einer höheren Stufe dieser sogenannten Franchise senken die Versicherten ihre eigene Versicherungsprämie (und umgekehrt). Die Stärkung der PatientInnen durch den Markt erweist sich damit nicht nur als Verpflichtung zu einer höheren Beteiligung an den Kosten, sondern auch als Erziehung im rationalen Umgang mit Gesundheitsrisiken. Es geht nicht nur um die Figur der KonsumentInnen, sondern um die Erziehung zum/r ökonomischen AkteurIn im umfassenden Sinne, der/die in seine/ihre Gesundheit investiert und dadurch Kosten für sich selbst und die Allgemeinheit spart, ganz im Sinne der durch Lessenich (2008) analysierten Neuerfindung des Sozialen. Dennoch wäre es zweifellos verfehlt, die Stärkung der PatientInnenrechte ausschließlich in der Perspektive ihrer Marktrationalität zu untersuchen. In den erwerbsbiografischen Interviews zeigte sich deutlich, dass die meisten ProtagonistInnen des Reformdiskurses die Forderung nach mehr ökonomischer Rationalität primär als Mittel zum Zweck erachteten, um die Rechte der PatientInnen zu stärken, die Qualität der Leistungen zu verbessern oder gesellschaftspolitische Anliegen zu fördern. In der gesundheitspolitischen Aufbruchstimmung der 1970er Jahre spiegelte sich auch etwas von den Nachwirkungen der 68er-Bewegung. Die Infragestellung der Macht der Ärzte war verknüpft mit einer allgemeinen Kritik an traditionellen Autoritätsformen. Vor diesem Hintergrund macht es vermutlich durchaus Sinn, die durch Luc Boltanski und Ève Chiapello (2003) entworfene Analytik des „neuen kapitalistischen Geistes" auch auf das Gesundheitswesen anzuwenden. Ähnlich wie die neuen Managementmodelle in der Privatwirtschaft Konzepte der Kapitalismuskritik aufgegriffen und adaptiert haben, stützt sich die Ökonomisierung des Gesundheitswesens nicht unwesentlich auf die Verarbeitung von Forderungen sozialer Bewegungen und kritischer Geister der Zeit nach 68. Die Verpflichtung der Versicherten zur Kostenbeteiligung sowie die Erziehung der PatientInnen zum rationalen ökonomischen Verhalten erweist sich dann als der Preis, den das

Gesundheitswesen für eine gewisse Einschränkung der früher kaum begrenzten Machtbefugnisse der „Götter in Weiß" verlangt.

10.5.4 Industrialisierung der Medizin

In einem aktuellen Beitrag untersucht Da Silva (2018) Veränderungen im französischen Gesundheitswesen aus einer konventionstheoretischen Perspektive. Er wendet sich gegen den Begriff der Rationalisierung, der oft verwendet wird, um diese Entwicklungen zu beschreiben. Es handelt sich in seinen Augen stattdessen um den Wechsel von einer ökonomischen Konvention zu einer anderen. Unterstand die Ausübung des Arztberufs früher der professionellen Selbstregulierung, lässt sich heute eine zunehmende Unterwerfung unter staatliche Regulierungen beobachten. Die traditionelle Form der „médecine libérale" betrachtet Da Silva als eine Verbindung der Konvention der Inspiration mit der Konvention des Hauses. Betont wurden die Einzigartigkeit und Komplexität der Fälle, mit denen die ÄrztInnen es zu tun haben; vor diesem Hintergrund erschien es angemessen, ihnen einen großen Spielraum bei den die medizinische Behandlung betreffenden Entscheidungen zuzugestehen sowie die Qualitätskontrolle an keine äußeren Instanzen zu delegieren. Zugleich wurde die Nähe und Vertrautheit zwischen ÄrztInnen und PatientInnen hervorgehoben, welche durch die Einmischung dritter AkteurInnen unweigerlich gestört werden müsste. Nun aber beobachtet der Autor eine Industrialisierung der Medizin, das heißt die Durchsetzung einer industriellen Konvention, welche zur Standardisierung von Behandlungen führt und die Qualitätskontrolle als staatliche Aufgabe sieht, welche in Frankreich durch die 2004 gegründete Haute Autorité de Santé (HAS) wahrgenommen wird. Sie stützt sich auf die Instrumente der evidenzbasierten Medizin, welche die Krankheit als ein objektivierbares und von einzelnen PatientInnen trennbares Phänomen untersucht und es deshalb erlaubt, statistische Vergleiche zu Qualität und Wirksamkeit der Leistungen vorzunehmen.

Die Ausführungen Da Silvas decken sich in vielerlei Hinsicht mit den Ergebnissen der vorliegenden Studie zur Ökonomisierung des schweizerischen Gesundheitswesens. Besonders stark scheint die Standardisierung der Leistungen und Praktiken im Spitalbereich zu sein. Hier machen sich die Auswirkungen der neuen Spitalfinanzierung über Fallkostenpauschalen (Swiss DRG) sowie der Systeme zur Messung der Pflegeleistungen bemerkbar. In der Schweiz existiert allerdings kein zentrales Qualitätsinstitut wie in Frankreich. Vielmehr sind die Kantone zuständig für die Kontrolle der Qualität im Spitalbereich, und den

Krankenkassen obliegt dieselbe Aufgabe im ambulanten Bereich. Dabei müssen sie gemäß KVG auch die Wirtschaftlichkeit der ärztlichen Leistungen prüfen und können Sanktionen bei kantonalen Schiedsgerichten beantragen. Ein halbes Jahrhundert, nachdem die Ärzte den Kampf um ihre Freiheit definitiv verloren haben, ohne festen Tarif und ohne Einmischung der Krankenkassen in die PatientInnenbeziehung abzurechnen (Kocher 1967), lässt sich damit in der Tat ein weiterer Verlust der professionellen Autonomie konstatieren. Die durch Da Silva analysierte Industrialisierung der Medizin ist darüber hinaus mit weiteren Veränderungsprozessen verbunden, die ebenfalls konventionstheoretisch analysiert werden könnten. Zum Beispiel war die Konvention des Hauses lange Zeit auch in der Krankenversicherung prägend, hat dort heute aber angesichts der Herauslösung der Kassen aus ihrem lokalen Milieu jegliche Bedeutung eingebüßt. Für einen Niedergang der staatsbürgerlichen Konvention zugunsten der Marktkonvention lassen sich im öffentlichen Spitalwesen deutliche Indizien finden; an dieser Stelle seien nur die zunehmend verbreitete Änderung der Rechtsformen der Spitäler sowie der Wandel von einer politischen Verwaltung der Krankenhäuser zu deren ökonomischer Steuerung durch Managementsysteme genannt. Und das Auftauchen von ManagerInnen und unternehmerisch tätigen ÄrztInnen verweist darauf, dass die projektbasierte Konvention des neuen kapitalistischen Geistes (Boltanski und Chiapello 2003) inzwischen auch im Gesundheitswesen Fuß gefasst hat: Sie verdrängen die heroische Figur des Einzelkämpfer-Arztes, die eingangs am Beispiel des verstorbenen Hans Heinrich Brunner prominent in den Blick gerückt wurde. Mit dem Begriff der Ökonomisierung lässt sich demnach eine Pluralität von Veränderungen benennen, die allesamt mit der Industrialisierung der liberalen Medizin in Verbindung stehen, sich aber nicht auf diesen einen Prozess reduzieren lassen.

10.6 Schluss: Biografie und Berufung in der Wirtschaftssoziologie

Dieser Beitrag stellt ausgewählte Erkenntnisse aus erwerbsbiografischen Studien zur Ökonomisierung des schweizerischen Gesundheitswesens zur Diskussion. Die Ergebnisse der explorativen Studie sprechen eindeutig dafür, dass ökonomisches Wissen in den vergangenen Jahrzehnten in diesem Handlungsfeld wesentlich an Bedeutung gewonnen hat. Für eine empirische Erforschung von Ökonomisierung im weitergehenden Sinne, das heißt mit Blick auf die Konstitution ökonomischer Phänomene z. B. im Sinne von Çaliskan und Callon (2010), wären vertiefende

Studien in einzelnen Bereichen des Gesundheitswesens erforderlich. Die realitäts-konstituierende Wirkung von Wissen lässt sich nicht erforschen, ohne konkrete Handlungen von Menschen zu untersuchen. Solche Handlungen spielen sich aber nicht nur in den Interaktionen des Alltagslebens ab, sondern auch über län-gere Zeiträume, in denen die Menschen ihre eigenen Lebensläufe herstellen und einzelne Erfahrungen und Weichenstellungen mit biografischer Bedeutung verse-hen. In dieser Perspektive können erwerbsbiografische Studien einen spezifischen Beitrag zur Analyse von Veränderungsprozessen leisten. Sie erlauben es den Forschenden, mit der befragten Person in Gedanken einen Weg von mehreren Jahrzehnten Dauer durch den Forschungsgegenstand zu gehen, dabei gelegent-lich innezuhalten, einzelne Aspekte zu vertiefen oder Verknüpfungen mit anderen Erzählungen herzustellen. Die interpretativen Instrumente der Biografieforschung, der Vergleich verschiedener biografischer Erzählungen sowie die – auch durch das Studium ergänzender Quellen gewonnene – zunehmend vertiefte Kenntnis des Untersuchungsfeldes können eingesetzt werden, um eher individuelle Aspekte von Biografien zu trennen von Dimensionen, die für eine Generation und/oder für ein spezifisches Handlungsfeld charakteristisch sein können.

Max Weber, der gemeinhin als Gründervater der klassischen Wirtschaftsso-ziologie gilt, interessierte sich sehr für die Frage, welche Wirtschaftssubjekte der Kapitalismus hervorbringt. In der Renaissance der Wirtschaftssoziologie seit den 1980er Jahren ist dieser Fokus zu Gunsten von Netzwerken, Institutio-nen oder Kulturen der Ökonomie in den Hintergrund getreten. Dies gilt auch für die Ökonomie der Konventionen (Diaz-Bone 2018), welche inzwischen ver-mehrt im deutschsprachigen Raum rezipiert wird. Sie fokussiert Prozesse der wirtschaftlichen Koordination, interessiert sich aber wenig für die AkteurInnen „in Fleisch und Blut", die wirtschaftliche Aktivitäten koordinieren. Erwerbs-biografische Studien könnten sich als wertvolle Ergänzung erweisen, indem sie handelnde Menschen als „real existierende Wesen" empirisch greifbar machen und Erkenntnisse über die Möglichkeits- und Wahrscheinlichkeitsbedingungen unterschiedlicher Verhaltensweisen hervorbringen. Wenn es sich bei Konven-tionen um „interpretative Rahmen [handelt], die durch Akteure entwickelt und gehandhabt werden, um die Evaluation von und Koordination in Handlungssitua-tionen durchführen zu können" (Diaz-Bone und Thévenot 2010, S. 4), so setzt dies Formen der Aneignung kognitiver Instrumente voraus, die im biografischen Kontext analysiert und auf Sozialisationsprozesse und Berufungen bezogen wer-den können. Die erwerbsbiografische Perspektive eignet sich zudem besonders gut, um Ökonomisierung zu untersuchen, weil die AkteurInnen eine Vorstellung haben, was es heißt, eine kaufmännische Ausbildung zu machen oder Wirtschaft zu studieren, und in ihren Erzählungen konkrete Erfahrungen und Bedeutungen mit den verschiedenen Stationen ihrer Ausbildung sowie ihrer Berufskarriere verbinden. Diese Forschungsperpektive lässt sich gut in Einklang bringen mit dem Postulat einer Pluralität des Ökonomischen, und sie kann dabei helfen zu spezifizieren, welche Formen von ökonomischem Wissen in den unterschiedlichen Konventionen sowie in deren Verbindungen handlungsrelevant werden.

Literatur

BAG Bundesamt für Gesundheitswesen. 2019. Krankenversicherung: Qualität und Patientensicherheit. https://www.bag.admin.ch/bag/de/home/versicherungen/krankenversicherung/krankenversicherung-qualitaetssicherung.html. Zugegriffen: 06. September 2019.

Batifoulier, Philippe/Da Silva, Nicolas/Vahabi, Mehrdad. 2019. A theory of predatory welfare state and citizen welfare: the French case. HAL archives ouvertes (hal-02073247). https://hal.archives-ouvertes.fr/hal-02073247/document. Zugegriffen: 8. Juli. 2020.

Batifoulier, Philippe/Domin, Jean-Paul/Gadreau, Maryse. 2011. Market Empowerment of the Patient: The French Experience. *Review of Social Economy* 69(2), S. 143–162.

Boltanski, Luc/Chiapello, Ève. 2003. *Der neue Geist des Kapitalismus*. Konstanz: UVK Verlag.

Bourdieu, Pierre. 2004. *Der Staatsadel*. Konstanz: UVK.

Bourdieu, Pierre. 1998. *Die biographische Illusion*. In: Bourdieu, Pierre (Hrsg.), Praktische Vernunft. Zur Theorie des Handelns. Frankfurt am Main: Suhrkamp, S. 75–82.

Bröckling, Ulrich. (Hrsg.) 2012. *Governmentality. Current Issues and Future Challenges*. New York: Routledge.

BSV Bundesamt für Sozialversicherungen. 1996. Statistik über die Krankenversicherung 1996. https://www.bag.admin.ch/bag/de/home/zahlen-und-statistiken/statistiken-zur-krankenversicherung/statistik-der-obligatorischen-krankenversicherung.html. Zugegriffen: 06. September 2019.

Çaliskan, Koray/Callon, Michel. 2010. Economization, Part 2: a research programme for the study of markets. *Economy and Society* 39(1), S. 1–32.

Callon, Michel. 2007. *What does it mean to say that economics is performative?* In: MacKenzie, Donald/Muniesa, Fabian/Siu, Lucia (Hrsg.), How Economists make Markets: The Performativity of Economics. Princeton: Princeton University Press, S. 311–357.

Da Silva, Nicolas. 2018. L'industrialisation de l'économie libérale: une approche par l'économie des conventions. *Management & Avenir Santé* 3, S. 13–30.

Diaz-Bone, Rainer. 2018. *Die „Economie des conventions". Grundlagen und Entwicklungen der neuen französischen Wirtschaftssoziologie*. 2. Auflage. Wiesbaden: Springer VS.

Diaz-Bone, Rainer/Hartz, Ronald (Hrsg.). 2017. *Diskurs und Ökonomie. Diskursanalytische Perspektiven auf Märkte und Organisationen*. Wiesbaden: Springer VS.

Diaz-Bone, Rainer/Thévenot, Laurent. 2010. Die Soziologie der Konventionen. Die Theorie der Konventionen als ein zentraler Bestandteil der neuen französischen Sozialwissenschaften. *Trivium* 5, S. 1–18.

Kocher, Gerhard. 1967. *Verbandseinfluss auf die Gesetzgebung. Ärzteverbindung, Kranken-kassenverbände und die Teilrevision 1964 des Kranken- und Unfallversicherungsgesetzes.* Bern: Dürrenmatt Verlag.

Lengwiler, Martin. 2009. *Das verpasste Jahrzehnt. Krankenversicherung und Gesundheits-politik (1938–1949).* In: Leimgruber, Matthieu/Lengwiler, Martin (Hrsg.), Umbruch an der ‚inneren Front'. Krieg und Sozialpolitik in der Schweiz 1938–1948. Zürich: Chronos Verlag, S. 165–183.

Lessenich, Stephan. 2008. *Die Neuerfindung des Sozialen. Der Sozialstaat im flexiblen Kapitalismus.* Bielefeld: transcript.

Foucault, Michel. 2004. *Die Geburt der Biopolitik. Vorlesung am Collège de France, 1978–1979.* Frankfurt am Main: Suhrkamp.

Heuss, Ludwig T. 2010. Hans Heinrich Brunner 1944-2010. *Schweizerische Ärztezeitung* 91(22), S. 843–845.

Radnitzky Gerhard/Bernholz, Peter. 1987. *Economic Imperialism. The Economic Approach applied outside the Field of Economics.* New York: Paragon House Publ.

Rosenthal, Gabriele. 2010. *Die erlebte und erzählte Lebensgeschichte. Zur Wechselwirkung zwischen Erleben, Erinnern und Erzählen.* In: Griese, Birgit (Hrsg.), Subjekt – Identität – Person? Reflexionen zur Biografieforschung. Wiesbaden: VS Verlag, S. 197–218.

Scott, Richard W. 2004. *Competing Logics in Health Care: Professional, State, and Manage-rial.* In: Dobbin, Frank (Hrsg.), The Sociology of the Economy. New York: Russell Sage Foundation, S. 267–287.

Santésuisse. 2019. Ziel und Zweck der Santésuisse-Wirtschaftlichkeitsprüfungen. https://www.santesuisse.ch/tarife-leistungen/ambulante-leistungen/aerzte#content-tab-3. Zuge-griffen: 06. September 2019.

Streckeisen, Peter. 2013. Suisse. La santé publique comme laboratoire du néolibéralisme. *Chronique internationale de l'IRES* 141, S. 35–44.

Streckeisen, Peter. 2017. Von der Profession zum Markt. Forschungsbericht zur Ökonomisie-rung des schweizerischen Gesundheitswesens. https://saez.ch/de/article/doi/saez.2017.05457/. Zugegriffen: 06. September 2019.

Streckeisen, Peter. 2021. Medicine and economic knowledge. The relevance of career in the study of transformations in the healthcare system. *Historical Social Research* 46(1), S. 112–135.

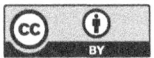

Qualitätskonstruktionen in unternehmerischer Ernährungskommunikation: Gesundheit im Spannungsfeld zwischen Individuum und Gesellschaft

11

Tina Bartelmeß und Jasmin Godemann

Zusammenfassung

Der Beitrag analysiert, wie Gesundheit in Bezug auf Ernährung von Lebensmittelunternehmen kommuniziert wird und mit welcher Handlungslogik Gesundheit vor dem Hintergrund der Nachhaltigkeit besetzt wird. Anhand einer korpuslinguistischen und qualitativ-interpretativen, vergleichenden Analyse der Ernährungskommunikation eines Lebensmittelkonzerns auf einer Ernährungsservice- und Unternehmenswebsite werden unterschiedliche Bedeutungshorizonte des Gesundheitsbegriffs aufgezeigt und mit dem theoretischen Referenzrahmen der Ökonomie der Konventionen interpretiert. Es zeigt sich, dass der Gesundheitsbegriff in der klassischen Ernährungskommunikation lediglich als individueller Zielzustand adressiert wird. Im Kontext von Nachhaltigkeit hingegen bezieht er sich auch auf die Bedingungen der Lebensmittelproduktion und transformiert zu einer Koordinationslogik des Qualitätskonstruktes, an der gesellschaftliche und ökonomische Bedingungen und Prozesse der Ernährung ausgerichtet und bewertet werden.

T. Bartelmeß (✉)
Universität Bayreuth, Campus Kulmbach, Kulmbach, Deutschland
E-Mail: tina.bartelmess@uni-bayreuth.de

J. Godemann
Justus-Liebig-Universität Gießen, Gießen, Deutschland
E-Mail: Jasmin.Godemann@fb09.uni-giessen.de

© Der/die Autor(en) 2022
V. Cappel et al. (Hrsg.), *Gesundheit – Konventionen – Digitalisierung*,
Soziologie der Konventionen, https://doi.org/10.1007/978-3-658-34306-4_11

11.1   Einleitung

Was in Bezug auf Ernährung unter „gesund" verstanden wird und nach welchen
Maßstäben die Qualität von Lebensmitteln als „gut" für die individuelle Gesundheit bewertet wird, unterliegt einem dynamischen, soziokulturellen Prozess
(Hirschfelder 2018). Ein Wandel des Bedeutungsumfangs des Gesundheitsbegriffs
lässt sich an Ernährungskommunikation besonders gut aufzeigen, denn diese gilt
als überladen mit dem Gesundheitsthema (vgl. Biltekoff 2010) und Kommunikation über Ernährung findet selten ohne Bezugnahme auf ihren Gesundheitswert
statt.

Gängige ernährungsbezogene Definitionen von Gesundheit stammen in der
Regel aus der Ernährungsmedizin oder von Fachgesellschaften und sind meist
unidimensional. Der Gesundheitswert der Ernährung wird dort überwiegend
anhand objektiver Kriterien der Nährstoffzusammensetzung von Lebensmitteln
oder der Nährstoffbilanz einzelner Ernährungsweisen bemessen. Als gesund gilt
allgemeinhin eine Ernährung, die präventivmedizinischen Wert besitzt, indem sie
den Körper optimal mit den empfohlenen Haupt- und Mikronährstoffen versorgt
und weder zu Mangel- noch zu Überernährung führt (Rabast 2018).

Durch Digitalisierung und Online-Medien werden der Gesellschaft Partizi-
pationsmöglichkeiten am gesundheitsbezogenen Ernährungsdiskurs ermöglicht
(Mörixbauer et al. 2019) und damit weitere Perspektiven auf ernährungsbezogene
Gesundheit verhandelbar und öffentlich sichtbar. Neben den klassischen staatlich-
institutionellen Ernährungskommunikatoren, wie der Deutschen Gesellschaft für
Ernährung (DGE) oder dem Bundesministerium für Ernährung und Landwirtschaft (BMEL), treten beim digitalen Ernährungsdiskurs vermehrt gesellschaftliche Akteure und Organisationen in den Vordergrund, die in der Forschung
bisher nicht als Ernährungskommunikatoren wahrgenommen wurden. Bei der
Suche über Google nach dem Ausdruck „gesunde Ernährung" erhält man derzeit über 50 Mio. Ergebnisse[1], worunter alleine in den ersten fünf Ergebnisseiten
neben institutionell-staatlichen Akteuren insbesondere kommerzielle Rezept- und
Gesundheitsportale, Webseiten bekannter Publikumszeitschriften sowie Lebensmittelhersteller und -händler aufgelistet werden. Das digitale Angebot der
Lebensmittelhersteller und -händler sticht durch professionelle Aufbereitung
und reichhaltiges Informationsangebot besonders hervor. Teilweise sind einzelne Registerkarten auf den Unternehmenswebsites oder von den Unternehmen

---

[1] Gesucht wurde am 20.09.2021 über www.google.de nach „gesunde Ernährung". Die Tref-
feranzahl lag ungefähr bei 52.600.000 Webseiten.

betriebene unabhängige Websites ausschließlich dem Themengebiet „gesunde Ernährung" gewidmet.

Die erhöhte Sichtbarkeit dieser Akteure und ihrer Deutungsmuster im gesundheitsbezogenen Ernährungsdiskurs durch digitale Kommunikationsmöglichkeiten bringt auch neue Forschungsfragen und -möglichkeiten für die Ernährungskommunikation hervor. Staatlich-institutionellen Ernährungskommunikatoren wird seit über einem Jahrzehnt vorgeworfen, mit Gesundheit und entsprechenden ernährungsmedizinisch-orientierten Empfehlungen für eine „gesunde" Ernährung einen wirkungslosen Referenzrahmen gewählt zu haben und damit gescheitert zu sein (Paulitz und Winter 2019; Spiekermann 2005; Steinberg 2011). Dass dieses Verständnis von ernährungsbezogener Gesundheit mit seiner medizinischgeprägten Handlungslogik kein Kriterium darstellt, an dem Menschen ihr Ernährungsverhalten ausrichten und damit auch keine Resonanz für eine Verhaltensveränderung erzeugt werden kann, zeigt sich an der stetigen Zunahme ernährungsbedingter Erkrankungen. Hinzu kommt, dass mit Nachhaltigkeit als gesellschaftliches Ziel ein neuer Referenzrahmen für eine gesunde Ernährung in den Vordergrund tritt. Das führt dazu, dass gesunde Ernährung derzeit nicht mehr lediglich als individuelle Angelegenheit diskutiert wird, sondern als gesellschaftliches Anliegen und dauerhaftes Schlüsselthema einer zukunftsfähigen Entwicklung (Meier 2014; Meybeck und Gitz 2017). Mit Nachhaltigkeit als Referenzrahmen entstehen neue Vorstellungen davon, was unter Gesundheit in Bezug auf Ernährung zu verstehen ist und wie – also mit welcher Handlungslogik – diese vor dem Hintergrund gesellschaftlicher Ziele zu erreichen ist.

Institutionell-staatlichen Ernährungskommunikatoren wird vorgeworfen, den Bezug zu Nachhaltigkeit in ihrer Kommunikation bisher zu wenig herzustellen (Fischer und Garnett 2016). Da gerade Lebensmittelhersteller im Rahmen ihrer Corporate Social Responsibility (CSR)-Kommunikation online verstärkt auf Nachhaltigkeit Bezug nehmen (Ingenhoff und Kölling 2011), wird in diesem Beitrag davon ausgegangen, dass sich in ihrer digitalen Ernährungskommunikation bereits veränderte Verweisungszusammenhänge einer gesunden Ernährung finden lassen. Der Beitrag geht daher der Frage nach, wie Gesundheit in Bezug auf Ernährung von Lebensmittelunternehmen kommuniziert wird und mit welcher Handlungslogik Gesundheit vor dem Hintergrund der Nachhaltigkeit besetzt wird. Dazu wird der theoretische Referenzrahmen der Ökonomie der Konventionen hinzugezogen, der in diesem Bereich bisher wenig Anwendung gefunden hat. Dieser Ansatz verspricht mit seinen idealtypischen Qualitätskonventionen einen heuristischen Analyserahmen zu liefern, der verschiedene Verständnisse und Koordinationslogiken ernährungsbezogener Gesundheit aufdecken und vergleichbar machen kann.

Im Folgenden wird zunächst der Stellenwert von Gesundheit im gesellschaftlichen und fachwissenschaftlichen Ernährungsdiskurs nachgezeichnet und aktuell diskutierte Veränderungen ihres Verweisungszusammenhangs aufgezeigt. Anschließend wird der Forschungsbereich zu unternehmerischer Ernährungskommunikation mit Gesundheitsbezug skizziert und der theoretische Bezugsrahmen der Ökonomie der Konventionen entfaltet. Mittels korpuslinguistischer und qualitativ-interpretativer Verfahren wird schließlich eine komparative Analyse der Ernährungskommunikation eines Lebensmittelkonzerns mit Daten von seiner Ernährungsservice-Website (klassischer Ernährungskommunikationskontext) und Unternehmenswebsite (Ernährungskommunikation mit Nachhaltigkeitsbezug) durchgeführt. Abschließend erfolgen die Ergebnisdarstellung und ihre Diskussion im Hinblick auf Erkenntnisse für die gesundheitsbezogene Ernährungskommunikation. Im Fazit wird eine Reflektion des analytischen Potenzials des theoretischen Bezugsrahmens vorgenommen.

11.2   Gesundheit in der Ernährungskommunikation

> Good health starts with nutrition (FAO, Food and Agriculture Organization of the United Nations 2019).

Gute Gesundheit fängt bei der Ernährung an – nicht selten heißt es auch, Ernährung ist der Schlüssel für eine gute Gesundheit (WHO 2019). In vielen gesellschaftlichen Bereichen ist das Interesse an gesunder Ernährung über die letzten Jahre konstant hoch. Nicole Wilk (2015) zeigt in einer medienlinguistischen Untersuchung, dass der Begriff Ernährung im medialen Sprachgebrauch am häufigsten in Begleitung mit dem vorgestellten Adjektiv „gesunde" auftritt und ebenfalls das Adjektiv „gesunde" sich mit höherer statistischer Wahrscheinlichkeit mit dem Nomen „Ernährung" als beispielsweise mit „Lebensweise" verbindet (Wilk 2015). Nicht nur die mediale Bearbeitung des Themas Ernährung bezieht sich signifikant auf den Gesundheitsbegriff. Auch innerhalb der Bevölkerung ist gesunde Ernährung eine Thematik, der großes Interesse gewidmet wird. Etwa 25 % der deutschen Bevölkerung geben im Jahr 2018 an, sich besonders für gesunde Ernährung zu interessieren (IfD Allensbach 2020). Die Vielzahl an Ernährungskonzepten, wie Low Carb, No Carb, Low Fat, Vegetarismus, Clean Eating, Veganismus, Paleo, Ayurvedisch etc., spiegeln einen Trend zu „gesundheitsbewusster" Ernährung wider und zeigen gleichzeitig, dass verschiedene Wahrnehmungen und Maßstäbe einer „gesunden" Ernährung existieren. Laut Gunther Hirschfelder (2018) ist Wissen um gesunde Ernährung heute beinahe „Allgemeingut". Das wissenschaftlich erzeugte Wissen über gesunde Ernährung wird jedoch nicht in die Praxis umgesetzt und gilt als zu „medizinisiert" (Schritt 2011). Die Thematisierung von Gesundheit im Zusammenhang mit Ernährung und die Phrase „gesunde Ernährung" beziehen sich meist fast ausschließlich auf Lebensmittel beziehungsweise Ernährungsstile.

> Unter „gesund" werden dabei vor allem ergebnisorientierte Ernährungsstile verstanden, die zu längerem Leben, Erhöhung der Muskelmasse, Gewichtsreduktion oder jüngerem Erscheinungsbild führen sollen (Hirschfelder 2018, S. 109).

Auch im ernährungswissenschaftlichen Diskurs und den Empfehlungen staatlich-institutioneller Akteure für die Ernährung, wird fast ausschließlich von Empfehlungen zu „gesunder", „vollwertiger" oder „ausgewogener" Ernährung gesprochen. Hier zeigt sich ebenso, dass als gesund überwiegend Lebensmittel oder Ernährungsstile bezeichnet werden, die sich durch einen hohen Nährstoffgehalt auszeichnen, den Referenzwerten für die Nährstoffzufuhr entsprechen und körperliche Leistung erhalten beziehungsweise steigern können.

Es lässt sich festhalten, dass Ernährung sowohl in der Gesellschaft als auch im Ernährungsfachdiskurs fast nie ohne Gesundheitsbezug diskutiert wird und der Gesundheitswert von Lebensmitteln oder Ernährungsweisen dabei eindimensional anhand von Nährwerten und ihrer Effizienz für die menschliche Gesundheit bewertet wird. Diese Verwendungsweise des ernährungsbezogenen Gesundheitsbegriffs wird in Orientierung an den Konventionen am deutlichsten durch die industrielle Konvention beeinflusst (vgl. Diaz-Bone 2018, S. 152). Das Bewertungskriterium der Qualität der Ernährung ist demnach die Effizienz ihrer Bestandteile (Nährstoffe/-werte) zur individuellen Gesundheitsförderung. Relevante Informationen innerhalb einer Ernährungskommunikation, die diesem Verständnis folgt, sind primär wissenschaftlich-messbar formatiert. Die Beziehungslogik zwischen Ernährung und Gesundheit ist von Funktionalität geprägt. Nach diesem Verständnis, wäre die Handlungslogik des Ernährens: Essen, um gesund zu sein. Dass die Menschen dieser Handlungslogik nicht folgen und dementsprechend mit einer so formatierten Ernährungskommunikation auch nicht erreicht werden können, zeigt sich an der Zunahme ernährungsmitbedingter Erkrankungen in der Gesellschaft.

Gesundheit und Ernährung stehen jedoch miteinander auf verschiedenen Ebenen in enger Verbindung. Auf der *individuellen Ebene* kann Ernährung, verstanden als Verzehr von Lebensmitteln, zwar nachgewiesen einen Einfluss auf Erkrankungen wie Typ-2-Diabetes, kardiovaskuläre Erkrankungen oder auch Demenzen haben (Pietrowsky 2019). Ernährung ist jedoch nicht nur als Vitalfunktion für die körperliche und geistige Entwicklung und Leistungsfähigkeit des *Individuums* zentral (Diedrichsen 1995), sondern auch mit vielfältigen persönlich-

und gesellschaftlich-relevanten Bedeutungen versehen. Im Alltag eines jeden
Individuums nimmt Ernährung gerade in soziokultureller Hinsicht einen hohen
Stellenwert ein und hat als Bedeutungsträger von Identität, Ernährungskultur
und Distinktion Auswirkungen auf das Wohlbefinden eines Individuums in seinem *gesellschaftlichen Kontext* (Barlösius 2016; Zühlsdorf et al. 2018). Daneben
hat die individuelle Ernährung sowie die Erzeugung und industrielle Produktion
von Lebensmitteln eine hohe Bedeutung für die *natürliche Umwelt*. In vielen gesellschaftlichen Diskursen wird nun nicht mehr (nur) die Gesundheit als
Referenzrahmen der Ernährungskommunikation hinzugezogen, sondern Nachhaltigkeit. Dabei zeigt sich, dass bei Ernährungskommunikation im Kontext von
Nachhaltigkeit vor allem ökologische Aspekte im Vordergrund stehen und mit
dem in der Ernährungsforschung bisher überwiegend medizinisch-orientiertem
Gesundheitsverständnis in Konflikt geraten.

Das Interesse ernährungsbezogener Studien für die ökologischen Auswirkungen verschiedener Ernährungsformen, beispielsweise zu Klimaveränderungen
durch Treibhausgasemissionen beim Lebensmitteltransport o. ä., ist in den vergangenen Jahren stetig angestiegen (vgl. Auestad und Fulgoni 2015). Einige
dieser Studien stellen negative Verbindungen zwischen Gesundheits- und Nach-
haltigkeitsqualität verschiedener Lebensmittel und Ernährungsformen heraus (vgl.
Meier und Christen 2013; Vieux et al. 2013). So ist der Verzehr von Süßigkeiten,
Snackartikeln und Fett beispielsweise mit weniger Ausstoß von Treibhausgasen
assoziiert als ein hoher Verzehr von Obst und Gemüse, was laut allgemeiner
Ernährungsempfehlungen als „gesünder" einzustufen wäre. Ebenso können sehr
nachhaltigkeitsorientierte Ernährungsformen zu Nährstoffdefiziten führen und so
den individuellen Gesundheitszustand beeinträchtigen (Meier und Christen 2013).
Andere Studien zeigen hingegen, dass vegane oder vegetarische Ernährungsweisen positive Effekte auf die Verminderung von Treibhausgasemissionen haben
und so mit gesundheitlichen Vorteilen für die Gesellschaft einhergehen können
(Aston et al. 2012; Baroni et al. 2007; Berners-Lee et al. 2012). Festzuhalten ist,
dass mit einem nährstoffzentrierten Verständnis von Gesundheit umweltfreundli-
che Ernährung nicht immer als gesund und gesunde Ernährung nicht immer als
umweltfreundlich einzustufen ist (Rockström 2019).

Das Verhältnis zwischen Gesundheit und Ernährung ist demnach vor dem Hintergrund von Nachhaltigkeitsaspekten durch Komplexität geprägt und lässt sich
sowohl auf individueller Ebene als auch gesellschaftlicher Ebene verorten und
dort mit jeweils anderen Kriterien als „gesund" bewerten (beispielsweise anhand
der Nährstoffgehalte auf individueller Ebene und anhand der CO_2-Ausstöße auf
gesellschaftlicher Ebene).

Die FAO hat im Jahr 2011 eine Strategieinitiative unter dem Titel „One Health" (FAO 2011) initiiert, in der im Zusammenhang mit dem dritten Ziel[2] einer nachhaltigen Entwicklung der Vereinten Nationen (Sustainable Development Goal, SDG) und Ernährungssicherheit ein holistischer Gesundheitsbegriff entwickelt wurde, der neben menschlicher Gesundheit, auch die Gesundheit von Tieren, Pflanzen und der Umwelt gleichermaßen berücksichtigt (FAO 2011). Mit Nachhaltigkeit als Bezugsrahmen ist gesunde Ernährung demnach nicht mehr nur als nährwertzentrierter Wissensgegenstand zu betrachten, sondern bezieht sich auch auf den Zustand der den Menschen umgebenden Umwelt und ihrem Zusammenspiel mit der individuellen Gesundheit. Auch in repräsentativen Bevölkerungsumfragen wird gesundheitsorientiertes Ernährungshandeln inzwischen als zentraler Bestandteil nachhaltigen Handelns bewertet (Statista 2017). Eine gesundheitsorientierte Ausrichtung der Ernährung fokussiert nicht mehr nur stoffliche Eigenschaften von Lebensmitteln und Ernährungsmustern und ihre möglichst effiziente ernährungsphysiologische Wirkung auf das Individuum, sondern auch die Auswirkungen auf die Umwelt und die weiterreichenden Folgen der Ernährung für das ökologische und soziale Zusammenleben. Gesunde Ernährung ist damit von einer stofflich-zentrierten Frage zu einer Frage ideologischer und sozio-ökologischer Orientierung geworden (Hirschfelder 2018).

Mit dem im Jahr 2019 veröffentlichen EAT-Lancet-Report lässt sich nun auch begrifflich zwischen diesen zwei miteinander in Wechselwirkung stehenden Ausprägungen des ernährungsbezogenen Gesundheitsbegriffs unterscheiden. Diese Ausprägungen werden als interdependent und gegenseitiges Fundament angesehen: individuelle und planetare Gesundheit. Mit der Einführung dieser begrifflichen Präzision in den gesellschaftlichen Ernährungsdiskurs ändert sich entscheidend, was unter Gesundheit in Bezug auf Ernährung verstanden werden kann (vgl. Kroke 2019). Als *individuelle Gesundheit* (Volksgesundheit) verweist der Begriff auf die bekannten ernährungsabhängigen Probleme, wie Unterernährung und Übergewicht sowie den Zivilisationserkrankungen Diabetes-Typ 2 etc. Als *planetare Gesundheit* schließt der Gesundheitsbegriff ernährungsmitbedingte gesellschaftliche Problematiken, wie veränderte Wetterlagen, Verlust der Ökosystemleistungen, Bodenzerstörung und Erosion mit ein. Diese gilt es nun nicht mehr nur durch eine individuell gesunde Ernährung einzudämmen, sondern auch mit einer auf Gesundheit ausgerichteten Ernährungsproduktion und entsprechender Rahmenbedingungen, damit das globale Ernährungssystem innerhalb

---

[2] Das dritte Ziel einer nachhaltigen Entwicklung der Vereinten Nationen (SDG 3) ist „Ein gesundes Leben für alle Menschen jeden Alters gewährleisten und ihr Wohlergehen fördern" (FAO 2019).

der planetaren Belastungsgrenzen bleibt (N.N. 2019). Denn der übergreifende Gesundheitsbegriff der „Planetary Health Diet" betrachtet die Zusammenhänge, die zwischen individueller ernährungsbezogener Gesundheit und ökologischen, politischen, ökonomischen und sozialen Rahmenbedingungen bestehen (Whitmee et al. 2015). Eine ebensolche Veränderung des Verweisungszusammenhangs des Gesundheitsbegriffs im Kontext von Nachhaltigkeit lässt sich in der globalen Umweltdiskussion finden, wo unter dem Leitsatz „gesunder Planet, gesunde Menschen" verschiedene gesellschaftliche Akteure zur Verhaltens- und Verhältnisänderung aufgerufen werden, damit sich nicht nur die Gesundheit der Menschen durch entsprechend angepasste Verbrauchsmuster, sondern auch die des Planeten durch veränderte Produktionsmuster positiv entwickelt (vgl. UN Environment 2019).

Für diesen Beitrag ist von Interesse, inwiefern sich diese entwicklungspolitischen und wissenschaftlichen Redefinitionen des Gesundheitsbegriffs in unternehmerischer Ernährungskommunikation wiederfinden lassen und mit welcher Koordinationslogik sie verfolgt werden. Denn unternehmerische Ernährungskommunikation nimmt in der Gesellschaft eine bedeutende Orientierungsfunktion ein und zeichnet sich darüber hinaus dadurch aus, dass sie mit Bezug zur gesellschaftlichen Verantwortung der Unternehmen (CSR) verstärkt vor dem Referenzrahmen der Nachhaltigkeit erfolgt (Bartelmeß und Godemann 2019). Ein Verständnis dafür, mit welchen Koordinationslogiken ein erweiterter Gesundheitsbegriff von Unternehmen belegt wird, kann darüber Aufschluss geben, ob und wie Unternehmen die Ausrichtung ihrer Produktionsmuster an einem umfassenderen Gesundheitsverständnis in ihr System integrieren und welche nachhaltigkeitsorientierten Handlungsmöglichkeiten dadurch legitimiert werden.

11.3 Unternehmerische Ernährungskommunikation mit Gesundheitsbezug

Um sich über Ernährung und Lebensmittel zu informieren, orientieren sich fast 80 % der Deutschen an Gesprächsinhalten mit Freunden, Bekannten oder Familienmitgliedern. Gleich danach haben Informationen der Hersteller (70 %) sowie das Internet (60 %) eine hohe Relevanz. Informationsangebote vom Staat oder unabhängigen Institutionen hingegen spielen für die Befragten mit 44 % eine etwas geringere Rolle (BMEL 2019). Neben interpersoneller Alltagskommunikation kommt Lebensmittelherstellern und ihrem Informationsangebot im Internet daher eine tragende Rolle für den Themenkomplex Ernährung und Gesundheit zu. Beide Bereiche wurden in der kommunikationsbezogenen Ernährungsforschung bisher jedoch vernachlässigt (vgl. Bartelmeß und Godemann 2019; Godemann und Bartelmeß 2017, 2018).

Bei der Betrachtung von Unternehmen als Ernährungskommunikatoren gerät zumeist die Produktkommunikation im Rahmen des Marketings ins Zentrum theoretischer Diskussionen und empirischer Studien (Hayn und Eberle 2006; Rössler 2006). Mit Verweis auf den Gesundheitsbegriff lassen sich in diesem Zusammenhang sogenannte „health claims" anführen, die bestimmte Lebensmittel mit gesundheitsförderlichen Eigenschaften bewerben und durch Betonung eines gesundheitlichen Mehrwertes gegenüber herkömmlichen Produkten verkaufsfördernd wirken sollen (Hung und Verbeke 2019). Daneben lässt sich unternehmerische Ernährungskommunikation im betrieblichen Gesundheitsmanagement verorten. In diesem Zusammenhang wird sie als Verhaltensprävention im Rahmen von Gesundheitsfördermaßnahmen, wie Workshops, Gesundheitstagen oder Präventionskursen thematisiert. Ebenso soll sie als Verhältnisprävention, zum Beispiel durch Obstkisten im Büro oder gesunder Betriebsverpflegung, die Leistungs- und Arbeitsfähigkeit der MitarbeiterInnen erhalten (vgl. Girreßer und Wilkens 2016). Abseits vom produktbezogenen Marketing und betrieblichen Gesundheitsmanagement findet unternehmerische Ernährungskommunikation aber auch zunehmend im Rahmen der Public Relations (PR) statt. Innerhalb der PR zielt sie auf die Gestaltung gesellschaftspolitischer Beziehungen im nichtökonomischen Umfeld ab. Funktional dient sie hier dem Beziehungsmanagement und der Imagepflege mit dem Ziel der Legitimation der Unternehmensstrategien und -perspektiven sowie der Sicherung von Handlungsspielräumen (vgl. Bartelmeß und Godemann 2019; Zerfaß 2014). Insbesondere hier lässt sich nachhaltigkeitsbezogene Ernährungskommunikation von Unternehmen im Rahmen ihrer CSR verorten, in der ausgehandelt wird, wie Ernährung und die Verantwortung für eine nachhaltige Entwicklung des Ernährungssystems vor dem Hintergrund gesellschaftlicher Ziele zu gestalten sind.

Durch Digitalisierung und einhergehender Veränderung der öffentlichen Kommunikation, ist das Internet für Unternehmen zum zentralen Kommunikationsinstrument geworden (Pleil und Zerfaß 2014). Insbesondere Websites werden genutzt, um im Rahmen der PR organisations- und themenbezogene Öffentlichkeiten zu erreichen (Beck 2010). Einige Unternehmen der Ernährungsindustrie und des Lebensmittelhandels betreiben daher unternehmenseigene Service-Websites oder widmen einzelne Registerkarten auf den Unternehmenswebsites ausschließlich dem Themengebiet „gesunde Ernährung" (beispielsweise Edeka[3],

---

[3] https://www.edeka.de/ernaehrung/bewusste-ernaehrung-mit-edeka.jsp

Rewe[4], Tegut[5], Nestlé[6]). Sie bieten den interessierten Öffentlichkeiten damit ein alternatives Informationsangebot neben dem der staatlich-institutionellen Akteure. Darüber hinaus findet auch ein großer Teil der unternehmerischen Nachhaltigkeitskommunikation online und auf unternehmenseigenen Websites statt. Auch innerhalb der Nachhaltigkeitskommunikation lassen sich bei Unternehmen der Lebensmittelwirtschaft Vorstellungen ernährungsbezogener „Gesundheit" finden. Diese werden überwiegend im Zusammenhang mit dem Qualitätsverständnis der Unternehmen artikuliert, da der Begriff der Qualität in unternehmerischer Ernährungskommunikation eine Verständigungsressource darstellt, mittels der Unternehmen durch soziale Aushandlungsprozesse dynamisch nachhaltigkeitsorientierte Aspekte integrieren und an der sie sich folglich bei ihrem Handeln orientieren (Bartelmeß 2020). Inwiefern sich die Bedeutung des Gesundheitsbegriffs und seine zugrundliegende Handlungslogik in Bezug auf Ernährung verändern, wenn „gesunde Ernährung" innerhalb des klassischen ernährungsbezogenen Informationsangebots von Unternehmen oder innerhalb ihrer qualitätsbezogenen Nachhaltigkeitskommunikation thematisiert wird, war bisher nicht Gegenstand ernährungskommunikationswissenschaftlicher Studien. Diese Lücke greift der vorliegende Beitrag auf und stützt sich dabei als Analyseheuristik auf die Ökonomie der Konventionen.

11.4 Die Ökonomie der Konventionen als Analyseheuristik

Die Ökonomie der Konventionen wurde bereits in mehreren Studien mit Agrar- und Ernährungsbezug als theoretischer Bezugsrahmen hinzugezogen, um unterschiedliche Verständnisse von Qualität zu rekonstruieren (Boisard 1991; Diaz-Bone 2005, 2013; Ermann et al. 2018; Suckert 2015). Die Bezugnahme auf den Gesundheitsbegriff innerhalb verschiedener Qualitätskonstruktionen wurde dabei jedoch bisher nur wenig diskutiert. Lisa Suckert (2015) stellt beispielsweise bei einer rekonstruktiven Analyse der Konstruktionen ökologischer Produktqualität von Molkereiunternehmen heraus, dass auf das Attribut Gesundheit Bezug genommen wird, wenn die „ursprüngliche Natürlichkeit" ökologischer Produkte hervorgehoben werden soll. Gesundheit stellt dort jedoch kein eigenes Diskurselement dar und bezieht sich lediglich auf den ernährungsphysiologischen

---

[4] https://www.rewe.de/ernaehrung/

[5] https://www.tegut.com/kochen-ernaehrung.html

[6] https://ernaehrungsstudio.nestle.de/home

Wert, welchen Lebensmittel durch natürliche Erzeugungsbedingungen be- oder erhalten. Tamar Sharon (2018) setzt sich in einer Studie mit dem Beitrag der digitalen Gesundheitsforschung von Technologieunternehmen für das Gemeinwohl auseinander. Ihre Studie zeigt, dass Gesundheit nicht nur ein Begriff ist, auf den sich die Technologieunternehmen bei der Legitimation ihrer Forschung als Bestandteil anderer Koordinationslogiken beziehen, sondern in diesem Kontext zur eigenen Koordinationslogik transformiert. Sharon (2018) rekonstruiert dazu eine Vitalitätskonvention, in der Gesundheit das höchste Gut und intrinsischer Wert der Menschheit darstellt. Kapitalistische, digitale Gesundheitsforschung lässt sich durch diese Konvention legitimieren, indem sie durch Nutzbarmachen digitaler Gesundheitsdaten Erkenntnisse generiert, mit denen sich ein gesünderes Leben der Menschen ermöglichen lässt[7]. Phillipe Batifoulier und Jean-Paul Domin (2011) zeigen, wie sich durch gesundheitspolitisches „Empowerment" der Status der Bürger im französischen Gesundheitssystem von der PatientIn zur KonsumentIn verschiebt. Ihre Analyse verweist darauf, dass verschiedene Diskurskonzepte um den Gesundheitsbegriff, neue Informationsverhältnisse und Handlungsmöglichkeiten hervorbringen können.

Eine Rekonstruktion der Koordinationslogiken, auf die bei der Konstruktion unternehmerischer Qualitätsverständnisse Bezug genommen wird sowie die Ermittlung des Stellenwerts des Gesundheitsbegriffs innerhalb dieser Qualitätsverständnisse und Koordinationslogiken, kann darüber Aufschluss geben, auf welche Weise der Gesundheitsbegriff in den diskursiven Praktiken der unternehmerischen Ernährungskommunikation verwendet wird. Ferner kann gezeigt werden, wie das Verhältnis zwischen Qualität und Gesundheit von den Unternehmen wahrgenommen, bewertet und praktisch angegangen wird (vgl. Diaz-Bone 2018, S. 322). Denn als übergeordnete gemeinsame Prinzipien geben Konventionen und die aus ihnen abgeleiteten Koordinationslogiken Wertigkeiten für die Anordnung von Menschen, Dingen oder Handlungen vor (Boltanski und Thévenot 2007, S. 103) und sind als „kulturelle Formen dessen, wie koordiniert und wie evaluiert wird" zu verstehen (Diaz-Bone und Thévenot 2010, S. 5). Sie können als praktisch wirksam verstanden werden, insofern sie einen Rahmen des Wissens und Handelns aktivieren. Folgt man einer diskurstheoretischen Lesart (vgl. Diaz-Bone 2018), so können Koordinationslogiken als kommunikativ konstruiert und repräsentiert betrachtet werden[8]. Koordinationslogiken kommen

---

[7] Vergleiche hierzu auch den Beitrag von Sarah Lenz in diesem Sammelband.

[8] Rechtfertigungen mit Bezug auf Konventionen sind jedoch nie ausschließlich als diskursive Prozesse zu verstehen, sondern beziehen sich immer auch auf Objekte, deren Wertigkeit auch nicht-kommunikativ geprüft wird (vgl. Diaz-Bone 2018, S. 156). Lebensmittel müssen

damit, als interpretative Bezüge auf Objekte und zugehörige Formen der Formatierung von Informationen, in Sprache zum Ausdruck. Die von Luc Boltanski und Laurent Thévenot (2007), Luc Boltanski und Eve Chiapello (2003) sowie Claudette Lafaye und Thévenot (1993) insgesamt acht erarbeiteten Konventionen lassen sich als idealtypische Analyseheuristik hinzuziehen und machen verschiedene Koordinationslogiken von Gesundheit als Bestandteil der unternehmerischen Qualitätsverständnisse durch die Bezugnahme auf kategoriale Elemente der Konvention der Inspiration, der Meinung, des Netzwerks und des Marktes sowie der häuslichen, ökologischen, industriellen und staatsbürgerlichen Konvention nachvollziehbar und vergleichbar (Ermann et al. 2018, S. 192).[9]

Die vergleichende Analyse der Qualitätsverständnisse in zwei verschiedenen unternehmerischen, ernährungsbezogenen Kommunikationskontexten vor dem Hintergrund dieser idealtypischen Konventionen ermöglicht es, aufzuzeigen, welchen Stellenwert der Gesundheitsbegriff innerhalb der Vorstellungen von Qualität einnimmt und welche spezifischen Koordinationslogiken damit verbunden werden (vgl. Diaz-Bone 2015, S. 320). Daraus lässt sich ableiten, wie Gesundheit als Qualitätsaspekt koordiniert und evaluiert wird und welche Veränderungen der Koordination und Evaluation sich gegebenenfalls durch eine nachhaltigkeitsorientierte Ausrichtung ergeben.

11.5   Studiendesign und korpusanalytisches Vorgehen

Als Studiendesign wurde eine vergleichende Analyse zweier Ernährungskommunikationskontexte eines Unternehmens gewählt. Datengrundlage bilden deutschsprachige, ernährungsbezogene digitale Texte eines multinationalen Lebensmittelkonzerns. Diese wurden von der konzernbetriebenen Ernährungsservice-Website und der Unternehmenswebsite nach spezifischen Schlüsselwörtern[10] innerhalb eines festgelegten Zeitraums im Frühjahr 2017 manuell selektiert. Schließlich wurden daraus zwei zu vergleichende Korpora gebildet und für die Analyse aufbereitet. Der Korpus der Ernährungsservice-Website enthält 123.714

---

beispielsweise auch verkauft werden und die Prüfung der Qualität erfolgt dann mittels der finanziellen Investition der KonsumentInnen.

[9] Für einen schematischen Überblick über die idealtypischen Konventionen und ihre charakteristischen Elemente (vgl. Diaz-Bone 2015, S. 331 f.).

[10] Schlüsselwörter waren „Nachhaltigkeit", „Ernährung" und „Gesundheit" sowie ihre Flexionsformen.

Tokens[11] und der Korpus der Unternehmenswebsite 120.253 Tokens. Analytisch werden korpuslinguistische und anschließende qualitativ-interpretative Vorgehen angewandt. Dieses Vorgehen erlaubt es, die Verweisungszusammenhänge des Qualitätsbegriffes aufzuzeigen und anschließend mit Fokus auf die Mobilisation des Gesundheitsbegriffes innerhalb oder außerhalb dieser Qualitätskonstruktionen die Bezugnahme auf Elemente der idealtypischen Konventionen herauszustellen. Die spezifischen Koordinationslogiken, die sich aus dem Zusammenspiel der Elemente der idealtypischen Konventionen ergeben, werden dabei als sprachlich repräsentierte Diskurslogiken in unternehmerischer Ernährungskommunikation aufgefasst, die es zu identifizieren und zu rekonstruieren gilt. Die Analyse bewegt sich damit auf zwei Ebenen: Einerseits soll der Verweisungshorizont des Qualitätsbegriffs aufgezeigt werden sowie der Stellenwert des Gesundheitsbegriffs innerhalb dieser diskursiven Qualitätskonstruktionen. Andererseits sollen die spezifischen Koordinationslogiken, mit denen der Qualitäts- und im Besonderen der Gesundheitsbegriff im Rahmen der identifizierten Qualitätsverständnisse belegt sind, rekonstruiert werden.

Eine korpuslinguistische Vorgehensweise ermöglicht, induktiv zentrale Begriffe aus dem Analysematerial herauszufiltern, auf die in der diskursiven Praxis bei der kommunikativen Konstruktion von Qualität zurückgegriffen wird. Daneben ermöglicht dieses Vorgehen eine spezifische Suche nach dem Gesundheitsbegriff und seiner lexikalischen Umgebung. Mittels interpretativ-rekonstruktiver Analyse der in der lexikalischen Umgebung des Gesundheitsbegriffs korpuslinguistisch ermittelten Partnerwörter (Kookkurrenzen) lassen sich wiederum Bezüge auf Elemente der idealtypischen Konventionen herausstellen. Korpuslinguistische Verfahren wurden innerhalb der Sprachwissenschaften entwickelt und haben zum Ziel, quantitative Beziehungen zwischen lexikalischen Einheiten (beispielsweise von Schlüsselwörtern wie hier „Gesundheit") innerhalb von Textkorpora herauszuarbeiten und dadurch die Konstitution von Bedeutung aufzudecken (Dzudzek et al. 2009). Dazu werden Textkorpora mit spezieller Analysesoftware auf ihre statistisch-signifikante Musterhaftigkeit untersucht. Korpuslinguistik nimmt in der Regel Bezug auf strukturalistische oder poststrukturalistische Theorien, die von der Annahme ausgehen, dass sich Bedeutungen in der regelmäßigen Verknüpfung symbolischer und sprachlicher Strukturen konstituieren. Diese Perspektive auf Bedeutungskonstitution wird als „Kontextualismus" bezeichnet (Firth 1957). Grundannahme des Kontextualismus ist, dass die sprachlichen Kontexte lexikalischer Einheiten Hinweise auf

---

[11] Token ist die linguistische Bezeichnung für die Kennzeichnung von Sprachelementen, hier Wörtern.

deren konventionalisierten Gebrauch und damit auf deren Bedeutung geben. Innerhalb der Korpuslinguistik wurden dazu verschiedene Instrumentarien wie beispielsweise Konkordanzanalysen und Kookkurrenzanalysen entwickelt, die methodische Zugriffe auf Musterhaftigkeit in Texten ermöglichen.

Mithilfe der Programme AntConc[12] und CorpusExplorer[13] wurden hier Konkordanz- und Kookkurenzanalysen um die Begriffe „gesund", „Gesundheit" und „Ernährung" durchgeführt. *Kookkurrenzanalysen* zeigen, welche Wörter oder Wortfolgen in einem Korpus mit einer gewissen Signifikanz[14] miteinander verknüpft werden. Als Kookkurrenzen werden Wörter bezeichnet, die in der Umgebung eines Wortes überzufällig häufig vorkommen. Kookkurrenzanalysen geben Hinweise auf den typischen Gebrauch eines Wortes und daraus lassen sich Erkenntnisse über die semantischen Eigenschaften gewinnen (Perkuhn et al. 2012). Eine Kookkurrenz kann so interpretiert werden, dass sie einen Aspekt der Verwendung eines Schlüsselbegriffs in einem Diskurs erfasst. *Konkordanzanalysen* ermöglichen es, den Kontext eines Wortes oder einer Wortfolge zu untersuchen, indem die jeweils vor und hinter einem Suchbegriff stehenden Zeichenfolgen beziehungsweise Wörter angezeigt werden. Sie können als Hilfestellung für die qualitative Interpretation des Kontextes bestimmter Schlüsselwörter dienen, indem Verbindungen des Suchbegriffs oder dessen Lexem mit typischen charakterisierenden Wörtern aufgezeigt werden (Dzudzek et al. 2009). Hier wurden zu allen signifikanten Kookkurrenzen des Gesundheitsbegriffs Konkordanzanalysen durchgeführt, um die Verwendungskontexte und Referenzrahmen näher zu erschließen und Rückschlüsse auf Elemente der idealtypischen Konvention in Gebrauch zuzulassen. So ließen sich einzelne Elemente verschiedener Konventionen identifizieren und die jeweiligen wirksamen Koordinationslogiken ableiten.

---

[12] „*AntConc*" ist ein Korpusanalyse-Programm, das unter http://www.laurenceanthony.net/software.html (letzter Zugriff am 03.10.2019) zum freien Download bereit steht. Die Software ermöglicht verschiedene Analysen eigener Textkorpora (Erstellung von Konkordanzen, Berechnung von Häufigkeiten, Ermittlung von Wortgruppen, Berechnung von Kookkurrenzen).

[13] Der „*CorpusExplorer*" ist ebenfalls eine Open Source Software und steht unter https://notes.jan-oliver-ruediger.de/software/ zum freien Download bereit (letzter Zugriff am 03.10.2019). Die Software vereint verschiedene Auswertungsmöglichkeiten ähnlich wie AntConc. Sie zeichnet sich durch unterschiedlichste Visualisierungsmöglichkeiten von Kookkurrenzanalysen aus (Rüdiger 2018).

[14] Bei der Berechnung von Kookkurrenzen verwendet ein Analyseprogramm Signifikanztests, um zu bestimmen, ob zwei Wörter überzufällig häufig (signifikant) zusammen auftreten. Übliche Signifikanzmaße sind beispielsweise Chi-Quadrat, Log-Likelihood und Mutual-Information.

Da korpuslinguistische Verfahren frequenzorientiert arbeiten, sind sie eher den quantitativen Methoden zuzuordnen. Die im folgenden dargestellte Analyse gliedert sich jedoch zudem in eine quantitative Analyse- und eine qualitative Interpretationsphase. In der ersten Phase der durchgeführten Untersuchung erfolgte die Ergebnisermittlung durch quantitative Verfahren mithilfe der korpuslinguistischen Programme, in der zweiten Phase die Interpretation vor dem Hintergrund der Analyseheuristik der Ökonomie der Konventionen. Dieses Vorgehen ist als eine „Mixed-Methods-Analyse" zu bezeichnen (Kuckartz 2014).

11.6 Gesundheit im Spannungsfeld zwischen Individuum und Gesellschaft

Wie in diesem Abschnitt aufgezeigt wird, vollzieht sich ein Wandel in der Mobilisierung des Gesundheitsbegriffs in unternehmerischen Qualitätskonstruktionen, wenn Ernährung im Kontext von Nachhaltigkeit thematisiert wird. Die Qualität der Ernährung wird im Zusammenhang mit Nachhaltigkeit als eine Angelegenheit gesellschaftlicher Gesundheit diskutiert. Während sich dieser Wandel anhand der Erweiterung der Bezugsgrößen des Qualitätsbegriffs im Korpus der Unternehmenswebsite aufzeigen lässt, werden im Korpus der Ernährungsservice-Website kaum Bezüge zu Nachhaltigkeit hergestellt und Gesundheit lediglich als Referenzpunkt des individuellen Ernährungsverhaltens adressiert. Es zeigt sich, dass sich der unterschiedliche Stellenwert des Gesundheitsbegriffs innerhalb der Qualitätsverständnisse nicht nur auf das thematisch-inhaltliche Spektrum der Ernährungskommunikation innerhalb dieser zwei digitalen unternehmerischen Kommunikationsplattformen auswirkt, sondern auch die unternehmerischen Auffassungen von Qualität verschiedenartig determiniert. Während Gesundheit im Korpus der Ernährungsservice-Webseiten eine Zielgröße darstellt, die durch individuelle Ernährungsweisen erreicht werden soll und Qualität ausschließlich auf Sicherheits- und Hygieneaspekte von Lebensmitteln verweist, bezieht sich Gesundheit im Korpus der Unternehmenswebsite auf vielfältige Akteure und Prozesse und erfordert von den Erzeugern im Hinblick auf die Qualitätserstellung veränderte Rollen und Handlungsweisen, die sich an gesellschaftlicher Gesundheit als Orientierungswert im Kontext von Nachhaltigkeit ausrichten sollen.

11.7 Ernährungsservice-Website: Gesundheit als lebensmittelbezogenes Qualitätsrisiko und individuelle Zielgröße des Ernährungsverhaltens

Auf der *Ernährungsservice-Website,* die der Konzern seit dem Jahr 2005 betreibt, kristallisiert sich ein Qualitätsverständnis heraus, das in starkem Maße von der *industriellen Konvention* geprägt ist. Qualität wird überwiegend anhand wissenschaftlicher Parameter und messbarer Merkmale bewertet, die sich ausschließlich auf stoffliche Eigenschaften von Lebensmitteln beziehen und sich als hygienischsicher und damit gesundheitsverträglich einstufen lassen. Die Qualifikation des Konzerns bezieht sich darauf, Maßnahmen der Lebensmittelsicherheit und Hygiene einzuhalten und zu überwachen und damit potenzielle Risiken, die durch gesundheitsgefährdende Produkteigenschaften entstehen können, zu minimieren. Gesundheit beziehungsweise vielmehr die Toxizität von Lebensmittelprodukten wird damit indirekt als *lebensmittelsicherheitsbezogenes Qualitätsrisiko* dargestellt, dass es durch entsprechende Maßnahmen des Konzerns abzuwehren gilt. Im Rahmen der Kommunikation ernährungsbezogener Handlungsempfehlungen an KonsumentInnen wird dies ebenfalls deutlich, denn hier wird die individuelle Gesundheit als potenziell gefährdet dargestellt, wenn nicht bestimmte Handlungsempfehlungen zur Lebensmittelauswahl und zum Umgang mit Lebensmitteln eingehalten werden. So finden sich im Korpus viele Imperative wie „Achten Sie auf Qualität" oder Tipps wie „So erkennen Sie die Qualität von frischem Fisch" oder auch Empfehlungen zur Lagerung von Lebensmitteln im Haushalt, die darauf abzielen, gesundheitsgefährdende Qualitätsverluste, die durch unsachgemäße Auswahl oder Handhabung durch die KonsumentInnen entstehen könnten, zu vermeiden.

Die Polarisation[15] der Begriffe „Qualität" und „Gesundheit" ergibt keine Kookkurrenzüberschneidungen, was darauf verweist, dass Gesundheit vom Konzern auf der Ernährungsservice-Website nicht direkt als Qualitätscharakteristikum konzipiert wird. Die Multi-Kookkurrenzanalyse[16] zu den Begriffen „gesund" und „Gesundheit" bestätigt das und zeigt, dass der Gesundheitsbegriff in diesem Korpus losgelöst von der kommunikativen Qualitätskonstruktion des Unternehmens

---

[15] Die Polarisation mithilfe des CorpusExplorers erlaubt den Vergleich zweier Begriffe anhand ihrer Kookkurrenzen. Treten Kookkurrenzüberschneidungen auf, deutet das auf gemeinsame semantische Verweisungszusammenhänge hin.

[16] Je größer die Begriffe in der Kookkurrenzwolke dargestellt sind, desto höher ist ihre Signifikanz. Die Signifikanz drückt die Bindungsstärke der jeweiligen Kookkurrenz zum (Such-) Schlüsselbegriff aus. Kookkurrenzüberschneidungen, also Kookkurrenzen, die zu mindestens zwei oder allen (Such-)Schlüsselbegriffen auftreten, werden in der Abbildung durch

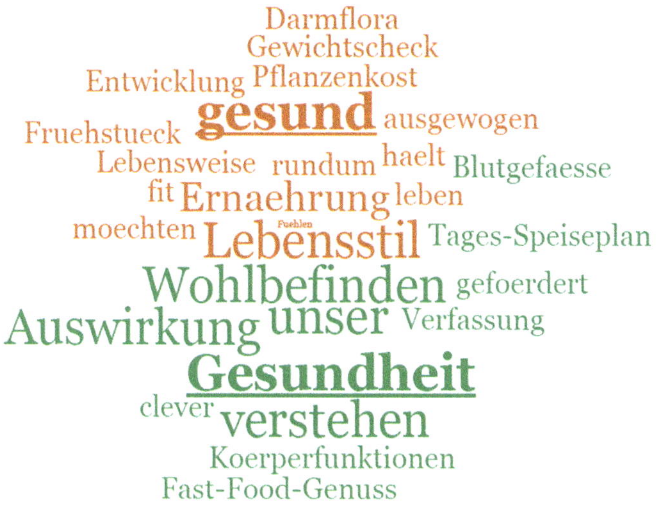

Darmflora
Gewichtscheck
Entwicklung Pflanzenkost
Fruehstueck **gesund** ausgewogen
Lebensweise rundum haelt Blutgefaesse
fit Ernaehrung leben
moechten Lebensstil Tages-Speiseplan
Wohlbefinden gefoerdert
Auswirkung unser Verfassung
Gesundheit
clever verstehen
Koerperfunktionen
Fast-Food-Genuss

Abb. 11.1 Kookkurrenzwolke zu „gesund" und „Gesundheit" im Korpus der Ernährungsservice-Website[17]

lediglich als *Zielgröße des individuellen Ernährungsverhaltens* adressiert wird (siehe Abb. 11.1).

Der Konzern stellt sich als Multiplikator evidenzbasierten Ernährungswissens dar und richtet Ernährungsbotschaften an KonsumentInnen, die als wissbegierige, stets um ihre Gesundheit besorgte Laien konzipiert werden. Durch gesundheitsbezogene Ernährungsempfehlungen werden KonsumentInnen dazu aufgerufen, ihr Ernährungs- und Aktivitätsverhalten zu verändern. Begriffe wie „Lebensweise", „Lebensstil", „Ernährung" und spezifischer „Tages-Speiseplan" oder „Frühstück" verweisen auf die individuellen Ernährungsmuster beziehungsweise Verhaltensweisen, die gesundheitsförderlich zu gestalten sind. Als „gesund" gilt in dieser Logik eine Ernährung, die „ausgewogen" ist, körperlich „fit" hält, die physiologischen „Körperfunktionen", wie beispielsweise die Funktion der „Darmflora" oder

---

Unterstreichung der entsprechenden Kookkurrenz gekennzeichnet. Die Farben der Unterstreichungen verweisen auf die Zugehörigkeit der Kookkurrenz zum (Such-)Schlüsselbegriff der beziehungsweise die in den jeweiligen Farben gedruckt sind.

[17] Berechnet mit dem CorpusExplorer. Signifikanzmaß: Log-Likelihood; Signifikanz Minimum: 0,95; Frequenzminimum: 3. Visualisiert mit TagPies (Jänicke et al. 2015).

der „Blutgefäße", aufrechterhält und somit insgesamt zum individuellen „Wohlbefinden" beiträgt. Gesundheit stellt in diesem Verständnis die Zielgröße dar, die durch KonsumentInnen anhand entsprechender Ernährungsweise und Lebensstil individuell „gefördert" werden soll. Die Ernährungsbotschaften des Konzerns auf der Ernährungsservice-Website zielen alle darauf ab, die individuelle Gesundheit zu optimieren, indem beispielsweise Tipps zu einer „cleveren" Lebensmittelauswahl gegeben werden und vor den „Auswirkungen" bestimmter Mahlzeitenmuster oder spezifischer Lebensmittel auf die Gesundheit gewarnt wird. So kann sich beispielsweise „Übergewicht negativ auf die Gesundheit auswirken" oder „koffeinhaltige Getränke in hohem Maße unerwünschte Auswirkungen auf die Hirnentwicklung des Ungeborenen haben". Daneben werden anthropometrisch-basierte Werkzeuge zur Kontrolle des individuellen ernährungsbezogenen Gesundheitszustandes und zur Beurteilung der körperlichen „Verfassung" zur Verfügung gestellt (beispielsweise „Gewichtscheck", Energiebedarfsrechner, Body-Mass-Rechner).

Gesundheit stellt in diesem Korpus daher kein Kriterium dar, auf das sich Unternehmen bei ihrer kommunikativen Konstruktion von Qualität beziehen. Vielmehr überträgt der Konzern seine industriell-geprägte Koordinationslogik des Qualitätsverständnisses auf den Gesundheitsbegriff und lokalisiert diesen am Ende der Wertschöpfungskette als mögliches Resultat der Ernährungsmuster von KonsumentInnen. Gesundheit wird vom Unternehmen als ein bei KonsumentInnen resonanzauslösender Bezugspunkt der Ernährungskommunikation herangezogen. Es liegt in der Selbstverantwortung der KonsumentInnen, Gesundheit als Zielgröße zu erreichen, indem sie den Empfehlungen zur „Änderung des Essverhaltens" und zur „Verhaltensmodifikation" folgen. Eine gesundheitsoptimierende Ernährung wird dabei als höchstes individuell anzustrebendes Ziel konzipiert, denn „richtig Essen und Trinken ist die Voraussetzung für Gesundheit". Die Ernährungskommunikation des Konzerns soll lediglich dabei helfen, den Laien zu vermitteln, was unter einer solchen gesundheitsorientierten Ernährung zu „verstehen" ist und wie diese auf der Grundlage hygienisch-sicherer Produkte umgesetzt werden kann. Ernährung und das Verhältnis zwischen Qualität und Gesundheit ist in diesem Verständnis funktional. Lebensmittel und Ernährungsweisen sollen möglichst gesundheitlich-sicher sein und der effizienten Optimierung des individuellen Gesundheitszustands nicht im Weg stehen. Relevant für die Ernährungskommunikation sind dabei lediglich naturwissenschaftliche, messbare Daten, die Auskunft über den Toxizitätswert oder die Inhaltsstoffe von Lebensmitteln beziehungsweise den körperlichen Gesundheitsstatus von Individuen geben.

11.8 Unternehmenswebsite: Gesundheit als kollektives Allgemeinwohl und Verantwortungsobjekt

Auf der Unternehmenswebsite, auf der Ernährung und ihre Produktion innerhalb der CSR-Kommunikation verstärkt vor dem Hintergrund der Nachhaltigkeit diskutiert wird, bezieht sich Qualität nicht mehr nur auf die Sicherheit von Lebensmitteln, sondern es wird ein umfassendes Verständnis von Qualität konstruiert, das insbesondere auf Bedingungen und Prozesse in der vorgelagerten Wertschöpfungskette verweist. Hintergrund des erweiterten Referenzrahmens des Qualitätsverständnisses ist eine vom Konzern im Jahr 2012 durchgeführte Studie, deren Erkenntnisse zu KonsumentInneneinstellungen und -präferenzen darüber Aufschluss gegeben hat, dass neben Lebensmittelsicherheit vor allem die gesellschaftlichen Verhältnisse der Lebensmittelproduktion ausschlaggebend für die Beurteilung ernährungsbezogener Qualität sind.

> Die Erosion des Verbrauchervertrauens in die Lebensmittelindustrie in Deutschland und in die Qualität ihrer Produkte war im Jahr 2012 für [Unternehmensname] der Anlass, die Qualitätsinitiative ins Leben zu rufen (Korpus Unternehmenswebsite).

Dadurch ist nicht mehr nur der hygienische Sicherheitszustand von Lebensmitteln als Endprodukte für die Beurteilung von Qualität relevant, sondern nun ist „die Qualität der Rohstoffe […] entscheidend für die Qualität der Endprodukte", denn „Qualität beginnt bei den Rohstoffen". Im Gegensatz zu den Endprodukten wird die Qualität der Rohstoffe nicht ausschließlich nach naturwissenschaftlichen Kriterien beurteilt. Vielmehr sind „ihre Herkunft", die „Art des Anbaus" sowie weitere damit zusammenhängende soziale und ökologische Aspekte von Bedeutung. Laut dem Konzern setzt sich in der Gesellschaft die Erkenntnis durch, dass „gesunde Ernährung nicht über Nährwert- oder Kalorientabellen [führt], sondern über Geschmack, Vielfalt, Qualität und bewussten Genuss". Mit Bezug zum Gesundheitsbegriff geht es nicht mehr nur um Lebensmittelsicherheit und eine individuell-gesundheitsförderliche Ernährungsweise für die hygienisch-unbedenkliche Lebensmittel grundlegend sind, sondern um die Gestaltung und Förderung der notwendigen Bedingungen für eine zukunftsgerechte, langfristige Ernährung der Weltbevölkerung.

Bei der Polarisation der Begriffe „Ernährung" und „Qualität" stellen die Begriffe „gesund" und „Gesundheit" Kokkurrenzüberschneidungen dar. Zwar tendieren beide Begriffe mehr zum Begriff Ernährung als zu Qualität[18], dennoch kann Gesundheit als zentrales Kriterium interpretiert werden, vor dessen Hintergrund im Kontext von Nachhaltigkeit nun Qualität beurteilt wird. Das Qualitätsverständnis wird im Korpus der Unternehmenswebseiten diskursiv entlang von vier Dimensionen konstruiert: „Ernährung, Sicherheit, Umwelt und Gesellschaft". Unmittelbar nach der Ermittlung des Verbraucherverständnisses von Qualität durch die Unternehmensstudie im Jahr 2012 wurde die Dimension „Gesellschaft" vom Konzern in seiner Kommunikation noch mit dem Begriff „Gesundheit" bezeichnet. Die Multi-Kokkurrenzanalyse zu den Begriffen „gesund" und „Gesundheit" im Korpus der Unternehmenswebsite zeigt, dass sich deren Bedeutung im Gegensatz zum Korpus der Ernährungsservice-Website deutlich über individuelle Konstitutionen hinaus auch auf gesellschaftliche Anliegen erstreckt (siehe Abb. 11.2). Dies kann eine spätere Umbenennung der Dimension „Gesundheit" in „Gesellschaft" erklären. Denn Gesundheit wird in diesem vom Konzern konstruierten Qualitätsverständnis nicht lediglich als eine Qualitätsdimension angesehen, sondern als *kollektives Allgemeinwohl und Verantwortungsobjekt* konstruiert, das in Bezug auf alle vier Qualitätsdimensionen von Bedeutung ist.

Wie die Kokkurrenzüberschneidung der Begriffe „gesund" und „Gesundheit" in Abb. 11.2 zeigt, wird der deutlichste Bezug zum Gesundheitsbegriff in der Qualitätsdimension „Ernährung" hergestellt. Im Gegensatz zum Korpus der Ernährungsservice-Webseiten werden nun aber nicht mehr nur einzelne Lebensmittel beziehungsweise deren Inhaltsstoffe als gesundheitlich-unbedenklich und notwendiger Bestandteil einer gesunden Ernährung herausgestellt. Hier geht es vielmehr um die Reformulierung des Produktportfolios des Konzerns und um die Gestaltung gesundheitsförderlicher Nährwertprofile von Lebensmitteln durch wissenschaftlich-technologische Innovationen. Damit soll langfristig der gesellschaftliche Gesundheitsstatus, sowohl in Deutschland als auch in Entwicklungsländern, beispielsweise durch Nährstoff-Anreicherung von Produkten, erhöht werden. Somit steht zwar noch immer die gesundheitliche Effizienz von Lebensmitteln im Zentrum, was auf Elemente der industriellen Konvention verweist, aber zusätzlich sind auch Elemente der Konvention der Inspiration und der handwerklichen Konvention relevant. „Gesundheit" als Wert stellt demnach das zentrale Kriterium dar, nach dem beispielsweise Innovationen auf der Grundlage

---

[18] Die Werte wurden mit dem CorpusExplorer berechnet und liegen für „*gesund*" bei 0,04.379 und „*Gesundheit*" bei -0,01.118. Kokkurrenzen mit einem Wert zwischen -1 (Ernährung) und 1 (Qualität) tendieren mehr oder weniger schwer zu dem einen oder anderem Begriff. Eine Kokkurrenz mit dem Wert 0 wäre demnach absolut ausgeglichen.

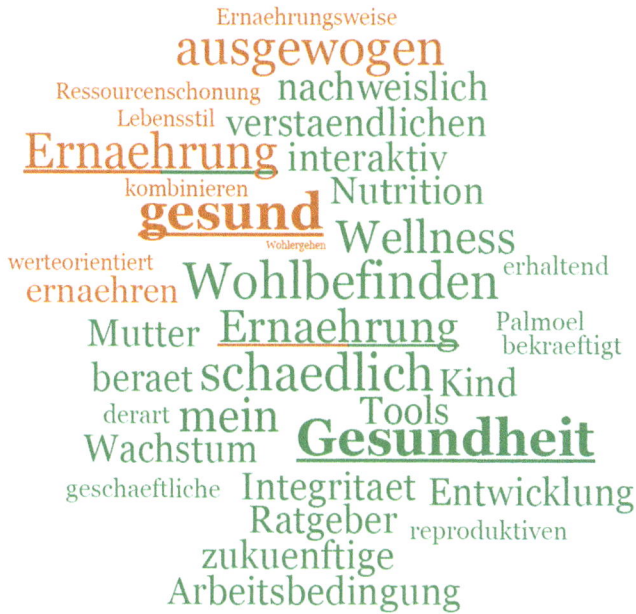

Abb. 11.2 Kookkurrenzwolke zu „gesund" und „Gesundheit" im Korpus der Unternehmenswebsite[19]

gesundheitsorientierter Ernährungsforschung ausgerichtet werden. Um dazu beizutragen, dass KonsumentInnen in Zukunft „werteorientiert" einkaufen können und sich „ausgewogene" Ernährung auch mit „Ressourcenschonung" „kombinieren" lässt, werden gesundheitsorientierte Produktinnovationen, die individuelle und ökologische Gesundheit gleichermaßen berücksichtigen, von dem Konzern als unerlässlich eingestuft. Daneben werden wissenschaftsbasierte, personalisierte Ernährungsprodukte in Erwägung gezogen, um „zukünftigen" Krankheiten präventiv entgegenzuwirken.

> Die nächste Generation der Ernährung wird wissenschaftsbasiert und personalisiert sein und kann eine Schlüsselrolle im Management und in der Prävention von Krankheiten spielen (Korpus Unternehmenswebsite).

---

[19] Berechnet mit dem CorpusExplorer. Signifikanzmaß: Log-Likelihood; Signifikanz Minimum: 0,95; Frequenzminimum: 3. Visualisiert mit TagPies (Jänicke et al. 2015).

Die industriell-geprägte Referenz auf den Gesundheitsbegriff in Bezug auf
Ernährung wird in diesem Korpus noch verstärkt. Produkte sollen in Zukunft
möglichst effizient für die individuelle Gesundheit sein und eine gesundheits-
förderliche Lebensmittelversorgung der Gesellschaft gewährleisten können. Es
wird nicht mehr nur von „gesunder Ernährung", sondern von „Gesundheitsernährung" gesprochen. Durch Forschung sei es möglich, Produkte herzustellen, „die
einen noch positiveren Einfluss auf die Gesundheit" beispielsweise von „Müttern"
oder „Kindern" haben. Bei Ernährungskommunikation, die sich auf den Konsum
von Lebensmitteln bezieht, zeigt sich damit auch im Korpus der Unternehmenswebseiten die Dominanz der industriellen Logik. Daneben wird aber auch
auf Elemente der Netzwerkkonvention sowie der staatsbürgerlichen Konvention
zurückgegriffen, denn Gesundheit, insbesondere ihre gesellschaftliche Ausprägung in der Zukunft, wird als Resultat des gegenwärtigen gesellschaftlichen
Ernährungshandelns konstruiert und in Abhängigkeit davon, wie es gelingt die
einzelnen Produktionsprozesse, Produkte und Ernährungsmuster als gemeinsames
Anliegen gesundheitsorientiert zu koordinieren.

> Es klingt tatsächlich erst einmal merkwürdig, doch die Anzeichen mehren sich, dass
> unser Essverhalten und Lebensstil die Gesundheit unserer Kinder und sogar Kindes-
> kinder beeinflussen könnten (Korpus, Unternehmenswebsite).

Gesundheit als kollektives Verantwortungsobjekt geht über individuelle Gesund-
heitswirkungen der Ernährung hinaus. Dennoch wird dem ernährungsbezogenen
Konsum auch für das Ziel gesellschaftlicher Gesundheit eine tragende Rolle zugeschrieben. Der Konzern verweist auf seiner Unternehmenswebsite darauf, dass er
den KonsumentInnen in puncto „gesunde Ernährung" auf der digitalen Plattform
der Ernährungsservice-Website als „Ratgeber" bereitsteht, sie mit „verständli-
chen" Informationen versorgt und „interaktive" Tools anbietet. Dabei rahmt er
dieses Serviceangebot auf der Unternehmenswebsite als Maßnahme zur gesellschaftlichen Ernährungsbildung und verantwortlichen Beitrag zur nachhaltigen
Entwicklung.

> Die Förderung und Vermittlung von Ernährungswissen ist uns ein großes Anliegen,
> denn nur so können Sie bewusste Entscheidungen zu Ihrer Ernährung treffen. Daher
> tragen wir beispielsweise durch [die Ernährungsservice-Website] aktiv zur Ernäh-
> rungsbildung in der Bevölkerung bei (Korpus Unternehmenswebsite).

„Bewusste Entscheidungen" beziehen sich nicht mehr nur auf die Folgewirkungen der Ernährung auf das Individuum, sondern auch auf die Umwelt und
andere am Ernährungsprozess beteiligte gesellschaftliche Akteure. Neben der
Thematisierung, ob beispielsweise „Palmöl" für die individuelle Gesundheit

„schädlich" sein kann, werden auf der Unternehmenswebsite auch mögliche Schäden des Palmölanbaus für den Gesundheitszustand der Umwelt und der an der Produktion beteiligten Personen thematisiert. Gesund sein soll nicht mehr nur das essende Individuum, sondern die zukünftige Gesellschaft und die ökologischen und sozialen Zustände in der Lebensmittelproduktion. So sind beispielsweise gesunde „Arbeitsbedingungen" und „Integrität" in den Lieferketten relevant, um die Gesundheit der Mitarbeiter zu gewährleisten. Auch „geschäftliche" Entwicklungsprozesse erhalten ihre Wertigkeit durch das Kriterium der Gesundheitsförderlichkeit.

> Langfristig sind das Wohlergehen von Gesellschaft und Wirtschaft und eine gesunde Geschäftsentwicklung eng miteinander verbunden (Korpus Unternehmenswebsite).

Gesundheit wird auf der Unternehmenswebsite als kollektives Anliegen konstruiert, das in jeder Qualitätsdimension gleichermaßen relevant ist, da es sich auch auf die Akteure und Bedingungen, die durch die Produktion der Lebensmittel in die Erstellung der Qualität einbezogen sind, bezieht. Als „gesund" werden Prozesse bewertet, die umwelt-, sozial- und wirtschaftsverträglich sind und sich dabei auch auf die „zukünftige" Entwicklung dieser Bedingungen beziehen. Dadurch gehen auch Elemente der ökologischen und staatsbürgerlichen Konvention in die Qualitätskonstruktion auf der Unternehmenswebsite ein. In Orientierung an den SDGs möchte der Konzern „ein gesundes Leben für alle Menschen jeden Alters gewährleisten und ihr Wohlergehen fördern" und dies durch höherwertige Qualität anstreben.

11.9 Diskussion

Die hier vorgestellte Analyse zeigt die Koexistenz zweier verschiedener Qualitätsverständnisse in Bezug auf Ernährung auf, in denen der Gesundheitsbegriff je einen unterschiedlichen Stellenwert einnimmt. Auf der Ernährungsservice-Website wird Gesundheitsverträglichkeit als Charakteristikum von Qualität zunächst nur auf hygienische Aspekte von Lebensmittelprodukten bezogen und lediglich das individuelle System zur Prüfung des Gesundheitswertes befähigt. Auf der Unternehmenswebsite bezieht sich Gesundheit als koordinierender Orientierungswert nachhaltiger Qualität auf Produkte *und* Prozesse und wird auch im Hinblick auf die Umweltverträglichkeit für das natürliche System sowie hinsichtlich der Sozialverträglichkeit für die Gesellschaft bewertet. Damit werden neben dem einzelnen Produkt auch Bedingungen und Folgewirkungen der Erzeugung und Verarbeitung in den Blick genommen. Auf der Ernährungsservice-Website wird die Verantwortung für Gesundheit als individuelle Angelegenheit konzipiert, die sich nur auf das Verhalten des essenden Individuums bezieht. Auf der Unternehmenswebsite hingegen werden Ernährung und die Ernährungsproduktion als Handlungsbereiche dargestellt, die durch Verhaltens- und Verhältnisveränderung von allen Beteiligten im Sinne der Nachhaltigkeit gesundheitsförderlich zu gestalten sind, was den aktuellen gesellschaftlichen und wissenschaftlichen Diskussionen nahekommt (Hirschfelder 2018; Statista 2017; UN Environment 2019).

Es zeigt sich, dass Gesundheit im Kontext eines nachhaltigkeitsorientierten Qualitätsverständnisses zu einem elementaren Bestandteil der Koordinationslogik transformiert, an der sich die Wertigkeit ernährungsbezogener Qualität umfassend beurteilen lässt. Die identifizierte Koordinationslogik stellt in diesem Sinne eine Aktualisierung, Neu-Interpretation und Transformation der im Kontext der klassischen Ernährungskommunikation bereits existierenden industriell-geprägten Konvention dar (vgl. Robert Salais 2019, S. 317). Gesundheit wird im Kontext von Nachhaltigkeit zu einem kollektiven Verantwortungsobjekt und zu einem gesellschaftlichen Wert, der nicht nur durch individuelles Ernährungsverhalten erzielt werden soll, sondern auch in sozialen, ökologischen und ökonomischen Prozessen der Lebensmittelerzeugung der Handlungskoordination dient und das Allgemeinwohl determiniert. In der gesundheitsorientierten Koordinationslogik sind nun nicht mehr lediglich KonsumentInnen qualifiziert, Gesundheit zu erlangen, sondern auch Lebensmittelerzeuger und Produzenten sowie die Prozesse, in welche diese involviert sind. Diese Neu-Qualifikation der Lebensmittelproduzenten geht mit veränderten Rollen und Handlungsweisen einher, die so vorher nicht im Zusammenhang mit gesunder Ernährung thematisiert wurden. Durch die Elaboration der gesundheitsorientierten Koordinationslogik wird damit ein Sinnrahmen geschaffen, auf dessen Grundlage unternehmerische Handlungen, wie beispielsweise die Produktion von Lebensmitteln mit definierter gesundheitsförderlicher Wirkung, im Rahmen des nachhaltigkeitsorientierten Qualitätsverständnisses erst ermöglicht werden (vgl. Diaz-Bone 2015).

Neben Elementen der ökologischen, handwerklichen und staatsbürgerlichen Konvention sowie der Konvention der Inspiration und des Netzwerks, zeigt sich jedoch auch im Kontext von Nachhaltigkeit die Dominanz der industriellen Konvention für ernährungsbezogene Qualität[20]. Die Referenz auf die industrielle

---

[20] Dass die Marktkonvention in den Daten nicht adressiert wird, könnte ggf. darauf zurückzuführen sein, dass Public Relations und keine Marktkommunikation untersucht wurde. Im

Konvention wird im Vergleich zur Ernährungsservice-Website auf der Unternehmenswebsite sogar noch verstärkt. Im Gegensatz zur Ernährungsservice-Website wird auf der Unternehmenswebsite mithilfe von Elementen der industriellen Konvention jedoch nicht Lebensmittelsicherheit koordiniert, sondern eine funktionale Lebensmittelproduktion als Bestandteil nachhaltig-gesunder Ernährungsbedingungen legitimiert. Mit Lebensmittelanreicherungen und innovativen Produktentwicklungen soll eine „Gesundheitsernährung" ermöglicht werden, die den gesundheitlichen Zustand der Gesellschaft in Zukunft möglichst noch effizienter optimiert.

Für die Ernährungskommunikation, die darauf aus ist Ernährungsverhalten an den Zielen einer nachhaltigen Entwicklung auszurichten, ergeben sich aus diesen Erkenntnissen wichtige Implikationen. Zum einen erweitert sich der Kreis der Adressaten gesundheitsorientierter Ernährungskommunikation. Es stehen nicht mehr nur die essenden Individuen im Mittelpunkt, die durch Empfehlungen zur Lebensmittelaufnahme und Ernährungsweisen zu gesundheitsförderlichen Ernährungsverhaltensveränderungen aufgerufen werden, sondern das gesamte Ernährungssystem und die zentralen beteiligten Akteure werden nun ebenfalls mit Empfehlungen zur Ernährungsproduktionstransformation adressiert und mit Referenz auf den Gesundheitsbegriff zur Veränderung der Ernährungsverhältnisse aufgerufen. Der Gesundheitsbegriff bewegt sich damit in einem Spannungsfeld zwischen individuellen und gesellschaftlichen gesundheitsbezogenen Zielen im Kontext einer nachhaltigen Entwicklung. Dies erschwert Kommunikation und Verständigung *über* beziehungsweise *für* eine gesunde Ernährung, denn der ohnehin mehrdeutig-geprägte Ausdruck einer „gesunden Ernährung" kann nun neben den gesundheitlichen Zielen des Individuums, auch auf gesellschaftliche Ziele in Bezug auf die Umwelt, Ökonomie oder das Soziale verweisen. Und aus verschiedenen gesellschaftlichen Bereichen, werden dabei andere Anforderungen an eine gesunde Ernährung gestellt. Die individuelle ernährungsbezogene Gesundheit ist damit nicht mehr nur eine private Angelegenheit, auf die persönlich im Sinne eines Selbstversorgers zu achten ist (vgl. Schmidt 2018), sondern bedarf einer Abstimmung mit gesellschaftlichen Zielen.

Eine Kommunikation, die individuelles Ernährungsverhalten mit Referenz auf den Gesundheitsbegriff ändern möchte, gilt als gescheitert (Spiekermann

---

Gegensatz zur Marktkommunikation, wo der Verkauf und Einkauf von Produkten und Ressourcen im Mittelpunkt steht, ist das Ziel der Public Relations die Legitimation der unternehmerischen Handlungen im gesellschaftspolitischen Umfeld (Zerfaß 2014). Funktionen der Kommunikation bei Public Relations sind das Beziehungsmanagement und die Imagepflege. Profitmaximierung wird in diesem Rahmen daher eher weniger thematisiert.

2005; Steinberg 2011). Wenn nun nachhaltigkeitsorientierte Ernährungskommunikation auf eine Koordinationslogik Bezug nimmt, in der Gesundheit als
kollektives Anliegen mobilisiert wird, um auch auf gesellschaftliche Bedingungen und Folgewirkungen der Lebensmittelproduktion zu verweisen, stellt sich die
Frage, ob diese Konvention geeignet ist, um von möglichst vielen beteiligten
Akteuren für eine nachhaltigkeitsorientierte Handlungskoordination angenommen zu werden. Zwar zeigt sich, dass sich das Qualitätsverständnis mit einer
gesundheitsorientierten Koordinationslogik in ihrem Umfang erweitert und an
Nachhaltigkeitsaspekten ausgerichtet wird. Dennoch stellt diese gesundheitsorientierte Konvention ein Hybrid idealtypischer Konventionen dar, dessen Kern
bei dem untersuchten Lebensmittelkonzern von einer industriellen Konvention
dominiert wird. Insbesondere für die KonsumentInnen ergibt sich daraus keine
Veränderung in der Koordinationslogik auf die in unternehmerischer Ernährungskommunikation bei der Konstruktion des Qualitätsverständnisses Bezug
genommen wird. Stattdessen wird gesunde Ernährung als Gegenstand des Konsums noch deutlicher als Optimierung körperlicher Effizienz kommuniziert und
Zusammenhänge zwischen individueller und gesellschaftlicher Gesundheit nur
unzureichend thematisiert. Eine stärkere Orientierung an den oben vorgestellten Gesundheitsbegriffen des EAT-Lancet-Reports (N.N. 2019) oder der FAO
(FAO 2011) und die Aushandlung einer Koordinationslogik, deren Elemente
sich in ihrer Gesamtheit auf vielfältige ernährungsbezogene Handlungsbereiche
anwenden lassen, ist in den Daten nicht vorzufinden und steht noch aus.

Die Beurteilung der Qualität der Ernährung als „gesund" sollte für alle Adressaten der Ernährungskommunikation multidimensional und anhand verschiedener
Bewertungsmaßstäbe vorgenommen werden, die sich zusammengenommen als
„gesund" beurteilen lassen. Nur so kann das Spannungsfeld zwischen individueller und gesellschaftlicher Gesundheit gelöst werden und Diskussionen um
nachhaltigkeitsorientierte Ernährungsformen, die aber individuell nicht als gesund
einzustufen sind (Rockström 2019), verständigungsorientierter gestaltet werden.

11.10 Fazit

Der theoretische Bezugsrahmen der Ökonomie der Konventionen dient in diesem
Beitrag vornehmlich als Analyseheuristik vor deren Hintergrund die Ergebnisse
der korpuslinguistischen Analyse interpretiert werden. Die Orientierung an idealtypischen Qualitätskonventionen (Diaz-Bone 2015) war dabei eine zentrale
Hilfestellung und ermöglichte eine systematische Identifikation der im Material

identifizierten Muster als Elemente einzelner Konventionen. Durch den theoretischen Rahmen ließ sich nicht nur aufzeigen, *dass* und *wie* der Gesundheitsbegriff als Bestandteil der diskursiv-konstruierten ernährungsbezogenen Qualitätsverständnisse mobilisiert wird, sondern auch *wie* er in Bezug auf verschiedene Bereiche des Ernährungshandelns *interpretiert* wird. Der Analyserahmen der Ökonomie der Konventionen macht es möglich, die Pluralität verschiedener Konventionen sowie ihre Elemente erst aufzeigen zu können, indem die idealtypischen Konventionen als „sensibilisierende Konzepte" (Blumer 1954) die Analyse anleiten. Der Referenzrahmen ermöglicht es normative Spannungen und Widersprüche zwischen den Kommunikatoren des gesellschaftlichen Ernährungssystems aufzuzeigen und ihre argumentative Fundierung erst sichtbar und nachvollziehbar zu machen (vgl. Diaz-Bone und Cappel, 2021).

Vor dem Hintergrund komplexer werdender und sich kontinuierlich wandelnder Kommunikationsprozesse durch Digitalisierung und der Zunahme der öffentlichen Sichtbarkeit gesellschaftlicher Ernährungskommunikatoren, bietet die Ökonomie der Konventionen einen hilfreichen Analyserahmen, um verschiedene Verständnisse in Bezug auf Ernährung offenzulegen und zu vergleichen, im Hinblick auf ihren innovativen Charakter für ernährungsbezogene Handlungskoordination zu diskutieren und daraus gesellschaftlich anschlussfähige Möglichkeiten für die Ernährungskommunikation abzuleiten.

Literatur

Aston, Louise M./Smith, James N./Powles, John W. 2012. Impact of a reduced red and processed meat dietary pattern on disease risks and greenhouse gas emissions in the UK: a modelling study. *BMJ open* 2(5).

Auestad, Nancy/Fulgoni, Victor L. 2015. What current literature tells us about sustainable diets: emerging research linking dietary patterns, environmental sustainability, and economics. *Advances in nutrition* 6(1), S. 19–36.

Barlösius, Eva. 2016. *Soziologie des Essens: Eine sozial- und kulturwissenschaftliche Einführung in die Ernährungsforschung*, 3. Auflage. Weinheim, Basel: Beltz Juventa.

Baroni, Luciana/Cenci, Lorenzo M./Tettamanti, Massimo/Berati, Marina. 2007. Evaluating the environmental impact of various dietary patterns combined with different food production systems. *European journal of clinical nutrition* 61(2), S. 279–286.

Bartelmeß, Tina. 2020. *Unternehmerische Ernährungskommunikation und -verantwortung. Eine konstruktivistische Betrachtung im Kontext von Nachhaltigkeit*. Wiesbaden: Springer Gabler.

Bartelmeß, Tina/Godemann, Jasmin. 2019. Ernährungskommunikation von Unternehmen der Lebensmittelwirtschaft im Kontext von Nachhaltigkeit: Eine rekonstruktive Analyse. *Ernährungs Umschau* 66(6), S. M332–M340.

Batifoulier, Philippe/Domin, Jean-Paul/Gadreau, Maryse. 2011. Market Empowerment of the Patient: The French Experience. *Review of Social Economy* 69(2), S. 143–162.

Beck, Klaus. 2010. *Soziologie der Online-Kommunikation*. In: Schweiger, Wolfang/Beck, Klaus (Hrsg.), Handbuch Online-Kommunikation. Wiesbaden: Springer VS, S. 15–35.

Berners-Lee, Mike/Hoolohan, Claire/Cammack, H./Hewitt, C. Nicholas. 2012. The relative greenhouse gas impacts of realistic dietary choices. *Energy Policy* 43, S. 184–190.

Biltekoff, Charlotte. 2010. Consumer response: the paradoxes of food and health. *Annals of the New York Academy of Sciences* 1190, S. 174–178.

Blumer, Herbert. 1954. What is wrong with Social Theory? *American Sociological Review, 19*(1), S. 3–10.

BMEL, Bundesministerium für Ernährung und Landwirtschaft. 2019. *Wie informieren Sie sich über Lebensmittel? [Graph]*. https://de.statista.com/statistik/daten/studie/379924/umfrage/informationsquellen-fuer-lebensmittel-in-deutschland/. Zugegriffen: 28. August 2019.

Boisard, Pierre. 1991. The future of a tradition: Two ways of making camembert, the foremost cheese of France. *Food and Foodways* 4(3/4), S. 173–207.

Boltanski, Luc/Chiapello, Ève. 2003. *Der neue Geist des Kapitalismus*. Konstanz: UVK-Verl.-Ges.

Boltanski, Luc/Thévenot, Laurent. 2007. *Über die Rechtfertigung: Eine Soziologie der kritischen Urteilskraft*. Hamburg: Hamburger Edition.

Diaz-Bone, Rainer. 2005. Strukturen der Weinwelt und der Weinerfahrung. *Sociologia Internationalis* 43(1/2), S. 25–57.

Diaz-Bone, Rainer. 2013. Discourse conventions in the construction of wine qualities in the wine market. *economic sociology_the european electronic newsletter* 14 (2), S. 46–53.

Diaz-Bone, Rainer. 2018. *Die „Économie des conventions": Grundlagen und Entwicklungen der neuen französischen Wirtschaftssoziologie*. 2. Auflage. Wiesbaden: Springer VS.

Diaz-Bone, Rainer. 2015. *Qualitätskonventionen als Diskursordnungen in Märkten*. In: Diaz-Bone, Rainer/Krell, Gertraude, Diskurs und Ökonomie: Diskursanalytische Perspektiven auf Märkte und Organisationen, 2. Auflage. Wiesbaden: Springer VS, S. 309–337.

Diaz-Bone, Rainer/Cappel, Valeska. 2021. *Qualitätskonventionen und Ernährungskommunikation*. In: Godemann, Jasmin/Bartelmeß, Tina (Hrsg.), Ernährungskommunikation. Interdisziplinäre Perspektiven – Theorien – Methoden. Wiesbaden: Springer VS, S. 145–159.

Diaz-Bone, Rainer/Thévenot, Laurent. 2010. Die Soziologie der Konventionen: Die Theorie der Konventionen als ein zentraler Bestandteil der neuen französischen Sozialwissenschaften. *Trivium 5, S. 1–18*.

Diedrichsen, Iwer (Hrsg.). 1995. *Humanernährung: Ein interdisziplinäres Lehrbuch*. Heidelberg: Steinkopff.

Dzudzek, Iris/Glasze, Georg/Mattissek, Annika. 2009. *Verfahren der lexikometrischen Analyse von Textkorpora*. In: Glasze, Georg/Mattissek, Annika (Hrsg.), Handbuch Diskurs und Raum: Theorien und Methoden für die Humangeographie sowie die sozial- und kulturwissenschaftliche Raumforschung. Bielefeld: transcript, S. 233–260.

Ermann, Ulrich/Langthaler, Ernst/Penker, Marianne/Schermer, Markus. 2018. *Agro-food studies: Eine Einführung*. Wien: Böhlau Verlag.

FAO, Food and Agriculture Organization of the United Nations. 2011. One Health: Food and Agriculture Organization of the United Nations Strategic Action Plan. Brochure. http://www.fao.org/3/al868e/al868e00.pdf. Zugegriffen: 28. August 2019.

FAO. 2019. Sustainable Development Goals. http://www.fao.org/sustainable-development-goals/goals/goal-3/en/. Zugegriffen: 28. August 2019.

Firth, John Rupert. 1957. *A synopsis of linguistic theory 1930–1950*. In: Philological Society (Hrsg.), Studies in Linguistic Analysis. Oxford: Blackwell, S. 1–32.

Fischer, Carlos G./Garnett, Tara. 2016. *Plates, pyramids, planet. Developments in national healthy and sustainable dietary guidelines: a state of play assessment*. FAO and the University of Oxford.

Girreßer, Ursula/Wilkens, Lydia. 2016. *Ernährungskommunikation*. In: Ghadiri, Argang/Ternès von Hattburg, Anabel/Peters, Theo (Hrsg.), Trends im Betrieblichen Gesundheitsmanagement: Ansätze aus Forschung und Praxis. Wiesbaden: Springer Gabler, S. 59–72.

Godemann, Jasmin/Bartelmeß, Tina. 2017. Ernährungskommunikation und Nachhaltigkeit. Perspektiven eines Forschungsfeldes. *Ernährungs Umschau* 64(12), S. M692–M698.

Godemann, Jasmin/Bartelmeß, Tina. 2018. *Gesellschaftliche Verständigung über ein Total-phänomen. Zum Verständnis nachhaltigkeitsbezogener Ernährungskommunikation*. In: Phyel, Thomas (Hrsg.), Zwischen Ohnmacht und Zuversicht: Vom Umgang mit Komple-xität in der Nachhaltigkeitskommunikation. München: oekom, S. 187–206.

Hayn, Doris/Eberle, Ulrike. 2006. *Kommunikation für eine Ernährungswende*. In: Eberle, Ulrike/Hayn, Doris/Rehaag, Regine/Simshäuser, Ulla (Hrsg.), Ernährungswende: Eine Herausforderung für Politik, Unternehmen und Gesellschaft. München: oekom, S. 168–182.

Hirschfelder, Gunther. 2018. Gesundheit und Ernährung: Die Macht der Kultur: Einblicke in ein Beziehungsdreieck. *Biologie In Unserer Zeit* 48(2), S. 106–112.

Hung, Yung/Verbeke, Wim. 2019. Consumer evaluation, use and health relevance of health claims in the European Union. *Food Quality and Preference* 74, S. 88–99.

IfD Allensbach. 2020. Interesse der Bevölkerung in Deutschland an gesunder Ernährung und gesunder Lebensweise von 2016 bis 2020 (Personen in Millionen). Allensbacher Markt- und Werbeträgeranalyse, Juli 2020.

Ingenhoff, Diana/Kölling, A. Martina. 2011. *Internetbasierte CSR-Kommunikation*. In: Raupp, Juliana/Jarolimek, Stefan/Schultz, Friederike (Hrsg.), Handbuch CSR. Kommu-nikationswissenschaftliche Grundlagen, disziplinäre Zugänge und methodische Heraus-forderungen. Wiesbaden: Springer VS, S. 480–498.

Jänicke, Stefan/Blumenstein, Judith/Rücker, Michaela/Zeckzer/ Dirk Scheuermann, Gerik. 2015. Visualizing the Results of Search Queries on Ancient Text Corpora with Tag Pies. http://docplayer.net/23646659-Visualizing-theresults-of-search querics-on-ancient-text-corpora-with-tag-pies.html. Zugegriffen: 3. Oktober 2019.

Kroke, Anja. 2019. Nutrition for Future: Ein Kommentar zum EAT-Lancet-Bericht. *Ernäh-rungs Umschau* 66(7), S. M422–M423.

Kuckartz, Udo. 2014. *Mixed Method: Methodologie, Forschungsdesigns und Analyseverfah-ren*. Wiesbaden: Springer VS.

Lafaye, Claudette/Thévenot, Laurent. 1993. Une justification écologique? Conflits dans l'aménagement de la nature? *Revue française de sociologie* 34(4), S. 495–524.

Meier, Toni. 2014. *Gesamtgesellschaftliche Kosten von Landwirtschaft und Ernährung.* In: Schrode, Alexander/Meier, Toni/Koch, Eva, Nachhaltige Ernährung – Von der Theorie zur Praxis. Beiträge für eine nachhaltige Ernährungskultur. Halle (Saale): Proceedings of the colloquium „Sustainable Nutrition – From theory to practice", S. 4–17.

Meier, Toni/Christen, Olaf. 2013. Environmental impacts of dietary recommendations and dietary styles: Germany as an example. *Environmental science & technology* 47(2), S. 877–888.

Meybeck, Alexandrre/Gitz, Vincent. 2017. Sustainable diets within sustainable food systems. *The Proceedings of the Nutrition Society* 76(1), S. 1–11.

Mörixbauer, Angela/Gruber, Marlies/Derndorfer, Eva. 2019. *Handbuch Ernährungskommunikation.* Berlin: Springer Spektrum.

N.N. 2019. EAT-Lancet-Report: Strategische Ansätze zur Umstellung des weltweiten Ernährungssektors. *Ernährungs Umschau* 66(7), S. M416–M421.

Paulitz, Tanja/Winter, Martin. 2019. *Ernährung aus kultursoziologischer Perspektive.* In: Moebius, Stephan/ Nungesser, Frithjof/Scherke, Katharina (Hrsg.), Handbuch Kultursoziologie. Theorien-Methoden-Felder, 2. Auflage. Wiesbaden: Springer VS, S. 319–336.

Perkuhn, Rainer/Keibel, Holger/Kupietz, Marc. 2012. *Korpuslinguistik.* Paderborn: Fink.

Pietrowsky, Reinhard. 2019. *Ernährung und Gesundheit.* In: Haring, Robin (Hrsg.), Gesundheitswissenschaften. Berlin: Springer, S. 323–333.

Pleil, Thomas/Zerfaß, Ansgar. 2014. *Internet und Social Media in der Unternehmenskommunikation.* In: Zerfaß, Ansgar/Piwinger, Manfred (Hrsg.), Handbuch Unternehmenskommunikation: Strategie, Management, Wertschöpfung. Wiesbaden: Springer Gabler, S. 731–753.

Rabast, Udo. 2018. *Gesunde Ernährung, gesunder Lebensstil.* Berlin: Springer.

Rockström, Johan. 2019. *Eat Good: Das Kochbuch, das die Welt verändert.* Hildesheim: Gerstenberg.

Rössler, Patrick. 2006. *Ernährung im (Zerr-)Spiegel der Medienberichterstattung? Einige Befunde zur Ernährungskommunikation aus kommunikationswissenschaftlicher Sicht.* In: Barlösius, Eva/Rehaag, Regine (Hrsg.), Skandal oder Kontinuität. Anforderungen an eine öffentliche Ernährungskommunikation. Berlin: Wissenschaftszentrum Berlin für Sozialforschung (WZB), S. 61–70.

Rüdiger, Jan Oliver. 2018. *CorpusExplorer v2.0 – Visualisierung prozessorientiert gestalten.* In: Bubenhofer, Noah/Kupietz, Marc (Hrsg.), Visualisierung sprachlicher Daten. Heidelberg: Heidelberg University Publishing, S. 257–268.

Salais, Robert. 2019. *Konventionen und Normen der Produktqualität.* In: Salais, Robert/Streng, Marcel/Vogel, Jakob (Hrsg.), Qualitätspolitiken und Konventionen: Die Qualität der Produkte in historischer Perspektive. Wiesbaden: Springer VS, S. 309–340.

Schmidt, Bettina. 2018. *Gesellschaftliche Konstruktion von Gesundheit und Krankheit.* In: Haring, Robin (Hrsg.), Gesundheitswissenschaften. Berlin: Springer, S. 1–9.

Schritt, Katarina. 2011. *Ernährung im Kontext von Geschlechterverhältnissen: Analyse zur Diskursivität gesunder Ernährung.* Wiesbaden: Springer VS.

Sharon, Tamar. 2018. When digital health meets digital capitalism, how many common goods are at stake? *Big Data & Society* 5(2), S. 1–12.

Spiekermann, Uwe. 2005. *Warum scheitert die Ernährungskommunikation?* In: Weißen, Eva, Ernährungskommunikation. Neue Wege – neue Chancen?. Bonn: aid special, S. 11–17.

Statista 2017. Wie wichtig ist es Ihnen persönlich sich in folgenden Bereichen nachhaltig zu verhalten? https://de.statista.com/statistik/daten/studie/716888/umfrage/umfrage [Graph]. Zugegriffen: 28. August 2019.

Steinberg, Antje. 2011. *Scheitert die Ernährungskommunikation? Qualitative Inhaltsanalyse von Printratgebern.* Wiesbaden: Springer VS.

Suckert, Lisa. 2015. *Die Dynamik ökologischer Märkte: Eine feldanalytische Betrachtung des Marktes für Bio-Molkereiprodukte.* Konstanz: UVK Verlagsgesellschaft.

UN Environment. 2019. Global Environmental Outlook – Geo 6: Healthy planet, healthy people. https://www.unenvironment.org/resources/report/our-planet-healthy-planet-healthy-people. Zugegriffen: 28. August 2019.

Vieux, Florent/Soler, Louis-Georges/Touazi, Djilali/Darmon, Nicole. 2013. High nutritional quality is not associated with low greenhouse gas emissions in self-selected diets of French adults. *The American journal of clinical nutrition* 97(3), S. 569–583.

Whitmee, Sarah/Haines, Andy/Beyrer, Chris/Boltz, Frederick/Capon, Anthony G./Ferreira de Souza Dias, Braulio/Ezeh, Alex/Frumkin, Howard/Gong, Peng/Head, Peter/Horton, Richard/Mace, Georgina M./Marten, Robert/Myers, Samuel S./ Nishtar, Sania/Osofsky, Steven A./Pattanayak, Subhrendu K./Pongsiri, Montira J./Romanelli, Cristina/Soucat, Agnes/Vega, Jeanette/Yach, Derek. 2015. Safeguarding human health in the Anthropocene epoch: report of The Rockefeller Foundation–Lancet Commission on planetary health. *The Lancet* 386 (10007), S. 1973–2028.

WHO, World Health Organization. 2019. Healthy diet. https://www.who.int/behealthy/healthy-diet. Zugegriffen: 28. August 2019.

Wilk, Nicole M. 2015. Die kommunikative Rolle gesunder Ernährung in den Medien. Medienlinguistische Untersuchung von Beitragsketten in zwei Internetforen. *Ernährungs Umschau* 62(2), S. M106–M115.

Zerfaß, Ansgar. 2014. *Unternehmenskommunikation und Kommunikationsmanagement: Strategie, Management und Controlling.* In: Zerfaß, Ansgar/Piwinger, Manfred (Hrsg.), Handbuch Unternehmenskommunikation: Strategie, Management, Wertschöpfung, 2. Auflage, Wiesbaden: Springer Gabler, S. 21–80.

Zühlsdorf, Anke/Jürkenbeck, Kristin/Spiller, Achim. 2018. Lebensmittelmarkt und Ernährungspolitik 2018: Verbrauchereinstellungen zu zentralen lebensmittel- und ernährungspolitischen Themen: Chartbook zur repräsentativen Umfrage. https://www.vzbv.de/sites/default/files/downloads/2018/01/16/umfrage_ergebnisbericht_lebensmittelmarkt_und_ernaehrungspolitik_2018.pdf. Zugegriffen: 28. August 2019.

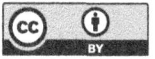

Verschiedene Gesundheitskonzepte im Rahmen der digitalen Selbstvermessung

Ursula Meidert und Mandy Scheermesser

Zusammenfassung

Die digitale Selbstvermessung mit Wearables und Apps ist beliebt und mittlerweile weit verbreitet. Dabei können verschiedene Parameter des Körpers, der Aktivität und Mobilität sowie des Befindens gemessen, verglichen und ausgewertet werden. Ein oft genanntes Ziel ist es, mehr über den eigenen Körper zu erfahren sowie Fitness und Gesundheit zu verbessern. Dieser Artikel betrachtet anhand von Fokusgruppen- und ExpertInneninterviews zum einen die verschiedenen Konventionen und daraus resultierende Gesundheitskonzepte, die im Umgang mit der digitalen Selbstvermessung eine Rolle spielen. Zum anderen wird aufgezeigt, dass Konflikte und Unsicherheiten entstehen, wenn verschiedene Konventionen aufeinandertreffen. Und dass Aushandlungen stattfinden und Kompromisse gefunden werden müssen, wenn diese Konflikte gelöst werden sollen. Das wiederum bedeutet, dass sich bestehende Konventionen verknüpfen und neue Konventionen entwickeln müssen, damit sich die digitale Selbstvermessung im Gesundheitsbereich langfristig etablieren kann.

Present Address:
U. Meidert (✉) · M. Scheermesser
ZHAW Gesundheit, Winterthur, Schweiz
E-Mail: ursula.meidert@zhaw.ch

M. Scheermesser
E-Mail: mandy.scheermesser@zhaw.ch

V. Cappel et al. (Hrsg.), *Gesundheit – Konventionen – Digitalisierung,*
Soziologie der Konventionen, https://doi.org/10.1007/978-3-658-34306-4_12

12.1 Forschungsstand und Erkenntnisinteresse

12.1.1 Die Definition des Begriffes „digitale Selbstvermessung"

Die digitale Selbstvermessung (englisch: Quantified Self) wird von Melanie Swan (2013, S. 85) als *„any individual engaged in the self-tracking of any kind of biological, physical, behavioral, or environmental information"* definiert. Dabei wird impliziert, dass Individuen in irgendeiner Form Daten über sich erheben und sammeln, z. B. biologische und physische oder solche, die das Verhalten oder Umweltfaktoren betreffen (Geib et al. 2015). Das Messen ist dabei eine proaktive Einstellung, um Informationen über sich selbst zu gewinnen und anschliessend die eigenen Handlungen an ihnen auszurichten (Swan 2013). Die digitale Selbstvermessung wird daher auch wie folgt definiert:

> Quantified Self ist dadurch gekennzeichnet, dass eine Person sich proaktiv mit Geräten und Applikationen selbst misst, um aufgrund der Analyseresultate ihren Lebensstil in den Bereichen Fitness, Gesundheit oder Wellness zu optimieren (Meidert et al. 2018, S. 3).

Bei der Selbstvermessung werden sowohl der Körper als auch seine Funktionen und Zustände mit digitalen Technologien vermessen und die so gewonnenen Daten in Programme, sogenannte Applikationen (Apps), übertragen – zum Beispiel die Anzahl verbrauchter Kalorien, zurückgelegte Schritte oder Stockwerke (Meidert et al. 2018). Das sogenannte Tracken oder Vermessen wird dabei oft durch Wearables vorgenommen. Das sind Technologien, die Sensoren beinhalten und am Körper getragen werden, beispielsweise in Form von Armbändern oder Brustgurten.

12.1.2 Die gesellschaftliche Verbreitung der Selbstvermessungstechnologien und die beobachtete Diskrepanz zwischen verschiedenen Konventionen

Technologien zur digitalen Selbstvermessung sind weit verbreitet und mittlerweile auch auf dem Gesundheitsmarkt angekommen. Dies zeigt der achte EPatient-Survey 2019 (Bröckerhoff 2019), in dessen Rahmen 8800 Menschen in der Schweiz, Deutschland und Österreich mithilfe eines Online-Fragebogens befragt wurden. Die Befunde zeigen, dass Krankenversicherungen und ÄrztInnen zunehmend Gesundheits-Apps empfehlen und dass sich dies in einer intensivierten Nutzung äußert. Im Vergleich zum Vorjahr war die Verwendung von Medikamenten-Apps im Jahr 2019 von 11 % auf 18 % angestiegen und jene von Diagnostik-Apps hatte sich von 6 % auf 12 % verdoppelt. Die Zahl der PatientInnen, die von ihren ÄrztInnen App-Empfehlungen bekamen, ist von 3 % auf 9 % gestiegen, und 16 % der Befragten hatten von ihrer Krankenversicherung eine digitale Gesundheits- und Therapieempfehlung erhalten, was eine Zunahme um 11 Prozentpunkte im Vergleich zum Vorjahr bedeutet.

Dass Selbstvermessungstechnologien wie Apps und Wearables beliebt sind, hat auch mit der starken Verbreitung von Smartphones zu tun. Da diese bereits verschiedene Sensoren integriert haben, werden sie, in der Hosen- oder Handtasche getragen, selbst zum Wearable. Auch sind dazugehörige Apps auf den gängigen Smartphones bereits vorinstalliert, sodass der Zugang zu selbsterhobenen Daten für alle einfach und mit keinen oder geringen Kosten verbunden ist. Attraktiv ist zudem, dass die Geräte Entwicklungsverläufe oder Vergleiche aufzeigen und Feedback geben. Dabei werden die aktuellen Daten mit eigenen Daten aus der Vergangenheit oder mit Durchschnittswerten anderer NutzerInnen verglichen. Aus diesen Vergleichen resultieren dann oftmals Empfehlungen und Tipps, die die NutzerInnen zur Erreichung festgelegter Ziele befolgen (können).

Meist ist dabei aber nicht transparent, aus welcher Quelle die zum Vergleich herangezogenen Daten, die Handlungsanweisungen oder Empfehlungen stammen. Hier zeigt sich dementsprechend ein deutlicher Widerspruch zum üblichen Vorgehen im Gesundheitsbereich. In diesem besteht die Übereinkunft, dass ausgewiesen werden muss, auf welche Empfehlungen man sich stützt. Aus gesundheitswissenschaftlicher Sicht sind diese Handlungsanweisungen also nicht transparent, zudem entsprechen sie oft nicht dem aktuellen Wissensstand. So zeigt beispielsweise die Studie von Jennifer Nicholas et al. (2015), dass Apps Personen mit bipolarer Störung falsche oder kontraindizierte Angaben machten und Handlungsempfehlungen gaben. Zu einem ähnlichen Resultat kam eine Untersuchung von Apps für Personen mit Asthma: 44 % der untersuchten Apps gaben Empfehlungen, die nicht den medizinischen Richtlinien entsprachen, und bei nur 5 % der Apps wurde der Inhalt als umfassend bewertet (Huckvale et al. 2012).

Diese Diskrepanz bezieht sich nicht nur auf Empfehlungen und Handlungsanweisungen, sondern auch auf die in den Apps und Wearables hinterlegten Normwerten. Beispielsweise empfehlen viele Selbstvermessungstechnologien, 10.000 Schritte pro Tag zu gehen. Dieser Wert entspricht jedoch nicht den Empfehlungen der Weltgesundheitsorganisation (WHO) oder des Schweizerischen Bundesamts für Sport (BASPO), denn diese empfehlen, Bewegung in Form der Aktivitätsdauer und des Aktivitätsniveaus zu messen, die zusätzlich auf das

Alter abgestimmt sein sollten (WHO 2011; BASPO 2013). Zudem haben Studien gezeigt, dass das Gehen von 10.000 Schritten zwar einfach in den Alltag integriert werden kann, jedoch nicht die wissenschaftlichen Kriterien verschiedener Gesundheitsoutcomes erfüllt, da es nicht immer dem individuellen Bedarf entspricht (Boyer et al. 2011; Wattanapisit und Thanamee 2017). Ein Grund für diese Diskrepanz kann das fehlende Fachwissen der App-TechnikentwicklerInnen sein, die zumeist nicht aus dem Gesundheitsbereich stammen, sondern aus dem Sport- oder Technologiebereich. Und auch die HerstellerInnen von Gesundheits-Apps sind zumeist nicht im Gesundheitssektor angesiedelt, sondern entstammen dem Technologiesektor, wie eine im Jahr 2016 weltweit durchgeführte Erhebung offenlegte: Ihr zufolge gehörten lediglich 28 % der Herstellenden dem Gesundheitssektor an, während 51 % aus dem Technologie-Sektor stammten (research2guidance 2016).

Hier zeigt sich ein möglicher Konflikt zwischen den im Gesundheitswesen anerkannten Kriterien und den in den Produkten hinterlegten Werten und Normen. Problematisch wird dieser vor allem dann, wenn sich in der Gesellschaft Empfehlungen oder Werte etablieren, die einer wissenschaftlichen Grundlage entbehren, jedoch Konsequenzen für die breite Bevölkerung haben. In der Schweiz sind beispielsweise verschiedene Krankenkassen dazu übergegangen, ihren Versicherten monetäre Anreize zu versprechen, sollten sie täglich 10.000 Schritte gehen. Beispielsweise wird diese Schrittzahl mit 0,40 CHF vergütet und 7500 Schritte mit 0,20 CHF. Über ein Kalenderjahr kann so eine „Schrittentschädigung" von 146 CHF erreicht werden. Gemessen wird die Schrittzahl mit einem Fitnessarmband sowie einer Schrittzähler-App der Krankenversicherung (CSS 2016).

Solche Programme stehen stellvertretend für eine neue Entwicklung in der Gesundheitspolitik, die die Gesundheitsversorgung der Versicherten zunehmend an Bedingungen knüpft. Wobei nicht vergessen werden darf, dass Vermessung und Regulierung der Ordnung auf einer statistischen Vorstellung von Normalität basieren (Gertenbach und Mönkberg 2016).[1] Im Prozess der Normierung und gesellschaftlichen Prägung werden die Daten jeweils mit Normwerten oder mit anhand diverser Kriterien (Alter, Geschlecht, Krankheitsbild etc.) vergleichbaren Gruppen abgeglichen. Dadurch sind Menschen einer Beeinflussung ausgesetzt, der sie sich möglicherweise nicht bewusst sind. Denn Körperarbeit ist meist keine individuelle, private und subjektive Angelegenheit des Menschen, sondern die Entscheidungen über die Gestaltung des eigenen Körpers sind hochgradig normativ und gesellschaftlich geprägt (Villa 2015). Gesellschaftlich gesehen wird

---

[1] Siehe dazu auch in diesem Band im Beitrag von Rainer Diaz-Bone in Abschn. 2.6 Quantifizierung und Digitalisierung.

ein Individuum durch das Phänomen der digitalen Selbstvermessung also dazu veranlasst, sich einem Trend anzuschließen, welcher sich wiederum an größeren Gesundheitstrends orientiert.

12.1.3 Die Soziologie der Konventionen und die digitale Selbstvermessung

Die Soziologie der Konventionen bietet verschiedene Anknüpfungspunkte für die Untersuchung des Phänomens der digitalen Selbstvermessung. Laut Rainer Diaz-Bone und Laurent Thévenot (2010, S. 4) werden

> Konventionen [...] als interpretative Rahmen aufgefasst [...], die durch Akteure entwickelt und gehandelt werden, um die Evaluation von und Koordination in Handlungssituationen durchführen zu können.

Ziel dieses Artikels ist es, Konventionen zu identifizieren, die im Kontext der digitalen Selbstvermessung zu unterschiedlichen Gesundheitskonzepten einen Beitrag leisten. Darüber hinaus wird auf Konfliktlinien und Unsicherheiten zwischen den Gesundheitskonzepten sowie deren Auswirkungen aufmerksam gemacht. Denn damit sich die digitale Selbstvermessung im Gesundheitswesen langfristig etablieren kann, müssen diese Konflikte angesprochen, ausgehandelt und Kompromisse gefunden werden. Dazu sind auch Annäherungen zwischen Konventionen erforderlich.

Der Bereich von Medizin und Gesundheit ist für dieses spezifische Anliegen deshalb besonders interessant, weil hier verschiedene Akteursgruppen und Konventionen aufeinandertreffen: 1) die NutzerInnen und PatientInnen, die ein vermehrtes Interesse an objektiven Körperdaten haben und diese in das ÄrztInnen-PatientInnen-Gespräch einbringen (Meidert et al. 2018; Hauschke et al. 2018), 2) die Gesundheitsfachpersonen, die zunehmend mit diesen Daten konfrontiert werden und diesen bislang nur wenig Aufmerksamkeit schenkten (Meidert et al. 2018; Hauschke et al. 2018), und 3) die Krankenversicherungen, die nicht nur ein Interesse an der Gesundheit ihrer Versicherten haben, sondern auch an deren Daten, um mehr über ihre Lebensweise und ihr Verhalten zu erfahren (Generali Vitality 2019; dacadoo 2019).

Der Artikel untersucht welche Konventionen einen Beitrag zur Etablierung von Gesundheitskonzepten leisten. Er geht der Frage nach, welche unterschiedlichen Gesundheitskonzepte sich in der Gesundheitsversorgung hinsichtlich des Phänomens der digitalen Selbstvermessung identifizieren lassen und inwiefern diese variieren. Er fragt danach, welche konflikthaften Situationen entstehen, wenn verschiedene Gesundheitskonzepte aufeinandertreffen, wie diese gelöst werden und welche Auswirkungen sich daraus ergeben.

12.2 Methodisches Vorgehen bei der empirischen Untersuchung

Für die Beantwortung der oben genannten Fragestellungen wurde eine qualitative Herangehensweise gewählt: Es wurden einerseits ExpertInneninterviews und andererseits Gruppendiskussionen (Fokusgruppen) mit Gesunden und Personen mit einer oder mehreren chronischen Erkrankungen sowie mit Gesundheitsfachpersonen geführt. Dabei waren die Fokusgruppen für die Fragestellung besonders zielführend, da die Teilnehmenden miteinander in Interaktion treten und durch ihre Gesprächsbeiträge unterschiedliche Meinungen und Einstellungen deutlich werden (Macnaghten 2017). Alle Daten wurden im Rahmen des Projekts „Quantified Self – Schnittstelle zwischen Lifestyle und Medizin" erhoben, welches im Zeitraum 2016–2017 von der Stiftung für Technologiefolgen-Abschätzung (TA-SWISS) initiiert und finanziert wurde.

Die ExpertInneninterviews wurden mit Personen aus den folgenden Bereichen des Gesundheitswesens geführt, die besonders von der digitalen Selbstvermessung tangiert sind: Gesundheitsförderung und Prävention, Ernährungsberatung, Verhaltenstherapie, PatientInnenorganisation im Bereich Diabetes sowie die medizinische Forschung und Entwicklung. Innerhalb dieser Bereiche wurden MitarbeiterInnen von Organisationen und ExpertInnen identifiziert, angeschrieben und um ein persönliches Interview gebeten. Für die Interviews wurden verschiedene Leitfäden entwickelt, die Fragen zum Einsatz von Selbstvermessungstechnologien, den diesbezüglichen Erfahrungen sowie den zukünftigen Entwicklungsprognosen enthielten. Die Interviews wurden im August und September 2016 persönlich oder telefonisch geführt. Es wurden Audiomitschnitte von den Interviews gemacht und anschließend transkribiert.

Für die Fokusgruppen wurden ebenfalls Leitfäden erstellt. Zentrale Themen waren die Motive der Nutzung bzw. Nicht-Nutzung der digitalen Selbstvermessung, die Anwendung der Technologien sowie die diesbezüglichen Erfahrungen, Einstellungen, Erwartungen und Befürchtungen. Die Teilnehmenden wurden auf verschiedenen Wegen angesprochen: Im öffentlichen Raum in Winterthur (Schweiz) wurden eigens zu diesem Zweck erstellte Flyer an PassantInnen verteilt. Auf verschiedenen Webseiten sowie auf Facebook wurden Hinweise und Aufrufe platziert. Und es wurde ein Aufruf an alle Mitarbeitenden der ZHAW

Zürcher Hochschule für Angewandte Wissenschaften verschickt. Zusätzlich wurden Spitäler und Privatpraxen im Grossraum Zürich und Ostschweiz, die Spitex in der Region Winterthur sowie verschiedene PatientInnenorganisationen angeschrieben oder unsererseits telefonisch kontaktiert. Die interessierten Personen wurden entsprechend ihres Gesundheitszustandes einer der drei Fokusgruppen zugeteilt, sodass letztlich eine Gruppe mit gesunden Personen, eine Gruppe mit chronisch kranken Personen und eine Gruppe mit Gesundheitsfachpersonen zustande kamen. Die Interessierten wurden ihrem Profil entsprechend zu einer der Fokusgruppen eingeladen und über deren Ablauf vorab informiert.

Die drei Fokusgruppen fanden zwischen Ende November 2016 und Mitte Januar 2017 statt. Zu Beginn jeder Fokusgruppe wurde die Studie und der Ablauf der Fokusgruppe vorgestellt. Danach stellten sich die teilnehmenden Personen kurz vor und sagten wie sie digitale Selbstvermessungstechnologien bisher verwenden. Darüber hinaus wurden sie über die Freiwilligkeit der Teilnahme und über die Verwendung der Daten informiert. Die Teilnehmenden gaben ihre schriftliche Einwilligung zur Teilnahme und Aufzeichnung der Daten, bevor mit den Fokusgruppen begonnen wurde, die jeweils 100 min dauerten und von einer Projektmitarbeiterin moderiert und einer anderen schriftlich protokolliert wurden.

An der *ersten Fokusgruppe* nahmen acht Personen teil, die ihrer Selbsteinschätzung nach gesund waren. Darunter waren fünf Männer und drei Frauen im Alter von 17 bis 58 Jahren. Alle Personen, außer einer, nutzten digitale Technologien zur regelmäßigen Selbstvermessung. Das heißt, sie vermaßen einen oder mehrere Parameter ihres Körpers oder Körperfunktionen, ihrer Mobilität, ihres Verhaltens oder Konsums. Die *zweite Gruppe* der chronisch Kranken bestand aus sieben Personen, davon waren drei Männer und vier Frauen im Alter von 23 bis 70 Jahren. Die Anwesenden hatten folgende chronische Erkrankungen: Bluthochdruck, Diabetes, Asthma, chronisch obstruktive Lungenerkrankung (COPD), Hormonstörung und entzündliche Autoimmunerkrankung. Unter den Befragten gab es zwei Personen, die sich nur sporadisch sowie drei, die sich täglich selbst vermaßen. Zudem gab es eine Person, die einen Parameter mehrmals am Tag maß und eine Person, die mehrere Parameter mehrmals am Tag maß. Dabei kamen sowohl Apps und Wearables als auch konventionelle Messgeräte zum Einsatz. Die *dritte Fokusgruppe* bestand aus Gesundheitsfachpersonen. Es waren sieben Personen im Alter von 25 bis 60 Jahren anwesend, ebenfalls drei Männer und vier Frauen. Vom beruflichen Hintergrund waren in der Gruppe zwei PhysiotherapeutInnen, eine Ergotherapeutin, eine Person aus dem Bereich Gesundheitsförderung und Prävention, ein Arzt und zwei Pflegefachpersonen. Darunter nutzten drei Selbstvermessungstechnologien im beruflichen Kontext und fünf im Privaten.

Anschließend wurden die Audioaufzeichnungen sowohl der ExpertInneninterviews als auch der Fokusgruppen nach den einfachen Transkriptionsregeln von
Torsten Dresing und Thorsten Pehl (2015) transkribiert. Die Auswertung erfolgte
mittels der Inhaltsanalyse nach Philipp Mayring (2010) und fokussierte auf verschiedenen Konventionen sowie die daraus resultierenden Gesundheitskonzepte
und Konflikte verschiedener Akteursgruppen hinsichtlich der digitalen Selbstvermessung. Zu diesem Zweck wurde das Datenmaterial von beiden Autorinnen
dieses Artikels mithilfe des Programms Atlas.ti kodiert und danach kommunikativ
validiert. Die verschiedenen Konventionen und daraus resultierenden Gesundheitskonzepte der Akteure wurden im Datenmaterial identifiziert, indem nach
Aussagen gesucht wurde, in denen Akteure beschreiben „wie die Dinge sein
sollten" (Diaz-Bone und Thévenot 2010, S. 4). Daher werden deren Einstellungen, Auffassungen und Überzeugungen deutlich. Ebenso wurde nach Stellen
gesucht, an denen ein Konflikt zwischen eigenen Vorstellungen und denen anderer zum Ausdruck kam. Die Soziologie der Konventionen ermöglichte es hierbei,
die Unterschiede in den Gesundheitskonzepten verschiedener Akteursgruppen
hinsichtlich der digitalen Selbstvermessung sichtbar zu machen. Denn diesem
Konzept folgend, wurden die Konventionen als explizite Rechtfertigungsordnungen und interpretative Rahmen der Akteure verstanden, die sichtbar werden und
in Erscheinung treten, „wenn Akteure kritisiert werden oder selber Kritik üben"
(Diaz-Bone und Thévenot 2010, S. 5).

12.3   Befunde der empirischen Untersuchung

Aus der Perspektive der Soziologie der Konventionen und auf der Grundlage
der im Rahmen der Untersuchung gewonnenen empirischen Daten haben wir
verschiedene Konventionen und Gesundheitskonzepte von vier verschiedenen
Akteursgruppen herausgearbeitet: von 1) ÄrztInnen, von 2) PhysiotherapeutInnen, von 3) Fachpersonen aus der Gesundheitsförderung und Prävention und
von 4) PatientInnen. Darüber hinaus konnten Konflikte herausgearbeitet werden, die auftreten, wenn verschiedene Konventionen aufeinandertreffen, und es
konnte ermittelt werden, wie diese gelöst werden. In den folgenden Kapiteln
werden die Befunde der Untersuchung vorgestellt: In Abschn. 12.3.1 werden die
Gesundheitskonzepte von Gesundheitsfachpersonen und in Abschn. 12.3.2 die
Gesundheitskonzepte von Gesunden und chronisch kranken Personen dargelegt.
In Abschn. 12.3.3 werden konflikthafte Situationen in Zusammenhang mit den
erörterten Gesundheitskonzepten und Konventionen sowie deren Auswirkungen
beschrieben. In Abschn. 12.3.4 wird schließlich die viel zur Sprache gebrachte

Befürchtung der Akteure vor einer Kommodifizierung ihrer Gesundheitsdaten thematisiert.

12.3.1 Gesundheitskonzepte von Gesundheitsfachpersonen

Die Gesundheitskonzepte von Gesundheitsfachpersonen basieren, den Befunden der eigenen Erhebung zufolge, vorwiegend auf einem naturwissenschaftlich-medizinischen Verständnis von Gesundheit und Körper. Denn diese Personen vertrauen meist nur denjenigen Selbstvermessungstechnologien, die als Medizinprodukte zertifiziert sind. Diese Zertifizierung bedeutet, dass die Medizinprodukte strenge gesetzliche Auflagen erfüllen, was notwendig ist, damit nur qualitativ hochwertige, sichere und wirksame Produkte und Anwendungen auf den Markt kommen (Meidert et al. 2018, S. 23). In der Schweiz ist für die Zertifizierung das Schweizerische Heilmittelinstitut Swissmedic zuständig und regelt damit u. a. die Produktsicherheit und die Produkthaftpflicht der Technologien. Die zertifizierten Produkte genügen somit den Anforderungen der Validität und Reliabilität.[2] Diese Standards, auf welche sich die Gesundheitsfachpersonen beziehen, sind stark regelgeleitet und qualitätsorientiert und entsprechen damit der industriellen Konvention (Diaz-Bone 2009).

Elemente der häuslichen wie auch der industriellen Konventionen (Diaz-Bone 2009) finden sich bei den befragten *ÄrztInnen,* die Technologien zur Selbstvermessung dann als vertrauensvoll ansehen, wenn bestimmte Regeln und Standards erfüllt sind. Beispielsweise jene der „Guten klinischen Praxis" (engl. Good Clinical Practice, kurz: GCP) wie sie bei klinischen Studien verwendet werden. Ein wesentlicher Bestandteil der Konventionen der ÄrztInnen ist zudem die Evidenzbasierte Medizin (EbM), bei anderen Gesundheitsfachpersonen dagegen ist es die Evidenzbasierte Gesundheitsversorgung (Evidence Based Healthcare). Auf dieser Grundlage werden Entscheidungen für die Behandlung und Versorgung von PatientInnen getroffen (Sackett et al. 1996).

Die Orientierung an den Gütekriterien wurde in den Interviews unter anderem damit begründet, dass die Produkte durch die Einhaltung der Standards verlässlich sind und dass durch diese Verlässlichkeit das Vertrauen der Gesundheitsfachpersonen und PatientInnen in die Geräte und Apps geschaffen wird, was auf die häusliche oder familienweltliche Konvention verweist (Diaz-Bone 2009).

---

[2] Die Validität bezeichnet die Gültigkeit der Messung und soll sicherstellen, dass das gemessen wurde, was gemessen werden sollte. Die Reliabilität steht für die Verlässlichkeit der gemessenen Daten.

Die fehlende Datenqualität und/oder fehlende Standards führen hingegen dazu, dass ÄrztInnen den Technologien zur Selbstvermessung nicht vertrauen und diese daher zurückhaltend anwenden oder ihnen sogar ablehnend gegenüberstehen. Ein befragter Arzt sagte dazu:

> Die größten Hürden sind derzeit die Datenqualität und die Schaffung von Standards für die Datenqualität sowie die Validierung der Verwendung dieser Daten in der medizinischen Forschung, um ihren Nutzen zu demonstrieren, sodass Ärzte sie in einem gesundheitlichen Umfeld einsetzen wollen (D 7:11).

Er fügte zudem an, ein weiterer Grund für die zögerliche Verwendung von Selbstvermessungstechnologen der ÄrztInnen läge darin, dass noch zu wenig darüber bekannt sei, wie die erhobenen Daten sinnvoll in der medizinischen Praxis verwendet werden könnten – dafür brauche es wissenschaftliche Studien. Die Verwendungsmöglichkeiten lägen auf der Hand: Beispielsweise könne das konstante Messen von PatientInnen mit Selbstvermessungstechnologen nach Operationen dazu führen, dass mögliche Komplikationen frühzeitig erkannt und entsprechende Maßnahmen eingeleitet werden. Dadurch könnten PatientInnen früher nach Hause entlassen, die Rehabilitationsphase verkürzt und Kosten eingespart werden. Insbesondere im letzten Argument wird die marktwirtschaftliche Konvention deutlich (Diaz-Bone 2009).

Die Gesundheitskonzepte der befragten *PhysiotherapeutInnen* orientieren sich ebenfalls stark am naturwissenschaftlichen Verständnis von Gesundheit und sind jenen der ÄrztInnen sehr ähnlich. Das heißt, auch für PhysiotherapeutInnen ist es wichtig, dass die Selbstvermessungstechnologien als Medizinprodukte zertifiziert sind und den Gütekriterien der Validität und Reliabilität sowie der Evidenzbasierten Gesundheitsversorgung entsprechen. Wenn diese Gütekriterien eines Produkts nicht transparent sind, dann besteht ihrerseits eine gewisse Skepsis, inwieweit sie diesen Daten vertrauen können. Ihrer Meinung nach reicht es nicht aus, dass die Daten mithilfe der Technologien einfach erhoben und „schön" dargestellt werden können, vielmehr müssen die Daten reliabel und valide sein. Außerdem müssen die positiven Auswirkungen der digitalen Selbstvermessung auf den Behandlungserfolg nachgewiesen sein. Auch diese Punkte verweisen sowohl auf die industrielle als auch auf die häusliche Konvention (Diaz-Bone 2009).

Ein weiteres Vertrauenskriterium der PhysiotherapeutInnen ist, dass die PatientInnen eine gewisse Mess- und Medienkompetenz aufweisen. Von den PatientInnen wird also gefordert, dass sie lernen müssen, „richtig" mit den Technologien und Daten umzugehen. Ein Physiotherapeut sagte dazu:

> Man muss es [=die digitale Selbstvermessung] gezielt einsetzen, um zu schauen, wer kann verantwortungsbewusst damit umgehen und wer kann es nicht. Viele Leute halten sich an Daten fest und interpretieren die Daten falsch und verstehen vieles nicht. Man muss schauen: für wen ist was hilfreich oder vielleicht sogar schädlich (D 3:100).

Hier spielt zudem hinein, dass die PhysiotherapeutInnen die Ausführung von Bewegungen und Aktivität hinsichtlich ihrer Qualität und Quantität unterscheiden. Denn es ist für sie nicht nur wichtig, wie oft eine Bewegung ausgeführt wird, sondern auch, ob diese ihrer Meinung nach korrekt ausgeführt wird. Ebenfalls spielt es eine große Rolle, was die durch die Bewegung erlernten Bewegungsmuster im Alltag für den Patienten oder die Patientin bedeutet, denn

> nur, weil ich bei den Kniebeugen besser werde, heißt das nicht, dass ich auch sonst bei (…) alltäglichen wichtigen Dingen besser bin (D 3:24).

Ganz anders sieht es bei den befragten *Personen aus der Gesundheitsförderung und Prävention* aus. Ziel der Gesundheitsförderung und Prävention ist es, gesunde Verhaltensweisen in der Bevölkerung oder in einzelnen Bevölkerungsgruppen zu stärken und gesundheitsschädigende zu reduzieren sowie Lebensbedingungen zu schaffen, die eine gesunde Lebensweise ermöglichen und fördern. In diesem Bereich ist die digitale Selbstvermessung dementsprechend vor allem bei der Förderung einer gesunden Lebensweise respektive auf der Ebene der Verhaltensänderung bei der Umsetzung von gesundheitsförderndem Verhalten der/des Einzelnen relevant und betrifft damit die von Tamar Sharon (2018) beschriebene Konvention der Vitalität (Repertoire of Vitality). Im Bereich der Gesundheitsförderung und Prävention besteht die Herausforderung, dass die Bevölkerungsgruppen mit den höchsten Gesundheitsrisiken oft die geringsten Gesundheitskompetenzen und Ressourcen für einen gesunden Lebensstil aufweisen. Und dass die Selbstvermessungstechnologien vor allem von Personen verwendet werden, die es nicht nötig haben, etwas an ihrem Lebensstil zu ändern:

> Ich habe den Eindruck, dass diese Geräte eher von Personen genutzt werden, die es sowieso schon gut machen. Personen, die bereits ihre 10.000 Schritte machen, nehmen solche Geräte noch als Zusatzmotivation. Personen, die es eigentlich bräuchten, die nehmen das nicht, weil sie wahrscheinlich genau wissen, dass die Realität anders ist und etwas bestätigen, dass sie bereits wissen (D 5:79).

Dennoch können den Befragten zufolge durch digitale Selbstvermessungstechnologien auch bestimmte Bevölkerungsgruppen motiviert werden, die sonst für Präventionsangebote schwierig zu erreichen sind. So äußerte sich eine andere Fachperson aus Gesundheitsförderung und Prävention wie folgt:

Ich sehe da vor allem auch ein Potenzial für Männer. Diese können verstärkt für das Thema abgeholt werden, weil diese viel mehr auf technische Unterstützung und Gadgets ansprechen. (…) Sie [Männer ab 50 Jahren] haben durch technische Geräte nochmals einen anderen Zugang zur Prävention und haben weniger Hemmungen, diese Geräte auszuprobieren. Ich sehe daher vor allem für diese, für Herzkreislauferkrankungen stark gefährdete Gruppe, ein ziemliches Potenzial, das man ausschöpfen könnte (D 6:18).

Anders als bei ÄrztInnen und PhysiotherapeutInnen sind Gütekriterien wie die Genauigkeit der Messungen (Reliabilität) und die Validität (Gültigkeit) der Daten für diejenigen Befragten der Gesundheitsförderung und Prävention zweitrangig. Denn ihnen geht es eher darum, dass bestimmte Bevölkerungsgruppen motiviert werden, sich mehr zu bewegen. Dabei steht die Genauigkeit der gemessenen Parameter wie die Wegstrecke oder der Puls nicht im Vordergrund. Allerdings ist es auch in diesem Kontext wichtig, zwischen Bewegung als Prävention und Bewegung als Therapie zu unterscheiden:

Wenn man sagt, es ist nicht so wichtig, dass es genau misst, dann sind wir wieder beim Thema Gesundheitsförderung, also Hauptsache, die Personen bewegen sich präventiv und damit gesundheitsfördernd. Wenn man medizinische Zielgruppen hat wie Patienten, da muss man aufpassen (D 3:46).

Zusammenfassend kann Folgendes festgehalten werden: Während eine Zertifizierung der Selbstvermessungstechnologien bei den ÄrztInnen und PhysiotherapeutInnen als zentrale Voraussetzung für den Einsatz bezeichnet wurde (industrielle Konvention), wurde eine solche von den Personen aus dem Bereich der Gesundheitsförderung und Prävention nur insofern in einem ExpertInneninterview erwähnt, als dass eine Zertifizierung oder ein Gütesigel den KonsumentInnen helfen könnte, aus der Fülle der Produkte jene auszuwählen, die vertrauenswürdig und von guter Qualität sind: „dass man wüsste (…), das ist ein seriöses gutes Angebot" (D 6:34). Denn dies sei wichtig, da schlechte und unzuverlässige Produkte die KonsumentInnen frustrieren könnten (häusliche Konvention).

12.3.2 Die Gesundheitskonzepte von Gesunden und Kranken: Von der Selbstoptimierung bis zum Krankheitsmanagement

Die Gesundheitskonzepte von gesunden und chronisch kranken Personen sind sehr unterschiedlich. Gesunde nutzen digitale Selbstvermessungstechnologien meist, um bestimmte Körperparameter wie Puls, Wegstrecke oder Schritte zu messen und in Grafiken oder Zahlen darzustellen. Viele gesunde Personen vermessen diese Parameter vorwiegend während des Trainings, um so die Datengrundlage für spezifische Trainingsziele zu haben, sowie zur Motivation, ein angestrebtes Ziel tatsächlich zu erreichen. Ihre Ziele reichen von mehr Bewegung im Alltag über die Steigerung der sportlichen Leistung bis zur Optimierung des Trainings und der damit notwendigen Dokumentation der Trainings für Analysen oder Vergleiche. Andere wiederum wollen ihr Gewicht reduzieren und verfolgen dessen Verlauf in einer App. Auch wird aus reiner Neugier und Spaß gemessen, entweder aus Interesse an der Technik oder am eigenen Körper, und um zu erfahren, wie bestimmte Körperwerte mit dem eigenen Empfinden korrelieren. Dabei sind Gesunde experimentierfreudiger und erheben mehr Parameter mit verschiedenen Selbstvermessungstechnologien als kranke Personen. Allerdings haben Gesunde auch ein weniger konstantes Messverhalten. Sie probieren etwas aus und lassen das Messen schnell wieder sein, wenn sie genug über den gemessenen Bereich wissen oder wenn sich das Tool als nicht zweckmäßig entpuppt hat. Den gesunden Befragten ist dabei jedoch durchaus bewusst, dass das Messen und die Verwendung von Selbstvermessungstechnologien ihre eigene Vorstellung von Gesundheit und ggf. auch ihre Verhalten verändert:

> Also wenn mir mein Kühlschrank sagt, wie ich mich zu ernähren habe, blöd gesagt, oder ähm, auf was ich jetzt schauen muss, dass ich jetzt nicht krank werde, statistisch gesehen, dann hat das ja einen Impact auf mich, ob ich will oder nicht (D 1:191).

Darüber hinaus vermuten sie, dass sich durch die Technologien nicht nur die eigenen Gesundheitskonzepte verändern, sondern auch die gesellschaftlichen Vorstellungen und Erwartungen:

> Es wird wahrscheinlich auch in Zukunft so öffentlicher / so einen Zwang öffentlich, so ein Stück weit (D 1:9).

Anders sieht es bei Personen mit einer oder mehreren Erkrankungen aus. Sie messen langfristiger und zielgerichteter bestimmte Parameter, die sie auf grund ihrer Erkrankung überwachen müssen. Dazu gehören beispielsweise der Blutzucker, der Blutdruck oder die Kalorienaufnahme. Sie nutzen Selbstvermessungstechnologien vorwiegend zur Kontrolle und zum Management ihrer Erkrankung(en). Auch setzen sie diese Technologien dazu ein, um subjektive Empfindungen in objektive Parameter zu übersetzen, oder umgekehrt, um anhand der gemessenen Parameter Hinweise für bestimmte Empfindungen zu bekommen, die sie aufgrund ihrer Erkrankung nicht mehr wahrnehmen, wie beispielsweise das Müdigkeits- oder Hungergefühl. Die so erfassten Daten verwenden Kranke als Verlaufsdokumentation für sich selbst und bringen diese in das ÄrztInnen-PatientInnen-Gespräch ein.

Für die befragten Personen mit einer chronischen Erkrankung ist die Veränderung des Körpergefühls durch die Verwendung von Selbstvermessungstechnologien ein wichtiges Thema. Allerdings wird diese Veränderung nicht immer als Mehrwert beschrieben, denn zwar beobachteten einige Befragte eine Verbesserung des Körpergefühls, andere sprachen jedoch von seinem Verlust. Einige PatientInnen weisen dementsprechend ein ambivalentes Verhältnis zur digitalen Selbstvermessung auf, was eine Person mit Diabetes mit den widersprüchlich anmutenden Worten beschreibt: „Es macht mich freier, aber es schränkt mich ein" (D 2:291). Diese Person stellt fest, dass sie das Messen mit Selbstvermessungstechnologien freier mache, weil sie ihren Blutzucker viel einfacher messen kann, ohne sich stechen zu müssen. Andererseits habe sie festgestellt, dass sie sehr viel mehr misst als früher, weil es so einfach geht:

> Ich habe vorher 12 Mal am Tag am Finger gemessen und heute [...] komme ich auf 32 bis 45 Mal pro Tag (D 2:291).

Sie berichtet, dass sie früher immer genau gewusst habe, wenn ihr Blutzucker zu hoch oder zu niedrig war. Dieses spezifische Körpergefühl habe sie innerhalb eines halben Jahres verloren, sie spüre diese Anzeichen nicht mehr. Durch das viele Messen habe sie das Vertrauen in ihren Körper verloren. Mit der Konsequenz, dass sie der Technologie jetzt mehr vertraut als ihrem Körper. Von einer Verbesserung des Körpergefühls berichtet hingegen eine andere Person, die sich durch die Selbstvermessung antrainiert hat, den Puls selber zu fühlen, und die diesen mittlerweile auch relativ gut einschätzen kann. Seitdem übt sie das Fühlen des Pulses öfters, wenn sie zum Beispiel eine Steigung hinaufgeht und dann schaut, ob der gefühlte Wert mit dem gemessenen Wert übereinstimmt: „[Seitdem kann] ich meinen Puls [...] besser abschätzen [...], als vorher" (D 1:263).

12.3.3 Konflikthafte Situationen der Gesundheitskonzepte und deren Auswirkungen

In den Gesprächen wurden auch konflikthafte Situationen beschrieben, die sich aus dem Aufeinandertreffen verschiedener Gesundheitskonzepte und gesundheitsbezogener Konventionen ergaben. Diese Konflikte wurden vor allem anhand der Erzählungen der Fokusgruppenteilnehmenden deutlich. Was diese Konflikte anbelangt, so sind die Akteure laut dem Konzept der Konventionen

in der Lage, zwischen verschiedenen Konventionen neue Kompromisse herzustellen oder zur Änderung von Konventionen beizutragen (Diaz-Bone und Thévenot 2010, S. 5).

Und wirklich: Diese Konfliktlösungen bzw. Veränderungen wurden in Bezug auf die digitale Selbstvermessung bei verschiedenen Akteursgruppen sichtbar.

Ein Grund für das digitale Vermessen ist laut den Aussagen der Befragten das Bedürfnis, subjektive Wahrnehmungen in objektive Daten zu übersetzen und somit auch eine Art Nachweis gegenüber dem Arzt/der Ärztin zu haben. So hat eine Befragte, deren Sohn Schlafprobleme hatte, auf Anraten des Kinderarztes das Schlafverhalten über einen längeren Zeitraum protokolliert. Als sie nach drei Monaten dem Arzt das Protokoll vorlegte, fand dieser, dass etwas mit den Daten nicht stimmen könne oder dass beim Messen ein Fehler gemacht worden sei. Daraufhin riet er ihr, mit dem Messen aufzuhören. An diesem Beispiel wird sichtbar, dass zwei verschiedene Gesundheitskonzepte aufeinandertreffen. Auf der einen Seite jenes der Befragten, die mit den Daten einen objektiven Nachweis über das Problem gesammelt hatte, in der Erwartung, das Problem zu lösen. Auf der anderen Seite die naturwissenschaftlich-medizinisch geprägte gesundheitsbezogene Konvention des Arztes, der den gemessenen Daten und auch der Messkompetenz der Befragten nicht vertraut. Wichtig ist hier, dass die Befragte zwar enttäuscht war, aber dennoch an ihrer Praktik des Messens festhielt und ihrer Messkompetenz weiterhin vertraut:

schön [ist], wenn man das schwarz auf weiß auf einem Blatt hat. [...] für uns war es entlastend, einen Beweis in der Hand zu haben. Wir haben Daten. Wirklich! (D 1:252).

Den Konflikt hat sie für sich gelöst, indem sie die Kompetenz des Arztes infrage stellt und das Schlafverhalten ihres Sohnes weiter aufzeichnet, weniger um doch noch eine Diagnose gestellt zu bekommen, als vielmehr um das Problem für sich in Zahlen zu fassen und damit zu objektivieren:

Wir haben dann gefunden, wir machen das nun noch weiter und hoffen, dass wir wenigstens für uns diese Motivation, die du angesprochen hast, irgendwann wird's [das Schlafverhalten] besser oder irgendwann erreicht man sein Ziel. Und für das war es sinnvoll (D 1:295).

Eine weitere Befragte in der Fokusgruppe erzählte, dass sie seit einiger Zeit aufgrund einer Hormonstörung regelmäßig verschiedene Parameter ihres Körpers messe. Diese Störung bewirke große Schwankungen ihres physischen und psychischen Empfindens. Deshalb habe sie einen Monat lang sowohl ihren Tagesablauf aufgezeichnet als auch aufgeführt, welche Medikamente sie wann einnahm, wie sie sich fühlte und was sie empfand. Diese Daten leitete sie, wie sie schildert, an ihre Ärztin weiter:

> Meine Ärztin hat beim letzten Besuch gesagt, dass ich mit dem ganzen Dokumentieren aufhören soll. [Denn] ich solle weg von meiner Krankheit zurück ins Leben gehen. Für mich war das Dokumentieren aber so eine Art Werkzeug, wo ich selber sehen konnte, wo ich stehe. Etwas, wo ich sehen konnte: Ich komme weiter, soviel habe ich schon geschafft! Und gleichzeitig habe ich gedacht: Ok, wenn Sie das wollen. Ich habe es probiert (D2:280).

Das Feedback der Ärztin habe sie stark verunsichert. Aufgrund der fehlenden Empfindungen, beispielsweise konnte sie kein Hungergefühl verspüren, habe sie sich von der Anweisung der Ärztin überfordert gefühlt und sei immer noch unsicher, ob es nicht doch sinnvoll sei, wieder mit der Messung zu beginnen:

> Der Boden unter meinen Füssen ist aber etwas wackelig derzeit. Auch mit der Nahrungsaufnahme, ich muss schauen, ob ich nicht wieder damit [der Aufzeichnung] anfange, weil ich auch immer mehr abnehme und es einfach nicht im Griff habe. Mir würde es mehr helfen, ich bin es mir daher wieder am Überlegen, ob ich es nicht wieder aufzeichne (D 2:280).

Ihre Überlegungen begründet sie damit, dass sie eine „sehr strukturliebende Person" (D 2:280) sei und sich besser fühle, wenn sie bestimmte Körperdaten misst und weiß, dass sie ihrem Körper genügend Nährstoffe zuführt. Das Messen ist für sie eine Art Stütze auf dem Weg zu ihrer Heilung.

Ein anderer Patient mit der chronischen Erkrankung COPD (chronische obstruktive Lungenerkrankung) entscheidet unabhängig von den durch die Selbstvermessungstechnologie oder seinen Arzt vorgegebenen Werte. Denn mittlerweile wisse er, was ihm in Bezug auf seine Krankheit guttut und was ihm nichts bringt. Er gab an, dass er zwar den Rat seines Arztes anhört, dann aber entscheidet ob bzw. inwiefern er diesen Rat umsetzen möchte, oder nicht. Mit der gleichen Einstellung hat er auch auf die Vorgabe seines Fitnessarmbandes reagiert, das ihm empfahl, täglich 10.000 Schritte zu gehen. Da er diese aufgrund seines Gesundheitszustandes nicht erreichen kann, hat er sein Ziel auf 6000 Schritte pro Tag reduziert. Manchmal erreicht er dieses Ziel, manchmal ist er sogar leicht darüber, manchmal auch darunter.

> Aber ich feiere nicht, wenn ich darüber bin, oder habe Angst oder mache mir Vorwürfe […], wenn ich darunter bin. Ich spüre selbst wie es mir geht (D 2:264).

Das heißt, dass er das vorgegebene Ziel seinen Bedürfnissen und seinem Gesundheitszustand entsprechend angepasst hat und die (fehlende) Zielerreichung genauso interpretiert. Er vertraut seiner (durch die chronische Krankheit geschulten) Selbstwahrnehmung mehr als den Technologien und ÄrztInnen.

Die empirischen Ergebnisse zeigen, dass verschiedene Konventionen einen Beitrag zu unterschiedlichen Gesundheitskonzepten leisten. Das zeigt sich darin, dass die Konzepte von Gesundheit und Krankheit der PatientInnen und Gesunden oft nicht denen der Gesundheitsfachpersonen entsprechen. Beispielsweise fühlen sich einige der Befragten trotz ihrer chronischen Erkrankung (zeitweilig) gesund, was aber für die Gesundheitsfachpersonen lediglich bedeutet, dass sie sich durch das Chronische an ihre Symptome gewöhnt haben oder durch die Medikation diese nicht mehr spüren, aber dennoch krank sind. Ebenfalls weisen die Befunde auf große Unterschiede zwischen den Kranken hin: Während für einige das Messen ein Zeichen dafür ist, dass sie mit einer Krankheit leben müssen, ist das Messen für andere eine Bestätigung dafür, dass sie – obwohl krank – leistungsfähig sind. Zudem stellen einige der NutzerInnen von Selbstvermessungstechnologien den Aussagewert der dadurch erhobenen Daten infrage: Die Daten würden sich an Durchschnittswerten orientieren, aber es sei nicht zu erkennen, was es dann bedeute, einen über- oder unterdurchschnittlichen Wert erzielt zu haben:

> Ich bin überdurchschnittlich, ich bin unterdurchschnittlich. Aber was sagt mir das am Schluss? Gar nichts. Vielleicht ist der Durchschnitt ja extrem Scheiße und ich bin nur ein wenig weniger Scheiße oder so was, ja. Ähm, insofern, diese Durchschnittswerte, die über alle gerechnet werden, die dann als Referenz herangezogen werden, äh, die müsste man einfach mal relativieren (D 1:131).

Zusammenfassend kann festgehalten werden, dass, wenn es um digitale Selbstvermessungstechnologien bei PatientInnen geht, für die Gesundheitsfachpersonen die Gütekriterien von besonderer Bedeutung sind und eine wichtige Voraussetzung für deren Verwendung darstellen. Bei den PatientInnen dagegen, sind diese oft zweitrangig, weil sie sich lieber auf ihre subjektive Selbsteinschätzung verlassen. Für die einen sind die Daten das Allerbeste und Ultimative, für die anderen eher eine Gefahr, für andere wiederum nur ein Hinweis, den sie aber gerne nachgehen, selbst bewerten und nicht so ernst nehmen.

12.3.4 Die Angst vor der Kommodifizierung von Gesundheitsdaten

Konflikthaft wird auch die Situation mit der Datenhoheit beschrieben: Sowohl Kranke als auch Gesunde äußerten in den Gesprächen Befürchtungen, dass in Zukunft eine Art Zwang zur Selbstvermessung ausgeübt werden könnte. Beispielsweise könnte das Vermessen von ArbeitgeberInnen oder Krankenkassen verlangt werden, oder es könnten solche Daten in Zukunft weitläufig verfügbar sein:

> Ich weiß nicht, wofür sie es nutzen, aber ich habe die ganz klare Vermutung, dass, wenn jeder getrackt wird, wird es heißen: Das und das zahlen wir dir nicht mehr, weil du nicht genug Schritte gemacht hast, du hast nicht genug das und das (D 2:243).

Das ist auch ein Grund, warum sich einige Befragte bislang bewusst gegen Selbstvermessungstechnologien entschieden haben:

> Das ist genau der Grund, wieso ich es [das Vermessen mit Apps] nicht gemacht habe. Weil, wenn eine Firma oder jemand gratis ein App anbietet, dann wollen sie an die Daten dahinter. Für jedes App, das man runterlädt, weiß man nicht genau... stimmt man irgendjemandem zu, zum Zugriff auf deine Daten. Man weiß nicht, ob sie die Daten dann weiterverkaufen. Oder wenn es die Krankenkasse selber ist, hat das einen Einfluss auf deine Prämie oder ... Das finde ich erstens moralisch bedenklich und rechtlich auch bedenklich, deswegen habe ich mich dagegen entschieden, Apps zu benutzen (D 2:285).

Eine klare Haltung gegen die Datenverwendung haben nicht nur Kranke, sondern auch Gesunde. Es wird befürchtet, dass dies nur der Anfang einer größeren Entwicklung ist:

> Wovor ich am meisten Angst habe, ist, dass wenn es dann irgendwann so kippt, dass es heißt: Ihr müsst, ansonsten können wir das und das nicht mehr erfüllen! Und dann sind wir genau an diesem Punkt, an dem wir sagen: Ok, dann implantieren wir dem Baby gleich den Chip, oder, und wir haben dann das Tracken komplett. Ich habe vor dem eigentlich ziemlichen Respekt (D 2:78).

Auch werden monetäre Auswirkungen befürchtet und es wird kritisiert, dass die Krankenversicherung mehr Bewegung unterstützt, indem sie finanzielle Anreize in Form von Bonusprogrammen einführt. Denn damit sei nicht gewährleistet, dass man eine Krankheit nicht bekomme:

> [Es wurde in einer Zeitschrift erwähnt], dass die Krankenkassen Prämienverbilligungen geben, wenn man so und so viele Schritte erreicht. Ich finde halt, dass das ein

starker Eingriff ist. Ich finde halt auch, dass das nicht unbedingt / klar lebt man vielleicht gesünder, was zum Beispiel Herz-Kreislauferkrankungen angeht, aber auf der anderen Seite gibt es auch Krankheiten, die mit dem eigentlich nichts zu tun haben und die man genau gleich bekommen kann. Und was die Krankenkassen dann da/ also ein Stück weit für Verbilligungen, die einem ein Stück weit dazu zwingen, ein gewisses Lebensding zu machen, das finde ich, ist ein starker Eingriff (D 1:229).

Zwar haben einige Befragte an solchen Bonusprogrammen teilgenommen, sie geben allerdings an, dass sie es lassen würden, wenn die Freiwilligkeit nicht mehr gegeben wäre, zum Beispiel durch einen Wechsel der Krankenversicherung. Einige thematisieren, dass die gemessenen Daten als neue Währung angesehen werden können, was aber vielen Nutzenden nicht bewusst sei:

Die denken einfach, ah Gratis-App, ich lade die runter. Aber es ist ihnen nicht bewusst, dass sie mit ihren Daten bezahlen (D 2:127),

und dass damit Geld verdient wird. Sie befürchten, dass „man [mit den Gesundheitsdaten] ein Geschäft aufzieht" (D 2:289). Gerade Menschen mit chronischen Erkrankungen sind, was den Umgang und die Weitergabe ihrer Gesundheitsdaten angeht, sehr vorsichtig, „weil diese Daten sind die sensibelsten, die es gibt, und auch die gefährlichsten" (D 2:256). Denn sie befürchten, aufgrund ihrer chronischen Erkrankung diskriminiert zu werden:

Ich teile diese Angst auch ein bisschen. Irgendwann in 50 oder 100 Jahren wird alles zugriffbar sein. Also man wird alles finden über jemanden. Und dann bewirbt sich z. B. für einen Job und der Chef hat die Möglichkeit, nach meinen gesundheitlichen Daten zu googlen. Dann findet er: Huch die ist ja Diabetikerin, hoher Blutdruck, das heißt pro Jahr fällt sie 13 Wochen aus im Schnitt (D 2:140).

Es wird deutlich, dass der Umgang mit der eigenen Gesundheit und den Gesundheitsdaten etwas sehr Persönliches ist und eine emotionale und private Angelegenheit. Umso mehr wird befürchtet, dass aus dieser privaten Angelegenheit eine öffentliche oder von Dritten eingeforderte Sache werden könnte, z. B. durch Krankenkassen. Daher gibt es unter den in die Untersuchung Einbezogenen auch Personen, die sich bewusst und reflektiert gegen Selbstvermessungstechnologien entschieden haben, „weil ich es halt nicht unterstützen kann oder nicht gut finde" (D 1:302).

12.4 Fazit

Der vorliegende Beitrag sollte ein differenziertes Bild der Gesundheitskonzepte und Konventionen verschiedener Akteursgruppen im Bereich der digitalen Selbstvermessung und die sich daraus ergebenden Konflikte und möglichen Lösungen aufzeigen. Dies ist insofern umgesetzt worden, als die unterschiedlichen Gesundheitskonzepte von ÄrztInnen, PhysiotherapeutInnen und Gesundheitsfachpersonen der Gesundheitsförderung und Prävention sowie von Gesunden und Kranken in Bezug auf die digitale Selbstvermessung herausgearbeitet wurden. Darüber hinaus wurde aufgezeigt, dass Konflikte und Unsicherheiten entstehen, wenn unterschiedliche Konventionen aufeinandertreffen. Es müssen Aushandlungen stattfinden und Kompromisse gefunden werden, wenn diese Konflikte gelöst werden sollen. Dies bedeutet wiederum, dass sich Konventionen annähern und ggf. verknüpfen müssen, damit sich die digitale Selbstvermessung im Gesundheitsbereich langfristig etablieren kann. Im Folgenden wird auf diesen Befunden aufbauend auf aktuelle Entwicklungen eingegangen, die Veränderungen der Gesundheitskonzepte und die Entstehung neuer Standards im Gesundheitsbereich aufzeigen.

Im Bereich der Selbstvermessungstechnologien ist zurzeit eine Annäherung verschiedener Konventionen zu beobachten. So werden zunehmend Gesundheitsfachpersonen in die Entwicklung von Selbstvermessungstechnologien einbezogen oder in Technologiefirmen angestellt (research2guidance 2015): Im Jahr 2015 hatte bereits die Hälfte der Firmen eine Gesundheitsfachperson im Team und 45 % kooperierten mit solchen, was damals eine Zunahme um 11 % im Vergleich zum Vorjahr darstellte. Diese Entwicklung hat Auswirkungen auf die Qualität der Gesundheits-Apps und trägt zum Vertrauen von ÄrztInnen gegenüber Selbstvermessungstechnologien bei.

Eine Annäherung der Konventionen zwischen TechnikentwicklerInnen und Personen des medizinischen Bereichs dürfte auch mittels finanzieller Anreize geschehen. Die Rückvergütung von verschreibungspflichtigen Gesundheits-Apps durch Krankenkassen ist ein attraktives Finanzierungsmodell für HerstellerInnen, geht aber auch mit dem Erfordernis einher, dass die Technologien die Bedingungen und Auflagen des Gesundheitssystems erfüllen müssen. Finanzielle Anreize (Rückvergütungen) können dazu beitragen, dass sich Standards angleichen. Damit verknüpfen sich die marktwirtschaftliche und häusliche Konvention sowie die industrielle Konvention im Bereich der digitalen Selbstvermessung. Insgesamt wird eine bessere digitale Versorgung der PatientInnen angestrebt sowie eine Erleichterung der ÄrztInnen, Gesundheits-Apps zu verschreiben, wie es eine Gesetzesinitiative des deutschen Bundesgesundheitsministeriums für Gesundheit belegt. Das „Gesetz für eine bessere Versorgung durch Digitalisierung und Innovation" (Digitale-Versorgung-Gesetz – DVG) wurde am 27. September 2019 in der 1. Lesung im Bundestag beraten (Bundesministerium für Gesundheit 2019). Es sieht vor, dass das Bundesinstitut für Arzneimittel und Medizinprodukte ein amtliches Verzeichnis von Gesundheits-Apps führen und per Antrag der HerstellerInnen über die Aufnahme einer App in den Katalog entscheiden soll. Voraussetzung dafür ist die Erfüllung der Anforderungen an Sicherheit, Funktionstauglichkeit, Qualität, Datenschutz und Datensicherheit sowie die Erbringung des Wirksamkeitsnachweises (Bundesministerium für Gesundheit 2019, S. 37).

Auch Artefakte wie Kriterienkataloge, Leitfäden und Checklisten können bewirken, dass sich unterschiedliche Gesundheitskonzepte annähern. Ziel dieser Hilfsmittel ist es, die EntwicklerInnen anzuleiten, damit sie „ein sicheres und konformes Medizinprodukt entwickeln können" (eHealth Suisse 2018a, S. 4). So geben sie praktische Hilfestellung, um Lifestyle-/Wellnessprodukte und Medizinprodukte zu unterscheiden und den Zertifizierungsprozess als Medizinprodukt vorzubereiten und durchzuführen (eHealth Suisse 2018a). Darüber hinaus gibt es einen Bericht, der alle bestehenden technischen Standards und Normen aufführt und Empfehlungen für TechnikentwicklerInnen im mHealth-Bereich gibt (eHealth Suisse 2018b). Um das Vertrauen der PatientInnen und Gesundheitsfachpersonen in die Gesundheits-Apps zu gewinnen und geeignete sowie vertrauenswürdige Apps erkennen zu können, wurde von einer Arbeitsgruppe der eHealth Suisse ein Katalog mit neun übergeordneten Kriterien entwickelt. Damit soll die Transparenz verbessert und den App-EntwicklerInnen eine Selbstdeklaration ermöglicht werden (Albrecht und Reichertz 2019).

Ein weiteres Spannungsfeld ist jenes zwischen ÄrztInnen und PatientInnen. Letztere fühlen sich oft nicht ernst genommen, wenn der behandelnde Arzt oder die Ärztin ihren Selbstvermessungstechnologien und den damit erhobenen Daten und/oder ihrer Messkompetenz nicht trauen. Ihre Leistung, sich für ihre Gesundheit zu engagieren, indem sie messen und aufzeichnen, wird in den Augen der PatientInnen nicht honoriert. Sie sind enttäuscht und haben kein Verständnis für die Reaktionen der ÄrztInnen, die ihnen entgegnen: „Hören Sie auf damit!" oder „Das kann nicht stimmen!". Ebenfalls fühlen sie sich bei der Auswahl der Technologien und der Datenauswertung allein gelassen und wünschen sich, diesbezüglich von Gesundheitsfachpersonen beraten und unterstützt zu werden.

Es gibt allerdings eine Möglichkeit, solche Konflikte zwischen der ablehnenden Haltung vieler Gesundheitsfachpersonen und dem Hilfebedarf der auf deren Fachkompetenz angewiesenen PatientInnen zu lösen, wie ein befragter Psychologe in einem Experteninterview herausstellte: Seiner Ansicht nach ist die Zusammenarbeit mit den PatientInnen, die digitale Selbstvermessungstechnologien verwenden, eine geeignete Lösungsstrategie. Konkret fragt er seine PatientInnen nach ihren Erfahrungen mit der Selbstvermessung, denn

> dann weiß ich was er[/sie] weiß und wo er[/sie] recherchiert hat. Das gibt mir Informationen über diese Person, aber ich bekomme auch die Information selbst. Dies hilft mir zu lernen, was ich vorher nicht gewusst habe (D 4:71).

Durch den Erfahrungs- und Informationsaustausch auf Augenhöhe wird eine Konkurrenzsituation, wer über das richtige Wissen verfügt, per se verhindert. Deshalb sei es sinnvoll, mit den PatientInnen zu kooperieren, Interesse an ihren Messungen und Informationen zu zeigen und sie zu fragen, was für Erkenntnisse sie aus den Daten ableiten. Er versteht sich „als Partner" (D 4:71) der PatientInnen und dabei mit der Aufgabe des „Einordnens der Informationen" (D 4:71) betraut, sodass er sich immer die Frage stellen muss: „Was heißt das nun, wie ist das zu beurteilen?" (D 4:71).

Eine veränderte Haltung und eine verbesserte Kommunikation auf der einen Seite sowie Kriterienkataloge, Leitfäden und finanzielle Anreize auf der anderen Seite tragen zur Annäherung der verschiedenen Gesundheitskonzepte der Gesundheitsfachpersonen und PatientInnen bei. Obwohl auch zukünftig Gesundheitskonzepte zwischen verschiedenen Akteursgruppen ausgehandelt werden, ist es derzeit noch so, dass die medizinische Deutungshoheit im Gesundheitsbereich weiterhin gegeben ist, vor allem dadurch, dass Gesundheitsfachpersonen digitale Selbstvermessungstechnologien bis auf weiteres eher mit Skepsis betrachten und nicht wirklich anerkennen. Somit sind PatientInnen in der Verwendung von Selbstvermessungstechnologien und deren Daten bis auf weiteres weitgehend auf sich gestellt.

Literatur

Albrecht, Urs-Vito/Reichertz, Peter L. 2019. *Einheitlicher Kriterienkatalog zur Selbstdeklaration der Qualität von Gesundheits-Apps*. eHealth Suisse (Hrsg.). Bern: eHealth Suisse. doi: https://doi.org/10.26068/mhhrpm/20190416-004

Boyer, Katherine A./Kiratli, B.Jenny/Andriacchi, Thomas P./Beaupre. Garry S. 2011. Maintaining femoral bone density in adults: how many steps per day are enough? *Osteoporosis International* 22(12), S. 2981–2988. doi: https://doi.org/10.1007/s00198011-1538-9.

Bröckerhoff, Hans-Peter. 2019. 8. EPatient Survey 2019 ist erschienen. https://e-health-com. de/details-news/8-epatient-survey-2019-ist-erschienen/ Zugegriffen: 6. November 2019.

Bundesamt für Sport BASPO/Bundesamt für Gesundheit BAG/Gesundheitsförderung Schweiz/ bfu – Beratungsstelle für Unfallverhütung/Suva/Netzwerk Gesundheit und Bewegung Schweiz. 2013. *Gesundheitswirksame Bewegung*. Magglingen: BASPO.

Bundesministerium für Gesundheit. 2019. *Digitale-Versorgung-Gesetz* (Entwurf) vom 15.05.2019. (DVG). https://www.bundesgesundheitsministerium.de/fileadmin/Dateien/ 3_Downloads/Gesetze_und_Verordnungen/GuV/D/Digitale-Versorgung-Gesetz_DVG_ Kabinett.pdf. Zugegriffen: 7. November 2019.

CSS. 2016. *myStep – Schrittentschädigung der CSS Versicherung*. https://www.css.ch/ de/home/privatpersonen/kontakt_service/mycss/mystep.html. Zugegriffen: 20. Dezember 2019.

Dacadoo AG 2019). Gesundheitsindex. https://info.dacadoo.com/de/ Zugegriffen: 06. November 2019.

Diaz-Bone, Rainer. 2009. Konvention, Organisation und Institution. Der institutionentheoretische Beitrag der „Économie des conventions". *Historical Social Research/Historische Sozialforschung* 34(2), S. 235–264.

Diaz-Bone, Rainer/Thévenot, Laurent. 2010. Die Soziologie der Konventionen. Die Theorie der Konventionen als ein zentraler Bestandteil der neuen französischen Sozialwissenschaften. *Trivium* 5. https://journals.openedition.org/trivium/3557?lang=fr Zugegriffen: 20. Dezember 2019.

Dresing, Thorsten/Pehl, Thorsten. 2015. *Praxisbuch. Interview, Transkription & Analyse. Anleitungen und Regelsysteme für qualitativ Forschende*. 6. Auflage. Marburg: https:// www.audiotranskription.de/Praxisbuch Zugegriffen: 20. Dezember 2019.

eHealth Suisse/Schweizerische Eidgenossenschaft/GDK Schweizerische Konferenz der kantonalen Gesundheitsdirektorinnen und -direktoren. 2018a. Leitfaden für App-Entwickler, Hersteller und Inverkehrbringer. Überblick der wichtigsten Grundbegriffe und Prozesse bei der Abgrenzung, Entwicklung und Inverkehrbringung einer App als Medizinprodukt. https://www.e-health-suisse.ch/fileadmin/user_upload/Dokumente/2018/D/180 523_Leitfaden_fuer_App_Entwickler_d.pdf. Zugegriffen: 26. Dezember 2019.

eHealth Suisse/Schweizerische Eidgenossenschaft/GDK Schweizerische Konferenz der kantonalen Gesundheitsdirektorinnen und -direktoren. 2018b. Mobile Health und das elektronische Patientendossier. Empfehlungen zur Nutzung von technischen Standards und Normen. https://www.e-health-suisse.ch/fileadmin/user_upload/Dokumente/2018/D/181 008-Empfehlungen_mHealth_Standards_d.pdf. Zugegriffen: 26. Dezember 2019.

Geib, Roy. W./Swink, Phil. J./Vorel, Alyssa. J./Shepard, Cynthia, S./Gurovich, Alvaro. N./Waite, Gabi. N. 2015. The bioengineering of changing lifestyle and wearable techno-logy: a mini review. *Biomedical Sciences Instrumentation* 51, S. 69–76.

Generali Vitality GmbH. 2019. Was ist Generali Vitality? https://www.generali-vitalityerle ben.de/. Zugegriffen: 6. November 2019.

Gertenbach, Lars/Mönkeberg, Sarah. 2016. *Lifelogging und vitaler Normalismus. Kultursoziologische Betrachtungen zur Neukonfiguration von Körper und Selbst*. In: Selke, Stefan (Hrsg.), Lifelogging. Wiesbaden: Springer Fachmedien, S. 25–43.

Hauschke, Claudia/Grote Westrick, Marion/Schwenk, Uwe. 2018. *SPOTLIGHT Gesundheit: Gesundheitsinfos, Wer suchet, der findet – Patienten mit Dr. Google zufrieden*. Gütersloh: Bertelsmann Stiftung (Hrsg.). https://www.bertelsmann-stiftung.de/fileadmin/files/BSt/Publikationen/GrauePublikationen/VV_SpotGes_Gesundheitsinfos_final.pdf. Zugegriffen: 12. Dezember 2019.

Huckvale, Kit/Car, Mate/Morrison, Cecily./Car, Josip. 2012. Apps for asthma self-management: a systematic assessment of content and tools. *BioMedl Central Medicine* 10(144).

Macnaghten, Phil. 2017. *Focus groups as anticipatory methodology: A contribution from science and technology studies towards socially resilient governance*. In: Barbour, Rosaline S./Morgan, David L. (Hrsg.), A New Era in Focus Group Research. London: Palgrave Macmillan, S. 343–363.

Mayring, Philipp. 2010. *Qualitative Inhaltsanalyse*. In: Mey, Günter/Mruck, Katja (Hrsg.), Handbuch Qualitative Forschung in der Psychologie. Wiesbaden: Springer VS, S. 601–613.

Meidert, Ursula/Scheermesser, Mandy/Prieur, Yvonne/Hegyi, Stephan/Stockinger, Kurt/Eyyi, Gabriel/Evers-Wölk, Michaela/ Jacobs, Mattis/Oertel, Britta/Becker, Heidrun. 2018. *Quantified Self–Schnittstelle zwischen Lifestyle und Medizin*. Vol. 67. vdf Hochschulverlag AG.

Nicholas, Jennifer/Larsen, Mark. E./Proudfoot, Judith/Christensen, Helen. 2015. Mobile apps for bipolar disorder: a systematic review of features and content quality. *Journal of medical Internet research* 17(8), e198.

research2Guidance. 2016. *mHealth App Developer Economics 2016*. Berlin.

research2Guidance. 2015. *mHealth App Developer Economics 2015*. The current status and trends of the mHealth app market. Berlin.

Sackett, David L./Rosenberg, William. M./Gray, Jamuir. M./Haynes, Brian/Richardson, Scott. W. 1996. Evidence based medicine: what it is and what it isn't. *British Medical Journal* 312(7023), S. 71–72.

Sharon, Tamar. 2018. When digital health meets digital capitalism, how many common goods are at stake? *Big Data & Society*, 5(2), S. 1–12.

Swan, Melanie. 2013. The Quantified Self. Fundamental Disruption in Big Data Science and Biological Discovery. *Big Data* 1(2), S. 85–99.

Villa, Paula-Irene. 2015. *Schön normal: Manipulationen am Körper als Technologien des Selbst*. Bielefeld: transcript.

Wattanapisit, Apichai/Thanamee, Sanhapan. 2017. Evidence behind 10,000 steps walking. *Journal of Health Research* 31(3), S. 241–248.

WHO. 2011. *mHealth*. New horizons for health through mobile technologies. http://www. who.int/goe/publications/goe_mhealth_web.pdf Zugegriffen: 12. Dezember 2019.

Der Realität auf die Sprünge helfen. Zum Kontingenzdilemma im Kontext von popularisierten Praktiken digitaler Selbstvermessung von Gesundheitsdaten

13

Johannes Achatz und Stefan Selke

Zusammenfassung

Kontingenz beschreibt was weder vollständig determiniert noch rein zufällig ist. Individuelle Kontingenz bezeichnet die Schwierigkeit, in einer sich wandelnden und technisch komplexer werdenden Welt feste Koordinaten zur Bestimmung des eigenen Handelns zu finden. Digitale Selbstvermessung dient dabei als Technik der individuellen Kontingenzreduktion. Die als feste Daten erfahrenen Ergebnisse digitaler Selbstvermessung entlasten von der Schwierigkeit der selbsttätigen Orientierung und Handlungsplanung, führen aber in ein Dilemma: Der Einsatz technisch komplexer und oft auch vernetzter digitaler Selbstvermessungsanwendungen kann individuelle Kontingenz reduzieren. Die verbreitete Anwendung unverstandener Technik führt jedoch zu einer Zunahme (überindividueller) lebensweltlicher Kontingenz – die Welt wird insgesamt technisch komplexer und undurchsichtiger. Dieses Kontingenzdilemma im Kontext von popularisierten Praktiken digitaler Selbstvermessung von Gesundheitsdaten wird einer Mehrebenen-Analyse unterzogen. Im Fokus steht die Situation vulnerabler SelbstvermesserInnen, die anhand qualitativer Einzel-, Gruppen- und ExpertInneninterviews, konventionstheoretischen Rahmenbedingungen und pragmatischer Handlungstheorie auf pathologische Effekte und mögliche Lösungswege hin untersucht werden.

J. Achatz (✉) · S. Selke
Hochschule Furtwangen, Furtwangen, Deutschland
E-Mail: achjohannes@gmail.com

S. Selke
E-Mail: ses@hs-furtwangen.de

© Der/die Autor(en) 2022
V. Cappel et al. (Hrsg.), *Gesundheit – Konventionen – Digitalisierung,*
Soziologie der Konventionen, https://doi.org/10.1007/978-3-658-34306-4_13

13.1 Einleitung[1]

Sowohl auf der Mikro- als auch auf der Makroperspektive werden durch Praktiken digitaler Selbstvermessung von Gesundheitsdaten Kontingenzen adressiert, die sich aufeinander beziehen lassen: Digitale Selbstvermessung kann auf individueller Ebene als Entlastung von lebensweltlicher Kontingenz erfahren werden. Umgekehrt sind Praktiken digitaler Selbstvermessung jedoch gerade auch Ausdruck des Umgangs mit Kontingenz in (sozial) erschöpften Gesellschaften. Beides zusammen kann als Strategie der „Privatisierung von Kontingenz" verstanden werden. Mit dem Bestreben um Reduktionen individueller Handlungskontingenz geht jedoch gleichzeitig das Dilemma der Zunahme lebensweltlicher Kontingenz einher. Daraus erwächst das Spannungsfeld zeitgenössischer Selbstvermessung.

Innerhalb heterogener metrischer Kulturen werden komplexe Körperzustände und Prozesse mittels Selbstvermessung stetig in zu interpretierendes Datenmaterial verwandelt. Die persönliche Lebensführung wird in der Folge in kleinschrittige Handlungsanweisungen und Rückkopplungsschleifen zerlegt. Zugleich tragen Praktiken digitaler Selbstvermessung in Freizeit oder betrieblichem Umfeld (Work- oder Performance-Logging) zur Etablierung neuer sozio-technischer Dispositive bei.

Über eine Mehrebenen-Analyse der Situation digitaler Selbstvermesser sowie einer empirischen Untersuchung an vulnerablen Selbstvermessern[2] werden zahlreiche pathologische Effekte des Kontingenzdilemmas mit pragmatischen und konventionstheoretischen Methoden nachvollzogen und zugleich ein möglicher Ausweg aufgezeigt.

---

[1] Dieser Beitrag wurde im Rahmen des Forschungsprojektes „VALID – Ethische Aspekte digitaler Selbstvermessung im Gesundheitswesen zwischen Empowerment und neuen Barrieren" erstellt. Wir danken dem Bundesministerium für Gesundheit (BMG) für die Unterstützung und für die finanzielle Förderung durch den Bund.
[2] Als Datenbasis dienen qualitative ExpertInnengespräche (n = 12), Einzelinterviews (n = 34), ein Gruppeninterview (n = 7) und drei Fokusgruppen (n = 15, n = 20, n = 40). Der Schwerpunkt liegt auf vulnerablen Personengruppen (chronisch Kranke, Menschen mit Behinderung) und zum Vergleich resiliente Personen (SportlerInnen, Freizeit-Tracker). Die Befragungen beschränken sich auf Deutschland und das deutsche Gesundheitssystem.

13.2 Kontingenz und Vulnerabilität bei Praktiken digitaler Selbstvermessung

Neben Naturgesetzen und Ereignissen unberechenbarer Zufälligkeit besteht die Welt auch aus dem, was Menschen hervorbringen: Kultur, Politik und technische Entwicklungen sind kontingent. Ihre aktuelle Form ist nicht notwendig, aber auch nicht rein zufällig entstanden (Joas 2004, S. 394). Richard Rorty argumentierte dafür auch die menschliche Sprache als kontingent anzuerkennen. Neben rigoroser Wissenschaftssprache, mit der ein determiniertes Universum beschrieben werden soll, muss es auch möglich sein, Fortschritte in Kultur, Politik und den Künsten sprachlich zu fassen (Rorty 1989). Fragen wie „Hat der Fortschritt der Wissenschaften zu einer freieren Gesellschaft geführt?" lassen sich nicht mit der Sprache physikalischer Wissenschaften beantworten. Es muss die Kontingenz von Werturteilen und Metaphern anerkannt und sprachlich einbezogen werden.

Die von Rorty angestoßene philosophische Debatte über den Umfang und die Grenzen unserer Sprache, mit der wir uns über unsere Welt, unsere Gesellschaft und uns selbst austauschen, spiegelt sich im Einsatz moderner Vermessungstechnologien wieder. Wie eine rigorose Wissenschaftssprache sollen Vermessungstechniken präzise und eindeutige Auskunft über unsere Welt liefern. Fragen des guten und richtigen Lebens, der Gesundheit, des Wohlbefindens und der Bewertung des technischen Fortschritts lassen sich jedoch nicht allein mit technisch erzeugten Datenpunkten beantworten, sondern müssen ebenfalls auf Werturteile und Metaphern zurückgreifen. Entgegen Rortys Einwand wird Technik jedoch genau dafür eingesetzt. Es wird *metrische* Technik eingesetzt, um aus der Kontingenz verfügbarer Daten digitale Determinanten für „neue oder jedenfalls signifikant verbesserte Methode[n] der Erkenntnisgewinnung" (Mayer-Schönberger 2015, S. 14) und Messwerte für eine exakte Vermessung menschlicher Lebensführung (z. B. durch Fitness Tracker, Gesundheitsapps) zu gewinnen (Pantzar und Ruckenstein 2017).

Grundsätzlich lassen sich drei Ebenen der Kontingenz unterscheiden, die sich in Praktiken digitaler Selbstvermessung überlagern und der Hoffnung auf eine „objektivierte" (Zillien, Fröhlich und Dötsch 2015, S. 88) Vermessung menschlicher Lebensführung entgegenstehen: Zunächst ist die epistemische Kontingenz zu benennen, ob also unsere Welt überhaupt unerschütterliche Fakten enthält, oder ob alle Wahrheitsaussagen notwendig kontingent sind (Burke 1994)[3].

---

[3] Hinter der Auseinandersetzung mit technischer Kontingenz im Fall digitaler Selbstvermessung steht die philosophische Frage nach epistemischer Kontingenz, die hier aus Platzgründen nicht weiter ausgebreitet werden kann: lässt sich Kontingenz soweit beherrschen, dass

Die Frage nach epistemischer Kontingenz wird zweitens von der Kontingenz sozialer Fakten (Searle 1995, 2011, S. 85) überlagert. Cocktail-Partys, die EU sowie Geld als Zahlungsmittel gehören zur selbstverständlichen Ausstattung des sozialen Universums, existieren jedoch nur, da sie „als existierend" vorgestellt und von andern „als existierend" anerkannt und behandelt werden.

Drittens in einer Überlagerung der epistemischen und sozialen Kontingenzen: Durch wissenschaftlichen und technischen Fortschritt werden permanent neue technische Kontingenzen erzeugt. Vor allem Technik produziert Kontingenz im epistemischen wie auch im sozialen Sinn (Makropoulos 1997, S. 151), indem neue technikbasierte Weltzugänge eröffnet werden (früher: Teleskop, Sonar, heute: Big Data). Altbekanntes wird infrage gestellt, in der zunehmenden Technisierung der Welt (Jonas 1984, S. 33) entstehen erst Mittel, die dann neue Komplexitäten erzeugen. Damit wächst der Bedarf an Orientierungsleistungen für den Umgang mit Kontingenz und zwar in Bezug auf den Umgang mit *anthropogener* Kontingenz einer durch Technik überformten Welt.

Bei Praktiken des Alltags, wie der digitalen Selbstvermessung, tritt die anthropogene Kontingenz meist in Form steigender qualitativer und quantitativer Komplexität (Jochum 1998) neuer Techniken auf. Alltagspraktiken werden durch Technik effizienter, aber zugleich intransparenter und in der Dynamik neuer Technikentwicklungen kaum zeitnah nachzuvollziehen. Wird beispielsweise Anleitung und Orientierung gesucht, um Gesundheitsziele wie ein bestimmtes Körpergewicht zu erreichen, bedeutet dies: auch wenn die Reduktion *individueller* Handlungskontingenz mittels digitaler Selbstvermessung gelingt (z. B. ein Trainingsplan, der mittels Körperdaten erstellt wurde), erhöht sich durch den Einsatz meist unverstandener Technik die *lebensweltliche* Kontingenz. Neue Fragen tauchen auf: Wie funktioniert die eingesetzte Technik? Wie verlässlich sind die Daten und Empfehlungen? Haben Dritte Zugriff auf die Daten? Kennt das Gerät die spezifische Gesundheitssituation des Nutzers? Praktiken digitaler Selbstvermessung, die mittels exakter Messdaten handhabbare Orientierung für das eigene Gesundheitshandeln erzeugen sollen, führen somit zu einem *Kontingenzdilemma.* Hinter diesem Kontingenzdilemma verbirgt sich die allgemeine These, dass der Einsatz von Technik zur Überwindung von individueller Handlungskontingenz mit der Reproduktion von technischen Kontingenzen einhergeht und damit (neue)

---

ihr eine "humane and social quality" (Dewey 1915, S. 43) zukommt, oder bedeutet jede Form der Kontingenzreproduktion einen weiteren Schritt „on the road towards a certain kind of madness" (Russell 1947, S. 856) der überwunden werden muss? Vergleiche neben der Auseinandersetzung zwischen Bertrand Russell und John Dewey auch Richard Rortys neo-pragmatischen Entwurf einer Wissenschaftskultur im Zeichen der Kontingenz (Rorty 1989).

Abhängigkeiten und Vulnerabilitäten gegenüber der eingesetzten Technik erzeugt (Coeckelbergh 2015, S. 221).

Wie diese Vulnerabilitäten bei Praktiken digitaler Selbstvermessung ausgestaltet sind, in welchem Umfang digitale Selbstvermessung Kontingenzen reduziert oder reproduziert und ob sich auch ein positiver Ausgang aus dem Kontingenzdilemma finden lässt, wird im Folgenden näher untersucht. Der vorgelegte Beitrag stellt Kontingenzen bei Praktiken digitaler Selbstvermessung in den Mittelpunkt. Der methodologische Fokus liegt dabei auf der *Situation* digitaler Selbstvermessung. Situation ist ein Methodenbegriff, den die Theorie der Konventionen (Diaz-Bone 2018, S. 374) aus dem Pragmatismus übernimmt (Dewey 1986, S. 109–120; Dorstewitz 2011, S. 215; Welchman 2002). Mit dem Ausdruck „Situation" wird die „organische", durch Unbestimmtheiten gekennzeichnete Handlungskonstellation bezeichnet, in der sich Akteure befinden und Handlungsentscheidungen treffen müssen. Daher werden also nicht nur Individuen (und deren Motivation) untersucht. Weiterhin wird keinesfalls nur auf die Ebene von Institutionen (und deren Strukturfolgen) verwiesen. Stattdessen wird versucht, „Konstellationen aus der Sicht der je in sie involvierten Akteure zu rekonstruieren" (Diaz-Bone 2018, S. 377), in der sich beide Ebenen überlappen (falls ihre klare Trennung überhaupt sinnvoll erscheint). Wobei auch das Vorgehen der Rekonstruktion dem pragmatischen Methodenapparat entliehen ist (Dewey 1986, 1988). Ziel ist dabei nicht die *Vollständigkeit* einer Situationsbeschreibung, sondern dass an Kontingenzen orientierte *Aufzeigen relevanter Determinanten* für Handlungsentscheidungen in der „Situation" digitaler Selbstvermessung und ihre Untersuchung auf die Reproduktion oder Erzeugung von Vulnerabilitäten.

Zunächst wird die Entlastungsfunktion von Automatismen beschrieben, die der individuellen Kontingenzreduktion dienen. Darauf folgt eine Problematisierung des Einsatzes digitaler Selbstvermessung zur Kontingenzreduktion, die Pathologien der lebensweltlichen Kontingenz aufzeigt. Ob und wie diese Pathologien individuell erfahren werden, wird anhand einer empirischen Studie im Kontext eines laufenden Forschungsprojekts aufgearbeitet. In einem zweiten Schritt werden die Ansätze der Grenzziehung und Konventionsaushandlung zur Überwindung des Kontingenzdilemmas bei AnwenderInnen beschrieben und abschließend Aussichten zur Überwindung des Kontingenzdilemmas bei digitaler Selbstvermessung entwickelt.

13.3   Soziale Kontingenz und Automatismen in Natur und Technik als Kontingenzentlastung

Während die philosophische Debatte um epistemische Kontingenz (Burke 1994; Russell 1947, S. 847–856; Dewey 1915) darum bemüht ist, die Lage auf die eine oder andere Weise zu entscheiden und damit zu polarisieren (entweder es gibt unerschütterliche Fakten oder es gibt nur kontingente Wahrheitsaussagen), kommen bei dem Umgang mit Kontingenz in *individueller* Handlungspraxis auch Umwege- und Entlastungsstrategien zum Einsatz, wie dies Arnold Gehlen ausführt.

In einer Welt stetiger Veränderung sticht dasjenige hervor, was gerade gleichbleibend, wiederkehrend und stabilisierend wirkt. Der Atem, Herzschlag und Blutkreislauf wirken ebenso der Kontingenz ständiger Veränderung entzogen, wie es der Gang der Gestirne, die Gezeiten oder die „eigensinnigen, stereotypen, unablenkbaren Gewohnheiten der Tiere" (Gehlen 1957, S. 16) sind. Ebenso wirken routinisierte Handlungspraktiken und maschinelle Automatismen resonant und erzeugen in der erlebbaren Ähnlichkeit innerer und äußerer Kreisläufe (die „keine substantielle Gleichheit" ist (Gehlen 1957, S. 21)) eine *Faszination*.

Gehlen verwendet den Begriff der Resonanz (Gehlen 1957, S. 16), der von Hartmut Rosa weiter ausgebaut wurde (Rosa 2018; Kappler et al. 2018), um zu beschreiben, wie gerade Automatismen durch ihre wiederkehrenden Schleifen eine faszinierende Stabilität und Verlässlichkeit erzeugen und zum Entwurf sozialer Fakten (Searle 1995, 2011, S. 85) anregen. Sterndeutung und Horoskope sind soziale Fakten, die Automatismen der Himmelsbahnen auf menschliche Schicksale beziehen und so „von der Lähmung und Hilflosigkeit angesichts von Naturgewalten" (Gehlen 1957, S. 18) entlasten. In der Bildung von sozialen Ontologien, wie auch Gewohnheiten und Routinen entlasten Automatismen durch das „Selbstverständlichwerden" (Gehlen 1957, S. 18), also durch die Normalisierung (Makropoulos 1990, S. 413) von Lebenswelt und Erzeugung handlungspraktischer Effekte.

Wenn externe Automatismen auf die Lebenswelt der Menschen bezogen werden „transformiert" der Mensch wiederkehrende, außerhalb seiner Einflussmacht liegende „Koordinaten der Welt auf menschliche Maßstäbe" (Gehlen 1957, S. 18). Die ständige Gefahr bei dieser Entlastungsstrategie von Kontingenz besteht in der *Überzeichnung des Deutungsangebotes*. Der Mensch betreibt „Magie" (Gehlen 1957, S. 14), nutzt also gerade das zur Kontingenzreduktion, was jenseits seiner Reichweite liegt und fügt der (unverstandenen) Welt soziale Ontologien hinzu. Das Kontingenzdilemma wird bei sozialen Ontologien erst sichtbar, wenn die Gültigkeit der sozialen Fakten (aus Sterndeutung, Vogelflug, etc.) infrage gestellt wird. Wird etwa das Deutungsangebot einer sozialen Ontologie zu stark überzeichnet, gerät sie in ständigen Widerspruch mit lebensweltlichen Erfahrungen, erzeugt statt Orientierung neue Kontingenzen und kann letztlich ihre Entlastungsfunktion nicht mehr erfüllen.

Während früher – wie bei Gehlen beschrieben – ritualisierte Naturpraktiken die Kontingenzen noch auf singuläre Handlungen und (lebensweltliche) Naturereignisse begrenzten, werden mit der zunehmenden Technisierung der Welt aus singulären technischen Handlungsmöglichkeiten (Hammer, Pfeil und Bogen) kontingente Handlungsräume und kontingente Möglichkeitshorizonte (Werkzeugtechniken, Jagdtechniken) (Makropoulos 1997, S. 147). An die Stelle „jenseitiger" Kreisläufe, die in einer „magischen" Deutung zur Kontingenzreduktion eingesetzt werden, können in zeitgenössischen Praktiken der Kontingenzreduktion auch (prinzipiell) beherrschbare Automatismen diese Entlastungsfunktion übernehmen. Solange die Technik unverstanden bleibt, ist jedoch auch der Umgang mit prinzipiell beherrschbarer Technik zur Kontingenzreduktion quasi eine „magische" Praktik.

Von besonderer Brisanz ist das Kontingenzdilemma, wenn es sich um Technikeinsatz am Körper des Menschen handelt. Digitale Assistenzsysteme im Bereich Gesundheit und Praktiken digitaler Selbstvermessung werden individuell als Entlastung (Biniok und Lettkemann 2017) von lebensweltlicher Kontingenz erfahren, führen aber den Dualismus von Kontingenz*reduktion* und Kontingenz*reproduktion* fort – auch wenn er nicht mehr aus der Deutung von jenseitigen Naturkreisläufen, sondern stattdessen aus der Faszination an Automatismen menschgemachter Geräte gespeist wird.

Die Parallele von Naturmagie und unverstandener Technologie soll hier nicht überstrapaziert werden. Doch in beiden Fällen wird einer *externen* Instanz Deutungshoheit über das eigene Handeln zugesprochen. Dies führt nicht nur bei naturmagischen Kulten, sondern ebenso beim Einsatz technischer Geräte zu Pathologien, wie im Folgenden eingehender dargestellt wird.

13.4 Technische Kontingenz bei Praktiken digitaler Selbstvermessung

Auch wenn Kontingenzreduktion in individuellen Handlungsvollzügen durch Nutzung unverstandener Technik gelingt, geht sie mit einem Zuwachs an lebensweltlicher Kontingenz einher. Klaus Wiegerling und Reinhard Heil sprechen in diesem Zusammenhang von einer „Dialektik von Entlastung und Entmündigung", bei der Entmündigung eintritt, „wenn Handlungsalternativen durch die System-nutzung ausgeblendet werden" (Wiegerling und Heil 2019, S. 225). Als Beispiel nennen sie medizinische Expertensysteme, die einen Arzt unterstützen, zugleich aber dessen Entscheidungskompetenz einschränken, von den Empfehlungen des Systems abweichende Behandlungsmethoden für den Arzt riskant werden lassen sowie die Intransparenz einer medizinischen Diagnose für Patienten erhöhen. Die Dialektik von Entlastung und Entmündigung ist für den Arzt in diesem Beispiel ein individuelles Phänomen. Für den betroffenen Patienten wird es dagegen als lebensweltliches Phänomen zunehmender Intransparenz wahrgenommen.

Diese Dialektik greift nicht nur bei Medizintechnik, sondern auch bei Assis-tenzsystemen zur eigenen Lebensführung. Ein prominentes Beispiel dafür ist digitale Selbstvermessung auf der Basis von Fitnesstrackern, Smartwatches und Gesundheitsapps. Einerseits gilt die freiheitliche demokratische Grundordnung, die dem Recht der Persönlichkeit auf Leben und freie Entfaltung den höchsten Stellenwert zuschreibt. Andererseits bedeutet freie Entfaltung aber auch Kon-tingenz möglicher Lebens- und Selbstentwürfe und damit die Schwierigkeit, ein „eigenes Leben" zu führen. Wie gerade Ulrich Beck zeigt, ist eigenes Leben nicht nur durchgängig institutionenabhängig, sondern tendenziell eher zum „eigenen Scheitern" verurteilt – gerade auch deshalb, weil es nur das eigene diesseitige Leben gibt und Tröstungen der Jenseitigkeit wegfallen (Beck 1997). Um dieser lebensweltlichen Kontingenz zu entkommen, bieten u. a. digitale Gesundheits-apps eine *Entlastung* an, die klare Vorgaben für eigenes Handeln, Erinnerung und Motivation für Aktivitäten, vermeintlich „exakte", auf der Stelle ausgewertete und präsentierte Daten des eigenen Lebens vorstellt (Selke 2016b, S. 55).

13.4.1 Individuelle Entscheidungsautonomie und Privatisierung von Kontingenz

Formen der *Entmündigung* sind schwieriger nachzuzeichnen als *Entlas-tungs*funktionen. Zunächst ist festzuhalten, dass hinter der eingegangenen Abhängigkeit gegenüber digitalen Lebensvollzugsassistenzen nicht ausschließlich individuelles Unvermögen steckt. Es ist ein bekannter Vorwurf, dass

dem Menschen überhaupt Herrschaft reizender als Freiheit oder wenigstens Sorge für Erhaltung der Freiheit reizender als der Genuß der selben (Humboldt 1948, S. 14–15).

sei, wie der Bildungsreformer Wilhelm von Humboldt recht pessimistisch um 1850 schrieb. Humboldt konnte diesen Vorwurf erheben, solange die rationalistische Denktradition von René Descartes bis Immanuel Kant wirksam war, die individuelle Handlungsentscheidungen aus einer Sphäre „reiner Vernunft" schöpfen wollte. Spätestens seit dem *Practice Turn* (Simpson 2009) in den Sozial-, Kultur- und Geisteswissenschaften wurde die Vorstellung einer rein individuellen Entscheidungsautonomie zugunsten „konventionalisierte[r] Aktivitätsformen einer Gesellschaft" (Geiselhart und Häberer 2019, S. 113) aufgegeben. Im Ausgang von und Auseinandersetzung mit Kant und Hegel formulieren die frühen Pragmatisten (Peirce, Dewey, James, Mead) Handeln als einen transformativen sozialen Prozess, der nicht losgelöst von, sondern in und aus einer Umwelt heraus vollzogen wird. Handlungsentscheidungen werden dann aus einer konkreten Position situativer Rationalität getroffen (Diaz-Bone 2018, S. 374). Es ist ein Versuch, Theorie und Praxis enger zu verbinden und weniger den theoretisch *möglichen*, als vielmehr den praktisch *nötigen* Entscheidungsmöglichkeiten ein stärkeres Augenmerk zu schenken und damit der Frage, wie Praktiken theoretisch informiert – John Dewey würde sagen „intelligent"[4] – gemacht werden können. Gerade die sozialen und prinzipiell kontrollierbaren Rahmenbedingungen des Handelns bekommen dann neues Gewicht – von ihnen hängt ab, wie viel *Spielraum* eine situative Rationalität bei Handlungsentscheidungen entfalten kann.

Aus dieser Hinsicht ist technisches Handeln in seiner doppelten Kontingenz nicht nur ein individuelles Problem. Beides, das Verlangen nach Entlastung von Kontingenz wie auch die damit einhergehende Entmündigung, können als Effekte einer veränderten Rahmenordnung, d. h. als Ausdruck der *Privatisierung von Kontingenz* (Selke 2016a, S. 314) in (sozial) erschöpften Gesellschaften (Lutz 2014) angesehen werden. Denn es hängt gerade nicht nur vom Einzelnen ab, ob und welche Kontingenzen reproduziert oder reduziert werden (müssen). Was von den umgebenden Sozialstrukturen nicht geleistet wird, kann auch technisch, digital und automatisiert aufgefangen, eingehegt und abgewickelt werden. Dieser Prozess

---

[4] „For reason is experimental intelligence, conceived after the pattern of science, and used in the creation of social arts; it has something to do. It liberates man from the bondage of the past, due to ignorance and accident hardened into custom. It projects a better future and assists man in its realization. And its operation is always subject to test in experience. The plans which are formed, the principles which man projects as guides of reconstructive action, are not dogmas. They are hypotheses to be worked out in practice, and to be rejected, corrected and expanded as they fail or succeed in giving our present experience the guidance it requires. We may call them programmes [sic] of action, but since they are to be used in making our future acts less blind, more directed, they are flexible." (Dewey 1988, S. 134–135)

der Kontingenzprivatisierung drückt sich etwa in Mechanismen der Responsibilisierung aus, die über technisch vermitteltes *Drängen* Vorgaben zur Gestaltung der individuellen Freiheit in Entscheidungen des eigenen Lebensvollzugs *einfordern*. Definiert wird Responsibilisierung als „Verpflichtung zur Eigenverantwortung und Selbstsorge" (Lutz 2016, S. 757).

13.4.2 Lebensweltliche Kontingenzproduktion durch die Logik der Prävention

Unter diese Mechanismen der Responsibilisierung lässt sich auch der zeitgenössische *Präventionsdiskurs* einordnen. Digitale Daten können vor diesem Hintergrund desintegrierend und disziplinierend zugleich wirken. Normen, die an Gesundheit, Gesundheitshandeln und die gesundheitliche Versorgung angelegt werden, entspringen meist Standards, die die Perspektive vulnerabler Gruppen nur unzureichend berücksichtigen. Präventionsangebote oder Präventionstechniken spiegeln sehr selten die tatsächliche Heterogenität der Bevölkerung wider, sondern repräsentieren eher ein digitales Abbild eines „Norm-Menschen". Durch diese Verzerrung können diskriminierende Vorenthalte von Gesundheitsleistungen entstehen.

Technisierte Selbstsorge ist besonders in sozial erschöpften Gesellschaften und in Krisenzeiten als eine neue Strategie der Mobilisierung für sekundäre Prävention zu beobachten. Subjekte lassen sich leichter beeinflussen als Systeme. Da die Mitmachbereitschaft der betroffenen Subjekte eine sehr begrenzte Ressource ist, muss sie unter Einsatz aller Mittel immer wieder hergestellt werden – zum Beispiel durch den Einsatz digitaler Technologien, die zugleich „anhänglich" als auch komfortabel sind und daher zur routinemäßigen Nutzung motivieren.

Eine kleine Archäologie des Präventionsbegriffs verdeutlicht jedoch die Ambivalenz des Präventionsgedankens. Hierbei ist vor allem das kirchenrechtliche Verständnis instruktiv: Prävention wird hier als ein Recht des höheren Geistlichen verstanden, „in die Befugnisse des Untergebenen einzugreifen" (Brockhaus 1890). Unter der präventiven Wende lässt sich daher ein gesellschaftssanitäres Projekt verstehen, bei dem nach und nach alltags- und lebensweltliche Strukturen nach der normativen Maßgabe einer an Effizienz orientierten Elite durchrationalisiert werden. Statt repressiver Kontrolle von oben erfolgt die schleichende Etablierung einer Präventionspolitik mit repressivem Charakter von unten (Lengwiler und Madarasz 2010; Wambach 1983).

Setzen sich die korrespondierenden Praxen von Selbstvermessung und Prävention unhinterfragt durch, müssen Langzeitfolgen und Probleme bilanziert werden.

So wird zum Beispiel die flexible Anpassungsfähigkeit der Subjekte an Präventionslogiken und -ziele latent überfordert. Gerade weil wissenschaftliche Rationalität die Grundlage von Präventionsimperativen darstellt, erhöht sich der Druck auf die Subjekte, den Notwendigkeiten des Präventionsgedankens nachzukommen. Der appellative Charakter für Interessensverzichte („Wohlstandsaskese") nimmt zu, während gleichzeitig algorithmenbasierte Entscheidungsarchitekturen („Big Nudging") immer tiefer in die Routinen des Alltagshandelns eingreifen und Menschen nach partikularen Interessen instrumentalisieren. Die Präventionslogik markiert so eine Form der Responsibilisierung und den

> Übergang von der öffentlichen zur privaten Sicherheit, vom kollektiven zum individuellen Risikomanagement, von der Staatsversorgung zur Selbstsorge, von der Sozial-Versicherung zur Eigen-Verantwortung (Lessenich 2010, S. 564).

Inzwischen bieten deutsche Krankenkassen Programme an, die für das Erreichen von Gesundheitsleistungen und das Teilen bestimmter Fitnessdaten Boni ausschütten (AOK-Bonusprogramm mit Tracking-App[5]) und individuelle Präventionsmaßnahmen belohnen. Über Präventionsmaßnahmen wird ein Möglichkeitsraum abgesteckt, der prinzipiell (nach der freiheitlichen demokratischen Grundordnung) jedem zur eigenen Entfaltung überlassen ist. In der Verschiebung institutioneller Gesundheitsbemühungen von der „Behandlung von Krankheiten" zu „deren Verhinderung (Prävention)" (Gugutzer und Duttweiler 2012, S. 8) wird Gesundheit jedoch als zu erbringende Leistung nicht mehr im Gesundheitssystem, sondern bei dem je individuellen Gesundheitshandeln verortet.

13.5 Vulnerabilität und Konvention in der Situation digitaler Selbstvermessung

Die Situation digitaler Selbstvermesser lässt sich aufgrund des Kontingenzdilemmas als konflikthaft beschreiben. Der Grundwiderspruch einer Privatisierung der Kontingenz liegt im Wunsch nach Orientierung, Stabilität und Sicherheit für das eigene Gesundheitshandeln, der nur mit gegenwirksamen Opportunitätskosten erfüllt werden kann. Die eingesetzte Technik der digitalen Selbstvermessung beantwortet den Wunsch nach Orientierung durch konkrete Zahlen und Handlungsvorschläge. Die angebotene Orientierung ist jedoch eine nach Normvorgaben (statistischer Durchschnitt, Norm-Mensch), die selten der individuellen

---

[5] Vgl. Das AOK PLUS-Bonusprogramm, unter https://www.aok.de/pk/plus/inhalt/bonusprogramm/ zuletzt eingesehen am 05.09.2019.

und nicht-idealen Gesundheitssituation entspricht. Die Divergenz von Durchschnittswerten zu individueller Gesundheitssituation tritt besonders deutlich bei (vulnerablen) Personen in medizinischer Behandlung, mit chronischen Krankheiten oder Behinderung, hervor. Die Stabilität wird durch den faszinierenden Automatismus der Datenproduktion erzeugt, der von diffusen Vorstellungen der eigenen Gesundheit entlastet, aber zugleich die SelbstvermesserInnen von ihrer Fähigkeit, den eigenen Gesundheitszustand zu beurteilen, tendenziell entmündigt. Die Zahlen stehen neben, oder über dem tatsächlichen gesundheitlichen Wohlbefinden und müssen miteinander in Einklang gebracht werden. Die Sicherheit eines Handlungserfolges wird durch Trainingsprogrammvorschläge und fortlaufende Leistungskontrolle hergestellt, zugleich werden aber diese individuellen Gesundheitsleistungen beständig eingefordert und über technisch vermittelte Responsibilisierung das Handeln der Einzelnen für ihren Gesundheitszustand verantwortlich gemacht. Die Sicherheit eines solidarisch versorgenden Gesundheitssystems wandelt sich so in einen je individuell zu erbringenden Leistungsnachweis.

Für individuelles Gesundheitshandeln stehen, anders als bei staatlich getragenen Gesundheitseinrichtungen, keine Richtlinien bereit, die kontingenzreduzierend als ein Korsett an Gesetzen die Aufgaben und Grenzen der Gesundheitsförderung in politisch gewollte Bahnen lenken. In dieser diffusen Situation individuellen Gesundheitshandelns stehen als Baseline für Koordination und Orientierung des eigenen Handelns Konventionen zur Verfügung. Als sozial tradierte Lösungsangebote von Koordinations- und Kooperationsproblemen müssten bei fehlender Orientierung durch institutionalisierte Rahmenordnungen (Gesetzte, Richtlinien, Mindeststandards) Konventionen Orientierung durch geteilte Rechtfertigungsordnungen bieten (Boltanski und Thévenot 2007; Diaz-Bone 2018, S. 3). Konventionen sind ein Refugium erwartbarer Koordinationsleitungen gesellschaftlicher Akteure. Dass etwa „der Markt" Angebot und Nachfrage auspendelt, um Profite zu generieren, dass eine „Zivilgesellschaft" allgemeines Wohlergehen anstreben sollte oder dass „häusliche" Rückzugsorte vertrauter und verlässlicher Verhältnisse gewahrt werden, sind typische (moralische) Rechtfertigungsordnungen, aus denen institutionalisierte Rahmenordnungen gespeist werden (Boltanski und Thévenot 2007). So verstandene Konventionen sind naheliegende Orientierungsangebote und Rechtfertigungsordnungen, auf die digitale Selbstvermesser auch in Abwesenheit demokratisch formalisierter und Institutionalisierter Rahmenbedingungen zugreifen können.

Zwar greifen klassische Rechtfertigungsordnungen, insofern gesundheitliches Wohlbefinden selbstverständlicher Wert ziviler und gesundheitlicher Konvention ist (Sharon 2018). Gesunde Arbeitnehmer sind gleichfalls als Umsatz- und

Effektivitätssteigernd nach Markt- und Industriekonvention zu begrüßen (Cappel und Kappler 2019). Erstens geschieht präventives Handeln immer ex-ante, also unabhängig davon, ob ein späterer Schaden eintrifft oder nicht – es kennt keinen Abschluss oder feste Grenzen. Zweitens erzeugen verpflichtende Präventionsmaßnahmen Konflikte zwischen ziviler und gesundheitlicher Konvention (Sharon 2018), die derzeit in und zwischen Krankenkassen ausgefochten werden. Während manche Krankenkassen in Deutschland im Modellversuch Pay-as-you-live (PAYL) anbieten, also zur Steigerung der Gesundheit finanzielle Vorteile für getrackte Fitnessdaten gewähren, lehnen andere Krankenkassen diesen Einsatz von digitaler Selbstvermessung mit dem Argument (ziviler Konvention) ab, solange nicht jeder daran teilhaben könne, dürfe es auch nicht als flächendeckendes Angebot der Krankenkassen eingesetzt werden (Kramer und Jahberg 2016).

Fehlende institutionalisierte Richtlinien zu individuellem Gesundheitshandeln digitaler Selbstvermesser lassen sich auch mit der dynamischen Situation der (industriellen) Entwicklung von Gesundheitsapps erklären. Konventionen formen die Bildung von institutionalisierten Standards, aber die Institutionalisierungen sind noch im Aushandlungsprozess. Viele Gesundheitsanwendungen werden *ohne* Expertenbeteiligung – und damit zwar in Hinblick auf eine konventionenbasierte Qualität (Diaz-Bone 2018, S. 144; Salais 2019, S. 314), aber ohne formalisierte, offizielle Qualitätssicherungsmaßnahmen – entwickelt (Trojan und Kofahl 2015, S. 85). Nachdrücklich werden „Mindeststandards" (Bierbaum und Bierbaum 2017, S. 257) gefordert und Versuche gestartet eine Zertifizierungsstelle für Gesundheitsapps einzurichten (Gießelmann 2017; Kramer 2017), doch stehen diese Institutionalisierungen von konventionellen Rahmenordnungen noch aus.

Ähnlich dynamisch ist der Markt der Gesundheitsapps. Es sind über 200.000 Gesundheitsapps auf dem Markt (Evers-Wölk et al. 2018, S. 54–55). Bisher sind Hersteller von Apps laut einer Untersuchung von 2016 mit den Gewinnen unzufrieden. Etwa 44 % der Gesundheitsapps werden unentgeltlich angeboten (Albrecht et al. 2016, S. 75–76) und erzeugen eine ungefestigte Marktsituation, in der „Prognosen für die Marktentwicklung von Wearables" als „vielfältig und teilweise widersprüchlich" (Meidert et al. 2018, S. 157) gelten. In Kürze: Bei weit über 200.000 Gesundheitsapps liegt das Angebot erheblich über jeder Form von Bedarf, die Preisregelung funktioniert nicht flächendeckend, die Marktteilnehmer sind unzufrieden mit den Gewinnen und die weitere Marktentwicklung ist ungewiss.

Klassische Werte von Markt- und Industriekonvention, wie Profit und Wirtschaftswachstum oder Funktionalität und Effizienzsteigerung schienen im Feld der Gesundheitsapps noch an der Realisierungsschwelle zu stehen. Vielmehr befinden sich diese Rechtfertigungsordnungen in einem Aushandlungsprozess, wie sich diese erwünschten Werte im Umgang mit Gesundheitsapps erreichen lassen. Für die individuelle Handlungssituation digitaler Selbstvermesser folgt daraus, dass noch unklar ist, was überhaupt eine Gesundheitsapps ist (vom Arzt-Termin-Planer über Achtsamkeits-Apps bis zum klassischen Fitness-Tracking), ob sie tatsächlich hilft die Gesundheit zu steigern, ob der Markt überhaupt soweit gefestigt ist, dass Angebot und Nachfrage austariert werden und ob es im Sinne ziviler Konvention überhaupt wünschenswert ist, Bonuszahlungen gegen geteilte Fitnessdaten in Anspruch zu nehmen, wenn manche Krankenkassen dieses Vorgehen als unsolidarisch ansehen.

Die Situation der Selbstvermesser steht also im Limbus zwischen individueller Konflikterfahrung (Privatisierung von Kontingenz), fehlender formalisierter Rahmenbedingungen (Gesetzte, Mindeststandards, Gütesiegel) und dynamischer Aushandlungsprozesse der Wertrealisierungen von Gesundheits-, Ziviler-, Markt- und Industriekonvention bezüglich digitaler Selbstvermessung im Gesundheitsbereich.

13.5.1 Digitale Vulnerabilität und Privatisierung der Kontingenz

Konfliktreich werden diese Kontingenzbewältigungsstrategien gerade dann, wenn die erhofften positiven gesundheitlichen Wirkungen der digitalen Selbstvermessung noch nicht erwiesen sind (Trojan und Kofahl 2015, S. 85; Seto et al. 2012), aber bereits ein „probabilistisch vorhergesagtes Ereignis" als ein „bewusst eingegangenes Risiko interpretiert" wird. Vorhergesagte Risiken können so

> in den Verantwortungsbereich des Entscheidenden geschoben werden – auch, wenn die Risikovorhersage gar nichts über ein einzelnes Individuum aussagt, sondern nur etwas über aggregierte Kollektive. Entscheidungssituationen, die durch probabilistische Risiken abgesteckt werden, machen also das, was jemandem möglicherweise in Zukunft widerfahren könnte, zu einem Ereignis, das als Entscheidungsfolge zugerechnet werden kann (Samerski und Henkel 2015, S. 91).

Der Erwartungswert eines möglichen Ereignisses wird radikal individualisiert.

Techniken digitaler Selbstvermessung produzieren also nicht nur Kontingenz im trivialen Sinn, wenngleich damit – wie bei jeder neuen Technik – zwangsläufig neue Handlungsmöglichkeiten und damit Unsicherheiten und Kontingenzen produziert werden. Digitale Selbstvermessung erlaubt vielmehr eine spezifische

Kontingenzproduktion von messdatenbasierten möglichen Zukünften, die Vorstellungen und Abwägungen über die Möglichkeiten des eigenen Lebens mit einem Leistungsdruck unterlegt.

Indem die digitalen Selbstvermessungsgeräte vermeintlich „exakte Daten" des eigenen Körpers präsentierten, aus denen Rückmeldungen und Handlungsaufforderungen zum eigenen Gesundheitszustand entwickelt werden, erscheinen mögliche Zukünfte als weitaus sicherer, als sie es sein können. Am Zenit stehen Verheißungen wie sie etwa die App Life Clock[6] anbietet: Minuten- und sekundengenaue „Berechnung" der eigenen Lebenserwartung. Präventive Leistungen, wie etwa Joggen, werden dann minutiös der Lebenserwartung gutgeschrieben. Die metrische Lebenserwartung bietet vermeintliche Stabilität und stellt das existenziell Unfassbare, den eigenen Tod, als festes Datum dar. Was die Technik der Life Clock produziert, ist ein Zukunftsversprechen. Sie ist eine „prophetische Technik" (Achatz 2019, S. 39), die Zukunftsängste dämpft, die tatsächlichen Kontrollmöglichkeiten über die eigene Lebenszeit überhöht und dem latenten Drängen der Präventionslogik mit konkreten Zahlen entgegenkommt (Selke 2016a, S. 314–315).

Weil die Vorhersagen auf „exakten Daten" aus einem lebensweltlich kontingenten Bereich basieren, ist es gerade das Prophetische an Technik, das erlaubt, popularisierte Responsibilisierungsstrategien anzulegen. Nutzerinnen und Nutzer können sich durch die erfahrbare Stabilität automatisiert generierter Gesundheitsdaten von der individuellen Kontingenz ihres Gesundheitshandelns befreien lassen – gehen damit aber einen Pakt mit Maschinen der Kontingenzproduktion ein. Es entsteht eine „digitale Vulnerabilität" (Selke et al. 2018, S. 158) durch den technischen Zugriff auf die private Lebensführung, bei der nach gängigen Konventionen erwünschte und eingeforderte Gesundheitspraktiken einer individuellen Orientierungslosigkeit und Abhängigkeit von Gesundheitstechniken gegenüberstehen.

Es steht daher infrage, ob digitale Selbstvermesser überhaupt die Zivilisationsdecke geteilter Rechtfertigungsordnungen nutzen, um das Kontingenzdilemma in der diffusen Situation digitaler Selbstvermessung aufzubrechen, oder ob die *Privatisierung der Kontingenz* Selbstvermesser, insbesondere vulnerable Selbstvermesser, in ihrer Eigenwahrnehmung bereits soweit radikal individualisiert hat, dass sie im Regime des Privaten verbleiben (Thévenot 2010, S. 11).

---

[6] Siehe: thelifeclockapp.com

13.5.2 Nutzerperspektiven auf das Kontingenzdilemma im Feld digitaler Selbstvermessung – das Projekt VALID

In einer empirischen Studie werden schleichender Wandel von Vulnerabilitäten und neue Entfaltungsmöglichkeiten derzeit im Rahmen des vom Bundesministerium für Gesundheit geförderten Projekt „VALID – Ethische Aspekte digitaler Selbstvermessung im Gesundheitswesen zwischen Empowerment und neuen Barrieren" untersucht[7]. In Nutzerbefragungen von April 2018 bis April 2019 wurde erhoben, wie sich Kontingenzen im Nutzerverhalten insbesondere auf das Teilen der eigenen Gesundheitsdaten auswirken. In qualitativen Interviews wurden vor allem klassisch vulnerable (chronisch Kranke, Menschen mit Behinderung) und zum Vergleich resiliente Personen (Sportler, Freizeit-Tracker) auf ihre Erfahrungen im Umgang mit digitaler Selbstvermessung mit Gesundheitsbezug befragt.

Ziel war es, abseits der bislang beforschten Selbstvermessung in Szenen, wie etwa der Quantified Self Bewegung (Ajana 2018; Lupton 2016), Kontingenzen im Umgang mit digitaler Selbstvermessung zu untersuchen. Dabei lassen sich die Ergebnisse in der bisherigen Untersuchung der Situation digitaler Selbstvermesser in Interviewaussagen empirisch nachvollziehen. Mit der Konventionentheorie lässt sich dabei das Band zwischen (fehlenden) demokratisch etablierten Rahmenordnungen und individueller moralischer Handlungsorientierung bei Praktiken digitaler Selbstvermessung detailliert beschreiben, um festzustellen, welche Möglichkeiten zur Orientierung und Änderung der kontingenten Situation digitaler Selbstvermesser aus Sicht individueller Akteure verfügbar sind.

Die Konventionentheorie setzt dabei voraus, dass Menschen moralische Kapazität zur Lösung von Koordinationsproblemen besitzen. In der Tat argumentieren Evolutionsbiologen, dass sich menschliche Moral gerade als koordinierte und kooperative Problemlösungskompetenz entwickelt hat (Tomasello 2015, 2019). Es wird also gefragt, ob und wie vulnerable Personen in der Situation digitaler Selbstvermessung dieses Potenzial als Sozialregulativ nutzen, um ihre Situation zu verändern. Die

> Rekonstruktion der *empirisch* vorhandenen moralischen Ordnungen, die den wirtschaftlichen Koordinationen zugrunde liegen (Diaz-Bone 2018, S. 145)

sind das sozialtheoretische Standbein der Konventionentheorie, das im Folgenden stärker belastet wird und über wirtschaftliche Koordination hinaus auch weitere Felder der Konventionstheorie aufgreift (Cappel und Kappler 2019). Es geht um

---

[7] Siehe: https://www.hs-furtwangen.de/forschung/forschungsprojekte/valid/

Konventionen als Herstellung von Handlungssicherheit und Kontingenzreduktion durch Entwicklung stabilisierter, wiederhohlbarer Problemlösestrategien, die nicht nur die individuelle, sondern auch die lebensweltliche Kontingenz reduziert.

Wie ist es in diesem Kontingenzdilemma um die „Konstellationen aus der Sicht der je in sie involvierten Akteure" (Diaz-Bone 2018, S. 377) bestellt? Wie regulieren und rechtfertigen Nutzer dann letztlich ihren Umgang mit digitaler Selbstvermessung? Welche Konvention stehen Selbstvermessern, insbesondere vulnerablen, als Orientierungsangebot zur Verfügung und werden diese als krisenhaft oder gar als Form des Empowerment erlebt? Werden die lebensweltlichen Kontingenzeffekte einer prophetischen Technik als Verunsicherung wahrgenommen, oder überwiegt die Freude am stabilisierenden Automatismus der Gesundheitsdatenproduktion, um das Kontingenzdilemma in Kauf zu nehmen?

13.5.2.1 Nutzerperspektive und Kontingenzreduktion

Das Ringen um Orientierung und Überwindung des Kontingenzdilemmas zeigt sich in der Suche nach *Sicherheit* durch automatisierte und dadurch als stabil und exakt erscheinende Daten. Durch Selbstvermessung erhalten die Nutzer z. B. konkrete „Zahlen, wo man sagen kann (…) heute war ich wirklich faul" (D1_2).

Ein gesteigertes Sicherheitsgefühl ist zudem ein Effekt einer Prozesskette: Die Sicherheit automatisierter Datenerhebung, Auswertung, Präsentation und damit einhergehende Vorschläge für Gesundheitshandeln *entlasten* von der Kontingenz ungewisser Gesundheitszustände. Die Nutzer möchten erfahren, ob ihr „Körperempfinden mit dem übereinstimmt, was […] die Uhr wirklich misst" (B1_4).

Verlässlich wiederholte Automatismen wirken, wie Rituale, *bedeutsam* umso mehr, wenn sie sich mit angebotenen Gesundheitsstandards (z. B. 10.000 Schritte laufen) oder den Daten anderer Nutzer vergleichen lassen und auf dieser Basis einen wiederkehrenden Datenkreislauf ermöglichen. Diese Automatismen wirken sich auch auf die Selbstwahrnehmung der Nutzer aus, da sie ihnen Anhaltspunkte liefern, in „wie weit (…) die eigene Wahrnehmung (verfremdet) ist oder nicht" (B1_6). Die Differenz von Messwerten und Erfahrungswerten nötigt dazu „der Realität auch ein bisschen mit Zahlen und Messungen auf die Sprünge (zu) helfen." (B1_1).

Digitale Selbstvermessungsanwendungen *kommunizieren* Standards an Nutzer und erlauben stille, oder durch Datengabe auch sichtbare Teilhabe an Gesundheitsritualen. Daraus resultieren skalierbare Vergleichsmöglichkeiten der Nutzer, sowohl auf der Ebene von Peergroups, als „auch im weltweiten Vergleich (…): Und dann siehst du halt, in welchem Ranking du bist" (B1_6).

Automatismen persönlicher Datenauswertung erzeugen eine Resonanz (Rosa 2018; Kappler et al. 2018), die über konkrete Nützlichkeit hinaus zudem *Faszination* erzeugt (Gehlen 1957; Lee et al. 2018, S. 8). Es „fasziniert" etwa „dass sie mir zum Beispiel am Ende sagt, mit welchem Stil und wie lange ich geschwommen bin. Wie viele Kalorien ich verbraucht habe." (C1_10) Auch Vergnügungen der Freizeit werden als „spielerisches Interesse" aufgewertet:

> Wenn man mal am Wochenende Tanzen gegangen ist, und dann stand da morgens 40.000 Schritte drauf. Dachte man sich: Wow! So was! So was packt man dann (D1_2).

13.5.2.2 Nutzerperspektive und Kontingenzreproduktion

Gegen die *individuelle* Handlungskontingenzreduktion stehen *lebensweltliche* Kontingenzen, die etwa dadurch entstehen, dass sich die kommunizierten Standards nicht immer mit der gesundheitlichen Situation der Nutzer decken und dann zu einem *Ausschluss* an Vergleichspraktiken führen. Beispielsweise werden Einschränkungen wie „ein verletztes Knie" von den digitalen Selbstvermessungsanwendungen nicht berücksichtigt, da „gesunde Menschen" als Ausgangspunkt dienen (C1_16). Dies führt dazu, dass „körperlich (…) eingeschränkte" Menschen sich nicht „mit einem gesunden Menschen (…) vergleichen" können (A1_3_1). Diese Vornormierung wirkt als ein Ausschlusskriterium für vulnerable Gruppen:

> Die App weiß ja auch nicht, z.B. bei mir: Ich nehme jetzt noch Medikamente. D.h., ich muss anders trainieren, oder auf einen anderen Pulsbereich achten als ein Mensch, der keine Medikamente nimmt. Und all so etwas, geht bei einer App ja nicht mit rein. Gerade für Leute, die vielleicht noch nicht ganz fit sind. Sind diese Apps dann auch vielleicht ein bisschen zu hart und zu genormt (D1_2).

Die Ungewissheit sowohl über die Datenerhebung als auch über den Verbleib und die Weiterverwendung erhobener Daten war in den Befragungen ein weiteres zentrales Thema („Black Box"): So wurde die Bewertung von individuellen Befindlichkeiten wie der Erholsamkeit des Schlafs durch die Apps hinterfragt. Es entsteht eine Diskrepanz zwischen der Selbstwahrnehmung: „Weil ich dann denke, ich habe doch gut geschlafen" und den Messergebnissen: „Warum sagt der mir, ich habe schlecht geschlafen?" (C1_7). Die Tracking-Daten dienen somit eher als „schöner Anhaltspunkt" mit Orientierungscharakter, „darauf festlegen" würden sich die Nutzer jedoch nicht (B1_6).

Auch in Bezug auf die Erhebung und mögliche Weiterverwendung der Daten bestehen erhebliche Wissenslücken bei den Nutzern:

[…] Dass die Daten auf irgendwelchen Servern gespeichert werden, auf die ich absolut keinen Einfluss habe. Und ja, ich habe tatsächlich keine Ahnung was mit den Daten geschieht (C1_8).

Diese Wissenslücken werden wiederum mittels Vermutungen überbrückt:

Ich habe gehört, dass die (Daten) gesammelt werden, und dann wirklich so Profile erstellt werden (C1_7).

Dabei bleiben die ausgegebenen *Werte* ihrerseits oftmals *undurchsichtig* und tragen nicht dazu bei, die Technik der digitalen Selbstvermessung besser zu verstehen. Gütekriterien, wie sie etwa der empirischen Forschung als Grundlage dienen, kommen dabei selten zum Tragen. So bemängeln einige Nutzer die Reliabilität der Messungen, da sie „wenig Vertrauen" darin haben, dass zuverlässig „exakte Werte" durch die Apps ermittelt werden. Als Beispiel wird hierbei die Berechnung des „Kalorienverbrauchs" angeführt, dessen Grundlage unterschiedliche Faktoren, wie die „Muskelmasse" bedingen (D1_2). Sowohl die technische Generierung als auch der Nutzen der errechneten Werte werden hinterfragt. Aufgrund des „Black Boxing" der Anwendungen können die Nutzer nicht nachvollziehen, wie die ausgegebenen Werte zustande gekommen sind:

Was wirklich so das richtige Zusammenspiel angeht, das (die App) zum Beispiel aus meinem Puls und der Bewegung wirklich weiß, wie ich jetzt schlafe. Da kenne ich mich jetzt mit technischen Aspekten nicht weiter aus (C1_10).

Zudem bietet die „Anzeige irgendwelcher Werte" für einige Nutzer keinen Mehrwert: „Da stehe ich genauso allein im Wald, als wenn ich sie nicht hätte" (P2).

Das Gefühl, durch digitale *Selbst*vermessung auch überwacht oder bewertet zu werden, *verunsichert*. Auch deshalb, weil hier der Widerspruch zwischen Selbstwirksamkeit und Fremdbestimmtheit deutlich wird. Dabei werden die erwünschten Funktionen wie Unterstützung beim und Motivation zum Training abgegrenzt von unerwünschten Nebeneffekten, wie der Kontrolle oder Überwachung durch die Anwendungen:

Ich möchte, dass die Geräte mir irgendwie helfen oder mich motivieren oder mir was bringen. Aber ich möchte mich nicht rund um die Uhr davon überwachen lassen (D1_2).

Expliziert wird diese Aversion gegenüber Kontrolle und Überwachung in der „Angst vor der Datenspeicherung", welche für manche Nutzer die Vorteile der Anwendungen übertrifft (P6).

13.5.3 Vulnerabilität und Selbstvermessung

Das Kontingenzdilemma von Reduktion individueller Handlungskontingenz und der (Re-)Produktion lebensweltlicher Kontingenz lässt sich so in den alltäglichen und kleinräumigen Anwendungen digitaler Selbstvermessung nachzeichnen. Angesichts der benannten Intransparenz bezüglich der „in der App" realisierten Werte und der „Black Box" der technischen Verarbeitung der eigenen Gesundheitsdaten, erzeugen digitale Selbstvermessungsanwendungen ihrerseits neue lebensweltliche Kontingenzen und fügen sich als disruptive Technologie (Selke 2016a, S. 310; Swan 2013) nicht nahtlos in den Lebensalltag ein. Es zeigt sich einerseits an Aussagen zur Faszination der Technik und andererseits an ihrer Undurchsichtigkeit, die bis zu einer erlebten Verunsicherung reicht. Die Situation der Selbstvermesser ist *indeterminiert* (Dewey 1986, S. 111). Sie ist durch unverstandene Funktionsweisen und Konsequenzen der eigenen Handlungsmöglichkeiten gekennzeichnet und durch die Übernahme oder Ablehnung der Handlungsempfehlungen der Gesundheitsapps.

Getrieben von Faszination an technischen Automatismen und präventionslogischen Aufforderungen, das eigene Gesundheitshandeln zu optimieren, tragen digitale Selbstvermessungsanwendungen entlastend zur individuellen Kontingenzreduktion bei. In der Übernahme von Handlungsaufforderungen durch technische Geräte bezüglich der eigenen Gesundheit, die in ihrer Funktionsweise und der Weiterverarbeitung der eigenen Personen- und Gesundheitsdaten intransparent bleiben, findet tendenziell Entmündigung statt. Es wird ein Bereich lebensweltlicher Kontingenz erzeugt, an den Präventionslogiken unangefochten anschlussfähig sind.

Gerade vulnerable Personen, die durch Krankheit, Verletzung oder Behinderung abseits eines „gesunden Norm-Menschen" stehen, geben an, *dass Gerätedaten und eigener Körperzustand nicht zusammenpassen.* Paradoxerweise nutzen sie dennoch weiterhin digitale Selbstvermessungsanwendungen. Das wirft die Fragen auf, wie vulnerable Personen individuell dieses Verhalten rechtfertigen, welche Wertungen und welche Anpassungsleistungen sie vollziehen, um digitale Selbstvermessung zu nutzen.

13.5.4 Digitale Selbstvermessung im Regime des Privaten

In Abwesenheit angemessener Vorgaben nehmen NutzerInnen *ihrerseits* Grenzziehungen vor (Plessner 2003). Insbesondere auf Ebene der Moral und bezüglich der individuellen Situation (situative Rationalität) entwickeln sie Bewältigungs-strategien, die aber kaum das stabilisierende Maß *koordinierter* und *kooperativer* Handlung erreichen die über das Regime des Privaten hinausreichen.

Im Sinne von *Entlastung und Entmündigung* lässt sich die Bandbreite indivi-dueller Grenzziehungen aufzeigen, über die individuelle Werte gesichert und vor Entmündigung verwahrt bleiben und welche Ansätze zur kooperativen und koor-dinierten Veränderung der Situation digitaler Selbstvermesser gegeben sind. Die zur Illustration dieser Sachverhalte genutzten Zitate folgen dabei einer Systematik nach der Art der Abhängigkeit (Gerät, Gruppe, vernetzte Technik) bzw. Grenzzie-hung zu deren Vermeidung und bilden Formen der (moralischen) Urteilsbildung zum Umgang mit den eigenen Daten ab (Selbstbezug, Gruppenbezug, allgemein gesellschaftlicher Bezug).

Zunächst werden Positionen aufgezeigt, in denen *Fremdurteile* übernommen werden, ohne dabei Kompetenzzugewinne zu erzielen. Vulnerable Personen füh-len sich ohne Handlungsvorgaben der App hilflos, oder entwickeln eine Art Pflichtgefühl gegenüber den technikvermittelten Handlungsvorgaben, sie überneh-men die Vorgaben der Hersteller. Klassische Sportler übernehmen datengeleitete Handlungsvorgaben von einer Autorität (Trainer) und reproduzieren ein analoges Abhängigkeitsverhältnis zwischen Trainer und Sportler auch in der Nutzung digi-taler Technik. Ein dritter Nutzungstyp hält jegliche Form der Selbstbegrenzung und auch der Anpassung bestehender Vorgaben an den Umgang mit persönli-chen Daten für sinnlos. Sie machen sich von den Datenschutzbestimmungen der jeweiligen Hersteller abhängig und begründen es mit dem Fehlen individueller Nachteile.

Dagegen stehen Positionen in denen *eigene* Urteile getroffen und Grenzziehun-gen vorgenommen werden, um Abhängigkeiten zu vermeiden. Zunächst sträuben sich einige Nutzer gegen die Vorgaben „der App", empfinden sie als „inva-siv", wollen sich nicht vereinnahmen lassen und selektieren ihren Umgang, da er persönlich als Verunsicherung empfunden wird. Andere versuchen sich dem Wettbewerbsdruck einer Daten-teilenden Gruppe zu entziehen, indem sie Daten-vergleiche ablehnen, oder grenzen den Wettbewerbscharakter ein, indem sie ihre Daten nur innerhalb einer Gruppe von (Sport-)Freunden teilen. In einem weit ver-breiteten, aber *privaten* Modus der Grenzziehung, versuchen manche Nutzer den Wert der Privatsphäre zu schützen, indem sie bewusst falsche Angaben machen, und so die Profilbildung über ihre Daten erschweren. Letztlich werden gerade von nicht-Nutzern ethische Bedenken des ungleichen Zugangs zu Vorteilen von Gesundheitsapps als ein Grund benannt, diese nicht zu nutzen und damit nicht nur auf einen privaten Wert oder ein moralisches Urteil verwiesen, sondern ein reflektiertes ethisches Prinzip angewandt, das nicht nur auf den eigenen Zustand oder die Gruppe der Nutzer beschränkt bleibt, sondern Grenzziehung aufgrund eines Fairnessgedankens „für alle" vornimmt.

13.5.4.1 Fremdbegrenzung

Im Freizeitbereich dienen die Apps zur Handlungsorientierung. Gerade wenn die eigene Gesundheitskompetenz nicht hinreicht, um Gesundheitshandeln zu betreiben, werden die *Vorgaben der App* übernommen. Auf die Frage, wie wichtig die Vorgaben der App sind, antwortet dieser Nutzer:

> Das ist schon wichtig, weil, z. B., ich selber weiß jetzt nicht, was ich machen soll, um abzunehmen (C1_11).

Einige Nutzer internalisieren diese Handlungsorientierung bis zu dem Punkt, an dem eine Art Zwang, ein „Pflichtgefühl" aus der Anwendung erwächst, „sonst, mal übertrieben gesagt, enttäusche ich die Uhr!" (C1_10).

Sportler übernehmen wiederum Vorgaben eines Coaches oder Trainers, der „Herzfrequenzbereiche festgelegt" und „dann die Trainingspläne erstellt." (A1_1). Sie regulieren also nicht selbst den Umgang mit Daten, sondern überlassen sich den *Vorgaben des Trainers* „der sagt, ok, das ist dein Plan. Und das kommt alles, die Information, in die Uhr und in das Programm." (B1_3). Digitale Selbstvermessungsanwendungen dienen dabei als Coaching-Instrument, indem sie Trainingspläne verwalten, Aufgaben an die Sportler delegieren, Leistungen dokumentieren und aufbereiten und schließlich an den Trainer rückmelden.

In Bezug auf Datenschutz und das Teilen von persönlichen Informationen stechen diejenigen Nutzer hervor, die keine Grenze ziehen und den Schutz ihrer persönlichen Daten grundsätzlich für irrelevant halten. Ihren eigenen Gesundheitsdaten messen sie dabei kaum Wert bei. Interessanterweise geben sie meist Gründe dafür an, warum sie in diesem Ausmaß indifferent sind. Es werden Bedenken geäußert, aber letztlich das Fehlen persönlich erfahrener Nachteile benannt. Auch die Kommerzialisierung ihrer Daten, beispielsweise durch das Schalten personalisierter Werbung, wird von diesen Nutzern relativ unkritisch auf einem Kontinuum von „*nicht störend*" bis hin zu „*sehr oft ganz praktisch*" verortet (A1_1). Diese Indifferenz gegenüber dem Datenschutz wird teilweise sehr direkt formuliert:

> Und was meine Gesundheitsdaten angeht, das ist mir fast sogar noch weniger wichtig [...] sondern noch mehr egal. Soll jemand mitmachen, was der will, wenn er es will (A1_1);

oder schlicht und dennoch prägnant: „Also zum Thema Datenschutz: Also das ist mir eigentlich recht egal!" (C1_16).

13.5.4.2 Selbstbegrenzung

Der Übernahme externer Vorgaben stehen Maßnahmen der Selbstbegrenzung gegenüber. So werden Grenzen gezogen, wenn eine Anwendung als *invasiv* und damit *verunsichernd* empfunden wird. Nutzern wird es „manchmal mit den Daten, doch ein bisschen zu arg" und „ein bisschen zu viel Überwachung", woraufhin sie die Anwendungen nur „noch bei Bedarf" nutzen (C1_7).

Einige nutzen die digitalen Selbstvermessungsdaten nur „für sich" und wollen sich durch die Daten anderer nicht verunsichern lassen. Diese Nutzer verweigern sich der Vergleichsfunktion, die oftmals ein zentrales Element von digitaler Selbstvermessung darstellt. Für sie rückt der kompetitive Charakter in den Hintergrund. Sie möchten sich „nicht unbedingt mit anderen vergleichen", setzten eigene Ansprüche und wollen „einen Wettbewerbskampf" vermeiden (A1_3_1).

Neben der rein privaten Datenverwendung teilen andere NutzerInnen ihre Daten in der Sport*gruppe* oder im Familien- und Freundeskreis, ziehen aber eine Grenze bei der Datenfreigabe über Facebook oder andere Medien. Aber auch die Fremdheit innerhalb der Gruppe gilt als Kriterium: „Also wenn jemand fremd ist in der Gruppe, (dann) mag ich die Information nicht (teilen)" (B1_3).

Deutlicherer Bezug zu moralischen Werten findet sich in Versuchen, über Angabe falscher Daten im Profil der App die eigene Durchsichtigkeit (Stichwort: gläserner Bürger) zu verringern, um sich so generell der Profilbildung zu entziehen und die *Privatsphäre,* wenn nicht zu schützen, so doch wenigstens zu verschleiern. Diese selbstgewählte Pseudonymisierung durch „Spitznamen" (B1_2) oder „Fake-Namen" (C1_15) beziehungsweise der Falschangabe von persönlichen Merkmalen wird von unterschiedlichen Nutzern angewendet.

Bisweilen stehen auch konkrete Bedenken zu Gleichbehandlung und Privatsphäre hinter getroffenen Grenzziehungen, z. B. eine App nicht zu nutzen. In dieser reflektierten Form beziehen sich die Bedenken dabei weniger auf eine moralische Einschätzung (Intuitive Regung, Faustregel), sondern schon auf ein *ethisches Prinzip* (Gleichbehandlung, Gerechtigkeit). Als Beispiel werden die bereits erwähnten Pay-as-you-live-Tarife von Krankenkassen genannt, bei denen digital erfasste Gesundheitsdaten als Grundlage für den Versicherungsbeitrag dienen:

Zum Beispiel gibt es ja auch die Möglichkeit solche Apps von Krankenkassen zu nutzen. Und, das würde ich z.B. auch nicht machen, weil dann habe ich immer Angst, dass es dann irgendwann so Prämien gibt! Wenn du jeden Tag 10.000 Schritte

erreichst, dann kriegst du die und die Prämie, musst (dann) so weniger Geld zahlen. Und das sind Sachen, wo ich mir denke, ja vielleicht kann der eine Mensch das
nicht und der andere schon! Also habe ich auch tatsächlich da Angst, dass das dann
irgendwann mal meine Krankenversicherung nutzt (A1_3_1).

Es finden sich also verschiedene Urteilsformen und verschiedene Grade der
Grenzziehung, um den verunsichernden Kontingenzen der unbestimmten Situation digitaler Selbstvermessung zu entkommen. Bereits den Umgang mit dem
Selbstvermessungsgerät empfinden manche Nutzer als Pflicht. Anderen erscheint
bereits der Motivationscharakter der Geräte als verunsichernder Zwang. Auf
Ebene der Gruppe werden entweder Vorgaben einer Sportgruppe übernommen,
oder gerade versucht dem Wettbewerbscharakter einer Daten-teilenden Gruppe
zu entkommen. Auf Ebene des allgemein gesellschaftlichen Bezugs, unter den
Gesamtfolgen der Selbstvermessung, wie Profilbildung, Krankenkassentarife und
Handel mit Gesundheitsdaten fallen, steht ebenfalls eine datenfreigiebige Fraktion
einer datenrestriktiven Fraktion gegenüber, die eine Nutzung der Selbstvermessung aus ethischen Bedenken der Fairness oder Gleichberechtigung ablehnt.

Anhand dieser Spaltung wird nachvollziehbar, dass durchaus moralische Werte
verhandelt, verteidigt oder verworfen werden, dass es aber über Nutzung und
Nicht-Nutzung hinaus kaum Versuche gibt die Situation digitaler Selbstvermesser zu verändern – vielmehr werden Grenzziehungen durch Formen der
*Selbst*beschränkung verwirklicht, weniger, wenn überhaupt möglich, über Kontrolle der Technik („Black Box"). *Erfolgreiche Grenzziehungen sind dabei auf
Konventionen gestützt* und lassen sich als konflikthafte Auseinandersetzungen
beschreiben. Wird eine App als „invasiv" empfunden und deren Nutzung selektiert, wird damit ein Bereich des Persönlichen und Vertrauten aus häuslicher
oder inspirierter Konvention (Cappel und Kappler 2019) heraus gegen das Vordringen von standardisierten Vorgaben von industrieller und Markt-Konvention
abgegrenzt. Ähnlich deckt sich die Kritik an ungleichem Zugang und Nutzen
zu Selbstvermessungsangeboten der Krankenkassen mit dem Repertoire der zivilen Konvention: Solange Inklusion und Gleichheit nicht gewährleistet werden,
wird die Nutzung abgelehnt. Ohne diese Kritiken öffentlich hervorzubringen,
können sie aber nicht Eingang in den Aushandlungsprozess von gegenläufi-
gen Konventionen finden (des Marktes, der Industrie). Schlechter steht es noch
um die vulnerablen Personen, die ganz von den Vorgaben der Gesundheitsapps
abhängig sind, um ihr Gesundheitshandeln zu koordinieren. Sie sehen (ohne
Gruppe, ohne Öffentlichkeit) nicht einmal die Möglichkeit auf Konventionen
zurückzugreifen, die wenigstens potenziell Orientierung und Anschluss an einen
Aushandlungsprozess bieten könnten.

Eine Besonderheit sind dabei verbreitete Tätigkeiten, wie die Angabe falscher Namens- und Kontaktdaten, die zwar denselben Effekt erzielen wie regelhaft *koordiniertes* Handeln (geringere Durchsichtigkeit der persönlichen Daten, Erschwerung von Profilbildung), aber nicht zu einem *kooperativen* Handeln werden (Organisation mit anderen, Norm- und Konventionsetablierung). Es ist eine Randform des *politischen* Handelns, das kollektiven Effekt hat und damit das Gesicht der Polis, die Form des Zusammenlebens, mitbestimmt, aber in seiner *Unkoordiniertheit* und *nicht-Öffentlichkeit* jedem Beitrag zu einer *Politik* (Marchart 2010; Braun 2018) verschlossen bleibt.

Gerade bei einem flächendeckenden Einsatz von digitaler Selbstvermessung, etwa durch Krankenkassen, sind also nicht nur die bereits in der Literatur diskutierten Gefahren einer Ent-Solidarisierung durch ungleiche Verteilung von Vor- und Nachteilen der Präventionsforderungen zu benennen, sondern auch eine Leerstelle der Politisierung. Problemanzeigen, wie Ungleichheiten in Zugang und Nutzen von digitaler Selbstvermessung, Undurchsichtigkeit der Anwendungen und ihrer Werte („Black Box"), Verunsicherungen durch intransparente Fitnessdaten und intransparente Verwendung der persönlichen Daten der Selbstvermesser verbleiben im Regime des Privaten, das ohne explizite Kooperation jeder Öffentlichkeit versperrt bleibt und daher weder zur Aushandlung von Konventionen dienen, noch Eingang in demokratische Prozesse finden kann. Nutzer versuchen nicht die Technik und nur in geringem Umfang die sozialen Rahmenbedingungen des Umgangs mit digitaler Selbstvermessung zu ändern (z. B. durch Angabe falscher persönlicher Daten), sondern nehmen private, je individuelle Grenzziehungen vor.

13.6 Zusammenfassung

Individuelle Handlungskontingenz kann durch digitale Selbstvermessung bereits reduziert werden, erzeugt oder reproduziert dabei jedoch lebensweltliche Kontingenz. Je mehr die eingesetzte Technik in ihrer Funktionsweise nicht nachvollzogen werden kann, desto größer der Kontingenzzuwachs. Als Kriterium kann hier die Technikkompetenz, analog zur Gesundheitskompetenz, angelegt werden, also die Fähigkeit Informationen über technische Systeme zu finden, zu verstehen, zu beurteilen und erfolgreich anzuwenden. Gemäß der „Black Box" bleiben gerade die Möglichkeiten versperrt, die angewendete Technik zu *verstehen*. Die *Beurteilungen* der Anwendungen digitaler Selbstvermesser fielen zudem höchst unterschiedlich aus und reichen von Abhängigkeiten („Ich selber weiß jetzt nicht, was ich machen soll, um abzunehmen." (C1_11)) über Selbstbegrenzungen („Ich habe das jetzt ein bisschen abgelegt, weil es mir manchmal mit den Daten, doch ein bisschen zu arg wurde." (C1_7)) bis zur gänzlichen Nicht-Nutzung der Anwendungen aufgrund ethischer Überlegungen. Anstatt ihre Kontrolle über die Anwendungen digitaler Selbstvermessung zu steigern (etwa Optionen und Einstellungen bei App-Entwicklern einfordern) begrenzen Nutzer ihre eigenen Handlungen. Als problematisch empfundene „Profilbildungen" werden mit Angabe falscher persönlicher Daten erschwert, erreichen darüber hinaus aber weder eine konventionbasierte Koordination unter den Anwendern, noch eine Öffentlichkeit, in der Probleme und Interessen der Anwender sichtbar und politisch wirksam werden könnten. In der Folge bleiben pathologische Effekte der digitalen Selbstvermessung, die vom stummen Walten der Präventionslogik und Responsibilierungsstrategien, über Abhängigkeiten bis zum Ausschluss von vulnerablen Nutzern reichen, weitgehend unsichtbar.

Auf die Ausgangsfrage und die Auseinandersetzung zwischen Bertrand Russell und John Dewey über epistemische Wahrheit und Kontingenz zurückkommend, bieten gerade die „exakten" Techniken digitaler Informationsverarbeitung keine „stubborn" facts (Russell 1947, S. 853) an, auf die Russell hoffte. Solange Werte aus einer Black Box stammen können sie lediglich die individuelle Handlungskontingenz reduzieren, nicht aber die Durchsichtigkeit der Welt erhöhen. Die Hoffnungen Deweys, dass aus Kontingenz eine „humane and social quality" (Dewey 1915, S. 43) gewonnen werden kann, müssen gleichfalls abschlägig beurteilt werden, solange der Umgang mit digitaler Selbstvermessung in einem nicht-öffentlichen Stadium der Selbstregulation verbleibt – wie auch der Markt der Gesundheitsapps noch in einem Stadium ungefestigter Rahmenordnungen steckt – und damit der Sphäre der Konventionsaushandlung, der demokratischer Kooperations- und Koordinationsmechanismen der Nutzerinteressen, wie auch der öffentlichen und partizipativen Wertaushandlung verschlossen bleibt.

Ziel müsste es sein, das Stadium der *Privatisierung der Kontingenz* im *Regime des Privaten* zu überwinden und Kanäle für Anwenderbedürfnisse zu öffnen, damit sie, ohne dieselbe technische Kompetenz wie Entwickler erreichen zu können, mitreden und mitgestalten können und die Hierarchie abgeflacht werden kann, auf der Effekte der Präventionslogik wirksam werden. Digitale Vulnerabilitäten der ungewollten Datennutzung durch Dritte, der Abhängigkeit von Herstellervorgaben in der Kontrolle der eigenen Daten, der Exklusion von Nutzern jenseits des „gesunden Standards" (chronisch Kranke, Menschen mit Behinderung etc.), der invasiven Verunsicherung durch Intransparenz der produzierten Daten und ihrer Weiterverwendung könnten so zumindest abgemildert

werden und langfristig zu mehr Kontrolle über eigene Daten, Kompetenz-
gewinn, Entfaltungsfreiheit und nicht zuletzt Selbstefffizienzerfahrungen durch
demokratische Teilhabe führen.

Literatur

Achatz, Johannes. 2019. *Vom Logos zum Logging. Digitale Selbstvermessung zwischen
externalisierter Selbsterkenntnis und digitaler Vulnerabilität.* In: Albrecht, Reyk/Achatz,
Johannes/Güngör, Lena Saniye (Hrsg.), Digitalisierung – Werte zählen? Würzburg:
Königshausen & Neumann, S. 29–54.

Achatz, Johannes/Selke, Stefan/Wulf, Nele. 2021. Adjusting reality. The contingency
dilemma in the context of popularized practices of digital self-tracking of health data.
Historical Social Research 46(1), S. 206–229. https://doi.org/10.12759/hsr.46.2021.1.
206-229.

Ajana, Btihaj (Hrsg.). 2018. *Metric culture: ontologies of self-tracking practices.* Bingley:
Emerald Publishing.

Albrecht, Urs-Vito/Höhn, Matthias/von Jan, Ute. 2016. *Gesundheits-Apps und Markt.*
In: Albrecht, Urs-Vito (Hrsg.), Chancen und Risiken von Gesundheits-Apps (CHA-
RISMHA). Hannover: Medizinische Hochschule Hannover, S. 62–82.

Beck, Ulrich. 1997. *Eigenes Leben. Ausflüge in die unbekannte Gesellschaft, in der wir leben.*
München: Beck.

Bierbaum, Martin/Bierbaum, Melanie. 2017. *Medical Apps im Kontext von Zulassung und
Erstattung.* In: Pfannstiel, Mario A./Da-Cruz, Patrick/Mehlich, Harald (Hrsg.), Digitale
Transformation von Dienstleistungen im Gesundheitswesen I: Impulse für die Versor-
gung. Wiesbaden: Springer VS, S. 249–263.

Biniok, Peter/Lettkemann, Eric. 2017. *Gesellschaft – Assistenzformen, Assistenzweisen und
Assistenzensembles.* In: Biniok, Peter/Lettkemann, Eric (Hrsg.), Assistive Gesellschaft:
Multidisziplinäre Erkundungen zur Sozialform „Assistenz". Wiesbaden: Springer VS, S.
1–23.

Boltanski, Luc/Thévenot, Laurent. 2007. *Über die Rechtfertigung. Eine Soziologie der
kritischen Urteilskraft.* Hamburg: Hamburger Edition.

Braun, Tobias. 2018. *Die politischen Dimensionen des Public Interest Design: Zwischen Poli-
tik und dem Politischen.* In: Rodatz, Christoph/Smolarski, Pierre (Hrsg.), Was ist Public
Interest Design? Beiträge zur Gestaltung öffentlicher Interessen. Wuppertal: Transkript,
S. 37–63.

Burke, Tom. 1994. *Dewey's new logic: A reply to Russell.* Chicago: University of Chicago
Press.

Cappel, Valeska/Kappler, Karolin. 2019. *Plurality of values in mHealth: Conventions and
ethical dilemmas.* In: Bächle, Thomas Christian/Wernick, Alina (Hrsg.), The futures of
eHealth. Social, ethical and legal challenges. Berlin: Alexander von Humboldt Institute
for Internet and Society (HIIG), S. 31–37. https://doi.org/10.5281/zenodo.3296885

Coeckelbergh, Mark. 2015. The tragedy of the master: automation, vulnerability, and
distance. *Ethics and Information Technology* 17(3), S. 219–229. https://doi.org/10.1007/
s10676-015-9377-6.

Dewey, John. 1915. *German philosophy and politics*. New York: Holt.

Dewey, John. 1986. *Logic: The Theory of Inquiry*. In: Boydston, Jo Ann (Hrsg.), The later works, 1925–1953. 1938. London: Southern Illinois University Press.

Dewey, John. 1988. *Reconstruction in Philosophy*. In: Boydston, Jo Ann (Hrsg.), The Middle Works of John Dewey, 1899–1924, 1920. London: Southern Illinois University Press.

Diaz-Bone, Rainer. 2018. *Die „Economie des conventions"*. *Grundlagen und Entwicklungen der neuen französischen Wirtschaftssoziologie*. 2. Auflage. Wiesbaden: Springer VS. https://doi.org/10.1007/978-3-658-21062-5.

Dorstewitz, Philipp. 2011. *Dewey's Science: A Transactive Model of Research Processes*. In: Hickman, Larry/Flamm, Matthew Caleb/Skowrinski, Krzysztof Piotr/Rea, Jennifer (Hrsg.), The Continuing Relevance of John Dewey: Reflections on Aesthetics, Morality, Science, and Society. New York: Rodopi, S. 205–244.

Evers-Wölk, Michaela/Oertel, Britta/Sonk, Matthias. 2018. *Gesundheits-Apps*. Vol. Nr. 179, TAB-Arbeitsbericht. Berlin: Büro für Technikfolgen-Abschätzung beim Deutschen Bundestag.

Gehlen, Arnold. 1957. *Die Seele im technischen Zeitalter. Sozialpsychologische Probleme in der industriellen Gesellschaft*. Hamburg: Rowohlt.

Geiselhart, Klaus/Häberer, Tobias. 2019. „Wenn ich es nicht tue, dann macht's ein anderer" – Subjektwerdungen und Verantwortung. *Geographica Helvetica* 74(1), S. 113–124. https://doi.org/10.5194/gh-74-113-2019.

Gießelmann, Kathrin. 2017. E-Health: Erste Apps zertifiziert. *Deutsches Ärzteblatt* 114(35–36), S. 1606.

Gugutzer, Robert/Duttweiler, Stefanie. 2012. Körper – Gesundheit – Sport. Selbsttechnologien in der Gesundheits- und Sportgesellschaft. *Sozialwissenschaften & Berufspraxis* 35(1), S. 5–19.

Heyen, Nils B. 2019. *Von der Selbstvermessung zur Selbstexpertisierung*. In: Heyen, Niels B./Dickel, Sascha/Brüninghaus, Anne (Hrsg.), Personal Health Science: Persönliches Gesundheitswissen zwischen Selbstsorge und Bürgerforschung. Wiesbaden: Springer VS, S. 23–42.

Humboldt, Wilhelm von. 1948. *Ideen zu einem Versuch, die Grenzen der Wirksamkeit des Staates zu bestimmen*. Leipzig: Reclam.

Joas, Hans. 1984. *Das Prinzip Verantwortung: Versuch einer Ethik für die technologische Zivilisation*. Frankfurt am Main: Suhrkamp.

Joas, Hans. 2004. Morality in an Age of Contingency. *Acta Sociologica* 47(4), S. 392–399. https://doi.org/10.1177/0001699304048675.

Jochum, Richard. 1998. Die Philosophie der Komplexität. Neuere Ansätze. *Trans. Internet-Zeitschrift für Kulturwissenschaften* (4). https://www.inst.at/trans/4Nr/jochum.htm Zugegriffen: 05. Juli 2020.

Kappler, Karolin Eva/Krzeminska, Agnieszka/Noji, Eryk. 2018. *Resonating Self-tracking Practices? Empirical Insights into Theoretical Reflections on a 'Sociology of Resonance'*. In: Ajana, Btihaj (Hrsg.), Metric Culture. Bingley: Emerald, S. 77–95.

Kramer, Sarah/Jahberg, Heike. 2016. Generali: Rabatte für sportliche Kunden. *Tagesspiegel*, 23.06.2016. https://www.tagesspiegel.de/wirtschaft/verguenstigungen-fuer-versicherte-generali-rabatte-fuer-sportliche-kunden/13778812.html. Zugegriffen: 28. Oktober 2019.

Kramer, Ursula. 2017. Gesundheits-Apps: Wie kann eine Zertifizierung konkret aussehen? *Diabetes aktuell* 15(08), S. 344–348. https://doi.org/10.1055/s-0043-120802.

Lee, Kyunghee/Kwon, Hyeyon/Lee, Byungtae/Lee, Guna/Lee, Jae Ho/Park, Yu Rang/Shin, Soo-Yong. 2018. Effect of self-monitoring on long-term patient engagement with mobile health applications. *PLOS ONE* 13(7), S. 1–12. https://doi.org/10.1371/journal.pone.020 1166.

Lengwiler, Martin/Madarasz, Jeannette. 2010. *Präventionsgeschichte als Kulturgeschichte der Gesundheitspolitik.* In: Lengwiler, Martin/Madarasz, Jeannette (Hrsg.), Das präventive Selbst. Eine Kulturgeschichte moderner Gesundheitspolitik. Bielefeld: transcript, S. 11–28.

Lessenich, Stephan. 2010. *Soziologie der Sozialpolitik.* In: Kneer, Georg/Schroer, Markus (Hrsg.), Handbuch Spezielle Soziologien. Wiesbaden: VS Verlag für Sozialwissenschaften, S. 555–568.

Lupton, Deborah. 2016. *The quantified self. A sociology of self-tracking.* Cambridge, UK: Polity.

Lutz, Ronald. 2014. *Soziale Erschöpfung. Kulturelle Kontexte sozialer Ungleichheit.* Weinheim: Beltz Juventa.

Lutz, Tilman. 2016. *Therapeutisierung(en) und Pathologisierung(en) als Professionalisierungsmuster der Sozialen Arbeit: Responsibilisierung als Neuer Wein in Alten Schläuchen.* In: Anhorn, Roland/Balzereit, Marcus (Hrsg.), Handbuch Therapeutisierung und Soziale Arbeit. Wiesbaden: Springer VS, S. 749–766.

Makropoulos, Michael. 1990. Möglichkeitsbändigungen: Disziplin und Versicherung als Konzepte zur sozialen Steuerung von Kontingenz. *Soziale Welt* 41(4), S. 407–423.

Makropoulos, Michael. 1997. *Modernität und Kontingenz.* München: Fink.

Marchart, Oliver. 2010. *Die politische Differenz. Zum Denken des Politischen bei Nancy, Lefort, Badiou, Laclau und Agamben.* Frankfurt am Main: Suhrkamp.

Mayer-Schönberger, Viktor. 2015. Was ist Big Data? Zur Beschleunigung des menschlichen Erkenntnisprozesses. *Aus Politik und Zeitgeschichte* 65(11-12), S. 14–19.

Meidert, Ursula/Scheermesser, Mandy/Prieur, Yvonne/Hegyi, Stefan/Stockinger, Kurt/Eyyi, Gabriel/Evers-Wölk, Michaela/Jacobs, Mattis/Oertel, Britta/Becker, Heidrun. 2018. *Quantified Self – Schnittstelle zwischen Lifestyle und Medizin.* Winterthur: vdf Hochschulverlag AG an der ETH Zürich.

Pantzar, Mika/Ruckenstein, Minna. 2017. Living the metrics: Self-tracking and situated objectivity. *Digital Health* 3, S. 1–10. https://doi.org/10.1177/2055207617712590.

Plessner, Helmuth. 2003. *Die Stufen des Organischen und der Mensch. Einführung in die philosophische Anthropologie.* Frankfurt am Main: Suhrkamp.

Rorty, Richard. 1989. *Contingency, irony, and solidarity.* Cambridge: Cambridge Univerity Press.

Rosa, Hartmut. 2018. *Resonanz: eine Soziologie der Weltbeziehung.* Berlin: Suhrkamp.

Russell, Bertrand. 1947. *History of western philosophy and its connection with political and social circumstances from the earliest times to the present day.* London: Allen and Unwin.

Salais, Robert. 2019. *Konventionen und Normen der Produktqualität.* In: Salais, Robert/Streng, Marcel/Vogel, Jakob (Hrsg.), Qualitätspolitiken und Konventionen: Die Qualität der Produkte in historischer Perspektive. Wiesbaden: Springer VS, S. 309–340.

Samerski, Silja/Henkel, Anna. 2015. Responsibilisierende Entscheidungen. Strategien und Paradoxien des sozialen Umgangs mit probabilistischen Risiken am Beispiel der Medizin. *Berliner Journal für Soziologie* 25(1), S. 83–110. https://doi.org/10.1007/s11609-015-0281-z.

Searle, John R. 1995. *The construction of social reality.* New York: Free Press.

Searle, John R. 2011. *Making the social world: the structure of human civilization.* Oxford: Oxford University Press.

Selke, Stefan. 2016a. *Ausweitung der Kampfzone. Rationale Diskriminierung durch Lifelogging und die neue Taxonomie des Sozialen.* In: Selke, Stefan (Hrsg.), Lifelogging: Digitale Selbstvermessung und Lebensprotokollierung zwischen disruptiver Technologie und kulturellem Wandel. Wiesbaden: Springer VS, S. 309–339.

Selke, Stefan. 2016b. *Rationale Diskriminierung durch Lifelogging – Die Optimierung des Individuums auf Kosten des Solidargefüges.* In: Andelfinger, Volker/Hänisch, Till (Hrsg.), eHealth: Wie Smartphones, Apps und Wearables die Gesundheitsversorgung verändern werden. Wiesbaden: Springer VS, S. 53–71.

Selke, Stefan/Biniok, Peter/Achatz, Johannes/Späth, Elisabeth. 2018. Gutachten: Ethische Standards für Big Data und deren Begründung. Karlsruhe http://www.abida.de/sites/def ault/files/ABIDA%20Gutachten%20Ethische%20Standards.pdf Zugegriffen: 29. Januar 2020.

Seto, Emily/Leonard, Kevin J/Cafazzo, Joseph A/Barnsley, Jan/Masino, Caterina/Ross, Heather J. 2012. Mobile Phone-Based Telemonitoring for Heart Failure Management: A Randomized Controlled Trial. *Journal of Medical Internet Research* 14(1), S. 1–14. https://doi.org/10.2196/jmir.1909.

Sharon, Tamar. 2018. When digital health meets digital capitalism, how many common goods are at stake? *Big Data & Society* 5(2), S. 1–12. https://doi.org/10.1177/205395 1718819032

Simpson, Barbara. 2009. Pragmatism, Mead and the Practice Turn. *Organization Studies* 30(12), S. 1329–1347. https://doi.org/10.1177/0170840609349861.

Swan, Melanie. 2013. The Quantified Self: Fundamental Disruption in Big Data Science and Biological Discovery. *Big Data* 1(2), S. 85–99. https://doi.org/10.1089/big.2012.0002.

Thévenot, Laurent. 2010. Die Person in ihrem vielfachen Engagiertsein. *Trivium* 5, S. 1–23.

Tomasello, Michael. 2015. *A natural history of human morality.* Cambridge: Harvard University Press.

Tomasello, Michael. 2019. *Becoming human: a theory of ontogeny.* Cambridge: Harvard University Press.

Trojan, Alf/Kofahl, Christopher. 2015. *Digitale Medien als Instrument der Förderung von Health Literacy.* In: Bundeszentrale für gesundheitliche Aufklärung BZgA (Hrsg.), Health Literacy/Gesundheitsförderung – Wissenschaftliche Definitionen, empirische Befunde und gesellschaftlicher Nutzen. Köln, S. 78–89.

Wambach, Manfred Max. 1983. *Der Mensch als Risiko. Zur Logik von Prävention und Früherkennung.* Frankfurt am Main: Suhrkamp.

Welchman, Jennifer. 2002. *Logic and judgments of practice.* In: Burke, Thomas/Hester, Micah/Talisse, Robert (Hrsg.), Dewey's Logical Theory: New Studies and Interpretations. Nashville: Vanderbilt University Press, S. 27–40.

Wiegerling, Klaus/Heil, Reinhard. 2019. *Gesellschaftliche und ethische Folgen der digitalen Transformation des Gesundheitswesens.* In: Haring, Robert (Hrsg.), Gesundheit digital: Perspektiven zur Digitalisierung im Gesundheitswesen. Berlin: Springer, S. 213–227.
Zillien, Nicole/Fröhlich, Gerrit/Dötsch, Mareike. 2015. *Zahlenkörper. Digitale Selbstvermessung als Verdinglichung des Körpers.* In: Hahn, Kornelia/Stempfhuber, Martin (Hrsg.), Präsenzen 2.0. Körperinszenierung in Medienkulturen. Wiesbaden: Springer VS, S. 77–94.

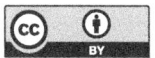

Ausblick: Im Angesicht einer Pandemie: Covid-19 – Eine politische Ökonomie der (digitalen) Transformationsprozesse von und um Gesundheit revisited

Valeska Cappel und Karolin Eva Kappler

Zusammenfassung

Die Corona-Krise schlägt sich seit ihrer Entstehung 2019 besonders stark in den Feldern der Gesundheit und Digitalisierung nieder. In diesem Abschlusskapitel wird aufgezeigt, was eine Ökonomie der Konventionen zum Umgang und zur Reflektion solcher Wandlungsprozesse beitragen kann. Dazu reflektieren einerseits die Sammelband-AutorInnen über eigene Statements ihre Beiträge vor dem Hintergrund der Corona-Pandemie, andererseits wird die Corona-Pandemie spezifisch aus der Perspektive der EC betrachtet, wobei der Fokus auf die Felder Gesundheit, Konventionen und Digitalisierung gerichtet wird.

Seit dem Call for Papers für diesen Sammelband im Dezember 2018 sind fast drei Jahre vergangen. Für die Erstellung eines Sammelbandes ist dies kein unüblicher Bearbeitungszeitraum, da dieser – um in der EC zu bleiben – in seiner Entwicklung eine Pluralität von Situationen mit wechselnden Konventionen benötigt: Momente der Inspiration, des sich Zurückziehens und auf den Geniestreich

V. Cappel (✉)
Universität Luzern, Luzern, Schweiz
E-Mail: valeska.cappel@unilu.ch

K. E. Kappler
FernUniversität in Hagen, Hagen, Deutschland
E-Mail: karolin.kappler@fernuni-hagen.de

V. Cappel et al. (Hrsg.), *Gesundheit – Konventionen – Digitalisierung,*
Soziologie der Konventionen, https://doi.org/10.1007/978-3-658-34306-4_14

Hoffens wechseln sich ab mit standardisierten Prozessen des Korrekturlesens und der Überprüfung von wissenschaftlichen Standards. Aber nicht nur die industrielle Konvention, sondern auch die häusliche Konvention ist von Nöten, wenn die Herausgeberinnen im Vertrauen darauf hoffen, dass die AutorInnen ihre Beiträge in dem mündlich vereinbarten Zeitfenster liefern und theoretisch sowie handwerklich solide Arbeiten abliefern.

In den letzten Monaten der Überarbeitung und Endredaktion der Beiträge hat sich nun jedoch die Situation, die dieser Sammelband beleuchten möchte – Gesundheit, Konventionen und Digitalisierung – überraschend geändert. Seit Dezember 2019 grassiert in China das Coronavirus SARS-CoV-2 (Covid-19), das sich in wenigen Monaten über den gesamten Globus als Pandemie ausgeweitet hat. Dies hat nun zu einer sogenannten „neuen Realität" geführt, in der Unsicherheit, Gefahr, Schutz und Risiko neu verhandelt werden und soziale Praktiken wie „social (physical) distancing" bzw. korrekter „distant socialising" (Dangschat 2020), Quarantäne, Lockdown, Maskenpflicht, etc. den Alltag bestimmen. Wir haben dies zum Anlass genommen sowohl die Beiträge der AutorInnen als auch die zentralen Linien des Sammelbands (Gesundheit, Konventionen und Digitalisierung) vor dieser neuen Situation zu reflektieren. Dazu haben wir in diesem ursprünglich nicht geplanten Abschlusskapitel (1) die AutorInnen gefragt, welche Interpretationen und Reflektionen sich aus ihrem jeweiligen Beitrag zu Covid-19 ableiten lassen und (2) aufgezeigt, welche spezifische Perspektive die EC auf die Covid-19-Pandemie ermöglicht.[1] Wie ganz zu Beginn in der Einleitung des Bandes, wollen wir auch hier in diesem Abschlusskapitel mit einer gedanklichen Einordnung der Reflektionen in die Bereiche „Gesundheit", „Digitalisierung" und „Konventionen" schließen. In diesen Feldern greifen wir schließlich genau solche Aspekte heraus, die vor dem Hintergrund der Corona-Pandemie wie vor einem Brennglas erscheinen. Mit den direkten Statements der AutorInnen zu der Corona-Pandemie vor dem Hintergrund ihrer Beiträge wollen und können wir aber auch aufzeigen, dass diese Aspekte bereits länger beforscht und mit der EC auch hinsichtlich neuerer Entwicklungen gut reflektiert werden können.

---

[1] Die Reflektionen und Gedankensplitter entstanden im April/Mai 2020 während der Quarantänemaßnahmen der ersten Covid-19-Pandemiewelle.

14.1 Gesundheit unter Covid-19

Gesundheit wird aus Sicht einer Risikosoziologie (Beck 1986, 2007; Luhmann 2003; Foucault 2004; Reckwitz, 2017; 2020) nicht mehr als ein durch Krankheit von außen gefährdeter Zustand gesehen, dem Akteure mehr oder weniger schutzlos ausgeliefert sind, sondern sie riskieren bzw. schützen diese auch, indem sie gestaltend auf Situationen einwirken. Somit geht auch die Risikosoziologie von kompetenten Akteuren aus, da die Gefahr ab dem Moment ein kalkulierbares Risiko wird, ab dem sie gestaltbar und somit (zumindest teilweise) beherrschbar wird. Dies erfordert dann sowohl im Alltag der Akteure als auch auf gesundheitsökonomischer Ebene Mechanismen der risikopolitischen bzw. gesundheitspolitischen Steuerung.

Die Differenz von Steuerung und tatsächlichem praktischen Geschehen kann durch gesundheitssoziologische Forschung aufgezeigt und korrigiert werden. So deutet aus Sicht der EC vieles darauf hin, dass nicht davon ausgegangen werden kann, dass Menschen neuen politischen Gesundheitsinterventionen einfach Folge leisten. Sie müssen diese an ihre Lebenssituationen anpassen, uminterpretieren und Spannungen, die sich daraus ergeben können, selbst aushalten oder ausgleichen. In Zeiten von Corona wird dies sehr deutlich, wenn Menschen gesundheitspolitische Maßnahmen wie beispielsweise eine Maskenpflicht nicht einhalten können oder wollen. Ein Widerstand gegen diese Maßnahme kann aufgrund von Vorerkrankungen, einem Verlust von persönlichem Wohlbefinden oder auch aus dem Gefühl einer politischen Bevormundung heraus erwachsen. Entsteht dadurch ein zu großer Widerstand in der Bevölkerung, können Maßnahmen scheitern oder nicht intendierte Nebenfolgen haben. Die in diesem Sammelband aufgezeigten Unterschiede zwischen den Regimen des Engagements und der Qualitätskonventionen können hierbei hilfreiche Punkte aufzeigen, um mögliche Brüche und Widerstände der gegen Covid-19 empfohlenen und umgesetzten Sicherheitsdispositive zu erklären.

14.1.1 Gesundheitspraktiken zwischen Regimen des Engagements und Rechtfertigungsordnungen

Die Covid-19-Pandemie stellt zu allererst einmal die Frage nach der Reichweite von Gesundheit. Denn schon allein die Verwendung des Begriffes Pandemie weist auf eine Krankheit hin, die im ganzen Volk verbreitet existiert. Dieses aktuelle Ereignis der Pandemie lässt sich sehr gut heranziehen, um eine der zentralen Argumentationslinien des Sammelbands zu illustrieren. Es geht um die Wechselwirkungen zwischen den Regimen des Engagements und den Qualitätskonventionen, die in Beiträgen thematisiert wurden. Die Auswirkungen der Pandemie führen einerseits dazu, dass auf einer kollektiven Ebene die Gesundheit des Volkes verhandelt wird und zum Schutz aller, aber besonders für gesundheitlich gefährdete Menschen, die staatsbürgerliche Konvention mobilisiert wird. Dies erfolgt teilweise auch unter Androhung staatlicher Sanktionen wie beispielsweise Geldstrafen bei Nichtbefolgung erlassener Corona-Schutzmaßnahmen. Auf der anderen Seite werden während der Covid-19-Pandemie auch individuelle Gesundheiten thematisiert, indem individuelle Praktiken, die normalerweise privaten Regimen des Engagements unterliegen öffentlich diskutiert werden. Solche Diskussionen erstrecken sich beispielsweise über Themen der Ernährung, der körperlichen Fitness oder über Aktivitäten an der frischen Luft. Ergänzt werden diese Diskussionen dann um Handlungsempfehlungen, wie während der Bewegungseinschränkungen die körperliche und mentale Gesundheit gefördert werden kann. Dieses Spannungsfeld zwischen Gesundheit als individuellem vs. kollektivem Anliegen thematisieren Bartelmeß und Godemann in ihrem Statement:

Covid-19-Reflektion von Bartelmeß/Godemann (vgl. Kap. 11 Qualitätskonstruktionen in unternehmerischer Ernährungskommunikation: Gesundheit im Spannungsfeld zwischen Individuum und Gesellschaft)

Auch in Zeiten der Corona-Pandemie zeigt sich, dass Ernährung ein Thema von großem Interesse ist. Das äußert sich in der medialen Thematisierung bspw. in Empfehlungen zu einer gesunden Ernährung, um das individuelle Immunsystem zu stärken, aber auch in Äußerungen, die eine gesundheitlich-unbedenkliche Bereitstellung und ausreichende und faire Versorgung mit Lebensmitteln thematisieren. Es scheint, als löse sich das Spannungsverhältnis zwischen individueller und gesellschaftlicher Gesundheit durch die Corona-Pandemie etwas. Dass das individuelle Ernährungsverhalten mit der Erzeugung, Produktion und dem Handel von Lebensmitteln in Wechselwirkung steht, scheint mehr in den Vordergrund zu rücken. Auf welche Koordinationslogik in der Kommunikation Bezug genommen wird, lässt sich ohne Analyse nicht sagen. Es lässt sich jedoch mutmaßen, dass Gesundheit in Bezug auf Ernährung nun vielmehr als kollektives Anliegen mobilisiert wird, um auch auf die derzeitigen gesellschaftlichen Bedingungen der Ernährung und

Lebensmittelproduktion zu verweisen. Insbesondere soziale und ökonomische Bedingungen und Ziele scheinen dabei von Relevanz zu sein. Beispielsweise werden StudentInnen aufgerufen als ErntehelferInnen die Landwirtschaft zu unterstützen oder Haushalte werden zu einem vernünftigen Lebens-
mitteleinkauf angehalten, um Versorgungsengpässe und Verteilungsungleich-
heiten zu vermeiden. Von Interesse wäre, ob und mit welcher Koordinationslogik diese veränderte Kommunikation über Ernährung bei den Individuen
Gehör findet und sich im individuellen Ernährungshandeln widerspiegelt.

Dadurch können vielfältige Spannungen und Konflikte entstehen: Alltags- und
Gesundheitspraktiken ändern sich mit dem Auftreten der Covid-19-Pandemie; das
Gefüge der Rechtfertigungsordnungen verschiebt sich – zumindest zeitweise – hin
zu einer stärkeren Rolle der staatsbürgerlichen Konvention. Dadurch verändert
sich das Verhältnis von Regimen des Engagements und Qualitätskonventionen,
da Situationen durch das Auftauchen von Covid-19 plötzlich rechtfertigungsnötig
werden und sich wiederum andere Situationen einer Rechtfertigung entziehen.
Essen und Sich-Fit-Halten werden dann zu öffentlichen Praktiken, da sie im
Covid-19-Zusammenhang dazu dienen, „für die Gesellschaft" gesund zu bleiben und die Krankenhauskapazitäten nicht zu belasten. Gleichzeitig können diese
Praktiken jedoch nicht mehr „in Gesellschaft" ausgeführt werden, also beispielsweise im Restaurant, im Verein oder Sportstudio, sondern sind zumindest
physisch auf das häusliche Umfeld begrenzt, wenn auch mit potenzieller virtuel-
ler Übermittlung. Durch die neu konfigurierte Situation wird zudem teilweise das
Regime des Handelns im Vertrauten regelrecht ausgehebelt. Dies geschieht durch
öffentliche Empfehlungen zur privaten Lebensführung, die bewirken sollen das
Regime des Vertrauten durch das Regime des planenden Handelns zu ersetzen,
um einen planbaren und geregelten Lebensalltag zu garantieren. Diese Verschiebungen erfolgen nicht ohne Spannungen und Konflikte, die sich gerade an
öffentlichen Debatten um die Legitimität von staatlichen Corona-Sanktionen oder
des Denunzantentums zeigen. Diese Regime- und Konventionenverschiebungen
betreffen dann vor allem gewohnte Gesundheitspraktiken, die sich beispielsweise
neu in einen virtuellen Raum verschieben, wie von Scaria-Braunstein und Hiden
wie folgt reflektiert:

Covid-19-Reflektion von Scaria-Braunstein/Hiden (vgl. Kap. 7 „Die beste Version meiner selbst" – Die Unabschließbarkeit in der psychologischen Onlineberatung)

Die psychologische Onlineberatung bietet sich in der aktuellen Situation der Covid-19-Pandemie als neuzeitliches soziotechnisches Tool im Umgang mit und den Auswirkungen von weitreichenden Beschränkungen unseres Soziallebens dar. Die Praxis verschiebt sich beschleunigt in den virtuellen Raum und transformiert somit die Koordination unserer Gesundheitshandlungen insgesamt. Dies wird zugleich durch entdeckerische Impulse und dem Reiz am Neuen angereichert. „Im Moment ist es möglich Psychotherapie über Internet oder via Telefon durchzuführen", heißt es zum Beispiel in diesem Zusammenhang in einer Aussendung des steirischen Landesverbands für Psychotherapie (die Behandlungen werden äquivalent zur bisherigen Vorgehensweise von den Sozialversicherungsträgern anerkannt).

Ein näherer Blick auf die psychologische Onlineberatung verdeutlicht die gesetzten Maßnahmen, die durch die Pandemie angestoßen wurden. So hat auch die Plattform Instahelp auf die Ereignisse reagiert und bietet temporär eine „Online-Praxis für ÄrztInnen" kostenlos in Form von Instadoc an – „einer speziell eingerichteten Möglichkeit zur Sprechstunde per Video-/ Audiotelefonie und Chatfunktion".

Ob sich die Fenster durch die Corona-Krise nachhaltig öffnen, ist jedoch unter ExpertInnen strittig. So wird nun auch im speziellen Bereich der psychologischen Onlineberatung abzuwarten sein, ob die digitale Interaktion die Ko-Präsenz etablierter Therapieformen längerfristig ersetzen kann.

14.1.2 Kritik an Messkonventionen

Es werden jedoch nicht nur Gesundheitspraktiken, sondern vor allem auch Daten- und Messpraktiken verhandelt und somit die Frage der Forminvestition gestellt: Allgemein ist die „richtige" Messung und Berechnung von (normaler) Gesundheit stark hinterfragt, da für den Einzelnen Durchschnittswerte beispielsweise wenig Aussagekraft haben können und deshalb gerade viele SelbstvermesserInnen auf die Formel N = 1 schwören.[2] Bei der Messung kollektiver Gesundheit ist dies nicht anders. Welche Kategorien, welche Berechnungsweise, welche Zahlen, welche Darstellungsweise sind beispielsweise angemessen, um die Covid-19-Pandemie zu analysieren und zu verstehen?

---

[2] Vgl. den Beitrag von Noji et al. in diesem Band.

Covid-19-Reflektion von Diaz-Bone (vgl. Kap. 2 Konventionentheoretische Perspektiven auf die Ökonomie und die Soziologie der Gesundheit)
Medial wird zudem die politische Ökonomie des Gesundheitswesens zu kritisieren und zu legitimieren versucht. Dies anhand von Infragestellungen wie diesen: Warum gibt es nicht ausreichend Schutzausrüstung für das medizinische Personal? Wie soll das Gesundheitssystem auf die Krise reagieren und was sind die Konsequenzen für dessen Zukunft? Es zeigt sich auch, dass die Quantifizierungen des Robert Koch Instituts (über die Zahl der Neuinfektionen) in die Kritik geraten ist, da dessen Zahlen niedriger sind als die weltweit beachteten Zahlen der Johns Hopkins University. Der Direktor des RKI muss daher die Messkonventionen legitimieren und auf die Art der behördlichen Datensammlung verweisen, die sich unterscheide von der Zahlenermittlung der Johns Hopkins University wie die langsameren amtlichen Wahlergebnisse (RKI) von den ersten Hochrechnungen (Johns Hopkins University).

Und da Covid-19 auf allen Kommunikationskanälen als Risiko – und somit berechenbar – dargestellt wird, werden die dazugehörigen Messkonventionen öffentlich diskutiert. Anfang 2020 hätte fast niemand etwas mit der Reproduktionszahl R oder einer logarithmischen Skala anfangen können. Kurze Zeit darauf und nach einer Reihe von abendlichen Brennpunkten im Fernsehen, unzähligen Pressekonferenzen und Zeitungsartikeln um den Slogan „Flatten the Curve" waren Diskussionen um die Berechnung der statistischen Werte der Kurve auf vielen gesellschaftlichen Ebenen weit verbreitet. So gab es auf der einen Seite, der industriellen Logik folgend, Aushandlungsprozesse über die „richtigen" Zahlen, sei es in der von Diaz-Bone angesprochenen Diskussion oder in der Frage der „richtigen" Zählung von Corona-Toten. Auf der anderen Seite wurden diese Zahlen jedoch hauptsächlich in politisch-öffentlichen Diskursen verwendet, um über dieses Expertenwissen das Risiko berechenbar zu machen und damit regulative Maßnahmen zu rechtfertigen. Damit sollten – gemäß der Konvention der Meinung – Zustimmung und Akzeptanz für die Corona-Maßnahmen erreicht werden. Ein Teil dieser Debatte wurde dann auch die Diskussion um die Einführung einer Tracing-App zur Nachverfolgung der Infektionsfälle. Den damit verbundenen Umgang mit digitalen Gesundheitsdaten in einer politischen Ökonomie der Gesundheit sowie im privaten Alltag verhandelt Cappel in ihrer Reflektion:

Covid-19-Reflektion von Cappel (vgl. Kap. 3 Die Pluralität der digitalen Alltagsgesundheit. Das Aufkommen einer neuen Form der Gesundheitskoordination)

In meinem Beitrag habe ich die Form einer neuen digitalen Alltagsgesundheit eingeführt und ihre Relevanz in einer politischen Ökonomie der Gesundheit sowie im Lebensalltag der Akteure diskutiert. Die überraschend eingetretene Covid-19-Pandemie scheint die Bedeutung dieser neuen Form zu bestätigen. Als zwei zentrale Charaktereigenschaften der digitalen Alltagsgesundheit wurden digitale Technologien wie Gesundheits-Apps, Wearables, Smartphones und die Möglichkeit der Vernetzung von Daten, genannt. Gleichzeitig habe ich die Problematik aufgezeigt, dass die Messkonventionen solcher Technologien einer öffentlichen Diskussion kaum zugänglich sind und häufig in privatwirtschaftlichen Kontexten verhandelt werden. Mit der Covid-19-Pandemie werden diese beiden Charaktereigenschaften angesprochen und relevant.

Eine Tracing-App und Datenspenden sollen dabei helfen, Infektionsfälle zu verfolgen und die individuelle und kollektive Gesundheit aufrecht zu erhalten. Das Robert-Koch-Institut (RKI) rief im Verlauf der Pandemie zur freiwilligen Datenspende von Gesundheitsdaten aus bisher verwendeten Gesundheits-Apps auf. Sowohl die Nutzung der Datenspenden als auch die Verwendung einer Tracing-App funktionieren nur durch die Vernetzung von Gesundheitsdaten. Für die NutzerInnen der Gesundheits-Apps war solch ein Verwendungszweck ihrer digitalen, personenbezogenen Gesundheitsdaten vor der Pandemie nicht absehbar. Damit verdeutlicht diese Pandemie als externes Ereignis wie einfach digitale Gesundheitsdaten des Alltags in einem institutionellen und kollektiven Setting relevant und wertvoll gemacht werden können. In meinem Beitrag habe ich problematisiert, dass die unterliegenden Messkonventionen in den Apps nicht oder kaum verhandelbar sind, die erhobenen Daten trotzdem aber vielfältig anschlussfähig gemacht werden können. Genau das lässt sich nun beobachten, wenn das Robert-Koch-Institut zur Datenspende aufruft. Dann können Alltagshandlungen wie gegangene Schritte, der Bewegungsradius oder sportliche Aktivitäten, schnell Teil einer kollektiven Konstruktion von Gesundheit werden.

Dass dies allerdings nicht unbedingt widerstandsfrei geschieht, zeigen die Diskussionen rund um die Einführung der Tracing-App zur Nachverfolgung von Corona-Fällen. Interessanterweise lässt sich in diesem Fall eine öffentliche Diskussion um die Messkategorien und -konventionen beobachten, im Gegensatz zu bisherigen Entwicklungsprozessen digitaler Gesundheitstechnologien. Das mag daran liegen, dass die Tracing-App auf einer kollektiven Ebene eingeführt wird und im Idealfall von allen Gesellschaftsmitgliedern verwendet werden soll, um ihren Erfolg zu gewährleisten. Im Sinne des Konzepts der Allianz-Konvention, dass ich in meinem Beitrag eingeführt habe, funktioniert die Tracing-App nach einer industriellen Messlogik. Argumentativ wird aber versucht, sie über eine bürgerliche Konvention zu rechtfertigen, indem sie dem Wohl und dem Schutz aller Gesellschaftsmitglieder dienen soll. Im Gegensatz zur Argumentation in meinem Beitrag wird hier interessanterweise dann nicht nur über die Allianz-Konvention eine Stellvertreterdiskussion geführt, also über den Schutz und das Wohl der Bürger, sondern auch eine Diskussion um die eigentliche Messkonvention, die industrielle Konvention. Denn diese kann ein ungemeines Maß an Kontrolle ermöglichen, indem sie Standortdaten, Zeiten und Infektionsdaten der Nutzenden standardisiert erhebt und möglicherweise auf einer staatlichen Ebene zentral abspeichert. An dieser Stelle würden sich weitere Analysen dazu anbieten, wann es zu einer öffentlichen Diskussion um Messkonventionen kommt und welche Mechanismen dies eher verhindern.

14.1.3 Die Rolle der „neuen" Experten

Gerade das (naturwissenschaftliche und medizinische) Expertenwissen ist in der Covid-19-Pandemie sehr gefragt, wobei sich nach einigen Wochen ein klares Spannungsfeld zwischen „Expertokratie" und der „Autonomie des Politischen" zeigt (Reckwitz 2020). Peter Streckeisen reflektiert dazu in seinem Statement, wie gerade die Ökonomie in diesem Spannungsfeld als Stütze zur Generierung von medizinischem und politischem Expertenwissen herangezogen wird:

Covid-19-Reflektion von Streckeisen (vgl. Kap. 10 Zwischen Medizin und Ökonomie. Erwerbsbiografische Studien zu Veränderungen im schweizerischen Gesundheitswesen)

Die Bekämpfung der Pandemie rückt eine bestimmte Figur des medizinischen Experten ins Rampenlicht: den Virologen oder Epidemiologen. Es wurde sogar der Begriff der „Virokratie" geprägt, um die aktuelle Situation zu beschreiben. Ich würde die Epidemiologie durchaus als eine Verbindung von medizinischem und ökonomischem Wissen beschreiben, insofern passt dies gut zu meinem Beitrag, und einen der vier porträtierten Ärzte habe ich ja als Vertreter von Public Health charakterisiert. Charakteristisch für das aktuell gefragte medizinische Wissen ist ja, dass es nicht um die klassische Orientierung am einzelnen Patienten geht, der behandelt werden soll; vielmehr verschwindet diese klassisch individuelle Medizin hinter den großen Zahlen, hinter den statistischen Kurven, die abgeflacht werden sollen etc. Die Bekämpfung der Krise erfordert also die Unterordnung der klassisch medizinischen Tätigkeit unter eine biopolitische Regierung, welche darauf zielt, durch Einflussnahme auf alltägliche Verhaltensweisen der Bevölkerung die Ausbreitung des Virus in den Griff zu bekommen. Dabei bedient sie sich Verfahren und Modellen, die dem Ökonomen mitunter vertrauter sind als dem Mediziner. Erst wenn es einen Impfstoff oder ein wirksames Medikament gegen Corona gibt, wird die klassische Medizin aus der aktuell hilflosen Situation sich befreien können, in der sie oftmals nur noch zuschauen kann, wie PatientInnen sterben bzw. sich auf Palliative Care beschränken muss.

Die Bedeutung von ExpertInnen in Krisensituationen ist nicht per se überraschend, da die Risikogesellschaft sich ja gerade durch einen permanenten Austausch mit (der) Wissen(schaft) auszeichnet. Die sich abzeichnende Dominanz, wenn nicht sogar Hegemonie der Naturwissenschaften zeigt sich nicht nur in der Covid-19-Pandemie, sondern auch in anderen Krisen, wie beispielsweise der Klimakrise. Hirschis Ausführungen zur Expertenindustrie (Hirschi 2018), die sich eben auch gerade durch den Zwiespalt zwischen „Expertenkult der jüngeren Vergangenheit" und „Expertenschelte der Gegenwart" (Hirschi 2018, S. 13) charakterisiert, zeigt sich nach wenigen Wochen des Expertenkultes anschaulich an der Anzweiflung und Diskreditierung wissenschaftlicher Expertise und

ExpertInnen (vgl. Dorsten vs. Bild[3] oder #OriolContraGoliat alias Mitjà vs. La Vanguardia/El País[4]). In Streitgesprächen, Talkshows, etc. wird zudem regelmäßig der Streit über Zielkonflikte oder eben der Expertokratie vs. der politischen Entscheidung durch den Einsatz unterschiedlicher „ExpertInnen" inszeniert. So müssen die VirologInnen immer wieder betonen, dass sie eben nur VirologInnen seien und keine PolitikerInnen. Geladene Wirtschaftsakteure argumentieren hingegen nach der Marktlogik. Die bürgerliche Konvention in der Diskussion kommt dann zum Tragen, wenn gefragt wird, wer denn nun schützenswert sei oder ob sich alle einschränken müssten, damit die Risikogruppen geschützt werden. Oder ist die Erlangung einer Herdenimmunität die vermeintlich richtige Strategie? Also gerade der Krisenmodus während der Covid-19-Pandemie zeigt anschaulich und kondensiert das (teilweise inszenierte) Aufeinanderprallen der pluralen Rechtfertigungsordnungen.

14.2 Digitalisierung unter Covid-19

Viele Widerstände, die noch bis Februar 2020 gegenüber der Digitalisierung vorgebracht wurden bzw. existierten, gehören mit der Schließung vieler gesellschaftlicher Bereiche und deren ungeplanter digitaler Transformation der Vergangenheit an. So musste ein großer Teil von Schule, universitärer Bildung, Arbeit oder Kultur in den digitalen Raum umziehen, ohne dabei jedoch wirklich Inhalte, wie Formulare oder Infrastrukturen aber auch Netzwerkkontakte, und Praktiken ins digitale Format mit übertragen zu können. Dies zeigt sich beispielsweise in der Unterscheidung zwischen „remote teaching" (d. h. Fernunterricht) und „digital teaching" (d. h. digitaler Unterricht).[5]

Diese digitale Transformation stärkt dabei in weiten Teilen auch die Plattformisierung.[6] Digitale Plattformen haben zuvor schon schleichend, aber mit Covid-19 plötzlich eine zentrale Rolle in fast allen Lebensbereichen bekommen, da unterschiedlichste (Alltags-)Praktiken aufgrund von Quarantänemaßnahmen und der Norm „Wir bleiben zu Hause" auf wenigen digitalen Plattformen und

---

[3] Siehe dazu: https://www.faz.net/2.1755/bild-gegen-den-virologen-drosten-versuch-einer-vernichtung-16787133.html.

[4] Siehe dazu: https://elpais.com/ciencia/2020-05-22/las-falsas-promesas-del-ensayo-estrella-de-mitja-y-clotet-sobre-el-coronavirus.html und die Twitterdiskussion um #OriolContraGoliat.

[5] Siehe hierzu beispielsweise https://er.educause.edu/articles/2020/3/the-difference-between-emergency-remote-teaching-and-online-learning.

[6] Vgl. die Beiträge in Teil 2 zur Plattformisierung in der Einleitung dieses Bandes.

sozialen Netzwerken gebündelt werden. Homeoffice, Geschäftsbesprechungen, Homeschooling, Sportaktivitäten, Musizieren, digitale Treffen mit Familienmitgliedern oder Freunden, Arztgespräche und vieles mehr finden online über Videokonferenzplattformen statt. Dies geht einher mit einer Stärkung der Projektkonvention, da zumindest in digitaler Form Aktivitäten sprunghaft ansteigen, eine permanente (digitale) Verfügbarkeit neu verhandelt wird und wenige Plattformen auf einen Schlag Intermediäre für unterschiedlichste Projekte und Praktiken werden. Wenn sich mehrere Menschen wie beispielsweise Familienmitglieder dann Endgeräte wie Laptops oder Tablets teilen müssen, wird das Netzwerk an Aktivitäten, Kontakten und Plattformen schnell sehr komplex.

Aus einer konventionentheoretischen Perspektive lassen sich gerade solche neu etablierten Kommunikationstechnologien und -kanäle als Dispositive der Erreichbarkeitsmachung verstehen. Solche Dispositive können dadurch entstehen, dass eine Vielzahl von unterschiedlichen Aktivitäten und Kommunikationsvorgängen nun nur noch über wenige dominierende Kommunikationstechnologien abläuft. Dadurch unterliegen die unterschiedlichen Aktivitäten und Kommunikationsformen den sozio-technischen und konventionellen Strukturierungsmechanismen der dominierenden Technologien. So läuft beispielsweise ein Team-Chat parallel zu Zoom-Meetings, der Bearbeitung von Mails und der Vorbereitung von AdobeConnect-Lehrformaten. Gleichzeitig können aufgrund paralleler Kinderbetreuung im gleichen Raum FaceTime-Unterricht stattfinden, Lern-Apps verwendet oder AmazonPrime-Hörspiele gehört werden. Solche multiplen Aktivitäten, die vorher zeitlich und räumlich getrennt stattgefunden haben, werden durch die angeführten Digitalisierungsprozesse stärker miteinander koordiniert und in unterschiedlichen Arrangements miteinander gekoppelt. Dabei sind es dann in erster Linie die dominierenden Technologien, die als Dispositive die Verbindung zwischen realen und virtuellen Räumen neu strukturieren. Routinehandlungen und die persönliche Alltagsplanung sind dann weniger das Ergebnis von individueller Autonomie, sondern werden zusätzlich durch institutionalisierte Technologien strukturiert. Mit den Worten der EC bedeutet dies, dass im eigenen Wohnraum und Lebensvollzug die Regime des Vertrauten und des Handelns im Plan zurückgedrängt werden und sich stattdessen kollektive Koordinationsformen im Privaten etablieren. Anleitend ist dabei die stark ausgeprägte Projektkonvention des Berufsalltags, die durch die Technologien und die neue Vermischung der virtuellen und lokalen Räume auch auf viele nicht-berufliche Aktivitäten zu Hause übertragen wird. Dieser soziale Nebeneffekt der Covid-19-Pandemie kann sich schnell durch Unzufriedenheit und dem Gefühl des Verlusts an Autonomie bemerkbar machen.

14.2.1 Rolle von digitalen Plattformen

Digitale Plattformen können in der Covid-19-Pandemie eine neue Rolle von Dispositiven einnehmen und den Alltag der Menschen dadurch neu strukturieren. Darüber hinaus können sie aber auch selbst von der Pandemie in der Weise betroffen sein, dass sich ihre Inhalte oder Funktionsweisen verändern. Dies ist insbesondere, aber nicht nur, bei sozialen Plattformen der Fall, da sie in Form eines Zerrspiegels der Gesellschaft immer auch selbst von gesellschaftlichen Wandlungsprozessen betroffen sind. Ramon Reichert reflektiert diese medialen und gesellschaftlichen Verschiebungen bedingt durch die Covid-19 Pandemie aus einer medientheoretischen Sicht wie folgt:

Covid-19-Reflektion von Reichert (vgl. Kap. 8 Picturing Food. Zum Verhältnis von situativer Health Literacy und subjektiver Selbstinszenierung auf Instagram)

Während der Lock-down-Beschränkungen der Corona-Krise gab es kein öffentliches Essen mehr, das man auf Instagram teilen konnte. Auf Instagram hat man das Kochen und Essen innerhalb der Familie affirmativ inszeniert. Die Medialisierung des Essens hat sich erhalten und wurde tradiert. Was bedeutet aber Covid-19 für die Medienlandschaft der Sozialen Medien und Online-Plattformen in der nahen Zukunft?

In der Gesundheitsinformation und Quarantänepolitik von Covid-19 spielen Push-Medien eine große Rolle. Damit werden Medienformate in Form von Apps, Werbung, Abonnements oder Newsletter bezeichnet, die NutzerInnen zugestellt werden, ohne dass diese die Inhalte eigens anfordern.

Push-Inhalte und ihre Parameter können von den Empfängern nicht verändert werden, d. h. Empfänger können die Inhalte selbst nicht ändern, sondern diese gegebenenfalls in einem Menü auswählen. Die Informationen vom Sender zum Empfänger der Nachricht verlaufen unidirektional und der Empfänger verfügt oft über kein Mittel, dem Sender direkt ein Feedback über den gesendeten Inhalt zu geben. Die Schwierigkeit, wissenschaftliche Fakten von unverlässlichen Informationen zu trennen, wird durch die Geschwindigkeit der Ereignisse verschärft. In einer Welt polarisierenden Misstrauens spielen auch im Internet verbreitete Fake-News, Pranks oder Troll-Content, die den Planeten in Mikrosekunden umrunden, eine große Rolle bei der Neubewertung der Sozialen Medien. Während sich das Coronavirus weiterverbreitet, können die Auswirkungen dieser Fehlinformationen verheerend sein. Vor diesem Hintergrund versuchen staatliche Akteure die Kommunikationskultur der Sozialen Medien pauschal zu diskreditieren, um aus dem Seriositätsgebot der Stunde Profit zu schlagen. Soziale Medien gelten in autoritären Staaten, die massive Medienzensur ausüben, als Freiheitstechnologien. Auf Facebook, Instagram und Twitter kann z. B. die Verschleierung und bewusste Fehlinformation der Ausmaße von Covid-19 durch die Regierungen thematisiert werden. Dieses Beispiel zeigt, dass Soziale Medien der Zivilgesellschaft als alternative Informationskanäle genutzt werden. Wer sie abschaffen möchte, zerstört auch Meinungsvielfalt und Rezeptionsfreiheit.

Denn Push-Medien und Push-Inhalte verlaufen wie klassische Medieninhalte unidirektional und weisen keine Möglichkeit auf, die einzelnen NutzerInnen wiederum zu Sendern werden zu lassen. Medien im Ausnahmezustand sind gouvernementale Push-Medien, die adressieren, überwachen und regulieren, ohne dass ihren NutzerInnen die Möglichkeit zur Beteiligung und Mitgestaltung eingeräumt wird. Die digitale Zukunft nach Covid-19 beginnt jetzt und ist nicht nur eine „notwendige Maßnahme", sondern auch diskursoffen und veränderbar.

Digitale Plattformen spielen folglich auch eine zentrale Rolle in der Ermächtigung von Akteuren, für die Generierung von Wissen und Nicht-Wissen. Aus konventionentheoretischer Sicht wäre dabei interessant zu untersuchen, wie (legitimes) Wissen produziert wird und in welchen Rechtfertigungsordnungen dieses dann an Bedeutung gewinnen kann. Denn Wissen, das in einer wissenschaftlich industriellen und standardisierten Form entsteht, ist nicht vergleichbar mit Mehrheitsmeinungen in der Konvention der Meinung oder mit inspirierten Geniestreichen in der Konvention der Inspiration. So wäre es interessant, die aktuellen Debatten zu Medienmanipulation, Fake News und Verschwörungstheorien unter dem Blickwinkel der EC zu betrachten. Die Legitimation von Massenmedien und deren Verankerung in der industriellen und marktwirtschaftlichen Logik steht in Spannung mit dem neueren Phänomen der „mass self communication" (Castells 2009) und deren Legitimation aus der Meinungs- bzw. staatsbürgerlichen Konvention heraus sowie der Rolle der Konvention des Hauses in Form der „Mund-zu-Mund-Propaganda". Die Diskussionen um die Gewinnung und Gültigkeit von Wissen, rund um die Covid-19-Pandemie, verdeutlichen, dass dieses erst anhand einer bestimmten Logik generiert und legitimiert werden kann und muss. Dass dafür unterschiedliche Rechtfertigungslogiken relevant und legitim sein können, zeigen die unterschiedlichen Diskussionsstandpunkte der Debatten eindrücklich auf.

14.2.2 Forminvestition, Dispositive und neue Intermediäre

Im Umgang mit der Covid-19-Pandemie wurden besonders neue Technologien und wissenschaftliche Formate herangezogen, um mit den neuen Herausforderungen umzugehen. Dass mit diesen Technologien und Formaten allerdings auch ganz spezifische Weltsichten, implementierte Anweisungen zu Koordinationsvorgängen und unmittelbar daran anschließende Konsequenzen für Menschen und Organisationsprozessen verbunden sind, rückt in Anbetracht einer solchen Krise zunächst in den Hintergrund. Trotzdem müssen sich Akteure mit diesen neuen technischen Dispositiven, die plötzlich Teil ihrer Lebenswirklichkeit werden können, arrangieren. Mit der konventionentheoretischen Analyse von Forminvestitionen, Intermediären und Dispositiven haben sich einige AutorInnen in ihren Beiträgen und Reflektionen gerade mit diesen Aspekten auseinandergesetzt. Dies beispielsweise, wenn sie Apps zur Nachverfolgung von Corona-Infektionen oder ganz allgemein nationale Digitalisierungsstrategien zum Thema gemacht haben:

> **Covid-19-Reflektion von Lenz (vgl. Kap. 4 Digitale Gesundheit. Legitimationen und Kritik aus der Perspektive von Digital-Health-EntwicklerInnen)** Neben den demokratisierenden Effekten verweist der Beitrag auch auf den globalen Wettlauf um die ertragreichste Digitalisierungsstrategie. Zudem stellt sich die Frage, ob Gesundheitstracking oder gesundheitsbezogenes Datamining tatsächlich die geforderte Demokratisierung des Gesundheitswesens stützt oder ob es sich lediglich um eine weitere Maßnahme zur Privatisierung von Gesundheit handelt. Wie auch in anderen Bereichen moderner Gesellschaften zeigt die weltweite Corona-Pandemie bereits vorher bestehende Problemlagen und latente Konflikte auf.
>
> Dennoch bieten digitale Technologien die Möglichkeit, gerade in solchen Ausnahmesituationen lange Distanzen zu überwinden, wie es etwa durch Telecare-Technologien ermöglicht wird. Außerdem könnten Informations- und Kommunikationstechnologien in Krisensituationen die bisweilen langwierigen Informationsübermittlungen per Fax, etwa bei Neuinfektionen, beschleunigen und so die Transparenz erhöhen.

Mit der EC-Perspektive rücken dann nicht nur die Auswirkungen wie die Vor- und Nachteile von neuen Technologien in den Fokus, sondern stärker noch die Frage nach der Rolle von Dispositiven, Intermediären und Forminvestition bei der Herstellung von Wertigkeiten. Gerade Digitalisierungstechnologien können nicht einfach nur als neutrale Hilfsinstrumente verstanden werden, sondern müssen auch in ihrer strukturgebenden Form betrachtet werden. Als materielle Dispositive oder Intermediäre formen sie Wirklichkeit immer auch in einer wertenden Weise, indem sie strukturierend und selektierend auf Handlungskoordinationen einwirken. Mit Blick auf Corona lässt sich dann beispielsweise fragen, ob die Digitalisierung im Sinne einer Effizienzsteigerung, d. h. einer industriellen Logik, erfolgt oder ob diese beispielsweise auch der Stärkung von Bürgerrechten dienen kann.

Covid-19-Reflektion von Reichert (vgl. Kap. 8 Picturing Food. Zum Verhältnis von situativer Health Literacy und subjektiver Selbstinszenierung auf Instagram)
Die während der Covid-19-Pandemie häufig eingesetzten Health-Smartphone-Apps gehen noch einen Schritt weiter. Es handelt sich um eine unidirektionale Regierungssoftware, die entworfen wurde, um ihre Adressaten polizeilich zu identifizieren, pädagogisch zu führen oder juristisch zu Verantwortung zu führen. Geolokalisierende Tracking-Anwendungen zahlreicher Covid-19 Apps sammeln transaktionale Daten, d. h. Telefonnummern und Standortdaten. Diese von Regierungsseite betriebenen digitalen Kontrollmedien fungieren top-down. Im Unterschied zu Peer-to-Peer-Medien ist interaktive Teilhabe und Mitgestaltung unerwünscht. Ihr Dashboard signalisiert Vorgaben, Regeln und Übertretungen, die vom Nutzer zu befolgen sind. Kritische Kommentare sind in unidirektionalen Mediensystemen außer Kraft gesetzt.

Die Reflektion von Reichert zeigt beispielsweise, dass eine Technologie wie eine Tracking- oder Tracing-App zur Nachverfolgung von Corona-Infektionen auch als ein Sicherheitsdispositiv im Sinne Foucaults fungieren und damit in die Kritik geraten kann. Eine solche App kann dann über den Legitimierungsversuch der Gewährleistung von Sicherheit in immer weitere Lebensbereiche eingreifen, indem sie neue Kontroll-, Überwachungs-, Regulierungs- und Normalisierungstechniken einführt (Foucault 2004, S. 73). Mit der Perspektive der EC wird deutlich, dass diesem Sicherheitsdispositiv eine industrielle Konvention zugrunde liegt, die sich insbesondere aus einer staatsbürgerlichen Konvention, aber auch aus dem Regime des Vertrauten kritisieren lässt. Dies ist dann der Fall, wenn Personen die Nutzung einer solchen App aufgrund des zu starken Eingriffs in die Privatsphäre und individuelle Freiheitsrechte ablehnen. Daran wird deutlich, wie wichtig es ist, sich auch mit den zugrunde liegenden Rechtfertigungsordnungen einer Technologie auseinanderzusetzen und damit auch ihren Einsatz vor dem Hintergrund pluraler Moralordnungen reflektieren zu können.

Covid-19-Reflektion von Achatz/Selke (vgl. Kap. 13 Der Realität auf die Sprünge helfen. Zum Kontingenzdilemma im Kontext von popularisierten Praktiken digitaler Selbstvermessung von Gesundheitsdaten)
Unsere Forschung zeigt, dass die eingesetzte Technik für digitales Tracking privater Gesundheitsdaten den meisten Nutzern im Kontext popularisierter Alltagspraktiken als „Black Box" erscheint. Die Folge: Was in seiner Funktionsweise nicht durchschaut werden kann, lässt sich nicht zielgerichtet regulieren. NutzerInnen, denen die Tools digitaler Selbstvermessung mitunter zu invasiv und störend in ihre Privatsphäre vordringen, nehmen daher Selbsteinschränkungen im Umgang mit diesen Anwendungen vor, anstatt Änderungen bei den Grundfunktionalitäten der Technik einzufordern. Kurz: Die pragmatischen Nutzungsformen verhindern die Anerkennung der politischen Dimension der Technik.

In der aktuellen Lage im Kontext der Corona-Pandemie wird gegenwärtig ab Frühjahr 2020 das gezielte Tracking von Positions- und Kontaktdaten als Lösungskonzept ins Gespräch gebracht. Verbunden damit ist die Hoffnung, die Ausbreitung des Coronavirus besser bzw. vollständiger kontrollieren zu können. Hierbei kommt es zu einer radikalen Verschiebung der Wahrnehmung. Was eben noch als invasiv empfunden wurde, wird nun auf einer normativen und medial-appellativen Ebene nachgerade als Pflicht gegenüber der Menschlichkeit definiert: Datenspenden, bzw. das Teilen der persönlichen Daten.

Vor diesem Hintergrund ist nachdrücklich darauf hinzuweisen, dass bei Tracking-Technologien jederzeit ein bedingungsloses und Nachhaltiges „Opt-out" möglich sein sollte. Zudem sollte die Erhebung wie auch die Verwendung der Daten transparent gemacht werden. Geschieht dies nicht, droht eine stumme Duldung, die als „Akzeptanz" gewertet kann.

Für weitere Forschung ist dabei interessant, ob sich in der Krisenzeit die Baseline bzw. der normative Orientierungsrahmen dessen verschiebt, was als „invasiv" und unangenehmes Eindringen in die Privatsphäre empfunden wird.

An den Beiträgen zu Selbstvermessung in diesem Sammelband kann zudem gesehen werden, dass die Akzeptanz von Selbstvermessungspraktiken durchaus schwierig sein kann und Widerstände – sowohl materieller als auch akteursbezogener Art – omnipräsent sind. Auch wenn die Technologien als Dispositive, Intermediäre oder Forminvestitionen eingeführt werden, stellt sich letztlich immer auch auf einer praktischen Ebene die Frage, wie Akteure mit diesen umgehen. Gerade die EC spricht in ihrem theoretischen und methodischen Ansatz Akteuren eine gewisse Form von Handlungskompetenz zu, die sich darin äußert, dass Akteure in der Lage sind, Konventionslogiken zu erkennen und auch zu kritisieren. Darüber hinaus sind sie dadurch auch in der Lage, sich technologischen Klassifizierungen widersetzen zu können. Desrosières (2015) führt in diesem Zusammenhang das Konzept der Retroaktion ein. So können sich Akteure situationsspezifisch auf unterschiedliche Konventionen stützen oder zur Ausformulierung von Kritik heranziehen. Dies erklärt dann auch, warum und wie sie sich neuen Selbstvermessungstechnologien, wie einer Tracing-App, widersetzen oder diese auch anders interpretieren können. Neben neuen Technologien wie Plattformen bieten gerade Selbstvermessungs- und Tracing-Apps ein besonders spannendes Untersuchungsfeld für die EC, weil sie an der Schnittstelle zwischen Regimen des Engagements und Rechtfertigungsordnungen liegen. Mit der genauen Analyse der zugrunde liegenden Konventionen einer Technologie, eines Dispositivs oder eines Intermediärs und der Analyse der relevanten Konventionen der Lebenswirklichkeit von Akteuren kann dann systematisch aufgezeigt werden, welche Wirkung diese entfalten können. Somit wird deutlich, warum eine Technologie erfolgreich zum Einsatz kommt oder ein Dispositiv seine Wirkung entfalten kann und wann dies warum nicht der Fall ist.

14.3   Konventionen unter Covid-19

Wie schon in den vorangegangenen Abschnitten mehrfach angedeutet, hat die Covid-19-Pandemie die Aushandlungsprozesse und Konflikte in der politischen Gesundheitsökonomie teilweise verändert und vor allem präsent in die Öffentlichkeit gebracht. Es wird offen über Fallzahlen, Krankenhauspauschalen, Belegungskapazitäten, Auslastungsquotienten, Prekarisierung von Gesundheitsberufen, Risikogruppen, Systemrelevanz, Schutzmaßnahmen und die dahinterliegenden Zielkonflikte diskutiert. Mit solchen Aushandlungsprozessen und Zielkonflikten sind immer auch Fragen der sozialen Ungleichheit verbunden, die teilweise durch die Covid-19-Pandemie verschärft werden und damit besonders deutlich hervortreten. Die EC bietet mit ihrer konventionentheoretischen Perspektive die

Möglichkeit, neben der Analyse von sozialer Ungleichheit auch das Konzept der sozialen Ungleichheit selbst zu reflektieren. Durch die Annahme einer Pluralität von moralischen Ordnungen lässt sich nämlich auch die Frage neu stellen, was warum als soziale Ungleichheit verstanden und problematisiert werden kann. Da gerade im Feld der Gesundheit Praktiken, Leitlinien und institutionelle Settings eng an moralische Vorstellungen geknüpft sind, bietet sich die EC hier zur Analyse und Reflektion besonders gut an.

14.3.1 Zielkonflikte im Feld der Gesundheit

Aus der Perspektive der EC ist davon auszugehen, dass sich aktuelle Diskurse, Regelungen, Standards und Koordinationsweisen rund um Gesundheit und die daran geknüpften Bewertungen immer auf ein bestimmtes Gefüge gültiger und etablierter Konventionen stützt. Dass sich ein solches Gefüge aber auch wieder verändern kann und damit zum einen bisherige Ansichtsweisen, Bewertungsmechanismen und Handlungspraktiken infrage gestellt und zum anderen neue eingeführt werden können, zeigt die Covid-19-Pandemie eindrücklich auf. Dadurch dass sie sich als externes Ereignis weltweit unmittelbar auf gesellschaftliche, insbesondere gesundheitliche Organisationsprozesse auswirkt, bietet sie eine gute Möglichkeit das Konventionengefüge im Gesundheitsfeld und seine Veränderung zu reflektieren. Auf diese (mittelfristige) Verschiebung von Zielkonflikten weist Gonon in ihrer Reflektion hin:

Covid-19-Reflektion von Gonon (vgl. Kap. 6 Ressourcen und Reputation. Wie Unternehmen psychische Gesundheitsprobleme von Beschäftigten bewerten)
Angesichts der Corona-Pandemie bietet sich eine mittelfristige Neubeurteilung der Ergebnisse des Beitrags an. Aus dem Forschungsstand ist bekannt, dass Beschäftigte mit gesundheitlichen Einschränkungen zu den Ersten gehören, die dem Stellenabbau und den Entlassungswellen in ökonomischen Krisen zum Opfer fallen. In einer Rezession wird der Spielraum für die betrieblichen Akteure, Beschäftigte mit eingeschränkter Arbeitsfähigkeit nach der staatsbürgerlichen oder familienweltlichen Konvention zu beurteilen und davon ausgehend eine soziale Verantwortung des Unternehmens abzuleiten, mittelfristig kleiner werden. Gleichzeitig ist zu vermuten,

dass während der Coronakrise die veränderte Arbeitssituation durch Home-office sowie Sorgen angesichts der ungewissen Entwicklung der Situation zu einer Verschärfung psychischer Belastungen führen. Nach der Coro-nakrise ist im Zuge der ökonomischen Krise eine allgemeine Zunahme psychischer Gesundheitsprobleme erwartbar. Es könnte also das Szenario eintreten, dass mehr Beschäftigte an psychischen Gesundheitsproblemen leiden und dass erkrankte Beschäftigte zugleich weniger darauf zählen können, dass ihre Arbeitgeber sich um den Erhalt ihres Arbeitsplatzes bemühen.

Hiermit spricht Gonon eine Form der sozialen Ungleichheit und Benachteiligung durch die Covid-19-Pandemie an, die sich insbesondere auf die Marktkonvention und die bürgerliche Konvention stützt und damit einen Zielkonflikt zwischen dem Angebot und der Nachfrage von vollumfänglicher Arbeitskraft und dem Schutz von Menschenwürde und gesundheitlicher Unversehrtheit erzeugt. Solche aktu-ellen Fragen der Prekarisierung und (Un-)Gerechtigkeit adressiert auch Kappler mit einer konventionentheoretischen Perspektive in ihrem Statement:

Covid-19-Reflektion von Kappler (vgl. Kap. 9 Situierte Konventionen: Trans-formationen, Ungenauigkeiten und die Grenzen der Messung im Feld der Selbstvermessung)
Das Auftreten des Corona-Virus hat zu einem plötzlichen und vor allem für gesellschaftliche Prozesse äußerst schnellen Wandel der Lebenssituation vieler Menschen weltweit geführt. Die in vielen Bereichen zuvor dominan-ten Konventionen der Industrie aber vor allem des Marktes, mit dessen zentraler Orientierung am Wert des Geldes, wurden – innerhalb weniger Tage – verschoben hin zu einer Dominanz der bürgerlichen Konvention. Diese ist charakterisiert durch die starke Intervention des Staates anhand einer Regulierung öffentlicher Bereiche und auch einer „neuen performa-tiven Praxis des Kollektiven" (Gradinari 2020) gekennzeichnet, durch den Verzicht auf einige Grund- und Bürgerrechte. Dabei greift der Staat mit einer zuvor unvorstellbaren Art und Weise in den Alltag und die Lebensfüh-rung der Menschen ein. Gleichzeitig kommt es durch den Rückzug aus dem öffentlichen Raum auch zu einer starken Verschiebung zwischen den Regi-men des Engagements und der Qualitätskonventionen. Nach einer langen Phase der Privatisierung oder Vermarktlichung vieler Bereiche staatlicher

Regulierung, neben dem Feld der Gesundheit sicherlich auch Bildung und Familie, sind diese Änderungen besonders auffällig.

Auffallend ist dabei, dass diese Felder besonders durch die sogenannte Care-Arbeit gekennzeichnet sind, die teilweise unentgeltlich und vor allem von Frauen geleistet wird. Somit sind Frauen von der Covid-19-Pandemie besonders betroffen, auch wenn sie ein niedrigeres Risiko haben, davon direkt zu erkranken. Anhand der geschlechtlichen Mobilitätsmuster wird die der (deutschen) Gesellschaft zugrunde liegende patriarchale Grundstruktur dann besonders dabei sichtbar, weil viele vor allem weiblichbesetzte Care-Berufe kein Homeoffice erlauben (vlg. Criado Perez 2019). Ebenso wurden viele Berufe mit hohem Frauenanteil (beispielsweise im Pflegebereich oder Einzelhandel) als systemrelevant deklariert. Die geringe Entlohnung und teilweise prekären Arbeitsverhältnisse stehen allerdings im Widerspruch dazu. Aber vor allem zeigt sich durch die Covid-19-Pandemie die geschlechterspezifische Ungleichheit in der Verantwortlichkeit für die private Sorgearbeit. Dadurch waren und sind Frauen überdurchschnittlich stark von geschlossenen Kinderbetreuungseinrichtungen und Schulen betroffen. Allmendinger spricht hier von einem Rückschritt um drei Jahrzehnte in der Gleichberechtigung der Frauen[7].

Die manchmal gestellte Frage nach der Gleichheit vor dem Virus kann damit nur noch rhetorisch verstanden werden, denn vulnerable Gruppen sind nicht nur stärker von den Lock-Down-Maßnahmen betroffen, sondern auch dem Virus aufgrund ihrer prekären Beschäftigungsverhältnisse stärker ausgesetzt oder erkranken aufgrund ihrer vielfachen Vorbelastungen (beispielsweise durch Luftverschmutzung, Vorerkrankungen, etc.) auch heftiger als andere Gruppen. Aber vor allem ist das, was manche als angenehme Entschleunigung ihres Alltags erleben für andere – und hier im besonderen Familien – eine extreme Beschleunigung des Alltags[8]. Viele institutionelle und private Handlungsanforderungen sollen gleichzeitig und störungsfrei erfüllt werden und dauerhaft passable Ergebnisse auf allen Ebenen liefern (seien es Hausaufgabenblätter, Publikationen oder Videokonferenzen mit ArbeitskollegInnen). Diese neue Organisation des Alltags verläuft dann ganz im Sinne der Projektkonvention.

Diese Situationen lassen sich mithilfe der Qualitätskonventionen und Regimen des Engagements untersuchen. Die Frage nach der gerechten Aufteilung von Ressourcen oder Zeit ist hierbei jedoch keine genuin konventionentheoretische Frage, da diese meist akteurszentriert be- und verhandelt wird. Vielmehr geht die EC von einer radikalen Pluralität an Rechtfertigungsordnungen aus, die jeweils auf Theorien aus der Philosophie und politischen Ökonomie fußen und somit jeweils eigene Vorstellungen von Gerechtigkeit transportieren. In einer Logik des Marktes ist somit etwas ganz Anderes „gut", „gerecht" oder „richtig", als nach der bürgerlichen Konvention. Und da gemäß der EC keine der Qualitätskonventionen besser oder schlechter, richtiger oder falscher als die andere ist, lassen sich keine generellen Aussagen in Hinsicht auf Gerechtigkeit oder Ungleichheit treffen. Es ist dennoch interessant, eine akteurszentrierte Gerechtigkeitsperspektive aus Sicht der EC zu reflektieren, denn aus einer Konvention der Industrie oder des Marktes mag die Verteilung von Care-Arbeit durchaus „wertvoll" sein, solange sie der Effizienz bzw. der Kosteneinsparung dient. Die Frage nach der sogenannten Systemrelevanz schließt sich hier nahtlos an, da diese ja gerade Berufe enthält, die sich nicht unbedingt entsprechend einer Marktlogik durch viel monetäre Würdigung charakterisieren lassen. Es ließe sich hier die Vermutung anbringen, dass die Systemrelevanz hauptsächlich an der bürgerlichen Konvention hängt, gepaart mit einer industriellen Logik des „guten Funktionierens" des Gesundheitssystems und der Versorgung durch Lebensmittel.

Sowohl die Ausführungen von Gonon als auch von Kappler verdeutlichen die Rolle unterschiedlicher Wertsetzungen im Feld der Gesundheit, wenn es um die Entstehung und Veränderung sozialer Ungleichheiten und Ungerechtigkeiten geht. Gerade die Covid-19-Pandemie zeigt eindrücklich, dass Gesundheit nicht getrennt von gesellschaftlichen Strukturierungsprozessen gesehen werden kann. Folglich ist dann auch davon auszugehen, dass soziale Ungleichheiten, die schon vor Covid-19 bestanden haben, durch diese Pandemie noch weiter verstärkt werden. Was die beiden Autorinnen in ihren Statements aber ergänzend durch die konventionentheoretische Perspektive aufzeigen können, ist, dass Gesundheit und die damit verbundenen Ungerechtigkeiten immer auch das Ergebnis von plural und sozial konstruierten Zuschreibungen von pluralen Wertigkeiten sind. Die EC bietet sich in diesem Sinne als „neue" Theorieperspektive bei Verteilungs- und

---

[7] Vgl. hierzu beispielsweise Jutta Allmendingers Aussagen bei Anne Will: https://www.welt.de/vermischtes/article207705405/Anne-Will-Frauen-werden-eine-entsetzliche-Retraditionalisierung-erfahren.html.

[8] Vgl. hierzu beispielsweise Hartmut Rosas Einschätzung zu Covid-19: https://www.deutschlandfunkkultur.de/entschleunigung-durch-corona-warum-die-neue-langsamkeit.1008.de.html?dram:article_id=473780.

Gerechtigkeitsfragen an, um bestehende Ansätze zur Analyse sozialer Ungleichheit und Differenzierung zu kontrastieren und zu ergänzen und somit alternative Blickwinkel zu öffnen.

14.3.2 Infragestellung der politischen Ökonomie des Gesundheitswesens

„Eine politische Ökonomie der (digitalen) Transformationsprozesse von und um Gesundheit" lautet die Unterüberschrift dieses Sammelbandes. Gemeint sind damit bestehende Koordinationslogiken im Feld der Gesundheit ebenso wie die Verhandlungen rund um die Zuschreibung, Legitimation und Kritik von Wertigkeiten von Gesundheit vor dem Hintergrund neuer Digitalisierungsprozesse. Mit der Covid-19-Pandemie hat die politische Ökonomie des Gesundheitswesens ganz überraschend einen rasanten Umbruch in ihrer etablierten Form erfahren. Den AutorInnen des Sammelbands, hat dieses überraschende Ereignis ermöglicht, ihre in den Beiträgen dargestellten Ergebnisse auf anschauliche Art zu und Weise zu reflektieren und zu bestätigen:

Covid-19-Reflektion von Gemperle/Scheermesser (vgl. Kap. 5 Digitale Heilsversprechen in Gesundheitsberufen)
Der Beitrag „Digitale Heilsversprechen in Gesundheitsberufen" macht auf mögliche Entwicklungen mit der Digitalisierung im Gesundheitssektor aufmerksam, die durch die Corona-Pandemie gegenwärtig einen wesentlichen Schub erfährt:
- Erstens weist die Analyse darauf hin, dass vorherrschende Kräfte im Gesundheitsbereich sich von digitalen Medien besonders eine Steigerung der „Effizienz" versprechen bzw. sich zentral an der industriellen Rechtfertigungsordnung orientieren.
- Zweitens zeigt der Beitrag, dass für einen nicht unwesentlichen Teil der angehenden Gesundheitsfachpersonen bei der Digitalisierung entweder die Verbesserung der eigenen beruflichen Kompetenzen oder der Abbau des ungleichen Gesundheitszugangs für die PatientInnen im Vordergrund steht. Dies steht den vorherrschenden digitalen Heilsversprechen der Effizienz entgegen. Daher ist zu vermuten, dass sich das bestehende Spannungsverhältnis zwischen den Gesundheitsfachpersonen einerseits und den politischen und wirtschaftlichen Führungskräften andererseits durch die

weitere Einführung digitaler Technologien weiter verschärft, aber auch, dass „die Digitalisierung" in der Auseinandersetzung zwischen diesen beiden Lagern zu einer wichtigen Projektionsfläche avanciert.

- Drittens zeigt sich, dass im Gesundheitssektor „das Digitale" besonders die kulturelle Spaltung zwischen Abkömmlingen gehobener Herkunft und den aus weniger gehobenen Verhältnissen Stammenden befördert und legitimiert und sich dies darin niederschlägt, dass Erstere eher die Erbringung von Gesundheitsdienstleistungen (und besonders die „Effizienz") und Letztere eher die Bedürfnisse von PatientInnen bekräftigen.

Diese Spannungen, die die AutorInnen in ihrer Studie zu den „Digitalen Heilsversprechen in Gesundheitsberufen" dargestellt haben, zeigen sich bei Aushandlungsprozessen zwischen der Industriekonvention (bezogen auf die Grundorientierung an Effizienz) und den Fragen nach Gleichheit im Gesundheitssystem (in Anlehnung an die bürgerliche Konvention) und der Orientierung an den Bedürfnissen von PatientInnen (stärker ausgerichtet an einer Konvention des Hauses). Wohin diese Spannungen bzw. die starke Konzentration auf wenige dominante Rechtfertigungsordnungen im Gesundheitsfeld führen können, zeigen insbesondere die folgenden Reflektionen auf:

Covid-19-Reflektion von Streckeisen (vgl. Kap. 10 Zwischen Medizin und Ökonomie. Erwerbsbiografische Studien zu Veränderungen im schweizerischen Gesundheitswesen)
Wir erleben gerade auf eindrückliche und beunruhigende Art und Weise, was es bedeutet, wenn das öffentliche Spitalwesen ökonomisiert und auf Effizienz getrimmt wird. Beim Auftreten einer Pandemie sind dann keine Reserven oder Puffer-Ressourcen mehr vorhanden, es fehlt an Personal und verfügbaren Betten, an Beatmungsgeräten usw. Es ist wie bei der Just-in-time Produktion, die sofort ins Stocken gerät, wenn der Nachschub ausbleibt. Es zeigt sich auf brutale Weise, dass zwar insgesamt nicht Kosten gesenkt, aber durchaus Behandlungskapazitäten reduziert wurden. Und was abgebaut oder vernachlässigt wurde, lässt sich im Ernstfall der Pandemie – bei aller kollektiven Anstrengung und staatlichen Krisenfinanzierung – nicht in wenigen Wochen zurückgewinnen.

In vielfältiger Weise zeigen sich in der Krise problematische Auswirkungen der neuen Tarifsysteme zur Finanzierung medizinischer Leistungen.

> Die Spitäler kriegen kaum Geld für Corona-Behandlungen, die sind für sie überhaupt nicht lukrativ. Weil sie die nicht dringlichen Operationen aufschieben müssen, gerät das Spitalsystem ausgerechnet in jenem Moment in finanzielle Schwierigkeiten, in dem es im Zentrum des Kampfs gegen die Pandemie steht. Im ambulanten Bereich rächt sich ebenfalls die Verknüpfung der Vergütungssysteme an ärztliche Einzelleistungen, die oftmals in der aktuellen Krise nicht mehr durchgeführt werden können. Die Vergütung von Beratungsleistungen, die online oder telefonisch erbracht werden, ist in der Schweiz aktuell Gegenstand teils zäher politischer Auseinandersetzungen.

Diese Reflektion zur Gesundheitsökonomie in Krankenhäusern in der Schweiz zeigt die Folge auf, die im Sammelband mehrfach von Diaz-Bone, Cappel, Noji/Kappler/Vormbusch aber auch Streckeisen (in Anlehnung an (Batifoulier et al. 2011; Da Silva 2018)) untersucht wird: Es handelt sich dabei um die Ausweitung der Industriekonvention, die durch die Einführung von Standardisierungsprozessen und ihrer Ausrichtung auf Effizienz erst eine „Merkantilisierung" (Da Silva 2018) bzw. eine Orientierung hin zur Marktkonvention ermöglicht hat.

> **Covid-19-Reflektion von Lenz (vgl. Kap. 4 Digitale Gesundheit. Legitimationen und Kritik aus der Perspektive von Digital-Health-EntwicklerInnen)**
> Die weltweite Corona-Pandemie macht die Fragilität des Gesundheitssystems deutlich, die eine Ursache der jahrzehntelangen Sparmaßnahmen ist und auf die digitale Gesundheitstechnologien – zugegebenermaßen sehr individualistisch – reagieren. Die Interviews mit Digital Health EntwicklerInnen verweisen auf Hoffnung, die Eingriffe der Privatisierung und die Konsequenzen des DRG-Fallpauschalensystem im Gesundheitssystem zu korrigieren. Angesichts gegenwärtiger Debatten über die finanzielle Stärkung von zentralen Gesundheitseinrichtungen wie Krankenhäusern sollten zukünftige Forschungen die Rolle und Bedeutung von Digital Health besonders wachsam verfolgen.

Solche „Sparmaßnahmen" weisen direkt auf diese Konzentration von Industrie- und Marktkonvention in den letzten Jahrzehnten hin. Mit einer Belastungsprobe wie der aktuellen pandemischen Krise werden die Legitimationsgrundlagen dieser Entwicklung allerdings stark auf die Probe gestellt und anfällig für Kritik. Somit stellt die EC sich als aussagekräftiges Theorie- und Analyseinstrument dar, um (nicht nur aber auch) aktuelle Fragen der Gesundheitsökonomie zu beleuchten und Antworten vorzuschlagen.

In diesem Sinne lassen sich beispielsweise Forderungen nach einer „Bürgerversicherung", die Infragestellung von an Fallzahlen und Gewinnen ausgerichtete Krankenhäuser, die Privatisierung von Gesundheitsleistungen, der Betreuungsschlüssel oder die Bedarfserhebung der einzelnen PatientInnen mithilfe der konventionentheoretischen Rechtfertigungsordnungen analysieren. Dadurch werden die dahinterliegenden Gerechtigkeitsvorstellungen, Rechtfertigungsmuster sowie Handlungslogiken deutlich und erleichtern somit – auf Basis dieses Wissens – eine informierte Entscheidung treffen zu können. Diaz-Bone geht in diesem Zusammenhang in seiner Reflektion auch nochmals auf die Wechselwirkungen mit den Regimen des Engagements ein, die im Kern der Maßnahmen zur Covid-19 Eindämmung stehen:

Covid-19-Reflektion von Diaz-Bone (vgl. Kap. 2 Konventionentheoretische Perspektiven auf die Ökonomie und die Soziologie der Gesundheit)
Die industrielle Konvention und die staatsbürgerliche Konvention bilden zugleich eine neue Allianz und geraten in Konflikt. Sie bilden eine neue Allianz, da der Schutz aller vor der Ansteckung nun das staatliche Handeln (staatsbürgerliche Konvention) in Form von geradezu zentralstaatlicher Koordination und planwirtschaftlichen Verordnungen erfolgt (industrielle Konvention): Quantifizierung der Neuinfektionen und der durch die Krankheit Verstorbenen als wichtige Information für die neuen Koordinationen, gesellschaftsweite Koordination der Krankenhauskapazitäten und der Versorgung (etwa mit medizinischer Ausrüstung). Sie geraten in Konflikt, da nun Diskurse über die Widersprüche zwischen Verordnungen und bürgerlichen Freiheiten aufkommen. Weiter verkoppeln sich Konventionen, auf die sich die politische, mediale und (sonstige) gesellschaftliche Koordination stützt, nun in neuer Weise mit den Regimen des Engagements. Denn die Mobilisierung der Menschen, die an deren Solidarität und Verantwortung aller appelliert (staatsbürgerliche Konvention), will auf die Regime des Engagements in der Weise Einfluss nehmen, dass das Handeln im Vertrauten und das Handeln im Plan sich an den gesundheitspolitischen Vorsichtsmaßnahmen (industrielle Konvention) neu ausrichten: zu Hause bleiben, Kontakte vermeiden, häufiges Händewaschen etc. Insgesamt sind die letzten Wochen dadurch gekennzeichnet, dass die gesellschaftliche

Mobilisierung versucht, die Regime des Engagements durch die industrielle Konvention und staatsbürgerliche Konvention in neuer Weise zu „kolonialisieren".

14.4 Ausblick

Mit dem Ausbruch der Covid-19-Pandemie wurden viele gesellschaftliche Bereiche weltweit stillgelegt. Somit wurde innerhalb von wenigen Tagen eine komplett neue Konstellation und Realität an Rechtfertigungsordnungen geschaffen. Koordinationssituationen, die vorher größtenteils an einer Industrie- und Marktkonvention ausgerichtet waren (Geschäfte, Märkte, Produktionszweige, aber auch Bildungseinrichtungen), wurden kurzerhand zum Wohl der Bevölkerung einer bürgerlichen Konvention unterstellt. Dass eine solche Veränderung eines Koordinationsgefüges nicht einfach staatlich verordnet werden kann, zeigen die Diskussionen, Nachjustierungen und Umgangsweisen mit den Maßnahmen rund um Corona. Diese beziehen sich auf Praktiken, die im persönlichen Umfeld und im individuellen Lebensalltag stattfinden. Das heißt, um auf dieser Ebene kollektive Veränderungen bewirken zu können, muss es gelingen, Akteure im Regime des Vertrauten zu erreichen und ihre Handlungen dort in gewollter Form zu mobilisieren. So ist eine Übersetzungsleistung von staatlichen Maßnahmen in vertrauenswürdige Alltagspraktiken zu leisten. Ein Staat muss sich demnach dem Kommunikationsformat des Regimes im Vertrauten unterordnen und solche neuen Maßnahmen nicht im Sinne einer industriellen Konvention erzwingen, sondern darauf vertrauen, dass sich Bürger daran halten. Gerade die Kontrolle und Regulierung von Praktiken, die als Teil der persönlichen Lebenswirklichkeit verstanden werden, lassen sich in einer demokratischen Gesellschaft nur sehr schwer umsetzen und stoßen auf großen Widerstand. Die Regierung stand und steht damit vor der Herausforderung mit ihren Maßnahmen einerseits ein gesellschaftliches und öffentliches Leben aufrecht zu erhalten (Marktkonvention, bürgerliche Konvention, industrielle Konvention, Konvention der Inspiration), andererseits diese Maßnahmen aber so auszugestalten, dass sie in einem Regime des Vertrauten funktionieren können.

Über die Wandlungsprozesse der Konventionengefüge hinaus, hat Covid-19 aber vor allem die Tendenz weiter verschärft, soziale Kommunikations-, Arbeits- und Lebensräume stärker auf digitale Plattformen zu verschieben und somit die Digitalisierung der Gesellschaft zu beschleunigen. Durch soziale und physische

Distanzierung, die Schließung von Bildungseinrichtungen, Geschäften, kulturellen Institutionen und vielem mehr sowie durch die Abschottung von Ländern auf
der ganzen Welt wird ein Großteil der sozialen und wirtschaftlichen Aktivitäten,
die bis Januar/Februar 2020 noch „offline" stattfanden, für einige Wochen in die
virtuelle Sphäre verschoben. Die Menschen sind für Arbeit, Gemeinschaft und
soziale Interaktion zunehmend auf Internetdienste angewiesen. Die Folgen für
(Ver)Gemeinschaft(ung), Solidarität und Zusammenleben lassen sich hier noch
nicht abschätzen. Die Soziologie der Konventionen erscheint jedoch als angemessener Analyseansatz, um die sich ergebenden Verschiebungen, Spannungen und
Konflikte zu untersuchen. Wie einige AutorInnen in ihren Beiträgen und Reflektionen aufgezeigt haben, führen sowohl die Digitalisierung des Gesundheitsfeldes
als auch die neuesten Veränderungsprozesse durch die Covid-19-Pandemie zu
einer Reorganisation der Konstellation der Rechtfertigungsordnungen und der
Regime des Engagements. Diese Veränderungen der Regime des Engagements
und der Rechtfertigungsordnungen schaffen somit eine neue Perspektive für
Kontingenzen, da Selbstverständliches, eingefahrene Praktiken im Alltag und
Unhinterfragtes sich plötzlich ändern und somit auch anders denkbar werden.
Dies beschleunigt unter anderem auch die Aushandlungsprozesse im Gesund-
heitsfeld und zeigt deutlich existierende und sich abzeichnende Konflikte auf,
deren Analyse in diesem Sammelband eine zentrale Rolle gespielt haben. Die
Privatisierung öffentlicher Räume und Belange, eine monopolisierte Digitalisie-
rung auf wenige zentrale Anbieter und Plattformen, das Verhältnis von Staat,
Markt und Menschen sowie Fragen der Individualisierung vs. Solidarisierung
stehen plötzlich zur Diskussion angesichts von Hilfspaketen (im Kleinen und
Großen), des sogenannten metaphorischen „Wiederhochfahrens". So stellt sich
im Gesundheitsfeld die Frage, ob dieses weiterhin im Sinne der Industrie- und
Marktkonvention an Effizienz- und Kostenkriterien gemessen werden soll oder
ob Aspekte der Resilienz, die beispielsweise in der Konvention des Hauses zu
finden sind, wieder stärker in den Mittelpunkt rücken.

Die Verschiebung, Neupriorisierung und Diskussion von Rechtfertigungsordnungen rund um Gesundheit öffnet einen nicht geplanten kontingenten Aushand-
lungsraum. Die Pandemie könnte sowohl zu einer Erneuerung von Gemeinschaft
und Solidarität als auch zu einer Steigerung des Individualismus führen. Sie
birgt die Gefahr, dass sich nun ein Großteil des sozialen Lebens auf privaten Internetplattformen abspielt. Gleichzeitig werden große Teile des Marktes
(oder sogar des Kapitalismus) angesichts einer ernsthaften Bedrohung der öffentlichen Gesundheit auf Eis gelegt. Ob und wie sich Regime des Engagements
und Rechtfertigungsordnungen nach der Covid-19-Pandemie verschieben werden,
sollte dabei nicht nur Untersuchungsgegenstand der Soziologie der Konventionen

sein, sondern auch deren Einfluss in der öffentlichen und politischen Diskussion stärken.

Literatur

Batifoulier, Philippe/Domin, Jean-Paul/Maryse, Gadreau. 2011. Market Empowerment of the Patient. The French Experience. *Review of Social Economy* 69(2), S. 143–162.

Beck, Ulrich. 1986. *Risikogesellschaft. Auf dem Weg in eine andere Moderne.* Frankfurt am Main: Suhrkamp.

Beck, Ulrich. 2007. *Weltrisikogesellschaft. Auf der Suche nach der verlorenen Sicherheit.* Frankfurt am Main: Suhrkamp.

Castells, Manuel. 2009. *Communication power.* New York: Oxford University Press.

Criado Perez, Caroline. 2019. *Invisible Women. Exposing data bias in a world designed for men.* London: Chatto & Windus.

Da Silva, Nicolas. 2018. L'industrialisation de la médecine libérale. Une approche par l'Économie des conventions. *Management & Avenir Santé* 3(1), S. 13–30.

Dangschat, Jens. 2020. Corona-Pandemie und Mobilität. Soziologische Perspektiven auf die Corona-Krise. Digitales Kolloquium. https://coronasoziologie.blog.wzb.eu/podcast/jens-dangschat-corona-pandemie-und-mobilitaet/. Zugegriffen: 24. September 2021.

Desrosières, Alain. 2015. *Retroaction. How indicators feed back onto quantified actors.* In: Rottenburg, Richard/Engle, Merry Sally/Sung-Joon, Park/Mugler, Johanna (Hrsg.), The world of indicators. Cambridge: Cambridge University Press, S. 329–353. https://doi.org/10.1017/CBO9781316091265.013.

Foucault, Michel. 2004. *Geschichte der Gouvernementalität I. Sicherheit, Territorium, Bevölkerung. Vorlesung am Collège de France (1977–1978).* Frankfurt am Main: Suhrkamp.

Gradinari, Irina. 2020. Ein unwissenschaftlicher Beitrag zur Krisenreflexion. Blog: Corona I Krise I Unsicherheit. Beitrag vom 30. April 2020. https://www.fernuni-hagen.de/forsch ung/schwerpunkte/figurationen-von-unsicherheit-corona-krise-unsicherheit.shtml. Zugegriffen: 24. Sptember 2021.

Hirschi, Caspar. 2018. *Skandalexperten, Expertenskandale. Zur Geschichte eines Gegenwartsproblems.* Berlin: Matthes & Seitz.

Luhmann, Niklas. 2003. *Soziologie des Risikos.* Berlin: De Gruyter.

Reckwitz, Andreas. 2017. *Die Gesellschaft der Singularitäten: Zum Strukturwandel der Moderne.* Berlin: Suhrkamp.

Reckwitz, Andreas. 2020. Risikopolitik. Soziologische Perspektiven auf die Corona-Krise. Digitales Kolloquium. https://coronasoziologie.blog.wzb.eu/podcast/andreas-reckwitz-risikopolitik/. Zugegriffen: 24. September 2021.

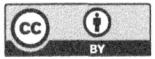

The manufacturer's authorised representative in the EU is Springer
Nature Customer Service Centre GmbH, Europaplatz 3, 69115 Heidelberg,
Germany. If you have any concerns regarding our products, please
contact ProductSafety@springernature.com

Printed and bound by CPI Group (UK) Ltd, Croydon, CR0 4YY

28/04/2026

02098492-0001